考试掌中宝
住院医师规范化培训结业专业理论考核

# 全科住院医师规范化培训
# 结业专业理论考核
# 习题精编

住院医师规范化培训结业专业理论考核命题研究委员会　组编

上海科学技术出版社

图书在版编目（CIP）数据

全科住院医师规范化培训结业专业理论考核习题精编/住院医师规范化培训结业专业理论考核命题研究委员会组编. -- 上海 : 上海科学技术出版社, 2023.1
考试掌中宝·住院医师规范化培训结业专业理论考核
ISBN 978-7-5478-5924-7

Ⅰ. ①全… Ⅱ. ①住… Ⅲ. ①家庭医学－资格考试－习题集 Ⅳ. ①R499-44

中国版本图书馆CIP数据核字(2022)第187083号



**全科住院医师规范化培训结业专业理论考核习题精编**

住院医师规范化培训结业专业理论考核命题研究委员会　组编

上海世纪出版（集团）有限公司
上海科学技术出版社　出版、发行
（上海市闵行区号景路159弄A座9F－10F）
邮政编码 201101　www.sstp.cn
上海颛辉印刷厂有限公司印刷
开本 787×1092　1/16　印张 23.5
字数：550千字
2023年1月第1版　2023年1月第1次印刷
ISBN 978－7－5478－5924－7/R·2630
定价：118.00元

# 前　言

住院医师规范化培训是毕业后医学教育的重要组成部分，是培养合格临床医师的关键阶段，顺利通过考核是成为合格临床医师的必经途径。

住院医师规范化培训考核包括过程考核和结业考核，考核合格者颁发统一的《住院医师规范化培训合格证书》。结业考核包括专业理论考核和临床实践能力考核，重点考察临床医师岗位胜任能力。其中，结业专业理论考核在全国实行统一考试，考试时间一般由国家卫生健康委员会人才交流服务中心确定，考试形式为使用计算机作答，题型包括共用题干单选题、单选题和案例分析题（不定项选择题）。注意，共用题干单选题和案例分析题的答题过程是不可逆的，即不能退回上一题，只能进入下一问。临床实践能力考核时间由各省级卫生健康行政部门根据《住院医师规范化培训结业考核实施办法（试行）》规定另行确定。

近年，随着住院医师规范化培训制度的不断完善，结业专业理论考核呈现出难度逐渐加大、内容更加繁杂的趋势。同时，参与培训的大多数考生因忙于临床工作而备考时间减少，加上缺乏理想的复习指导用书，导致考核效果往往不理想。为帮助广大考生顺利、高效地通过结业专业理论考核，我们按照最新住院医师规范化培训结业专业理论考试大纲，结合历年考试经验，以实用、高效为原则，用心编写了本套习题精编。

本套习题精编紧扣大纲，配套考前重点辅导用书，分章节编写，按照大纲要求的“了解”“熟悉”“掌握”的层次合理安排习题，帮助考生把握重点和难点；题型全面，覆盖众多高频考点，接近真实考试，方便考生了解考试的命题规律，进行针对性复习。配套系列冲刺模拟卷练习，可以巩固已经掌握的知识点，同时查漏补缺，提高应试能力。

本套习题精编包括纸质版和配套的手机 APP 版，方便考生随时随地地互动复习、反复演练。手机 APP 版配有同步练习题，具有自动批阅判分、汇总错题强化训练的功能，帮助考生掌握做题技巧及命题规律，轻松通过考试。

由于编写水平有限，书中难免存在疏漏与不足之处，希望使用本书的广大考生及其他读者予以批评指正。

住院医师规范化培训结业专业理论考核
命题研究委员会
2022 年 8 月

# 目　录

# 第一篇

# 公共理论

## 第一章　政策法规

**一、共用题干单选题：每道考题以一个小案例的形式出现，其下面都有 A、B、C、D、E 五个备选答案。请从中选择一个最佳答案。**

**（1~3 题共用题干）**

男，35 岁。因患严重的躁狂抑郁障碍，正在精神病专科医院住院治疗。因病情恶化，患者出现伤人毁物等行为，医院在没有其他可替代措施的情况下，对其实施了约束身体的措施，但实施后没有及时通知其监护人。患者的父亲作为监护人探视时，看到儿子被捆绑在病床上非常气愤。

1. 依照《中华人民共和国精神卫生法》对患者实施约束行为的性质属于
   A．治疗性措施　B．惩罚性措施
   C．保护性医疗措施　D．诊断性措施
   E．警告性措施
2. 对患者实施身体约束而未告知其监护人的做法，侵犯的患方权利是
   A．生命权　B．健康权　C．认知权　D．知情权　E．名誉权
3. 该案例中所形成的医患关系模式是
   A．主动-被动型　B．指导-合作型
   C．契约许可型　D．指导参与型
   E．共同参与型

**二、单选题：每道考题下面有 A、B、C、D、E 五个备选答案，请从中选择一个最佳答案。**

4. 有关医疗事故的说法，错误的是
   A．医疗事故和医疗纠纷是两个不同的概念
   B．医疗事故的责任双方往往是患者和医生
   C．医疗事故如果情况严重，会追究医生个人的刑事责任
   D．根据对患者人身造成的直接损害程度，医疗事故分为四级
   E．医疗事故是因医护人员的过失而造成患者的人身损害
5. 医疗机构在处理医疗事故过程中，发生涂改、伪造、隐匿、销毁病历资料的违法行为时，应当承担的法律责任不包括
   A．由卫生行政部门责令改正　B．由卫生行政部门给予警告

C．对直接责任人员给予纪律处分　　D．由卫生行政部门给予罚款
E．对负有责任的主管人员给予行政处分

6. 对感染艾滋病病毒的孕产妇依法提供预防艾滋病母婴传播的服务是
A．无偿献血　　B．家庭接生
C．终止妊娠　　D．产前指导
E．基因诊断

7. 医疗机构从业人员违反《医疗机构从业人员行为规范》的，视情节轻重受到的处罚不包括
A．批评教育、通报批评、取消当年评优评职称资格
B．缓聘、解职待聘、解聘
C．需追究党纪政纪责任的，纪检监察部门按照党纪政纪案件的调查处理程序办理
D．涉嫌犯罪的，移送司法机关依法处理
E．罚款

8. 当传染病暴发、流行时，经省、自治区、直辖市政府决定，可以对其实行封锁的地区是
A．甲类传染病疫区　　B．乙类传染病疫区
C．甲类和乙类传染病疫区　　D．甲、乙、丙三类传染病疫区
E．甲、乙、丙三类传染病疫区都不可以实行封锁

9.《中华人民共和国母婴保健法》规定，可以申请医学技术鉴定的情况是
A．对孕妇、产妇保健服务有异议的　　B．对婚前医学检查结果有异议的
C．对婚前卫生咨询有异议的　　D．对产前检查结果有异议的
E．对医学指导意见有异议的

10. 医师跨省调动工作，需申请办理变更执业注册手续时，应
A．向原注册管理部门申请
B．向拟执业地注册管理部门申请
C．向原注册地或拟执业地任何一个注册管理部门申请
D．先向原注册管理部门申请，再向拟执业地注册管理部门申请
E．先向拟执业地注册管理部门申请，再向原注册地管理部门申请

11. 对于住院的甲型肝炎患者使用过的卫生洁具，医疗机构应当采取的措施是
A．销毁　　B．彻底清洗
C．必要的卫生处理　　D．请卫生行政部门处理
E．请防疫机构处理

12. 医疗机构的医务人员违反《中华人民共和国献血法》规定，将不符合国家规定标准的血液用于患者的，由县级以上卫生行政部门给予医疗机构的行政处罚是
A．警告　　B．罚款
C．吊销医疗机构执业许可证　　D．责令改正
E．限期整顿

13. 下列哪项执业规则，在《医疗机构管理条例》中没有规定，但在《中华人民共和国医师法》中有规定
A．必须承担预防工作
B．必须承担保健工作

C．必须承担卫生宣传教育工作

D．必须承担卫生行政部门交给的支援农村医疗卫生工作

E．必须承担卫生行政部门交给的指导基层医疗卫生工作

14. 男，38 岁。凌晨因心脏病发作被送入医院抢救，但不幸于当天上午 8 点死亡，下午 3 时，患者家属要求查阅病历，院方以抢救时间紧急，尚未补记病历为由未予提供，引起家属不满，投诉至卫生局。根据《医疗事故处理条例》规定，卫生局应给予医院的处理是

A．限期整顿　　B．责令改正

C．罚款　　D．吊销执业许可证

E．警告

15. 女，28 岁。怀孕后，非常想知道胎儿的性别，遂请其好友某妇产科医师为其做胎儿性别测定。该医师实施了胎儿性别鉴定。根据《中华人民共和国母婴保健法》，当地卫生行政部门应对该医师作出的处理是

A．罚款　　B．给予行政处分

C．扣发年度奖金　　D．调离工作岗位

E．离岗接受培训

16. 男，30 岁。因创伤出血住院，医师为他输血后，患者感染 HIV。经查，用血由国家批准的血站提供，再查献血者为 HIV 阳性。根据《中华人民共和国献血法》，应承担法律责任的直接责任者是

A．医院　　B．医师

C．献血者　　D．血站

E．血站与医院

17. 某县医院因收治多例人感染高致病性禽流感患者未按规定报告受到行政处罚。为此，该医院积极整改，加强《中华人民共和国传染病防治法》的宣传，并落实各项传染病防治任务，不属于医院应承担的任务是

A．开展流行病学调查

B．承担责任区域内传染病预防工作

C．承担医疗活动中与医院感染有关的危险因素检测

D．防止传染病的医源性感染

E．防止传染病的医院感染

18. 李某，5 岁。玩耍时将一小跳棋子误吸，卡于喉部，出现严重窒息。其父速将其送至邻居周某开设的中医诊所就诊。周某即刻用桌上的一把水果刀将李某的气管切开，并用手伸入切口将棋子捅出。李某的生命虽得救，但伤口感染。经抗感染治疗后，伤口愈合，瘢痕形成，气管狭窄。周某行为属于

A．违规操作，构成医疗事故　　B．非法行医，不属于医疗事故

C．超范围执业，构成医疗事故　　D．超范围执业，不构成医疗事故

E．虽造成不良后果，但不属于医疗事故

19. 李某经执业医师资格考试合格并进行注册后，开办了一家牙科诊所，同时因为其对妇产科知识和操作较为熟悉，平时也会诊治一些妇科和产科的患者。其进行的妇产科诊疗活动属于

A．法律允许的行为

B．医师执业规定所允许的行为
C．超出执业范围的违法行为
D．只要是患者自愿，就是法律允许的行为
E．只要不发生差错，法律即允许

20. 某医疗机构持有医疗机构制剂许可证和印鉴卡，因临床需要某种麻醉药品，但经过寻找市场上并无供应，此时该医疗机构需要配制该麻醉药品，应当经哪个部门批准
A．省、自治区、直辖市人民政府药品监督管理部门
B．国务院药品监督管理部门
C．省、自治区、直辖市人民政府卫生行政部门
D．国务院卫生行政部门
E．国务院

21. 主治医师张某被注销执业注册满1年，现欲重新执业，遂向卫生健康主管部门提交了相关申请，但未获批准。其原因是
A．未经过医师规范化培训
B．刑事处罚完毕后不满2年
C．变更执业地点不满2年
D．未到基层医疗机构锻炼
E．在医疗机构的试用期不满1年

22. 女，18岁。近几个月来常因琐事与父母发生激烈争吵，闷闷不乐，被诊断为抑郁症而入院治疗。两周后，其父母去探视，患者起初表现出既想见又不想见的矛盾心理，但最终还是决定拒绝见其父母。医生根据病情同意了患者的决定。根据《中华人民共和国精神卫生法》，医生可以限制患者父母会见患者的理由是
A．医疗机构尚未作出再次诊断结论
B．未取得医疗机构负责人同意
C．为了避免妨碍治疗
D．患者父母要求见面的理由不充分
E．未取得当地卫生计生行政部门批准

23. 男，70岁。因腹主动脉瘤在某市级医院接受手术治疗，术中发生大出血，经抢救无效死亡。其子女要求复印患者在该医院的全部病历资料，而院方只同意复印其中一部分。根据《医疗事故处理条例》，其子女有权复印的病历资料是
A．疑难病例讨论记录
B．上级医师查房记录
C．死亡病例讨论记录
D．会诊意见
E．手术及麻醉记录单

24. 男，50岁，为长期使用麻醉药品的门诊癌症患者。医院为了解治疗效果和用药安全状况，要求其定期进行复诊。根据相关规定，该患者复诊间隔最长期限是
A．4个月　B．6个月　C．5个月　D．2个月　E．3个月

25. 某县暴发传染病，县政府主要领导以稳定、发展经济为由，要求并指示有关机构隐瞒传染病疫情，造成传染病传播、流行。该主要领导应依法承担的行政责任是
A．行政处分　B．行政处罚　C．行政赔偿　D．行政拘留　E．行政裁决

26. 某边远医院收治一名宫外孕破裂失血性休克的患者，需紧急输血。需要注意的是
A．向上级医院申请血源
B．生命第一，可以不考虑血液安全
C．收集家属血液
D．临时采集血液，并确保采血用血安全

E．等待安全血液，暂不处理

27. 女，32岁。曾生育过有严重缺陷的患儿，再次妊娠前，夫妻双方拟接受医学检查。依据《中华人民共和国母婴保健法》，有权进行医学检查的机构是

A．县级医疗保健机构　　B．县级人口计生服务机构

C．县级疾病控制机构　　D．县级以上医疗保健机构

E．县级以上疾病控制机构

28.《中华人民共和国医师法》规定，医师在执业活动中享有的权利不包括

A．放弃救治不缴纳医疗费用的患者

B．依法参与所在机构的民主管理

C．获得符合国家规定标准的执业基本条件

D．从事医学教育、研究、学术交流

E．接受继续医学教育

## 答案与解析

**答案**

| | | | | | | | | | |
|---|---|---|---|---|---|---|---|---|---|
| 1. C | 2. D | 3. A | 4. B | 5. D | 6. D | 7. E | 8. A | 9. B | 10. B |
| 11. C | 12. D | 13. C | 14. B | 15. B | 16. D | 17. A | 18. E | 19. C | 20. A |
| 21. B | 22. C | 23. E | 24. E | 25. A | 26. D | 27. D | 28. A | | |

**解析**

1. 根据《中华人民共和国精神卫生法》，精神障碍患者在医疗机构内发生或者将要发生伤害自身、危害他人安全、扰乱医疗秩序的行为，医疗机构及其医务人员在没有其他可替代措施的情况下，可以实施约束、隔离等保护性医疗措施。实施保护性医疗措施应当遵循诊断标准和治疗规范，并在实施后告知患者的监护人。禁止利用约束、隔离等保护性医疗措施惩罚精神障碍患者。故本题选C。

2. 根据《医疗机构管理条例实施细则》，医疗机构应尊重患者对自己的病情、诊断、治疗的知情权，在实施手术、特殊检查、特殊治疗时应当向患者做出必要的解释，因实施保护性医疗措施不宜向患者说明情况，应当将有关情况通知家属。故本题选D。

3. 由于患者病情恶化，并出现伤人现象，所以完全需要医生进行治疗，主动-被动模式也可称为支配-服从模式，在这类模式中，医师处于主动或支配地位，患者完全是被动的。故本题选A。

4. 医疗事故是指医疗机构或其医务人员在医疗活动中，违反医疗卫生管理法律、行政法规、部门规章和诊疗护理规范、常规，过失造成患者人身损害的事故。医疗纠纷是指医患双方因诊疗活动引发的争议。医疗事故的责任人只能是医疗机构及其医务人员。医疗机构发生医疗事故的，由卫生行政部门根据医疗事故等级和情节，给予警告；情节严重的，责令限期停业整顿直至由原发证部门吊销执业许可证，对负有责任的医务人员依照刑法关于医疗事故罪的规定，依法追究刑事责任；尚不构成刑事处罚的，依法给予行政处分或者纪律处分。根据对患者人身造成的损害程度，医疗事故分为四级，包括一级医疗事故、二级医疗事故、三级医疗事故、四级医疗事故。故本题选B。

5. 根据《医疗事故处理条例》，医疗机构或者其他有关机构有下列情形之一的，由卫生行政

部门责令改正，给予警告；对负有责任的主管人员和其他直接责任人员依法给予行政处分或者纪律处分；情节严重的，由原发证部门吊销其执业证书或者资格证书：①承担尸检任务的机构没有正当理由，拒绝进行尸检的；②涂改、伪造、隐匿、销毁病历资料的。故本题选 D。

6. 根据《艾滋病防治条例》，医疗卫生机构应当对孕产妇提供艾滋病防治咨询和检测，对感染艾滋病病毒的孕产妇及其婴儿，提供预防艾滋病母婴传播的咨询、产前指导、阻断、治疗、产后访视、婴儿随访和检测等服务。故本题选 D。

7. 医疗机构从业人员违反《医疗机构从业人员行为规范》的，由所在单位视情节轻重，给予批评教育、通报批评、取消当年评优评职资格或低聘、缓聘、解职待聘、解聘。其中需要追究党纪、政纪责任的，由有关纪检监察部门按照党纪政纪案件的调查处理程序办理；需要给予行政处罚的，由有关卫生行政部门依法给予相应处罚；涉嫌犯罪的，移送司法机关依法处理。故本题选 E。

9.《中华人民共和国母婴保健法》规定，接受婚前医学检查的人员对检查结果持有异议的，可以申请医学技术鉴定，取得医学鉴定证明。县级以上地方人民政府可以设立医学技术鉴定组织，负责对婚前医学检查、遗传病诊断和产前诊断结果有异议的进行医学技术鉴定。故本题选 B。

10. 根据《中华人民共和国医师法》，取得医师资格的，可以向所在地县级以上人民政府卫生健康主管部门申请注册。医师变更执业地点、执业类别、执业范围等注册事项的，应当依照本法规定到准予注册的卫生健康主管部门办理变更注册手续。故本题选 B。

12.《中华人民共和国献血法》规定，医疗机构的医务人员违反规定，将不符合国家规定标准的血液用于患者的，由县级以上地方人民政府卫生行政部门责令改正；给患者健康造成损害的，应当依法赔偿，对直接负责的主管人员和其他直接责任人员，依法给予行政处分；构成犯罪的，依法追究刑事责任。故本题选 D。

14.《医疗事故处理条例》规定，医疗机构未在规定时间内补记抢救工作病历内容的，由卫生行政部门责令改正；情节严重的，对负有责任的主管人员和其他直接责任人员依法给予行政处分或者纪律处分。因抢救急危患者，未能及时书写病历的，有关医务人员应当在抢救结束后 6 小时内据实补记，并加以注明。本案例已超过 6 小时，卫生局应给予医院的处理是责令改正。故本题选 B。

15. 根据《中华人民共和国母婴保健法》，从事母婴保健工作的人员违反规定，出具有关虚假医学证明或者进行胎儿性别鉴定的，由医疗保健机构或者卫生行政部门根据情节给予行政处分；情节严重的，依法取消执业资格。故本题选 B。

16. 根据《中华人民共和国献血法》，血站对献血者必须免费进行必要的健康检查；身体状况不符合献血条件的，血站应当向其说明情况，不得采集血液。血站违反规定，向医疗机构提供不符合国家规定标准的血液的，由县级以上地方人民政府卫生行政部门责令改正；情节严重，造成经血液途径传播或者有传播严重危险的，限期整顿，对直接负责的主管人员和其他直接责任人员，依法给予行政处分；构成犯罪的，依法追究刑事责任。故本题选 D。

17. 根据《中华人民共和国传染病防治法》，各级疾病预防控制机构承担传染病监测、预测、流行病学调查、疫情报告以及其他预防、控制工作。故本题选 A。

18. 在紧急情况下为抢救垂危患者生命而采取紧急医学措施造成不良后果，不属于医疗事故。故本题选 E。

19. 医师经注册后,可以在医疗卫生机构中按照注册的执业地点、执业类别、执业范围执业,从事相应的医疗卫生服务。李某仅注册了牙科诊所,从事妇产科诊疗活动,属于超出执业范围的违法行为。故本题选 C。
20. 根据《麻醉药品和精神药品管理条例》,对临床需要而市场无供应的麻醉药品和精神药品,持有医疗机构制剂许可证和印鉴卡的医疗机构需要配制制剂的,应当经所在地省、自治区、直辖市人民政府药品监督管理部门批准。故本题选 A。
21. 根据《中华人民共和国医师法》,有下列情形之一的,不予注册:①无民事行为能力或者限制民事行为能力;②受刑事处罚,刑罚执行完毕不满 2 年或者被依法禁止从事医师职业的期限未满;③被吊销医师执业证书不满 2 年;④因医师定期考核不合格被注销注册不满 1 年;⑤法律、行政法规规定不得从事医疗卫生服务的其他情形。故本题选 B。
22. 根据《中华人民共和国精神卫生法》,为了避免妨碍治疗可以暂时性限制患者的通讯和会见探访者等权利,限制患者父母会见患者。医疗机构及其医务人员应当尊重住院精神障碍患者的通讯和会见探访者等权利。除在急性发病期或者为了避免妨碍治疗可以暂时性限制外,不得限制患者的通讯和会见探访者等权利。故本题选 C。
23. 患者有权复印或者复制其门诊病历、住院志、体温单、医嘱单、化验单(检验报告)、医学影像检查资料、特殊检查同意书、手术同意书、手术及麻醉记录单、病理资料、护理记录以及国务院卫生行政部门规定的其他病历资料。故本题选 E。
24. 医疗机构应当要求长期使用麻醉药品和第一类精神药品的门(急)诊癌症患者和中、重度慢性疼痛患者,每 3 个月复诊或者随诊一次。故本题选 E。
26. 该患者宫外孕破裂失血性休克,危及患者生命,需紧急输血而其他医疗措施不能替代输血治疗。同时该医院为边远医院,说明此医院无法及时从所在地血站取血或者其他医疗机构调剂血液,情况紧急。根据《中华人民共和国献血法》,为保证应急用血,医疗机构可以临时采集血液,但应确保采血用血安全。故本题选 D。
27.《中华人民共和国母婴保健法》规定,生育过严重缺陷患儿的妇女再次妊娠前,夫妻双方应当到县级以上医疗保健机构接受医学检查。故本题选 D。
28. 医师在执业活动中享有下列权利:①在注册的执业范围内,按照有关规范进行医学诊查、疾病调查、医学处置、出具相应的医学证明文件,选择合理的医疗、预防、保健方案;②获取劳动报酬,享受国家规定的福利待遇,按照规定参加社会保险并享受相应待遇;③获得符合国家规定标准的执业基本条件和职业防护装备;④从事医学教育、研究、学术交流;⑤参加专业培训,接受继续医学教育;⑥对所在医疗卫生机构和卫生健康主管部门的工作提出意见和建议,依法参与所在机构的民主管理;⑦法律、法规规定的其他权利。故本题选 A。

# 第二章　循证医学与临床科研设计

**一、单选题:每道考题下面有 A、B、C、D、E 五个备选答案,请从中选择一个最佳答案。**

1. 循证医学的理念认为
   A. 专家的经验是不可靠的,不能采用
   B. 临床决策应完全按照临床实践指南

C．任何医疗干预都应建立在 RCT 的证据之上
D．应将最佳的证据、医生的临床实践和患者价值三者结合
E．应为患者提供最先进的医疗措施

2. 关于临床决策的说法，不正确的是
A．决策是为达到某一目标，而从多个备选方案中选定最佳方案的过程
B．临床决策面临更多不确定性和复杂性
C．正确决策的前提是掌握充分的、有价值的信息和准确的预测
D．决策是一种瞬间的活动
E．没有正确的预测就不可能有正确的决策

3. 循证医学与传统医学的区别，叙述不恰当的是
A．循证医学较传统医学更强调利用发表的文献证据
B．循证医学需要对证据进行严格评价
C．传统医学的实践没有遵循证据
D．传统医学的治疗依据是基础研究/动物实验的推论、个人的临床经验
E．循证医学充分考虑患者的需求和意愿

4. 循证医学自我评价包括
A．提出疑难问题能力的评价
B．患者关注疾病能力的评价
C．解决患者问题能力的评价
D．严格评估证据质量的再评价
E．寻找最佳内部证据

5. 流行病学实验研究与队列研究设计的最主要区别是
A．根据患病与否进行分组
B．需要追踪时间的长短
C．是否随机分组
D．能否计算发病率
E．是否从因到果的研究

6. 常见的误诊、漏诊的原因不包括
A．病史资料不完整、不确切
B．观察不细致或检验结果误差
C．先入为主、主观臆断
D．医学知识不足、缺乏临床经验
E．疾病的临床表现不同

7. meta 分析是循证医学用于定量综合评价文献研究的常用方法，它的思想可追溯到
A．20 世纪 30 年代
B．20 世纪 50 年代
C．20 世纪 70 年代
D．20 世纪 90 年代
E．20 世纪 40 年代

8. 在做 meta 分析时，如果各个研究间存在严重的异质性，此时应进行的分析为
A．用固定效应模型进行 meta 分析
B．用随机效应模型进行 meta 分析
C．亚组分层分析或 meta 回归分析
D．敏感性分析
E．相关分析

9. 在诊断试验中，并联是指
A．同时使用两个及两个以上试验
B．在使用两个及两个以上试验时，只要一个试验结果阳性最终结果就判定为阳性

C．在使用两个及两个以上试验时，每一个试验结果均阳性最终结果才判定为阳性
D．在使用两个及两个以上试验时，只要一个试验结果阴性最终结果就判定为阴性
E．系列试验

10. 人体实验的道德原则中维护受试者利益指
A．人体实验的危险应该是很小的
B．人体实验的危险不能超过实验带来的利益
C．人体实验应该是没有风险的
D．人体实验应该以不损害人们的健康为前提
E．人体实验应该预测到所有的风险和预期的价值

11. 循证医学中最好的证据是指
A．基础研究　　B．大规模的随机对照临床试验
C．经验分析　　D．病例报告
E．描述性研究

12. 男，46 岁。溃疡性结肠炎 7 年，曾出现广泛性结肠受累和严重症状，目前处于缓解状态，下列不属于预后研究范畴的问题是
A．该患者不手术是否会发生癌变
B．出现癌变或其他结局的可能性有多大
C．什么时候会出现癌变或其他结局
D．进行药物治疗的同时应该注意些什么
E．吸烟和喝酒是否是他发生溃疡性结肠炎的因素

13. 从某医院收集 100 例狼疮肾炎肾衰竭患者，另取 200 例狼疮肾炎肾功能正常患者，两组患者年龄、性别、入院日期配对，回顾性分析狼疮肾炎的预后因素。该研究方案属于
A．回顾性队列研究　　B．病例对照研究
C．前瞻性队列研究　　D．横断面研究
E．描述性研究

14. 要评价某市一名 8 岁女孩的身高是否偏高或偏矮，应选用的统计方法是
A．用该市 8 岁女孩身高的 95%或 99%正常值范围来评价
B．作身高差别的假设检验来评价
C．用身高均数的 95%或 99%的可信区间来评价
D．不能作评价
E．用其家族的平均身高来评价

15. 为探讨 A、B 两种药物对某病的疗效，研究者选择了 100 例该病患者，随机分为服用 A 药组和服用 B 药组，采用盲法观察疗效，以确定 A、B 两种药物哪种疗效更好。这种研究方法是
A．比较试验　　B．临床试验
C．观察试验　　D．预防试验
E．诊断试验

16. 一项研究对 500 例食管癌患者进行调查，调查内容包括社会人口学资料、饮酒、吸烟、吃生硬或发霉的食物、膳食中蔬菜和蛋白质的含量等，同时对条件相似的 500 名非食管癌患者进行同样项目的调查，然后分析比较两组的情况。该项研究属于

A. 实验研究　　B. 临床诊断试验
C. 病例对照研究　　D. 回顾性队列研究
E. 常规资料分析

## 答案与解析

**答案**

1. D　2. D　3. C　4. D　5. C　6. E　7. A　8. C　9. B　10. B
11. B　12. E　13. B　14. A　15. B　16. C

**解析**

13. 病例对照研究是选择患有和未患有某特定疾病的人群分别作为病例组和对照组,调查各组人群过去暴露于某种或某些可疑危险因素的比例或水平,通过比较各组之间暴露比例或水平的差异,判断暴露因素是否与研究的疾病有关联及其关联程度大小的一种观察性研究方法。故本题选 B。

16. 病例对照研究的基本原理是以当前已经确诊的患有某特定疾病的一组患者作为病例组,以不患有该病但具有可比性的一组个体作为对照组,通过询问、实验室检查或复查病史,搜集研究对象既往各种可能的危险因素的暴露史,测量并比较病例组与对照组中各因素的暴露比例,经统计学检验,若两组差别有意义,则可认为因素与疾病之间存在着统计学上的关联。故本题选 C。

# 第三章　医学伦理学

**一、共用题干单选题:每道考题以一个小案例的形式出现,其下面都有 A、B、C、D、E 五个备选答案。请从中选择一个最佳答案。**

**(1~2 题共用题干)**

某地一位司机在车祸中受重伤,被同行的人送到附近一家医院抢救。经查:患者多发性骨折,多脏器破裂,如不及时手术,患者很可能面临死亡。手术需要亲属签协议书。可患者的同行者谁也不敢代替家属签名。这时,主刀医师的上级医生签了协议书,表示承担责任。经过医务人员的全力抢救,患者脱险。

1. 对该上级医生的做法,正确伦理评价是
   A. 正确,医生在医患关系中居主导地位,最有权力决策
   B. 正确,权威医生在任何时候都可以代替患者做主
   C. 正确,医生既已受到患者信托,必要时必须承担责任
   D. 错误,未经家属委托
   E. 错误,医生本人和医院承担的风险太大
2. 该上级医生做出选择的伦理依据是
   A. 医患之间契约关系中医师有独立人格
   B. 医患之间契约关系中患者自愿进入
   C. 医患之间信托关系中患者处于弱势地位
   D. 医患之间信托关系中双方不是陌生人关系

E．医患之间信托关系中患者对医师信任无疑

**(3~4 题共用题干)**

某大医院一位眼科博士，因急于为两位患者进行角膜移植，而又一时找不到现成的供体角膜，所以在本院太平间“盗取”了一病死者的尸体角膜用于移植，获得成功。此事后被死者家属发现，以未经本人生前及死后家属知情同意，严重损害了死者及其家属的权益为由，将该医师告上了法庭。经调查得知：接受角膜移植术的两位患者与该医师无特殊关系；死者生前与该医师无利害冲突；该医师也未由此谋取分文私利，只是不了解有关要求。

3. 确认该医师医德善恶应使用的具体标准是
   A．是否有利于接受角膜移植术的两位患者
   B．是否有利于维护死者及其家属的正当权益
   C．是否有利于促进眼科医学的发展
   D．是否有利于推动社会文明的进步
   E．是否得到绝大多数人的支持
4. 评价该医师行为不道德，依据的是
   A．动机、目的恶，手段、效果善　　B．动机、目的恶，手段、效果恶
   C．动机、目的善，手段、效果恶　　D．动机、目的善，手段恶、效果成问题
   E．动机、目的善，手段恶、效果善

**二、单选题：每道考题下面有 A、B、C、D、E 五个备选答案，请从中选择一个最佳答案。**

5. 关于医德规范，下列叙述错误的是
   A．医务人员行为的具体医德标准
   B．调节医务人员人际关系的出发点和根本准则
   C．社会对医务人员行为的基本要求
   D．医德原则的具体体现和补充
   E．把医德理想变成医德实践的中间环节
6. 下列符合临终关怀伦理要求的做法是
   A．优先考虑临终患者家属的权益　　B．尽力满足临终患者的生活需求
   C．帮助临终患者抗拒死亡　　D．满足临终患者结束生命的要求
   E．建议临终患者选择安乐死
7. 人体实验的道德要求不包括
   A．必须服从医学目的　　B．必须取得受试者的知情同意
   C．必须维护受试者的利益　　D．坚持实验对照的原则
   E．把医学研究放在第一位
8. 医生在诊疗过程中经常对患者使用医学专业术语，使患者难以理解，容易造成误解。这种医患交流的问题属于
   A．回忆不良　　B．沟通障碍
   C．信息缺乏　　D．同情不够
   E．依从性差
9. 最早提出不伤害原则、为患者利益原则和保密原则的医学伦理文献是
   A．《夏威夷宣言》　　B．《赫尔辛基宣言》

C.《希波克拉底誓言》　　D.《纪念白求恩》
E.《纽伦堡法典》

10. 下列说法符合人类辅助生殖技术伦理要求的是
A. 医疗机构不得向未婚大龄妇女提供助孕技术
B. 医疗机构不得保留供精人工受孕妇女的病历资料
C. 社会名人附有捐赠其精/卵子的法律义务
D. 中国大陆已婚女性,若其丈夫同意可提供无偿代孕服务
E. 实施人工授精时,精子库必须保证提供新鲜精子

11. 下列体现医患之间契约关系的做法,不包括
A. 患者挂号看病　　B. 医生向患者作出应有承诺
C. 先收费用然后给予检查处理　　D. 先签写手术协议然后实施手术
E. 患者被迫送红包时保证不给医生宣扬

12. 患者的权利和义务不包括
A. 可从常规社会角色中解脱　　B. 减轻平时承担的社会责任
C. 必须与医务人员合作　　D. 有权得到更多的报酬
E. 有义务遵医嘱

13. 下列属于医学伦理学基本原则的是
A. 有求必应　　B. 诚实守信
C. 不伤害原则　　D. 刻苦钻研
E. 热情服务

14. 男,67岁。知识分子。因胸透发现左下肺阴影,进一步CT检查,结果示肺左下叶右段胸膜下结节,恶性可能性大,医师以肺癌收入院。住院后,主管的胸科医师告知患者准备在B超引导下进行肿物穿刺以确定诊断和制订下一步治疗方案,患者也告知医师自己无儿无女,仅与66岁的老伴相依为命,如果确诊为肺癌千万不要告诉老伴,免得她冠心病发作,自己有充分的思想准备,手术前可以自己签字。肿物穿刺结果为低分化腺癌,准备开胸手术,术前医师在道德上最佳做法是
A. 在与患者本人商量后,由医师决定如何告诉患者家属
B. 让患者自己决定如何告知家属
C. 对患者家属保密
D. 医师不必参与此事,让患者自己协调。因医师和家属之间不存在医患关系
E. 为了让家属配合治疗,医师应告知家属实情

15. 女,17岁。脑部受伤住院,入院后虽经积极救治,但3天后患者进入脑死亡状态。医师告知其父母,并建议撤掉呼吸机。其父母看到女儿在呼吸机支持下仍有呼吸,并能触及女儿的脉搏,坚决不接受医师的建议,此时,该医师符合伦理的做法是
A. 尊重其父母的意愿并不惜一切代价救治
B. 执行脑死亡标准并劝说其父母捐献患者器官
C. 直接撤掉呼吸机并填写死亡报告
D. 请公证机关来公证患者已经死亡
E. 向患者父母解释脑死亡,征得其同意后撤掉呼吸机

16. 一位未婚女患者做宫外孕手术住院,患者的医师,被患者单位同事询问该患者的病情,

医师拒绝回答,是为了保护患者的哪项权利

A．受到他人尊重

B．隐私权

C．免除健康时的社会责任

D．享受医疗服务

E．被理解的权利

17. 某医院收治了几例艾滋病患者,由于没有有效的抗病毒药物,医师又不忍对患者不采取治疗措施,于是抱着试一试的态度,让患者服用了药物研究所刚研制出的抗病毒药。但患者对药物研制开发中的情况一无所知,服后感觉极不舒服,下一个疗程便无人继续服用。针对此案例,下列评价最正确的是

A．医师违背了人体实验中的知情同意原则

B．医师违背了为防止意外事故制订应急措施的原则

C．此药物未经过大量、可靠的动物实验基础

D．对无药可救的患者,采用任何实验性治疗在道德上都是可行的

E．受试者不可以在实验没有完成之前退出实验

18. 女,75 岁。患病后始终不愿就诊,而是在家中祈求病愈。患者的儿子见母亲病情加重,便请社区医师到家里为其母诊治,但遭到患者拒绝。医师符合伦理的做法是

A．鉴于患者拒绝,社区医师应放弃诊治

B．对患者不信医的行为进行批评

C．向患者进行耐心解析,规劝其接受相应诊治

D．在家属协助下,对患者实施强制诊治

E．患者行为影响健康,应及时报告派出所处置

19. 男,40 岁。患病后去医院检查,被诊断患性传播疾病。接受治疗后病情好转。医师将此事告诉给患者单位的同事,同事知道此事后断绝了和该患者的许多来往。此现象表明患者的哪项权利受到侵犯

A．免除健康时的社会责任

B．患者的经济利益

C．享受医疗服务

D．被尊重和保守个人隐私的权利

E．被尊重和被理解的权利

20. 韩国首尔国立大学教授黄禹锡用不道德手段获取人类卵子,虚构论文,称自己领导的科研小组利用多名患者的体细胞克隆成功培育出 11 个干细胞系,后被韩国取消了一切头衔。在该事例中他所违背的医学科研道德要求是

A．敢于怀疑

B．动机纯正

C．公正无私

D．团结协作

E．知识公开

21. 患儿,7 岁。患急性淋巴细胞白血病,接受治疗 3 个月,病情没有改善。医师征求其父母的意见,是否愿意使用一种价格较贵的新药,其父母经过考虑,表示同意。因为从未使用过这种药物,也不知道这种药物的效果如何,所以医师决定谨慎使用,严格监控。结果表明,使用这种药物后的效果不明显。从医学伦理的角度分析,正确的是

A．医生使用新药,应该征得患儿本人的同意

B．该项治疗属实验性治疗

C．效果不明显,与医师使用药物过于谨慎有关

D．因为使用药物后的效果不明显,所以医师的行为不道德

E．医师使用新药应该征得主管领导批准

22. 某肝癌患者病情已到晚期，处于极度痛苦之中，自认为是肝硬化，寄希望于治疗，病情进展和疼痛发作时，多次要求医师给以明确说法和治疗措施。此时，医师最佳的伦理选择应该是

A．正确对待保密与讲真话的关系，经家属同意后告知实情，重点减轻病痛

B．恪守保密原则，继续隐瞒病情，直至患者病死

C．遵循患者自主原则，全面满足患者要求

D．依据知情同意原则，应该告知患者所有信息

E．依据有利原则，劝导患者试用一些民间土方

23. 女，20 岁。未婚。因右下腹疼痛 4 小时到某医院急诊，医师诊断为急性阑尾炎而进行手术。术中见阑尾正常，但右侧输卵管妊娠破裂出血。医师切除了患者右侧输卵管并结扎止血。术后，患者要求医师为其宫外孕保密。当患者母亲问及病情时，医师应该

A．如实向其母陈述病情

B．先告知其母真情，再向患者解释

C．说服患者，让其自己告诉其母实情

D．为患者保密

E．为其母编造病情

24. 某医师为不得罪同事，将患者严格区分为“你的”和“我的”，对其他医师所负责的患者一概不闻不问，即使同事出现严重失误，也是如此。这种做法违反了哪一条正确处理医务人员之间关系的道德原则

A．彼此平等、互相尊重

B．彼此独立、互相支持和帮助

C．彼此信任、互相协作和监督

D．彼此独立、互相协作和监督

E．彼此平等、互相协作和监督

25. 男，48 岁。因服大量的安眠药自杀而被妻子送至某医院急诊室，妻子告诉医师，患者有精神分裂症，一直服药治疗，过去也有服药后睡一天才醒的情况，此次睡了一天一夜未醒，才发现是服用大量的安眠药自杀。经过急诊室近一天一夜的抢救，患者仍处在昏迷状态，于是急诊医师告知其妻，采用肾透析也许能挽救患者的生命，但费用较高。其妻听了医师的建议后，只是说患者活着非常痛苦，家庭也很痛苦，让医师看着办吧。面对其妻的犹豫态度，医师应该选择

A．维持原来的抢救措施，任其好坏

B．让妻子将丈夫接回家，终止患者的治疗

C．只要妻子同意签字，立即中止在急诊室的抢救而仅给予支持治疗

D．在妻子和家庭其他成员同意的情况下，实施主动安乐死

E．争取妻子的配合，给患者实施肾透析和其他抢救

26. 男，53 岁。在一次心肌梗死发作后长期卧床不起，病情好转并且稳定后仍拒绝参加任何活动。每次吃饭要妻子喂食，起床要妻子帮助穿衣。他的行为表现属于

A．患者角色行为异常

B．患者角色行为强化

C．患者角色行为缺如

D．患者角色行为减退

E．患者角色行为冲突

27. 女，50 岁。因子宫肌瘤行全子宫切除术。术中医师发现患者左侧卵巢有病变应切除，在未征得患者及其家属同意的情况下，将左侧卵巢与子宫一并切除。术后患者恢复良好。该案例中，医师违背的临床诊疗伦理原则是

A．知情同意原则　　B．患者至上原则
C．守信原则　　D．最优化原则
E．保密原则

28. 男，15岁。经骨髓穿刺检查诊断为急性淋巴细胞白血病，给予常规治疗，症状无缓解。医师告诉家长，此病目前尚无理想的治疗方法，医院正在尝试一种疗效不肯定、治疗也有一定风险的药物。其家长表示愿意做这种实验性治疗，但没有履行书面承诺手续，治疗2天后，患者病重，抢救无效，死亡。事后家属否认曾同意这种治疗方案，称"是拿患者做实验"，要追究医师责任，并将其告上法庭。对该医师的正确医德评价是
A．家长没有书面承诺，医师未尊重家长的保留意见
B．抢救不够及时，拖延了时间
C．家长没签字，医师必须承担患儿死亡的责任
D．家长没签字，医师在实行知情同意的方式上有失误
E．医师做实验是为了积累临床数据，诱骗家长知情同意

# 答案与解析

**答案**

| | | | | | | | | | |
|---|---|---|---|---|---|---|---|---|---|
| 1. C | 2. D | 3. B | 4. D | 5. B | 6. B | 7. E | 8. B | 9. C | 10. A |
| 11. E | 12. D | 13. C | 14. B | 15. E | 16. B | 17. A | 18. C | 19. D | 20. B |
| 21. B | 22. A | 23. C | 24. C | 25. E | 26. B | 27. A | 28. D | | |

**解析**

5. 医学道德规范用以调整医学实践中各种利益关系，是评价医学行为善恶的准则，是社会对医务人员的基本道德要求，是医德原则的具体体现。在医疗活动中，医德规范发挥着把医德理想变成医德实践的中间环节的作用。故本题选B。

6. 临终关怀的伦理要求包括认识和理解临终患者；尊重临终患者的权利；满足临终患者的意愿；重视临终患者的生命品质；维护临终患者的生命尊严；同情和关心临终患者的家属等。故本题选B。

7. 人体实验必须以维护受试者的安康为前提。首先将受试者人身安全、健康权益放在优先地位，其次才是科学和社会利益，研究风险与受益比例应当合理，力求使受试者尽可能避免伤害。故本题选E。

8. 医患之间沟通障碍主要体现在医生在诊疗过程中听得过少和说得过少两方面，听得过少，即未能认真仔细地倾听患者对病情的陈述，有的甚至连头都不抬，还未等患者讲完，各种检查单子已经开好；说得较少，即不愿意回答患者提出的问题，对其咨询要么是态度冷漠、只言片语，解释回答不到位，要么就是用刻板的医学术语进行解释，使人产生距离感和疏远感，让本就脆弱的患者心理雪上加霜，导致医患关系的不和谐。回忆不良、依从性差为患者未履行自身如实提供病情和有关信息、遵守医院规章制度，尊重医务人员及其劳动的义务，属于医德基本范畴。医德情感包括同情感、责任感和事业感，亦属于医德基本范畴。故本题选B。

9. 《夏威夷宣言》制定了精神科医生的道德准则。《赫尔辛基宣言》是一份包括以人作为受试对象的生物医学研究的伦理原则和限制条件，也是关于人体实验的第一个国际文件，

比《纽伦堡法典》更加全面、具体和完善。《希波克拉底誓言》中对后世有较大影响的内容是不伤害原则；为患者利益原则；保密原则。毛泽东在《纪念白求恩》一文中号召学习白求恩同志的国际主义和共产主义精神，学习毫无自私自利，对工作极端负责，对同志、人民极端热忱，对技术精益求精的精神。《纽伦堡法典》是全世界遵循的进行人体实验的行为规范。故本题选 C。

10. 人类辅助生殖技术伦理原则要求医务人员不得实施代孕技术，医务人员不得实施胚胎赠送助孕技术；医务人员不得对不符合计划生育法规的夫妇和单身妇女实施人类辅助生殖技术。我国《人类精子库管理办法》规定，严禁精子库向医疗机构提供新鲜精子。人类精子库应当建立供精者档案，对供精者的详细资料和精子使用情况进行计算机管理并永久保存。供精者应是完全自愿地参加供精，并签署知情同意书。故本题选 A。

11. 从法律上说，医患关系是一种具有医疗契约性质的关系。医疗契约又称医疗合同，是指平等主体的患者与医疗机构之间设立、变更、终止民事权利与义务关系的协议。这种协议的达成包括要约与承诺双方，即患者到医疗机构挂号就医是求诊的要约，而医疗机构收取挂号费且交付挂号单是对患者的承诺，从而医患双方的医疗契约便确立起来。故本题选 E。

13. 医学伦理学的基本原则是指在医学实践活动中调节医务人员人际关系及医务人员、医疗卫生保健机构与社会关系的最基本出发点和指导原则，也是衡量医务人员职业道德水平的最高尺度。医学伦理学的基本原则包括不伤害原则、有利原则、尊重原则和公正原则。故本题选 C。

14. 医学伦理学的基本原则包括尊重原则、不伤害原则、有利原则、公正原则。其中，尊重原则是指在医疗实践中，医务人员对患者的人格尊严及其自主性的尊重。而患者的自主性是指患者对与自己有关的医护问题，经过深思熟虑后，所做出的合乎理性的决定并据此采取行动。如知情同意、知情选择、要求保守秘密、隐私等均是患者自主性的体现。医方应当尊重患者的人格以及自主性。故本题选 B。

15. 脑死亡诊断标准的伦理价值和意义主要为五方面：①科学准确判断死亡，②维护逝者身后尊严，③节约社会资源，④减轻家庭负担，⑤有利于实施器官移植。基于这五点，医生应向患者父母解释脑死亡，征得其同意后撤掉呼吸机。故本题选 E。

17. 根据《赫尔辛基宣言》和相关文件的精神，人体实验必须遵循以下道德原则：①医学目的原则；②知情同意的原则；③维护受试者利益的原则；④随机对照的原则。其中，知情同意原则是人体试验受试者自主权的体现，因此，医学科研人员要给准备参加人体试验的受试者提供足够、正确的有关信息，并且使他们能够充分理解和有责任地回答他们的质疑。在此基础上，由受试者决定是否参加人体实验，且这种决定是完全自由的。故本题选 A。

18. 有利原则是要求医务人员的诊治行为应尽力保护患者的利益，努力促进并维护患者的生命健康，首先考虑对患者有益的事，题干中患者祈求病愈而拒绝其儿子为她请来的社区医师的诊治，该患者是由于不理智的观点而将导致自己生命健康受到损害，医师应遵循有利原则，首先考虑患者的生命健康和知情同意权，应争取向患者进行耐心解析，规劝其接受相应诊治，从而努力促进和维护患者的生命健康。故本题选 C。

20. 医学科研的伦理要求：①动机纯正；②诚实严谨；③敢于怀疑；④公正无私；⑤团结协作；⑥知识公开。其中，动机纯正是指医学科研的动机是为了推进医学科学的发展，使其更好地维护和促进人类的健康。科研动机决定着一个人科研选题的内容和方向。为此，医学科研人员要坚持为人民健康服务的方向，在选择课题、课题设计等方面应首先考虑国家、社会的利益和广大人民的健康需求。故本题选 B。

24. 关于协调医师之间关系的道德要求：①尊重同道，彼此信任；②取长补短，互相学习；③精诚合作，互谅互让；④求同存异，公平竞争。医师之间的彼此信任是互相协作的基础和前提，要求医务人员对自己和其他医务人员的能力、品格等有一个正确的评价，而且要求医务人员彼此加强沟通交流，将容易引起不信任的因素及时化解，而不是相互议论和张扬。在相互协作的同时，为了患者的利益，防止出现失误和差错，还要加强彼此监督。故本题选 C。

27. 医生未征得患者及其家属同意的情况下行左侧卵巢与子宫一并切除，违背了患者及家属知情同意的原则。知情同意原则是指临床诊治过程中，医生在决定和实施诊疗措施前，都应向患者作详尽的说明，取得患者的充分理解，并表示同意。对于一些特殊检查、特殊治疗和手术，以患者或其家属（或监护人）签字为据。故本题选 A。

28. 知情同意原则是指医务人员在选择和确定疾病的诊疗方案时要取得患者的知情和自由选择与决定，对于一些特殊检查、特殊治疗和手术以患者或患者家属（无家属者由监护人代替）在知情同意书上签字为据。如果患者选择有误，医务人员有履行指导的责任。故本题选 D。

# 第二篇

# 专业理论

## 第一章　相关基础理论知识

**一、共用题干单选题：每道考题以一个小案例的形式出现，其下面都有 A、B、C、D、E 五个备选答案。请从中选择一个最佳答案。**

**（1～3 题共用题干）**

某调查小组要了解某市 60 岁以上老年人的血压情况，判断此市老年人血压是否比一般老年人血压高。

1. 在正式调查之前，为检查调查表有无纰漏，调查者首先应作一次小范围的

A．个人调查　B．预调查　C．普查　D．抽查　E．统计推断

2. 如果调查者想以社区为单位进行调查，最好采用哪种抽样方法

A．单纯随机抽样　B．系统抽样
C．分层抽样　D．整群抽样
E．普查

3. 如果选择了某个社区，对该社区老年人血压情况进行判断，则属于

A．个人诊断　B．临床诊断　C．社区诊断　D．人群诊断　E．医院诊断

**（4～6 题共用题干）**

某研究者为探讨脂肪摄入量与男性前列腺癌的关系，在社区内选择高脂肪和低脂肪摄入者各 200 名，从 50 岁开始对他们进行随访 10 年。在随访期间，高脂肪摄入组中有 20 人，低脂肪摄入者中有 10 人被诊断为前列腺癌。

4. 这种研究方法为

A．现况调查　B．实验研究
C．生态学研究　D．队列研究
E．病例对照研究

5. 与低脂肪摄入组相比，高脂肪摄入组的前列腺癌的相对危险度（RR）是

A．1.5　B．0.75　C．1.0　D．2.0　E．0.05

6. 高脂肪摄入者所致前列腺癌的特异危险度为

A．30/100　B．10/100　C．15/100　D．10/200　E．5/100

**二、单选题：每道考题下面有 A、B、C、D、E 五个备选答案，请从中选择一个最佳答案。**

7. 关于新型农村合作医疗的叙述，不正确的是

A．个人、集体和政府多方筹资　　B．以收定支，保障适度
C．农村居民必须参加　　D．以大病统筹为主
E．先行试点，逐步推广

8．以问题为导向的诊疗模式中，下列哪项不是所指的主要问题
A．患者所患的疾病　　B．患者的就业问题
C．患者的主诉与症状　　D．患者的不健康行为
E．患者营养保健方面的问题

9．社区常见健康问题的实施原则是
A．明确诊断原则
B．寻求症状的缓解
C．动态、渐进性原则
D．无论病因如何，应寻求问题的根本解决
E．排除患者对诊断治疗的影响

10．康复的定义是
A．应用各种有用的措施以减轻残疾的影响，不包括针对残疾人的教育
B．应用各种有用的措施以减轻残疾的影响，不包括使残疾人重返社会
C．应用各种有用的措施以减轻残疾的影响以尽可能多的恢复肢体功能
D．应用各种有用的措施以减轻残疾的影响和使残疾人重返社会
E．应用各种有用的措施以减轻残疾的影响恢复其社交功能

11．构成社区的最基本要素是
A．人群和地域　　B．生活服务设施
C．文化背景及生活方式　　D．生活制度及管理机构
E．社区活动

12．关于调查表设计的原则，下列哪项说法是错误的
A．用语力求简练，准确，避免笼统含糊的问题
B．语句应尽可能使用专业术语
C．有关的项目一项不能少，无关的项目一项可不列
D．尽量使用客观和定量的指标
E．项目排列先易后难，先一般后敏感

13．全科医生对心脑血管疾病进行一级预防的主要管理问题有
A．中风患者的康复　　B．糖尿病足的管理
C．急性心肌梗死的社区转诊　　D．高血压的控制
E．胸痛患者的心电图检查

14．社区预防保健的特点不包括
A．针对性　　B．系统性　　C．群众性　　D．艰巨性　　E．长期性

15．关于全科医生在社区卫生服务中建立预防医学观念，下列哪项是正确的
A．从人的疾病角度出发，认识疾病发生发展的规律
B．在病因与发病机制上，应单纯从生物学角度出发
C．以个体健康为中心、以家庭为单位、以社区为范围的个体与群体相结合的服务
D．抓住个人的主要健康问题并有效解决

E. 提供患者健康教育、免疫接种、筛查、病例发现、疾病治疗等服务

16. 筛检与个案发现的主要区别是
A. 是否早期发现疾病
B. 能否为研究疾病提供依据
C. 是否早期诊断疾病
D. 检查的对象是就诊患者还是目标人群
E. 能否为流行病学检测提供资料

17. 关于社区康复医疗的描述,下列哪项不妥
A. 是整个康复过程的重要组成部分
B. 具有转诊的功能
C. 在社区层次上采取综合性的康复措施
D. 有利于营造助残的良好社会风气
E. 以物理治疗师参与为最基本的康复实施形式

18. 统计学上提到的系统误差、测量误差和抽样误差3种误差,在实际工作中
A. 3种误差都不可避免
B. 系统误差和抽样误差不可避免
C. 系统误差和测量误差不可避免
D. 测量误差和抽样误差不可避免
E. 3种误差都可避免

19. 下列哪项不属于社区健康状况资料
A. 诊断治疗和护理成本
B. 死亡率
C. 病残率
D. 疾病别发病率
E. 患病率

20. 医学的最终目标是促进人的健康,下列叙述正确的是
A. 全科医学的理念与医学的最终目标无关
B. 全科医学的重要任务是从事健康宣教
C. 全科医学不强调分科,所以比专科更能有效地促进人的健康
D. 全科医学可以完全替代专科医疗,更符合医学的发展方向
E. 全科医学应加强对基因治疗的研究

21. 康复医疗的共性原则不包括
A. 药物治疗 B. 循序渐进 C. 持之以恒 D. 主动参与 E. 因人而异

22. 下列选项中,新生儿期应接种的疫苗是
A. 麻腮风疫苗
B. 白破疫苗
C. 乙脑减毒活疫苗
D. 百白破疫苗
E. 卡介苗

23. 一级预防的内容不包括
A. 筛检
B. 健康促进
C. 全球性预防策略
D. 婚前卫生
E. 儿童保健

24. 对疾病三间分布进行综合描述的典型例子是
A. 传染病流行病学
B. 血清流行病学
C. 移民流行病学
D. 分子流行病学
E. 遗传流行病学

25. 拟调查2008年某地正常成年男子的红细胞数,则总体应是2008年该地
A. 每个正常成年男子
B. 全部正常成年男子

C．能调查到且愿意接受调查的全部正常成年男子红细胞数的集合
D．全部正常成年男子的红细胞数的集合
E．正常成年男子的红细胞数

26. 疾病预防的重点从急性传染性疾病转向慢性病、老年退化性疾病，标志着
A．第一次卫生革命
B．第二次卫生革命
C．从个体预防转化为群体预防
D．从综合性预防转化为独立的预防服务
E．从以社会医疗卫生工作者为主体的预防转向以公共卫生人员为主体的预防

27. 康复医学的主要内容不包括
A．康复临床学
B．康复基础学
C．社区康复
D．康复功能评定
E．临床诊断学

28. 下列哪项不是社区康复的原则
A．重视心理康复
B．提倡协作精神
C．必须完全恢复自理
D．功能训练贯穿全程
E．注重与实际生活相结合

29. 关于以社区为导向的基层医疗，以下说法正确的是
A．其三个要素为基层医疗单位、社区内特定的人群、明确的解决社区主要健康问题的实施过程
B．以社区为范围，医生只关心患者，这样方能维护居民的健康
C．以社区为范围的服务，能合理利用卫生资源，仅为患者提供健康服务
D．要求全科医生利用对社区背景的熟悉去把握所有患者的全部问题
E．重点关注个体健康，对群体健康可以忽略

30. 下述关于社区的概念，哪项是正确的
A．社区是一个联系极其紧密的结构
B．社区的划分等于行政区域的划分
C．生活服务设施不属于社区的构成要素
D．社区是由一组共同生活，具有不同需求、不同社会经济文化的区域人群组成的社会
E．社区有共同的利益需求、共同的服务，也会面临共同的问题

31. 在实施患者健康教育时，首先要
A．考虑健康教育的形式
B．确定患者教育目标
C．分析患者的需求
D．制订患者的教育计划
E．确定患者教育的时机

32. 有关物理医学与康复医学，正确的是
A．物理医学与康复医学紧密关联，目前是结合在一起的统一学科
B．物理医学与康复医学无关
C．康复医学是物理医学的前身
D．物理医学和康复医学都是理疗
E．物理治疗与物理医学是同义词

33. 资料是连续性的，采用线图时可
A．表达某现象的内部构成

B．表达各现象的比较
C．表达频数的分布情况
D．表达某现象数量随另一现象变动的趋势
E．用不同的颜色或纹线表示某事物在地域上的分布情况

34. 当前提供城市基本公共卫生服务的主体是
A．疾控中心
B．社区卫生服务中心（站）
C．妇幼保健院
D．大型三甲医院
E．私人诊所

35. 关于康复医学，下列说法正确的是
A．以人体疾病为中心
B．强调生物-心理-社会模式
C．以疾病诊断和系统功能为主
D．以疾病为核心，强调去除病因、挽救生命
E．以药物治疗和手术为主

36. 病例对照研究可用于
A．初步检验病因假设
B．发现高危人群
C．合理分配卫生资源
D．识别疾病的早期阶段
E．早期发现可疑患者

37. 当资料的度量单位不同、均数相差悬殊时，比较其变异程度宜用
A．标准差　B．标准误　C．变异系数　D．方差　E．级差

38. 康复评定的任务是对病伤残者
A．确定诊断
B．确定功能障碍的部位、性质、程度等
C．鉴定劳动力
D．预测寿命
E．安排康复治疗方案

39. 以群体为对象、以疾病的群体防治为目的的诊断是
A．临床诊断
B．社区诊断
C．人体诊断
D．流行病学诊断
E．基础诊断

40. 关于全科医生的工作，正确的是
A．以预防为导向
B．以疾病为导向
C．以治疗为导向
D．以患者需求为导向
E．以健康评估为导向

41. 样本均数与总体均数的比较中，无效假设是
A．样本来自同一总体
B．样本来自差数为零的总体
C．样本来自不同总体
D．样本来自差数不为零的总体
E．样本均数与总体均数不相同

42. 统计分析包含的两项主要内容是
A．统计描述和统计图表
B．统计图表和统计推断
C．统计描述和统计推断
D．区间估计和假设检验
E．统计描述和假设检验

43. 确定某因素与疾病可能存在因果关系时，哪种说法是不正确的

A．此因素与疾病的发生呈量效关系
B．发病因素在前，疾病发生在后
C．所有患者的分布与疾病的分布符合
D．致病因素的分布与疾病的分布符合
E．除去此因素则该病的患病危险减小

44. 康复治疗的五大支柱是

A．理疗、体疗、针灸、推拿、作业疗法
B．物理/运动疗法、作业疗法、言语矫治、心理疗法、康复工程
C．理疗、体疗、矫形外科、假肢与矫形器、护理
D．医疗康复、教育康复、职业康复、心理康复、社会康复
E．理疗、体疗、心理、言语、社会服务

45. 关于流行病学在社区卫生工作中应用的描述，错误的是

A．了解社区居民健康和疾病的分布情况
B．探索疾病的病因和危险因素
C．帮助社区医生提高治疗效果
D．可用于疾病预防的效果评价
E．可用于疾病的监测

46. 社区卫生服务中心原则上的设置范围依据、主要举办单位分别是

A．街道、政府
B．街道办事处、综合医院
C．街道办事处、政府
D．人口比例多少、政府
E．社区、综合医院

47. 关于社区卫生评价结果的应用，下列哪项是正确的

A．总结和撰写评价的结果应强调专业性而不是易懂性
B．评价结果的报告应统一为一个标准版本发送读者
C．送交决策者的版本应全面详尽，内容涵盖所有环节
D．应利用各种渠道使信息传递给有关人员
E．评价结果主要提交给决策者

48. 社区卫生服务是

A．以健康为导向的基层卫生服务
B．以患者为导向的基层卫生服务
C．以需求为导向的基层卫生服务
D．以利用为导向的基层卫生服务
E．以居民为导向的基层卫生服务

49. 根据概念，社区卫生服务是下列哪种性质的基本卫生服务

A．特殊性　B．单一性　C．专业性　D．综合性　E．专门性

50. 下列哪项是全科医师判定家庭角色功能正常的标准

A．家庭对某一角色的期望应该是不同的
B．各个家庭成员都能适应自己的角色模式
C．家庭的角色模式可以不符合社会规范，可以不被社会接受
D．家庭成员的角色不需要满足成员的心理需要
E．家庭角色具有固定性，不需承担不同角色的转换

51. 以患者为中心的接诊模式又叫做

A．LEARN 模式
B．CHEAP 模式
C．MAGIC 模式
D．SKILL 模式
E．BRAND 模式

52. 对社区卫生服务理解错误的是
A. 服务方式是以三甲医院服务为主
B. 应以社区健康服务中心门诊服务为主
C. 服务所面对的问题是常见病以及疾病的早期问题
D. 服务机构要为居民提供简单、便宜、科学有效的诊疗护理和预防保健服务
E. 是社区大多数居民就医时最先接触的医疗保健服务
53. 流行病学研究方法的核心思想是
A. 预防为主
B. 治疗为主
C. 对比的思想
D. 社会医学观念
E. 生态学思想
54. 关于社区诊断手段,以下说法正确的是
A. 以收集病史为主
B. 以患者的体格检查为主
C. 以实验室检查为主
D. 运用社会经济学的研究方法
E. 运用社会学、人类学和流行病学的研究方法
55. 下述哪项是社区卫生服务的特性
A. 重视疾病胜于重视人
B. 服务对象主要是老年人
C. 以临床治疗为主
D. 服务范围包括个人、家庭和社区
E. 服务方式是被动性服务、上门服务
56. 对生活在交通不便、经济落后、广播电视覆盖率较低的山区农村居民,通过广播电视来宣传“亿万农民健康促进行动”,这种传播策略不符合选择传播媒介的
A. 持续性原则
B. 针对性原则
C. 速度快原则
D. 可及性原则
E. 经济性原则
57. 在研究某一有毒物质对作业人群的健康危害时,发现暴露于该有毒物质的人群死亡率反而比一般人群低。原因是接触此类有毒物质者,由于工作性质的需要,其健康水平比一般人群高,因而对某些疾病的易感性低。上述研究结果中,导致毒物与健康之间虚假联系的原因是
A. 排除偏倚
B. 易感性偏倚
C. 混杂偏倚
D. 信息偏倚
E. 报告偏倚
58. 男,70 岁。平素体健,今晨出现腹泻 5~6 次,大便稀薄、带些许黏液,无发热、腹痛,精神尚可。目前对患者最重要的处理是
A. 必须卧床休息
B. 立即禁食
C. 手术治疗
D. 立即送检大便标本
E. 输血、输液
59. 某年某社区新生儿活产数为 500 名,其中体重小于 2 500 g 的有 15 名,大于 4 000 g 的有 20 名,则该社区的新生儿低体重发生率为
A. 1%　B. 3%　C. 4%　D. 7%　E. 10%
60. 女,46 岁。入院时诊断为高血压合并 2 型糖尿病。医务人员为她提供膳食指南,指导其逐步采纳科学合理的饮食计划。护士实施的是

A．心理健康咨询　　B．心理健康教育
C．健康相关行为干预　　D．出院健康教育
E．系统化团体干预

61. 一位研究者选择 100 名新生儿黄疸患儿,同时在该院选择了 100 名未患此病的新生儿,然后查阅婴儿母亲的产科和分娩记录,以确定产前和分娩中的各种暴露因素,该方法属于
A．现况研究　　B．病例对照研究
C．队列研究　　D．临床试验研究
E．社区干预试验

62. 社区将具有不同文化背景、生活方式、人生观和价值观的个人、家庭、团体聚集在一起,提供彼此沟通、交流的机会,提倡共同参与社区活动,这体现了社区的哪种功能
A．稳定功能　B．连接功能　C．监督功能　D．控制功能　E．传播功能

63. 选择 10 所幼儿园的儿童进行某疫苗的效果观察,随访 3 年结果表明 83%的疫苗接种者未发生该病,由此可认为
A．该疫苗预防效果欠佳,仍有 17%儿童患病
B．该疫苗预防有效,因可保护 83%儿童未发病
C．不能下结论,因为 3 年观察时间不够
D．不能下结论,因为未设对照组
E．不能下结论,因为所选对象覆盖面小

64. 2008 年,某研究人员对某厂 245 名从事石棉作业工作及相邻机械厂 245 名机械作业工人进行调查,并随访 3 年,其间石棉作业工人中发生肺癌 23 例,机械作业工人中发生肺癌 3 例。该研究为
A．现况调查　　B．队列研究
C．实验研究　　D．病例对照研究
E．类实验

65. 实施社区健康教育计划的质量控制,需要建立反馈系统,对计划活动不断进行监测和评估,下列哪项不是质量控制的内容
A．对计划进程控制
B．对健康教育活动监测
C．对特定人群的知识、态度、行为及有关危险因素的监测
D．对工作人员的特定人群的年龄、性别监测
E．对经费开支监测

# 答 案 与 解 析

答案

| | | | | | | | | | |
|---|---|---|---|---|---|---|---|---|---|
| 1. B | 2. D | 3. C | 4. D | 5. D | 6. E | 7. C | 8. B | 9. C | 10. C |
| 11. A | 12. B | 13. D | 14. A | 15. C | 16. D | 17. E | 18. D | 19. A | 20. B |
| 21. A | 22. E | 23. A | 24. A | 25. D | 26. B | 27. E | 28. C | 29. A | 30. E |
| 31. C | 32. A | 33. D | 34. B | 35. B | 36. A | 37. C | 38. B | 39. D | 40. A |
| 41. E | 42. C | 43. C | 44. B | 45. C | 46. C | 47. D | 48. C | 49. D | 50. B |

51. A　52. A　53. C　54. E　55. D　56. D　57. B　58. D　59. B　60. C
61. B　62. B　63. D　64. B　65. C

解析

4. 队列研究是将一个范围明确的人群按是否暴露于某可疑因素或暴露程度分为不同的亚组,追踪各组的结局并比较其差异,从而判定暴露因素与结局之间有无关联及关联程度大小的一种观察性研究方法。故本题选 D。
5. 相对危险度(RR)是暴露组发病率(或死亡率)与非暴露组发病率(或死亡率)的比值,高脂肪摄入组的前列腺癌的相对危险度(RR):(20÷200)÷(10÷200)= 2.0。故本题选 D。
6. 特异危险度(AR)也称归因危险度,或称率差,是暴露组发病率与对照组发病率的差值,高脂肪摄入者所致前列腺癌的特异危险度:(20÷200)-(10÷200)= 0.05。故本题选 E。
7. 新型农村合作医疗是由政府组织、引导、支持,农民自愿参加,个人、集体和政府多方筹资,以大病统筹为主的农民医疗互助共济制度。故本题选 C。
12. 设计调查表时应考虑被调查者的知识水平,专业术语一般很难理解,文字应浅显易懂。故本题选 B。
21. 药物治疗是伤病者个体的需要采用的治疗方法,不属于康复医疗的共性原则。康复医疗的共性原则是循序渐进、持之以恒、主动参与、因人而异、全面锻炼。故本题选 A。
22. 新生儿出生时应接种卡介苗和第一次乙肝疫苗。麻腮风疫苗、乙脑减毒活疫苗在 8 月龄初次接种;百白破疫苗初次接种在 3 月龄,白破疫苗在 6 岁接种。故本题选 E。
25. 总体是根据研究目的确定的同质个体某种变量值的全体。2008 年某地正常成年男子的红细胞数的总体,应是该年该地的全部正常成年男子的红细胞数的集合。故本题选 D。
27. 临床诊断学是临床医学的主要内容之一。康复基础学、康复功能评定、社区康复、康复临床学、康复治疗学是康复医学的主要内容。故本题选 E。
28. 社区康复通过借助于康复训练技术及辅助用具等措施,使病、伤、残者能够最大限度地恢复日常生活自理能力,能够独立或使用辅助用具(如拐杖或轮椅等)在住所周围活动,能够与他人沟通和交流。故本题选 C。
33. ①资料是连续性的,目的是用线段升降表达事物的动态变化趋势,选择普通线图,若指标的最大值和最小值相差悬殊,可考虑选用半对数线图。②数值变量的频数表资料,其分析目的是用直方的面积表达各组段的频数或频率分布情况,宜选择直方图。③资料是相互独立的,目的是用直条的长短比较数值的大小,选用直条图。④事物内部各部分的百分构成比资料,目的是用面积大小表达各部分所占的比重大小,则应选择圆形图或百分直条图。⑤地区性资料,目的是用不同的颜色或纹线表示某事物在地域上的分布情况,选择统计地图。故本题选 D。
34. 我国的基本公共卫生服务主要由社区卫生服务中心(站)、乡镇卫生院等城乡基层医疗卫生机构来实施。故本题选 B。
35. 康复医学以残疾者和患者的功能障碍为核心,强调生物-心理-社会模式。故本题选 B。
36. 病例对照研究可用于:①初步检验病因假设。②提出病因线索。③评价防制策略和措施的效果。故本题选 A。
37. 变异系数用 *CV* 表示,用于比较度量单位不同或均数相差悬殊的两组(或多组)资料的变异程度。故本题选 C。
38. 康复评定是客观准确地评定患者功能障碍的部位、性质、程度、特征、范围或种类以及障碍发生的原因、预后，为预防和制订明确的康复目标和康复治疗计划提供依据。故本题选 B。

40. 以预防为导向的健康照顾是全科医学的基本原则之一，全科医生在医疗过程中开展三级预防有其独特的优势。故本题选 A。

46. 社区卫生服务中心原则上按街道办事处范围设置，以政府举办为主。在人口较多、服务半径较大、社区卫生服务中心难以覆盖的社区，可适当设置社区卫生服务站或增设社区卫生服务中心。故本题选 C。

51. 全科医疗应用 LEARN 模式作为以患者为中心的接诊模式，是由英文相对应的 5 个单词所组成，即倾听（listen）、解释（explain）、容许（acknowledge）、建议（recommend）和协商（negotiate）。故本题选 A。

52. 社区卫生服务是社区建设的重要组成部分，是在政府领导、社区参与、上级卫生机构指导下，以基层卫生机构为主体，全科医师为骨干，合理使用社区资源和适宜技术，以解决社区主要卫生问题、满足基本卫生服务需求为目的的基层卫生服务。故本题选 A。

54. 社区诊断也称社区卫生需求评价，是社区卫生工作者运用社会学、人类学和流行病学的研究方法，收集社区卫生状况、社区居民健康状况、社区卫生资源、社区居民需求以及卫生服务提供与利用情况，发现存在的主要健康问题，确定需要优先解决的社区主要卫生问题的过程，为进一步制订社区卫生服务干预计划提供科学依据。故本题选 E。

55. 社区卫生服务以人的健康为中心、家庭为单位、社区为范围、需求为导向，服务对象为社区全体居民，以妇女、儿童、老年人、慢性患者、残疾人、贫困居民等为服务重点，融预防、医疗、保健、康复、健康教育、计划生育技术服务等为一体，以主动性服务、上门服务的主要方式服务于社区居民。故本题选 D。

61. 病例对照研究是选择患有和未患有某特定疾病的人群分别作为病例组和对照组，调查各组人群过去暴露于某种或某些可疑危险因素的比例或水平，通过比较各组之间暴露比例或水平的差异，判断暴露因素是否与研究的疾病有关联及其关联程度大小的一种观察性研究方法。故本题选 B。

63. 实验流行病学是将来自同一总体的研究对象随机分为实验组和对照组，实验组给予实验因素，对照组不给予该因素，然后前瞻性地随访各组的结局并比较其差别的程度，从而判断实验因素的效果。根据题干，疫苗的效果观察过程中未设对照组，故不能下结论。故本题选 D。

# 第二章　全科医学概论

**一、共用题干单选题：每道考题以一个小案例的形式出现，其下面都有 A、B、C、D、E 五个备选答案。请从中选择一个最佳答案。**

**（1~2 题共用题干）**

男孩，8 岁。2 年前父母离异，随父亲生活。1 年前父亲再婚，婚后半年，男孩患精神分裂症入院，且家庭冲突加剧，正面临着家庭破裂。

1. 此时，全科医生家庭出诊的目的应是

A. 临时处理家庭矛盾　　B. 观察处于病情的男孩

C. 对家庭进行系统性评估　　D. 对男孩提供连续性照顾

E. 临时处理家庭紧急事情

2. 若家庭有严重的功能障碍，需全科医生家庭照顾，此时全科医生应
   A．提供医学信息和建议
   B．给予同情和支持
   C．鼓励转诊
   D．仅提供家庭咨询
   E．提供家庭咨询和家庭治疗

**二、单选题：每道考题下面有 A、B、C、D、E 五个备选答案，请从中选择一个最佳答案。**

3. 全科医疗的医学模式是指
   A．以疾病为中心的医学模式
   B．以药物治疗为主的医学模式
   C．以患者为中心的生物医学模式
   D．以患者为中心的生物-心理-社会医学模式
   E．以心理治疗为主的医学模式
4. 全科医师最多使用的医患关系模式是
   A．主动-被动模式
   B．指导-合作模式
   C．生物医学模式
   D．共同参与模式
   E．心理医学模式
5. 关于全科医学的描述，正确的是
   A．全科医学又称家庭医学，是临床医学的一级学科
   B．于 20 世纪 80 年代后期传入中国内地的新型临床二级专业学科
   C．是临床医学、公共卫生、康复医学与人文社会科学等的综合体
   D．不涉及医学心理学
   E．以内科为主的综合临床学科
6. 关于全科医学的综合性照顾，下列不正确的是
   A．其服务内容包含医疗、预防、康复和健康促进
   B．其服务对象不分年龄、性别和疾病类型
   C．其服务范围涵盖个人、家庭与社区
   D．其服务层面涉及生物、心理、社会文化各方面
   E．其开设的服务项目涉及综合医院的所有科室
7. 计算发病率时，公式中分数之分母为
   A．一定时期的总人口数
   B．同时期的平均人口数
   C．调查初期人口数
   D．调查末期人口数
   E．同期暴露人口数
8. 全科医师在与患者交谈时，应回避的是
   A．假设患者的行为有多种选择
   B．察觉患者问题时积极给予忠告
   C．指导患者脱离困境
   D．质疑患者非理性的观念
   E．对患者的处境表示同情
9. 关于全科医疗的基本特征，错误的解释是
   A．是一种基层医疗服务
   B．是以门诊为主体的服务
   C．是整个医疗保健体系的门户和基础
   D．具体体现全科医学的基本原则
   E．以治疗为主，预防为辅的基层医疗服务

10. 影响健康的主要因素有
A. 吸烟、饮酒、饮食、运动
B. 行为方式、生活习惯、自然环境
C. 病从口入、不良嗜好、品德败坏、屡教不改
D. 行为和生活方式、环境因素、生物学因素、卫生保健服务
E. 自然环境、经济环境、卫生保健服务设施差、服务质量低
11. 全科医学综合性照顾的服务内容主要体现在
A. 重视人胜于重视疾病
B. 包括医疗、预防、康复和健康促进
C. 协调动员各类资源
D. 查询家庭问题，了解病因及恶化因素
E. 评估社区健康状况，提出干预计划
12. 关于全科转诊，下列哪项是正确的
A. 全科医师不必为患者选择转诊专科与医师
B. 由于患者会向专科医师提供自身的详尽资料，全科医师不需提供资料
C. 转诊后患者即由专科医师照顾、随访
D. 合理掌握转诊指征，避免贻误时机
E. 患者转走后与全科医生就没有关系了
13. 关于家庭功能，叙述正确的是
A. 家庭必须具备满足个人和社会的全部功能
B. 家庭功能具有多样性、基础性、独立性
C. 家庭功能具有广泛性
D. 家庭最基本的功能是满足社会
E. 家庭功能与文化的发展关系不大
14. 下列哪一项体现了全科医疗中的协调性服务
A. 采用适宜技术
B. 建立双向转诊制度
C. 建立居民健康档案
D. 提供“六位一体”的服务
E. 对人的整个生命周期提供服务
15. 下列哪项描述是正确的
A. 全科医师的知识结构应该向纵深发展，提高自己的临床水平
B. 社区组织机构是维护社区健康的重要资源
C. 全科医师应能熟练分析确定和解决所有的临床问题，包括疑难杂症
D. 家庭基本资料包括家庭住址和家庭成员两项内容
E. 全科医学提供高端性照顾
16. 全科医疗的最大特点是强调
A. 持续性、综合性、个体化的照顾
B. 预防疾病和维持健康
C. 早期发现并处理疾病
D. 对当事人的长期(贯穿生命周期)负责式照顾
E. 全面给予医疗服务
17. 关于全科医疗的“连续性照顾”，不正确的说法是
A. 是从生前到死后的全过程服务

B．人生各个阶段都可覆盖在全科医疗服务之下
C．对疾病的各阶段(健康—疾病—康复)负有不间断的管理责任
D．社区内所有人口的健康问题都由全科医生亲自处理
E．任何时间和地点，全科医生都对其负有连续性责任，要根据患者需要事先或随时提供服务

18. 下面哪项不符合家庭评估的原则
A．评估的重点放在患病的家庭成员上
B．评估家庭问题的同时掌握家庭的优点
C．使家庭参与包括评估在内的护理程序的整个过程
D．尽可能收集综合的资料，正确的解释和判断
E．持家庭的多种性和可变性观点进行评估

19. 下列何种属性不是全科医疗与专科医疗的区别
A．服务对象的稳定性与流动性
B．对服务对象承担责任的持续性与间断性
C．处理的健康问题常见与少见
D．技术水平要求
E．服务质量优质

20. 关于流行病学，下列哪种说法是正确的
A．流行病学从整体水平认识疾病
B．流行病学从细胞水平认识疾病
C．流行病学从群体水平认识疾病
D．流行病学从个体水平认识疾病
E．流行病学从分子水平认识疾病

21. 全科医学专科的服务对象是
A．患者
B．就诊者
C．未就诊者
D．所有人
E．患者的家庭

22. 社区康复的目标不包括
A．预防残疾
B．保障残疾儿童的入学教育
C．对残疾青壮年的劳动培训
D．防止传染病发生
E．对慢性病的管理

23. 全科医生的职责范围为
A．接受全科医学专门训练，对于社区居民，不论其性别、年龄或所发生的躯体、心理及社会方面问题的类型，均能以独特的态度和技能，为个人家庭提供连续性和综合性的医疗保健服务
B．接受全科医学训练，以生物医学模式为基础，以疾病为中心的诊疗服务
C．接受全科医学训练，以生物医学模式为基础，以患者为中心的诊疗服务
D．接受全科医学训练，在社区只为个人提供服务
E．接受医院病房教学训练，采用以患者为中心的合作型服务

24. 以下不属于全科医学的基本方法的是
A．以疾病为中心的健康照顾
B．以家庭为单位的健康照顾
C．以社区为范围的健康照顾
D．以问题为导向的健康照顾

E．以预防为先导的健康照顾

25. 下列哪项不属于社区常见健康问题的特征

A．病情均明确

B．疾患处于早期未分化阶段

C．生物-心理-社会问题交错

D．慢性疾病以稳定期为主

E．疾病以常见病、多发病为主

26. 全科医疗作为一种基层医疗保健，不是

A．以门诊为主体的医疗照顾

B．公众需要时最先接触的医疗服务

C．仅仅关注前来就医者

D．以相对简便而有效的手段解决社区居民大部分健康问题

E．强调在改善健康的同时提高医疗资源利用的成本效益

27. 全科医学与社区医学的相同点是

A．个体医疗

B．群体保健

C．个体保健

D．个体和群众治疗

E．个体和群体保健

28. 全科医学的理论基础是

A．生物-心理-社会医学模式

B．传统医学和现代医学基本理论

C．预防医学与临床医学

D．社区卫生服务

E．通科医生的发展

29. 全科医学的可及性服务表明

A．其服务时间应为每天 24 小时

B．其地点以其他医疗机构距离社区百姓更接近

C．其各项服务价格应比目前的基层医疗更为便宜

D．其药品和辅助检查项目应比目前的基层医疗更完全

E．其方便、经济、有效等特点使服务对象易于接受

30. 关于全科医学和替代医学关系的相关描述，正确的是

A．发展全科医学教育，培养全科医生

B．全科医疗是社区卫生服务的最佳服务模式，全科医生是社区卫生服务的主力军

C．全科医生在工作中应了解替代医学的知识，也应看到替代医学的局限性

D．发展社区护理

E．全科医生在工作中充分掌握替代医学的方法，为患者提供及时的服务

31. 社区诊断的主要目的不包括

A．发现社区主要健康问题及排列顺序，辨明社区的需要、需求

B．分析社区健康问题产生的主要原因及影响因素

C．了解社区资源及解决卫生问题的能力

D．为将要实施的社区卫生干预计划提供必要的具体信息资料

E．制定建设社区计划

32. 家庭问题的根本原因是

A．家庭成员的交往方式问题

B．缺乏知识

C．缺乏技能

D．遭遇紧张事件

E．生活方式问题

33. 全科医生实施的是以下哪种服务

A．专科性、特殊化服务

B．全面的医疗服务

C．新的医学三级专科服务

D．与专科医疗互补的间隔性社区卫生服务

E．人性化、全方位、连续性、协调性、可及性的基层卫生服务

34. 影响遵医行为的因素不包括

A．患者知识 B．健康信念 C．处方 D．人际关系 E．民族

35. 家庭把其成员培养成合格的社会成员，学会与人沟通、遵守社会行为规范，胜任社会角色，这种家庭的功能属于

A．经济功能 B．满足情感需要的功能

C．抚养和赡养的功能 D．社会化功能

E．生殖和性需要的调节功能

36. 立足于社区是全科医疗区别于专科医疗的显著特点之一，其作用主要为

A．有效地控制患者就医流向 B．提供综合性、连续性服务

C．服务手段先进 D．把严重的健康问题解决在社区

E．有效地控制医疗费用

37. 关于疾病在家庭内传播的有关因素，不正确的说法是

A．多见于传染性疾病 B．与家庭环境有关

C．与卫生习惯有关 D．与家庭氛围有关

E．与家庭生活压力事件有关

38. 由父母及其未婚子女组成的家庭，属于

A．主干家庭 B．联合家庭 C．少年家庭 D．单身家庭 E．核心家庭

39. 下列哪项属于家庭外资源

A．环境资源 B．维护支持 C．爱的支持 D．信息和教育 E．结构支持

40. 女，35 岁。与丈夫、公婆、丈夫的妹妹生活在一起，该家庭类型属于

A．核心家庭 B．主干家庭 C．联合家庭 D．复式家庭 E．单亲家庭

41. 男，58 岁。平素健康。近来因其兄长突然发现胰腺癌，自觉上腹不适，前来社区诊所就诊，要求进行 CT 检查。对此患者最合理的处理方式是

A．满足患者要求，进行 CT 检查

B．向患者说明不可能患胰腺癌，不必进行任何检查及治疗

C．给予药物治疗

D．不作任何处理，转至心理医师处治疗

E．随访，并向患者耐心解释随访的理由

42. 教师张某刚退休，现与早她两年退休的丈夫相依为伴。该家庭将可能面临的问题是

A．教育孩子，使孩子社会化

B．把孩子从家庭释放到社会，继续为其提供支持

C．面临各种老年疾病，适应和应对多种丧失，如工作、配偶、朋友

D．巩固婚姻关系，计划退休后生活

E．调整进入父母角色，存在经济和照顾孩子的压力

43. 女，40岁。为儿子管教问题与先生意见不合，甚至出现互不理睬现象。近日她又因儿子成绩不合格留级而情绪激动，致高血压有所加重。从家庭治疗角度出发，哪项干预措施最重要

A．安慰患者
B．嘱患者认真遵医嘱服药，控制血压
C．设法协助患者夫妇协调关系
D．研究改善患者儿子的学习态度与方法
E．为患者介绍家教

# 答案与解析

**答案**

| | | | | | | | | | |
|---|---|---|---|---|---|---|---|---|---|
| 1. C | 2. E | 3. D | 4. D | 5. B | 6. E | 7. E | 8. D | 9. E | 10. D |
| 11. B | 12. D | 13. B | 14. B | 15. B | 16. D | 17. D | 18. A | 19. E | 20. C |
| 21. D | 22. D | 23. A | 24. A | 25. A | 26. C | 27. B | 28. A | 29. E | 30. C |
| 31. E | 32. A | 33. E | 34. E | 35. D | 36. B | 37. D | 38. E | 39. A | 40. B |
| 41. E | 42. C | 43. C | | | | | | | |

**解析**

5. 全科医学又称家庭医学，于20世纪80年代后期传入中国内地；是一门面向个体、社区与家庭，整合了临床医学、预防医学、康复医学、医学心理学以及人文社会学的医学专业学科，是一个临床医学二级学科。故本题选B。

7. 发病率＝(某期间某人群中某病新病例人数÷同时期暴露人口数)×k，k＝100%、1000%等。暴露人口是指可能发生该病的人群，不可能患该病的人，如传染病的非易感者、有效预防接种者，不能算作暴露人口。故本题选E。

13. 家庭可以独立地满足人们社会生活的需要，家庭功能具有多样性、基础性、独立性的特征并随着社会文化的发展而变化，但其最基本的功能始终是满足家庭成员在生理、心理及社会方面各个层次的最基本需要。故本题选B。

16. 全科医疗的特点包括强调连续性、综合性、个体化的照顾；强调早期发现并处理病患；强调预防疾病和维持促进健康；强调在社区场所对患者提供服务，并在必要时协调利用社区内外的其他资源。其最大特点是强调对当事人的"长期负责式照顾"，这意味着其关注的中心是把服务对象作为整体的人，并对其负有长期管理责任。故本题选D。

19. 全科医疗、全科医生与专科医疗和专科医生的关系可概括为各司其职、互补互利，通过"接力棒"式服务，达到优质高效的医疗卫生服务。故本题选E。

20. 流行病学是研究人群中疾病与健康状况的分布及其影响因素，并研究防治疾病及促进健康的策略和措施的科学。研究对象是人群，关注的事件包括疾病与健康状况。主要研究内容包括揭示现象、找出原因，提供措施，评价效果。故本题选C。

26. 综合性的照顾是全科医学的"全方位"或"立体性"服务的体现，其服务对象不分年龄、性别与疾病类型。故本题选C。

28. 全科医学以生物-心理-社会医学模式为理论基础，秉承整体观和系统论的医学思维，建立了一系列独特的基本原则，以此来指导全科医生利用社区内外有限的卫生资源，为社区中的个体及其家庭提供医疗保健服务，并最大限度地满足社区居民追求健康生活的

需求。故本题选 A。

38. 核心家庭是由父母及其未婚子女组成的家庭,也包括无子女夫妇和养父母及养子女组成的家庭。现代社会中核心家庭逐渐成为主要类型。故本题选 E。

# 第三章　临床常见病种的诊疗规范

## 第一节　老年医学

**一、共用题干单选题:每道考题以一个小案例的形式出现,其下面都有 A、B、C、D、E 五个备选答案。请从中选择一个最佳答案。**

**(1~3 题共用题干)**

男,78 岁。有发作性胸骨后压榨样疼痛,病史 4~5 年,疼痛每次持续 2~3 分钟,含服硝酸甘油后症状能缓解。本次因大便用力后,突然胸闷、胸痛伴发绀,出冷汗,经救护车送到医院时心跳、呼吸停止。

1. 该患者心源性猝死最可能的病因是
A. 心肌病　　B. 冠心病
C. 恶性心律失常　　D. 急性泵衰竭
E. 病态窦房结综合征

2. 对于呼吸、心搏骤停者,最主要的紧急处理措施是
A. 应用呼吸兴奋剂　　B. 心内注射肾上腺素
C. 应用糖皮质激素　　D. 应用乳酸钙
E. 胸外心脏按压和人工呼吸

3. 经胸外心脏按压、人工呼吸及注射肾上腺素,心电图显示心室颤动。下一步的处理是
A. 气管插管,机械通气　　B. 静脉滴注利多卡因
C. 静脉滴注碳酸氢钠　　D. 除颤器除颤
E. 应用糖皮质激素

**(4~6 题共用题干)**

女,70 岁。阵发性咳嗽、咳痰 30 余年,3 天前受凉后出现畏寒、发热,咳脓痰、气急。查体:T 38.8 ℃, P 40 次/分,双肺呼吸音减低,有较多湿啰音,下肢轻度水肿。

4. 下列均为最可能的诊断,除外
A. 慢性支气管炎　　B. 支气管肺炎
C. 肺心病　　D. 心力衰竭
E. 风湿性心脏病

5. 下列检查项目不适合的是
A. 支气管镜　　B. 胸部 X 线片
C. 痰细菌培养　　D. 血气分析
E. 血常规

6. 目前最主要的治疗措施为
A. 应用利尿剂消肿　　B. 给予止咳祛痰药
C. 给予解痉平喘药　　D. 高浓度持续吸氧

E．控制肺部感染

**二、单选题：每道考题下面有 A、B、C、D、E 五个备选答案，请从中选择一个最佳答案。**

7. 老年糖尿病多属于
A．胰岛素依赖型，“三多一少”症状不明显
B．胰岛素依赖型，“三多一少”症状明显
C．非胰岛素依赖型，“三多一少”症状明显
D．非胰岛素依赖型，“三多一少”症状不明显
E．非胰岛素依赖型，没有“三多一少”症状

8. 老年性骨关节炎好发部位为
A．负重关节　B．负重较少的关节
C．曾经患过病的关节　D．活动较少的关节
E．小关节

9. 有关老年人的患病特点，说法错误的是
A．不易获得完整的病史
B．个体差别较大，自觉症状及体征不明显
C．多种疾病同存，且往往伴有复杂的并发症
D．发病迅速，病情简单、变化快
E．伴有复杂的心理社会因素

10. 下列哪项不是老年人人格变化的主要表现
A．猜疑与妒忌心理　B．办事谨小慎微
C．自我为中心　D．适应能力下降
E．灵活性高，不固执

11. 关于老年人的健身运动原则，叙述错误的是
A．要循序渐进
B．要随心所欲，想做就做
C．要因人而异，选择适合自己情况的运动量
D．要灵活多样，不可千篇一律
E．运动前做好准备工作，运动后做整理活动

12. 关于老年人神经系统改变，说法错误的是
A．脑内神经细胞数目随年龄增加而减少　B．脑重量逐步减低
C．脑室变小　D．脑血流量、耗氧量均随年龄下降
E．皮质综合分析能力下降

13. 老年人的基础代谢率一般比年轻人下降
A．5%～10%　B．10%～15%
C．15%～20%　D．20%～25%
E．25%～30%

14. 老年瘙痒症最常见的原因是
A．季节因素　B．生活习惯
C．皮肤干燥　D．微生物感染

E．皮肤病早期

15. 关于老年人呼吸系统的特点，描述错误的是

A．胸廓结构改变，呼吸道阻力增大

B．肺组织弹性回缩力下降

C．肺的通气和换气功能下降

D．对缺氧和酸碱失衡的调节能力增加

E．呼吸道的防御功能有所降低

16. 关于老年人骨折的处理，下列说法错误的是

A．心肺代偿好，内科情况尚能耐受者，可考虑手术治疗

B．卧床患者注意预防并发症的发生

C．尽可能使老年人适当活动

D．尽早使老年人离床独立活动

E．合理补充蛋白质、钙剂及维生素C，促进骨折早日愈合

17. 中老年人呕血伴反复发作、无明显规律的上腹痛，并伴有厌食及消瘦者，应考虑可能为

A．胃癌

B．慢性胃炎

C．十二指肠炎

D．消化性溃疡

E．急性胃黏膜病变

18. 男，75岁。已有高血压史15年，降压药使用不规则，血压时高时低，前天突然出现右侧肢无力，不能拿起茶杯、碗，讲话困难。此时要考虑

A．可能血压有波动

B．可能出现心力衰竭

C．可能出现肺衰竭

D．可能出现脑卒中

E．可能出现心肌梗死

19. 男，62岁。因左侧面颊部阵发性烧灼样疼痛2月余就诊。每次发作持续10余分钟。查体：左侧眼眶下面颊部痛觉减退，咀嚼肌无力，角膜反射似较右侧迟钝。下列哪项处理是正确的

A．积极查找病因，对因处理

B．一般无法明确病因，对症处理即可

C．首选卡马西平口服

D．手术切断三叉神经周围支

E．神经阻滞疗法

20. 男，65岁。体格检查时发现有早期白内障，追问病史后自述有皮肤经常发生化脓性毛囊炎，肢端刺麻，空腹血糖2次分别为7.9 mmol/L、8.0 mmol/L。该患者首先考虑诊断为

A．单纯白内障

B．皮肤不清洁

C．颈腰椎肥大

D．糖尿病

E．肢端肥大症

21. 男，65岁。胃溃疡病史20年，常于餐后出现中上腹疼痛，口服氢氧化铝可缓解。近1年来疼痛不似从前有规律，且服用氢氧化铝也难缓解，伴消瘦来诊。检查：大便隐血试验阳性。最可能的诊断是

A．应激性溃疡出血

B．胃十二指肠溃疡出血

C．胃癌出血

D．慢性胃炎出血

E．食管出血

22. 男，72岁。晨起发现左侧肢体不能活动，急来医院，诊断为脑血栓形成。下列处理错误的是

A．降颅压，治疗脑水肿

B．给予抗凝治疗

C．保持呼吸道通畅　　D．应用自由基清除剂
E．静脉滴注止血药物

23. 男，72 岁。最近曾发生不明原因猝倒 2 次，作为一名全科医生，应提供正确的建议为
A．避免外出活动　　B．口服扩血管药物
C．尽快到大医院检查猝倒原因　　D．口服抗眩晕药物
E．不予处理

24. 男，70 岁。昨起突然头晕，右眼黑矇，左侧肢体无力，约 15 分钟后恢复，今又类似发作一次，体检无异常，血压 120/75 mmHg。根据临床表现，考虑最可能的诊断为
A．蛛网膜下腔出血　　B．脑血栓形成
C．多发性脑梗死　　D．脑出血
E．短暂性脑缺血发作

25. 女，70 岁。与人争吵后突然言语不清，跌倒在地上，继而神志不清、小便失禁，无肢体抽搐。查体：昏迷，左侧瞳孔 0.8 cm，右侧 0.3 cm，血压 195/105 mmHg。如有肢体瘫痪，查体可见
A．右侧偏瘫　　B．左侧偏瘫
C．截瘫　　D．左下肢瘫痪
E．右下肢瘫痪

26. 男，72 岁。肥胖，同睡者发现其打鼾，一个晚上常有 30 多次的呼吸暂停，每次常常停止呼吸 10 秒以上，这种情况已有数年，此情况属于
A．生理现象　　B．肥胖人常有的正常现象
C．老年睡眠呼吸暂停综合征　　D．不能诊断为疾病
E．老年性痴呆

27. 男，64 岁。有吸烟史。慢性咳嗽、咳痰 20 余年，活动后呼吸困难 2 年。因高热 2 天，意识模糊，呼吸困难来院急诊。为明确诊断，应立即行下列哪项检查
A．急诊胸部 CT 检查　　B．床旁超声胸部探查
C．动脉血气分析　　D．查血氨茶碱浓度
E．肺动脉漂浮导管测定肺毛细血管楔压

28. 男，70 岁。打喷嚏后突感腰痛 2 天，平卧缓解，变动体位时加重，腹胀，恶心未吐，大便不畅。查体：腹软，略膨隆，肠鸣音弱，腰部叩击痛阳性，腰椎活动受限。最可能的诊断是
A．机械性肠梗阻　　B．泌尿系结石
C．胸、腰椎压缩骨折　　D．上呼吸道感染
E．气胸

29. 男，62 岁。因心前区压榨性闷痛 1 小时入院，临床症状不除外心肌梗死。为确定诊断，采取下列哪一项措施最重要
A．观察血压变化　　B．抽血，测肌酸磷酸激酶
C．严密观察心电图演变　　D．观察含服硝酸甘油效果
E．进行超声心动图检查

30. 女，62 岁。偶然发现右乳外上象限 1 cm×2 cm×2 cm 肿块，质较硬，无压痛，与皮肤粘连，右腋下未及肿大淋巴结。最可能诊断为
A．乳腺囊性增生病　　B．乳管内乳头状瘤
C．乳腺癌　　D．乳腺纤维腺瘤

E．乳腺结核

31. 男，60 岁。咳喘反复发作 10 余年，昨晚一阵剧烈咳嗽后突感左侧胸痛，呼吸困难，则最可能出现

A．自发性气胸　　B．心肌梗死
C．肺气肿　　D．急性左心衰竭
E．肺栓塞

**三、案例分析题：以下提供若干个案例，每个案例下设若干道考题。每道考题有多个备选答案，其中正确答案有 1 个或多个。选对一个答案给 1 个得分点，选错一个扣 1 个得分点，直至本题扣至 0 分。**

（32～36 题共用题干）

男，69 岁。以"反复咳嗽、咳痰 20 年，气短、下肢水肿 10 年，加重 2 周，神志不清 1 天"为主诉入院。每年冬季发作，咳白色黏痰，近 2 周上述症状加重，咳黄痰，出现明显呼吸困难，不能平卧。1 天前因头痛、烦躁、夜间不能睡觉，家属给予地西泮 2 片，服后即入睡不醒。既往史：吸烟 30 年，20 支/天。

32. 引起患者病情加重的原因有

A．高龄　　B．气管支气管感染
C．应用地西泮　　D．心功能不全
E．病程较长　　F．肺炎

33. 该患者可能存在下列哪些体征

A．球结膜水肿　　B．颈静脉怒张
C．肝颈静脉反流征阳性　　D．双侧语颤增强
E．叩诊肺部呈实音　　F．肺部可闻及支气管呼吸音
G．桶状胸　　H．肺部湿啰音和（或）干啰音

34. 为了明确诊断，该患者应立即做下列哪些检查

A．血常规　　B．肺部增强 CT
C．动脉血气分析　　D．X 线胸片
E．支气管舒张试验　　F．肺功能
G．心电图　　H．纤维支气管镜检查

35. 该患者动脉血气分析示 pH 7.33，$PaO_2$ 46 mmHg，$PaCO_2$ 71 mmHg，AB 38 mmol/L。该患者的诊断为

A．阻塞性肺气肿　　B．支气管哮喘
C．支气管扩张　　D．慢性支气管炎
E．慢性肺源性心脏病急性加重期　　F．肺结核
G．Ⅱ型呼吸衰竭，肺性脑病　　H．呼吸性酸中毒

36. 对于该患者的治疗措施，下列哪些是正确的

A．大量补液　　B．控制肺部感染
C．保持呼吸道通畅　　D．补充碳酸氢钠
E．必要时应用利尿剂和强心剂　　F．给予低流量、低浓度持续吸氧
G．给予高流量、高浓度持续吸氧　　H．大剂量糖皮质激素治疗

# 答案与解析

答案

1. C　2. E　3. D　4. E　5. A　6. E　7. D　8. A　9. D　10. E
11. B　12. C　13. C　14. C　15. D　16. D　17. A　18. D　19. A　20. D
21. C　22. E　23. C　24. E　25. A　26. C　27. C　28. C　29. C　30. C
31. A
32. BC　33. ABCGH　34. ACDG　35. ADEGH　36. BCEF

解析

8. 老年性骨关节炎是一种以关节软骨退行性变和继发性骨质增生为特征的慢性关节疾病，好发于负重较大的膝关节、髋关节、脊柱及远侧指间关节等部位。故本题选 A。

10. 老年人因生活环境改变，人际交往减少，易发生性格和情绪变化，如：①对环境、家庭发生变化的不适应产生焦虑不安。②易激动、抑郁、情绪多变、多疑、孤独感、谨慎固执、自我为中心等。故本题选 E。

13. 因老年人促进蛋白质合成的激素（如雄激素、生长激素等）分泌减少，导致体内分泌代谢大于合成代谢，故基础代谢率下降，一般较年轻人下降 15%～20%。故本题选 C。

17. 80%的早期胃癌无症状，部分患者可有消化不良症状。进展期胃癌最常见的症状是体重减轻和上腹痛，另有贫血、食欲缺乏、厌食、乏力。溃疡型胃癌出血时可引起呕血或黑便。故本题选 A。

19. 患者为 62 岁男性，左侧眼眶下面颊部痛觉减退，咀嚼肌无力，角膜反射似较右侧迟钝，提示左侧三叉神经运动支和感觉支有损害，多见于占位病变压迫或癌肿转移引起。应积极查找病因，以免贻误诊治。故本题选 A。

27. 患者为 64 岁男性，有吸烟史、长期慢性咳嗽、咳痰史，近 2 年出现活动后呼吸困难，提示慢性阻塞性肺疾病（COPD）的可能性大。现患者有高热，出现意识障碍和呼吸困难，不排除肺性脑病的可能，可行动脉血气分析，了解有无呼吸衰竭和酸碱失衡的严重程度，对指导治疗也有重要意义。故本题选 C。

29. 心肌梗死常有心电图进行性改变，对诊断、定位、定范围、估计病情演变和预后都有帮助。心电图特征性改变：①ST 段抬高呈弓背向上型，在面向坏死区周围心肌损伤区的导联上出现。②宽而深的 Q 波（病理性 Q 波），在面向透壁心肌坏死区的导联上出现。③T 波倒置，在面向损伤区周围心肌缺血区的导联上出现。故本题选 C。

30. 乳腺癌早期常表现为患侧乳房出现无痛、单发的小肿块，常是患者无意中发现；肿块质硬，表面不光滑，与周围组织分界不很清楚，在乳房内不易被推动。故本题选 C。

## 第二节　内科疾病

**一、共用题干单选题：每道考题以一个小案例的形式出现，其下面都有 A、B、C、D、E 五个备选答案。请从中选择一个最佳答案。**

**（1～4 题共用题干）**

男，42 岁。发热、全身痛、颈痛 3 天，2 周前“感冒”。查体：甲状腺Ⅱ度肿大，质地韧硬，触痛明显，心率104次/分，皮肤潮湿，双手平伸细震颤(+)。

1. 该患者应进行哪组检查以确诊
A. 血常规、$T_3$、$T_4$
B. ESR、$T_3$、$T_4$、甲状腺摄碘($^{131}I$)率
C. TgAb、TPOAb、$T_3$、$T_4$
D. TSAb、$T_3$、$T_4$、TSH
E. 甲状腺摄碘($^{131}I$)率、TSAb、$T_3$、$T_4$

2. 上述检查最可能出现的异常是
A. WBC增高，$T_3$、$T_4$增高
B. ESR明显增快，$T_3$、$T_4$增高，甲状腺摄碘($^{131}I$)率明显降低
C. TgAb、TPOAb强阳性，$T_3$、$T_4$增高
D. TSAb阳性，$T_3$、$T_4$增高，TSH降低
E. 甲状腺摄碘率增高伴高峰前移，TSAb阳性，$T_3$、$T_4$增高

3. 该患者如$T_3$、$T_4$增高，是由于
A. 甲状腺激素合成增多
B. 甲状腺激素合成及释放均增加
C. 甲状腺滤泡结构破坏，甲状腺激素释放入血循环
D. 外周组织对甲状腺激素不敏感，致其代偿性分泌增多
E. 自身免疫性破坏致甲状腺激素过多释放入血

4. 治疗最宜选择
A. 抗甲状腺药物+β受体阻滞剂
B. 有机碘+抗甲状腺药物
C. β受体阻滞剂+有机碘
D. 甲状腺激素+非甾体抗炎药
E. 非甾体抗炎药或糖皮质激素+β受体阻滞剂

**(5~7题共用题干)**

男，70岁。高热、咳嗽、咳痰3周，治疗期间出现皮肤青紫、咯血、呼吸困难、意识模糊、肢端湿冷、少尿、血压70/40 mmHg。血培养：阴性杆菌生长。血常规：白细胞$13.6\times10^9$/L，血小板$50\times10^9$/L。尿常规：潜血(+)。APTT延长，FDP升高。

5. 该患者的诊断应是
A. 过敏性紫癜
B. 弥散性血管内凝血(DIC)
C. 急性白血病
D. 急性肺水肿
E. 血小板减少性紫癜

6. 该患者升压药效果不佳的原因是
A. 原发性耐药
B. 血阴性杆菌生长
C. 广泛微血管血栓形成
D. 失血不止
E. 白细胞升高

7. 终止其病理过程，重建凝血-抗凝平衡的措施是
A. 低分子右旋糖酐
B. 升压药维持治疗
C. 大量输注新鲜血浆
D. 肝素治疗
E. 尿激酶溶栓治疗

**(8~11题共用题干)**

男，35岁。1型糖尿病病史10年，平素应用胰岛素治疗，未监测血糖。此次外出，2天未应用胰岛素，出现乏力、口渴、萎靡、恶心、呕吐、腹痛。于医院就诊时检验血糖20.32 mmol/L，尿

酮体(+++),血气分析:pH 7.01,$HCO_3^-$ 5.3 mmol/L,血钾 3.56 mmol/L。

8. 该患者诊断为
   A. 高渗性非酮症糖尿病昏迷
   B. 休克
   C. 糖尿病酮症酸中毒
   D. 乳酸酸中毒
   E. 重症感染
9. 该患者首要采取的措施为
   A. 补液+小剂量胰岛素
   B. 补液+大剂量胰岛素
   C. 抗感染
   D. 立刻补充碳酸氢钠
   E. 立刻补钾
10. 该患者血糖降到多少时,可给予葡萄糖溶液
   A. 11.1 mmol/L
   B. 7.8 mmol/L
   C. 16.7 mmol/L
   D. 13.9 mmol/L
   E. 6.11 mmol/L
11. 该患者治疗时,血糖下降的合理速度为
   A. 每小时 3.9~6.1 mmol/L
   B. 每 2 小时 3.9~6.1 mmol/L
   C. 每小时 6.1~10.5 mmol/L
   D. 每 2 小时 6.1~10.5 mmol/L
   E. 每天 3.9~6.1 mmol/L

**(12~14 题共用题干)**

男,78 岁。突发胸闷、气促、烦躁不安 1 小时,入院查体:血压 195/100 mmHg,呼吸 31 次/分,脉搏 141 次/分,双肺底有中等干湿啰音。

12. 最可能的诊断为
   A. 高血压脑病
   B. 急进性高血压
   C. 高血压合并肺部感染
   D. 高血压合并冠心病
   E. 高血压合并左心功能不全
13. 心脏听诊最有可能出现
   A. 第一心音增强
   B. 心尖区开瓣音
   C. 期前收缩
   D. 心尖区奔马律
   E. 阵发性心动过速
14. 首选的治疗是
   A. 毛花苷丙+哌替啶+阿托品
   B. 毛花苷丙+氨茶碱+阿托品
   C. 毛花苷丙+氨茶碱+地西泮
   D. 毛花苷丙+哌替啶+呋塞米
   E. 毛花苷丙+地西泮+哌替啶

**(15~19 题共用题干)**

男,40 岁。发现血尿、蛋白尿 5 年。查体:BP 150/90 mmHg,双下肢轻度凹陷性水肿。实验室检查:尿蛋白 1.0~1.7 g/d,尿红细胞 5~15 个/HP, SCr 100 μmol/L。B 超示双肾大小正常。

15. 该患者首先考虑的临床诊断是
   A. 无症状性蛋白尿和(或)血尿
   B. 急性肾小球肾炎
   C. 慢性肾小球肾炎
   D. 肾病综合征
   E. 高血压肾损害
16. 该患者首选的进一步检查项目是

A．肾活检病理检查
B．尿找肿瘤细胞
C．肾动脉造影
D．24 小时尿钠测定
E．双肾 CT 检查

17. 该患者首选的降压药物是
A．袢利尿剂
B．血管紧张素转换酶抑制剂
C．钙通道拮抗剂
D．α 受体拮抗剂
E．β 受体拮抗剂

18. 理想的血压控制目标是
A．小于 160/95 mmHg
B．小于 140/90 mmHg
C．小于 140/85 mmHg
D．小于 135/85 mmHg
E．小于 125/75 mmHg

19. 其治疗的最终目标是
A．消除尿蛋白
B．消除水肿
C．延缓肾脏病进展
D．控制血压
E．消除血尿

**（20~22 题共用题干）**

女，58 岁。上腹不适，食欲减退 3 年。体重减轻，乏力半年。查体：贫血貌，上腹部轻压痛。Hb 88 g/L，MCV 115 fl，胃镜检查示胃体皱襞稀疏，黏膜血管透见。

20. 应首先考虑的诊断是
A．Ménétrier 病
B．慢性萎缩性胃炎
C．胃癌
D．慢性淋巴细胞性胃炎
E．慢性浅表性胃炎

21. 对诊断最有意义的辅助检查是
A．血癌胚抗原
B．血胃蛋白酶原
C．血抗线粒体抗体 $M_2$ 亚型
D．血抗壁细胞抗体
E．血胃泌素

22. 该患者发生贫血最可能的机制是
A．铁利用障碍
B．慢性消化道失血
C．蛋白质吸收障碍
D．维生素 C 缺乏
E．内因子缺乏

**（23~25 题共用题干）**

男，25 岁。不洁性接触后 3 天，尿道口发痒、红肿、疼痛，并有脓性分泌物。

23. 最可能的诊断是
A．淋菌性尿道炎
B．急性膀胱炎
C．结核性肾炎
D．阴茎癌合并感染
E．膀胱结核

24. 应做下列何种检查，以便及早治疗
A．尿常规，涂片查细菌，中段尿培养，菌落计数及药敏试验
B．尿道分泌物普通培养
C．膀胱镜检查+尿道分泌物培养结核菌

D．尿常规

E．血常规

25. 治疗应选择

A．肌内注射庆大霉素　　B．肌内注射大观霉素

C．肌内注射链霉素　　D．口服氯霉素

E．肌内注射青霉素

（26~28 题共用题干）

女，45 岁。诊断为特发性血小板减少性紫癜，正规泼尼松治疗 1 年后，血小板 $20\times10^9$/L，但仍在维持服用泼尼松 30 mg/d 治疗。

26. 应进一步选择的治疗方法是

A．泼尼松加量　　B．脾切除

C．服用叶酸　　D．预防性输血小板

E．骨髓移植

27. 该患者最可能出现的情况是

A．Ham 试验阳性　　B．血块收缩正常

C．骨髓巨核细胞减少　　D．血小板生存时间明显缩短

E．骨髓增生低下

28. 该患者发病最可能的重要原因是

A．凝血功能异常　　B．血小板功能异常

C．免疫因素导致自身抗体产生　　D．脾脏增大致血小板破坏增加

E．骨髓造血功能低下

（29~31 题共用题干）

男，70 岁。阵发性咳嗽、咳痰 30 余年，3 天前受凉后出现畏寒、发热、咳脓痰、气急。查体：T 38.8℃，P 40 次/分，双肺呼吸音减轻，有较多湿啰音，下肢轻度水肿。

29. 下列错误的诊断是

A．慢性支气管炎　　B．支气管肺炎

C．慢性肺源性心脏病　　D．心力衰竭

E．风湿性心脏病

30. 下列不恰当的检查、化验是

A．支气管镜　　B．胸部 X 线片

C．痰细菌培养　　D．血气分析

E．血常规

31. 最主要的治疗措施为

A．应用利尿剂消肿　　B．给予止咳祛痰药

C．给予解痉平喘药　　D．低浓度持续吸氧

E．控制肺部感染

（32~34 题共用题干）

男，20 岁。反复发作呼吸困难、胸闷、咳嗽 5 年，每年春季发作，可自行缓解，此次发作 1 天症状仍继续加重而来就诊。查体：双肺满布哮鸣音，心率 82 次/分，律齐，无杂音。

32. 该患者应首先考虑的诊断为

A．慢性支气管炎　　B．阻塞性肺气肿
C．心源性哮喘　　D．支气管哮喘
E．慢性支气管炎合并肺气肿

33. 该患者的治疗应选用
A．$\beta_2$ 受体激动剂　　B．$\beta_2$ 受体拮抗剂
C．抗生素类药物　　D．$\alpha$ 受体拮抗剂
E．$\beta_1$ 受体激动剂

34. 入院后给予足量沙丁胺醇和异丙托溴铵治疗 1 天多病情仍无好转，呼吸困难严重，口唇发绀。此时应采取的措施是
A．大剂量二丙酸倍氯米松气雾吸入　　B．静脉滴注第三代头孢菌素
C．原有药物加大剂量再用 24 小时　　D．应用琥珀酸氢化可的松静脉滴注
E．静脉滴注 5%碳酸氢钠

**(35~37 题共用题干)**

男，48 岁。呕血 5 小时。查体：P 120 次/分，BP 95/60 mmHg，营养状况差，巩膜明显黄染。腹壁可见静脉曲张，肝未触及，脾肋下 6 cm，移动性浊音阳性。

35. 该患者最主要的呕血原因是
A．胃癌　　B．消化性溃疡
C．胆道出血　　D．食管胃底静脉曲张破裂
E．急性糜烂出血性胃炎

36. 当前最有意义的检查是
A．腹部 B 超　　B．上消化道 X 线钡剂造影
C．胃镜　　D．腹部 CT
E．腹部 X 线平片

37. 首先应输注的液体是
A．人血白蛋白　　B．复方氨基酸溶液
C．全血　　D．平衡盐溶液
E．5%葡萄糖溶液

**(38~39 题共用题干)**

男，30 岁。10 年来阵发性心悸，每次心悸突然发作，持续半小时至 3 小时不等，此次发作持续半小时而来就诊。检查：血压 90/60 mmHg，心率 200 次/分，心律绝对规则，无杂音，肺(-)。

38. 估计此次心律失常最可能的是
A．2∶1 心房扑动　　B．阵发性室性心动过速
C．窦性心动过速　　D．阵发性室上性心动过速
E．心房颤动

39. 最佳治疗措施是
A．静脉应用苯妥英钠　　B．静脉应用利多卡因
C．静脉滴注氯化钾　　D．直流电复律
E．静脉应用普萘洛尔

**(40~41 题共用题干)**

男，35 岁。头痛、头晕 1 年，1 周来加重伴心悸、乏力、鼻出血及牙龈出血来诊。查体：血

压 170/110 mmHg，皮肤黏膜苍白。Hb 65 g/L，PLT $148\times10^9$/L，尿蛋白（+++），尿红细胞 3~5 个/HP，BUN 38 mmol/L，SCr 887 μmol/L，肌酐清除率（CCr）10 mL/min。肾脏 B 超示左肾 8.9 cm×4.6 cm×4.1 cm，右肾 8.7 cm×4.4 cm×4.1 cm，双肾皮质变薄。

40. 该患者最可能诊断为
   A. 急性肾衰竭
   B. 慢性肾衰竭氮质血症期
   C. 慢性肾衰竭尿毒症期
   D. 轻度高血压脑病
   E. 急进性肾小球肾炎

41. 该患者最佳的治疗措施是
   A. 纠正贫血
   B. 控制高血压
   C. 积极止血
   D. 胃肠透析
   E. 血液净化

**（42~45 题共用题干）**

男，35 岁。反复上腹痛伴反酸 15 年，疼痛于空腹时加重，饭后缓解，近来疼痛加剧，服抗酸药等不能缓解。近 7 天来上腹痛伴呕吐，呕吐物有酸臭味。

42. 最可能的诊断是
   A. 幽门管溃疡
   B. 胃窦癌伴幽门梗阻
   C. 胃溃疡
   D. 胆汁反流性胃炎
   E. 十二指肠溃疡伴幽门梗阻

43. 为明确诊断，该患者需采取的措施是
   A. 腹部 B 超
   B. 上消化道气钡双重造影
   C. 腹部 MRI
   D. 胃肠减压后内镜检查
   E. 腹部 CT

44. 下列不符合该患者实际情况的是
   A. 可闻及振水音
   B. 呕吐物中有食物和胆汁
   C. 可见胃形及蠕动波
   D. 呕吐物中有宿食
   E. 可出现低氯低钾性碱中毒

45. 以下错误的治疗是
   A. 山莨菪碱
   B. 西咪替丁
   C. 硫糖铝
   D. 胶体次枸橼酸铋
   E. 奥美拉唑

**（46~48 题共用题干）**

男，36 岁。因关节肿痛 2 个月，高热、寒战、乏力 3 天入院。关节 X 线摄片见密度增高，提示坏死性骨髓炎。实验室检查：Hb 115 g/L，WBC $0.9\times10^9$/L，分类未报，血小板正常。骨髓检查提示增生性骨髓象，粒细胞中可见中毒颗粒。

46. 患者诊断考虑
   A. 急性白血病
   B. 慢性淋巴细胞白血病
   C. 再生障碍性贫血
   D. 类白血病反应
   E. 粒细胞缺乏症

47. 该患者最可能的发病机制是
   A. 粒细胞生成障碍
   B. 粒细胞成熟障碍

C．粒细胞破坏过多
D．粒细胞消耗过多
E．粒细胞分布异常

48. 该患者的治疗措施，不恰当的是
A．糖皮质激素
B．输注血浆
C．GM－CSF
D．抗生素
E．碳酸锂

**（49～51 题共用题干）**

男，16 岁。低热、咳嗽、咽部不适 2 周，胸部 X 线片示两肺下部网状及按小叶分布的斑片状浸润阴影，血 WBC $10\times10^9$/L。

49. 患者最可能的诊断是
A．支原体肺炎
B．病毒性肺炎
C．军团菌肺炎
D．肺炎链球菌肺炎
E．浸润性肺结核

50. 为确定诊断，首选的检查是
A．痰细菌培养
B．痰真菌培养
C．冷凝集试验
D．血清抗体测定
E．痰抗酸杆菌涂片

51. 治疗药物首选
A．青霉素
B．红霉素
C．氟康唑
D．异烟肼+利福平
E．病毒唑

**（52～54 题共用题干）**

女，50 岁。高热，寒战 5 天，意识模糊 1 天。既往体健。查体：T 39℃，P 120 次/分，R 22 次/分，BP 80/50 mmHg，皮肤散在出血点和瘀斑，双肺未见异常，心率 120 次/分，律齐，腹软，肝肋下 0.5 cm，脾肋下及边。实验室检查：Hb 100 g/L，WBC $25.3\times10^9$/L，血培养示大肠埃希菌生长，PT 18 秒（正常对照 13 秒），INR 2.1，血纤维蛋白原定量 1.8 g/L。诊断为大肠埃希菌败血症，可能合并 DIC。

52. 下述检查对确诊 DIC 意义不大的是
A．复查血纤维蛋白原定量
B．复查血小板数
C．血小板功能
D．APTT
E．FDP 测定

53. 本例确诊 DIC，需立即进行的治疗不包括
A．抗感染
B．抗休克
C．肝素抗凝
D．抗纤溶
E．输新鲜冰冻血浆

54. 下列能反映 DIC 纤溶情况的检查是
A．血纤维蛋白原测定
B．凝血因子Ⅷ测定
C．PC、PS 测定
D．AT－Ⅲ测定
E．D－二聚体测定

**（55～58 题共用题干）**

男，39 岁。平素健康，近期出现上腹不适，乏力，就医发现 HBsAg（+），HBeAg（+），HBcAb（+）。

55. 为明确是否有肝硬化，首选的检查为
    A．肝、胆、脾彩超　　B．肝脏 CT
    C．X 线血管造影　　D．肝脏穿刺
    E．肝脏 MRI
56. 对于肝功能较好、无并发症的乙肝肝硬化患者，不能采用的治疗方案是
    A．拉米夫定 100 mg，每天一次，口服，无固定疗程，长期应用
    B．对于出现菌株变异后病情加重的患者，给予阿德福韦酯
    C．给予阿德福韦酯 10 mg，每天一次，口服，无固定疗程，长期服用
    D．严格禁酒，避免不必要且疗效不明确的药物
    E．给予足量干扰素
57. 对于肝功能失代偿的乙肝肝硬化患者，下列说法错误的是
    A．对于 HBV DNA 阳性，ALT 正常或升高者可抗病毒治疗
    B．不能给予干扰素治疗
    C．可给予拉米夫定治疗
    D．当菌株发生变异时，应加用其他抗病毒药
    E．抗病毒治疗可改善肝硬化的最终结局
58. 该患者如出现大量腹水，应采用的措施是
    A．增加水摄入量　　B．高盐饮食
    C．自身腹水浓缩回输　　D．输注红细胞
    E．下地活动

**（59～61 题共用题干）**

男，36 岁。5 天前发热、咽痛，应用抗生素治疗无效，颈部浅表淋巴结肿大，咽部充血。扁桃体Ⅱ度肿大，下肢少许瘀斑。白细胞 $16.6\times10^9$/L，原始细胞 0.60，血红蛋白 80 g/L，血小板 $34\times10^9$/L。

59. 最可能的诊断是
    A．特发性血小板减少性紫癜　　B．缺铁性贫血
    C．再生障碍性贫血　　D．溶血性贫血
    E．急性白血病
60. 体检中应特别注意的体征是
    A．睑结膜苍白　　B．胸骨压痛
    C．浅表淋巴结肿大　　D．皮肤出血点
    E．心脏杂音
61. 为明确诊断，应做的检查是
    A．血小板抗体　　B．血清铁蛋白
    C．骨髓扫描　　D．淋巴结活检
    E．骨髓涂片细胞学检查

**（62~64 题共用题干）**

不稳定型心绞痛患者，突感心悸、胸痛、出汗，BP 80/50 mmHg，脉搏触不清，心音弱，无杂音。心电图如图所示。

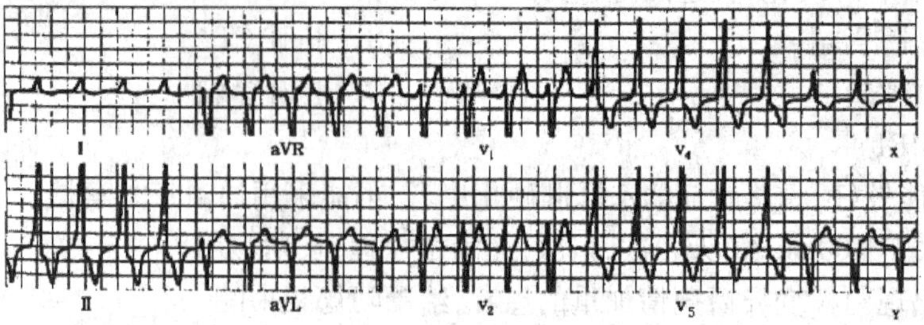


62. 该患者最可能的诊断是
    A. 心房颤动伴室内差异性传导
    B. 心房扑动伴室内差异性传导
    C. 阵发性室上性心动过速伴室内差异性传导
    D. 阵发性室性心动过速
    E. 窦性心动过速伴室内差异性传导
63. 此时治疗上述心律失常，应首选
    A. 电复律　　B. 普罗帕酮
    C. 普鲁卡因胺　　D. 腺苷
    E. 胺碘酮
64. 如采用电复律，下列正确的是
    A. 同步直流电复律，功率 300 J　　B. 同步直流电复律，功率 150 J
    C. 同步直流电复律，功率 50 J　　D. 非同步直流电复律，功率 150 J
    E. 非同步直流电复律，功率 100 J

**（65~67 题共用题干）**

男，25 岁。乏力、消瘦、腹胀 2 个月。查体：心肺未见异常，肝肋下 1 cm，脾肋下 8 cm。实验室检查：Hb 138 g/L，WBC $96\times10^9$/L，PLT $385\times10^9$/L。分子生物检查可见 *BCR/ABL* 融合基因。

65. 该患者的诊断是
    A. 急性粒细胞白血病　　B. 慢性淋巴细胞白血病
    C. 慢性髓系白血病　　D. 肝硬化、门静脉高压症
    E. 急性淋巴细胞白血病
66. 该患者应出现的染色体异常是
    A. t(9;22)　　B. t(8;21)　　C. t(9;11)　　D. inv(16)　　E. t(15;17)
67. 该患者最有效的治疗是
    A. 口服伊马替尼　　B. DA 方案化疗
    C. 口服苯丁酸氮芥　　D. 脾切除
    E. VLDP 方案

**（68~70 题共用题干）**

男，67 岁。患高血压心脏病 5 年，因情绪激动，血压突然增高，达 200/120 mmHg，继而发

生急性左心衰竭来诊。

68. 首选的血管扩张药是

A．哌唑嗪　B．硝酸甘油　C．卡托普利　D．硝苯地平　E．硝普钠

69. 禁用的药物是

A．利尿剂
B．吗啡
C．β受体阻滞剂
D．ACEI
E．ARB

70. 导致急性左心衰竭的原因为

A．感染
B．过劳
C．血压骤升
D．心律失常
E．电解质紊乱

（71～73题共用题干）

男，68岁。吸烟40余年，咳嗽、咳痰20余年，气急、呼吸困难3年余，2天前劳累后病情加重。查体：T 37.0℃，P 40次/分，桶状胸，双肺叩诊过清音，双肺下叶湿啰音。实验室检查：血WBC $7.5\times10^9$/L，N 60%。

71. 该患者的诊断为

A．肺炎+哮喘
B．COPD+慢性支气管炎
C．ARDS+哮喘
D．COPD+哮喘
E．肺炎+慢性支气管炎

72. 该患者最需要做的检查为

A．肺功能检查
B．X线检查
C．CT检查
D．支气管镜检查
E．PET检查

73. 该患者的治疗，错误的是

A．高流量吸氧
B．祛痰药
C．$\beta_2$受体激动剂
D．抗胆碱能药
E．茶碱类

（74～78题共用题干）

女，70岁。高血压病史20余年，冠心病病史10余年，乙肝病史30年。半个月前着凉后出现胸闷，气短，偶有咳嗽，白痰，夜间明显，双下肢逐渐水肿，尿少，1周来偶有夜间憋醒，气短加重来诊。查体：BP 170/80 mmHg，P 96次/分，唇发绀，颈静脉怒张，双肺底可闻及小水泡音，心律齐，未及杂音，腹部膨隆，肝肋下2 cm，脾未触及，移动性浊音阳性，双下肢重度水肿。

74. 该患者诊断为

A．慢性支气管炎急性发作，肺源性心脏病
B．肝硬化，腹水
C．慢性肾功能不全
D．冠心病，心功能不全
E．慢性营养不良性水肿

75. 以下不必要的检查是

A．心脏超声
B．肺CT
C．肝、胆、脾彩超
D．心脏核素扫描

E. 心电图

76. 以下反映左心功能不全最有意义的指标是

A. 心脏超声显示射血分数小于 40%

B. 心脏超声显示左室舒张末期容积(LVEDF) 52 mL

C. 脑钠肽升高

D. 肺毛细血管楔压(PCWP) 16 mmHg

E. 中心静脉压 16 $cmH_2O$

77. 治疗上不应立即使用的药物是

A. ACEI

B. β 受体阻滞剂

C. 利尿剂

D. 洋地黄类强心药

E. 抗生素

78. 给予以上治疗后患者水肿明显消退,气短缓解,心电图示频发室性早搏。应注意

A. 给予硝酸酯类药物,改善心肌缺血

B. 积极抗心律失常治疗,给予利多卡因

C. 积极抗心律失常治疗,给予美托洛尔

D. 立即停用洋地黄类药物,检查血清离子,注意纠正低钾血症

E. 可暂时继续用洋地黄类药物,检查血清离子,注意纠正低钾血症后密切观察病情变化

**(79~81 题共用题干)**

女,26 岁。牙龈出血伴月经过多 1 年,查体:双下肢可见散在出血点及紫癜,肝脾不大。血红蛋白 90 g/L,白细胞 $5.5\times10^9$/L,分类正常,血小板 $25\times10^9$/L,尿常规正常。

79. 最可能的诊断为

A. 急性白血病

B. 过敏性紫癜

C. 原发免疫性血小板减少症

D. 再生障碍性贫血

E. 缺铁性贫血

80. 为明确诊断,需做的检查是

A. 骨髓检查

B. 铁蛋白测定

C. 出血时间

D. Coombs 试验

E. 网织红细胞

81. 首选治疗为

A. 输血小板浓缩液

B. 抗纤溶药物

C. 免疫抑制剂

D. 糖皮质激素

E. 脾切除

**(82~84 题共用题干)**

男,62 岁。高血压病史 4 年,有家族史,多次测血压(190~196)/110 mmHg,眼底Ⅲ级。

82. 该患者诊断为

A. 3 级高血压,高危

B. 2 级高血压,高危

C. 3 级高血压,很高危

D. 2 级高血压,中危

E. 2 级高血压,很高危

83. 恰当的降压药治疗方法是

A. 小剂量持续用药
B. 迅速有力静脉给降压药,待血压下降后停药
C. 监测血压及危险因素 3~6 个月
D. 改善生活方式并降压药物治疗
E. 改善生活方式,积极治疗眼底病变

84. 患者出现左室肥厚,较理想的用药是
A. β 受体阻滞剂
B. ACEI
C. β 受体激动剂
D. 利尿剂
E. α 受体阻滞剂

**二、单选题:每道考题下面有 A、B、C、D、E 五个备选答案,请从中选择一个最佳答案。**

85. 治疗社区获得性肺炎时,可覆盖非典型病原体的抗生素是
A. 头孢菌素类
B. 糖肽类
C. 青霉素类
D. 大环内酯类
E. 氨基糖苷类

86. 临床上可表现为心绞痛的心脏病是
A. 非特异性心肌炎
B. 扩张型心肌病
C. 主动脉瓣狭窄
D. 二尖瓣关闭不全
E. 二尖瓣狭窄

87. 脑血栓形成最常见的病因是
A. 高血压
B. 脑动脉粥样硬化
C. 各种脑动脉炎
D. 糖尿病
E. 红细胞增多症

88. 下列慢性支气管炎合并肺部感染的治疗,不恰当的是
A. 应用祛痰镇咳药物
B. 应用支气管扩张剂
C. 菌苗注射
D. 应用敏感的抗生素
E. 雾化吸入稀释痰液

89. 脑出血的主要死因是
A. 应激性溃疡出血
B. 中枢性高热
C. 合并感染
D. 间歇性发作
E. 颅内压增高导致脑疝

90. 下列应首先考虑急性心肌梗死可能的情况是
A. 患者虽无症状但Ⅲ导联出现 Q 波
B. 夜间发生心绞痛
C. 缺血性胸痛持续大于 30 分钟
D. 不明原因晕厥
E. 下肢深静脉血栓形成,患者突发胸痛、呼吸困难

91. 关于支气管扩张的预防措施,不正确的是
A. 可使用肺炎链球菌疫苗
B. 治疗慢性鼻窦炎和扁桃体炎
C. 增强机体免疫力
D. 长期预防性应用抗生素
E. 避免感染

92. 下列属于正常细胞性贫血的是

A. 急性失血性贫血
B. 骨髓增生异常综合征
C. 缺铁性贫血
D. 慢性失血性贫血
E. 巨幼细胞贫血

93. 诊断慢性阻塞性肺疾病的必备条件是
A. 肺总量(TLC)增高
B. 功能残气量(FRC)增高
C. 存在持续气流受限
D. 一氧化碳弥散量与肺泡通气量比值($DLCO/V_A$)下降
E. 吸入支气管扩张剂后第一秒用力呼气量与用力肺活量的比值($FEV_1/FVC$)>70%

94. 室性心动过速伴严重血流动力学障碍时,终止发作的首选方法是
A. 胺碘酮
B. 利多卡因
C. 同步直流电复律
D. 人工起搏超速抑制
E. 压迫颈动脉窦

95. 支气管扩张出现咯血时,一般不主张应用
A. 镇咳药 B. 镇静药 C. 抗生素 D. 止血药 E. 中草药

96. 缺铁性贫血的临床表现不包括
A. 皮肤干燥、缺乏光泽
B. 反甲或匙状甲
C. 舌炎、口腔炎、吞咽困难
D. 黄疸
E. 异食癖

97. 急性心肌梗死最常见的并发症是
A. 体循环栓塞
B. 心肌梗死后综合征
C. 肺动脉栓塞
D. 心室膨胀瘤
E. 心脏乳头肌功能失调或断裂

98. 关于支气管哮喘体征的叙述,不正确的是
A. 发作时胸部呈过度充气状态
B. 有广泛的哮鸣音
C. 吸气音延长
D. 哮鸣音可不出现
E. 严重哮喘时可出现奇脉

99. 我国高血压引起死亡最常见的原因是
A. 尿毒症
B. 高血压危象
C. 脑血管意外
D. 心力衰竭
E. 伴发冠心病

100. 关于冠心病用药,错误的观点是
A. 硝酸酯类药物主要用于缓解心绞痛症状
B. 血脂不高也应使用调脂药物
C. 对 ST 段抬高型急性心肌梗死,硝酸甘油静脉滴注应作为常规治疗
D. β 受体阻滞剂可以减少不稳定型心绞痛心肌缺血和急性心肌梗死的发生率
E. 链激酶溶栓不需要常规使用普通肝素抗凝

101. 关于支气管哮喘的肺功能检查,错误的是
A. $FEV_1$ 下降
B. FEF 下降
C. $FEV_1/FVC$ 下降
D. PEF 下降

E．FVC 升高

102．合并急性左心衰竭的阵发性室上性心动过速，最佳治疗是

A．静脉注射维拉帕米

B．Valsalva 动作

C．直流电复律

D．置入起搏器

E．射频消融

103．尿毒症患者发生纤维囊性骨炎的主要原因是

A．尿钙排泄增多

B．继发性甲状旁腺功能亢进

C．尿磷排泄减少

D．营养不良和低蛋白血症

E．活性维生素 D 合成障碍

104．下列属于混合型高脂血症指征的是

A．血清 TC 与 TG 均增高

B．TC 与 LDL－C 增高

C．TC 与 HDL－C 增高

D．LDL－C 与 HDL－C 增高

E．LDL－C 与 VLDL 增高

105．处置顽固性心力衰竭首先要

A．血管重建

B．心脏移植

C．血液超滤

D．寻找病因

E．加大正性肌力药物的剂量

106．下列哮喘特征的描述，不正确的是

A．反复发作性呼气性呼吸困难

B．典型发作时可闻及哮鸣音

C．不同程度的可逆性气道阻塞

D．凡气道高反应性者都是支气管哮喘

E．可自行缓解或治疗后缓解

107．右心衰竭时较早出现的临床表现是

A．上腹胀满

B．颈静脉充盈和怒张

C．肝大

D．对称性下肢凹陷性水肿

E．腹腔积液

108．能同时启动内源性和外源性凝血途径引起 DIC 的因素是

A．羊水栓塞

B．急性早幼粒细胞白血病

C．广泛创伤

D．大型手术

E．严重感染

109．下列心律失常的治疗组合，错误的是

A．三度房室传导阻滞伴短阵室性心动过速-心内膜心室起搏

B．预激综合征伴心房颤动-毛花苷丙静脉注射

C．频发多源性室性期前收缩成对出现或 RonT -利多卡因静脉注射

D．伴有严重血流动力学障碍的室性心动过速-同步直流电复律

E．窦性心动过缓伴室性期前收缩-阿托品

110．下述哪个部位出血可见柏油样便

A．结肠

B．回盲部

C．直肠

D．十二指肠球部

E．肛门

111．关于上消化道大出血的临床表现，最恰当的是

A．呕血
B．呕血与黑便
C．呕血，便血，失血性周围循环衰竭
D．呕血，便血，休克，全身皮肤出血
E．失血性休克

112．下列正常窦性心律的描述，错误的是
A．冲动起源于窦房结
B．频率为 60~100 次/分
C．P 波在Ⅰ、Ⅱ、aVF 导联直立，aVR 导联倒置
D．PR 间期 0.12~0.20 秒
E．心律绝对匀齐

113．肾病综合征不会出现
A．蛋白尿
B．尿钙排出多
C．类脂质尿
D．高脂血症
E．凹陷性水肿

114．下列最不支持心绞痛诊断的临床表现是
A．疼痛多在睡眠中发生
B．含服硝酸甘油，疼痛在 3~5 分钟内缓解
C．疼痛在劳累时发生，运动、情绪激动可诱发
D．反复出现的局限性心前区刺痛，每次持续仅 2~3 秒
E．疼痛常在休息时发生，持续可达 30 分钟

115．缺铁性贫血的诊断标准不包括
A．小细胞低色素性贫血
B．血清铁<8.95 μmol/L
C．总铁结合力>64.44 μmol/L
D．转铁蛋白饱和度<15%
E．血清铁蛋白>12 μg/L

116．甲状腺功能减退症（甲减）的治疗目标是
A．甲减的症状和体征消失
B．血清 TSH 升高
C．血清 $TT_4$ 升高
D．血清 $FT_4$ 升高
E．血清 $TT_4$ 降低

117．下列诊断支气管哮喘的依据，错误的是
A．有反复发作的支气管哮喘史
B．发作时有呼气性呼吸困难
C．肺部满布哮鸣音
D．支气管扩张药治疗有效
E．发作性吸气性呼吸困难

118．室性心动过速心电图诊断的最主要依据是
A．QRS 波群形态宽大畸形
B．心室率 100~200 次/分
C．心室律稍微不规则
D．心室夺获和心室融合波
E．房室分离，房率大于室率

119．下列可首选洋地黄治疗的情况是
A．收缩性心力衰竭伴快速心房颤动
B．缩窄性心包炎伴心力衰竭
C．梗阻性肥厚型心肌病伴快速心房颤动
D．二尖瓣狭窄伴窦性心动过速
E．急性心肌梗死发病 4 小时

120．下列不适合应用电复律治疗的情况是

A. 室性心动过速伴有严重血流动力学障碍
B. 急性心肌梗死,合并室性心动过速
C. 扩张型心肌病合并室性心动过速
D. 洋地黄中毒引起的心房颤动
E. 心脏手术过程中出现室性心动过速

121. 急性肾小球肾炎的关键诊断依据是
A. 全身水肿
B. 高血压
C. 尿少
D. 血尿及红细胞管型尿
E. 蛋白尿及透明管型尿

122. 稳定型心绞痛与心肌梗死时胸痛的主要鉴别点是
A. 疼痛的持续时间及对含服硝酸甘油的反应不同
B. 疼痛的部位不同
C. 疼痛性质不同
D. 疼痛的放射部位不同
E. 疼痛时是否伴发恶心

123. 下列消化性溃疡,应采取手术治疗的是
A. 并发上消化道出血
B. 反复发作的十二指肠球部溃疡
C. 胃溃疡疑有癌变
D. 并发不全幽门梗阻
E. 复合溃疡

124. 关于治疗慢性肺源性心脏病时应用正性肌力药的说法,不正确的是
A. 剂量一般为常规剂量的2/3
B. 感染未控制,呼吸功能下降时需加大用量
C. 合并室上性快速心律失常者适合应用
D. 合并急性左心衰竭者适合应用
E. 以右心衰竭为主要表现而无明显感染者适合应用

125. 下列不属于骨质疏松危险因素的是
A. 长期卧床
B. 吸烟
C. 长期服用糖皮质激素
D. 制动
E. 肥胖

126. 下列对诊断消化性溃疡意义最大的表现是
A. 钡餐透视局部有压痛,激惹,变形
B. 钡餐透视见龛影
C. 胃液分析为高胃酸
D. 多年周期性腹痛
E. 上腹部压痛

127. 阵发性室上性心动过速患者的最佳治疗措施是
A. 静脉应用苯妥英钠
B. 静脉应用利多卡因
C. 静脉滴注氯化钾
D. 静脉应用腺苷
E. 静脉应用普萘洛尔

128. 肝硬化肝功能减退的临床表现不包括
A. 齿龈出血
B. 脾大
C. 肝细胞性黄疸
D. 水肿
E. 肝掌

129. 关于慢性胃体胃炎(A型胃炎)临床表现的叙述,不正确的是

A．胃酸分泌可减少或增加　B．无规律性上腹隐痛和消化不良
C．可出现恶性贫血　D．可并发甲状腺炎
E．可并发肾上腺皮质功能减退

130. 关于慢性胃窦胃炎（B 型胃炎）临床表现的叙述，错误的是
A．易出现嗳气、反酸、腹胀等症状　B．有时症状酷似消化性溃疡
C．消化性溃疡的发生率增高　D．胃酸偏低
E．可引起恶性贫血

131. 关于稳定型心绞痛的说法，错误的是
A．疼痛典型部位位于胸骨后或左胸前区　B．钝痛，常为压迫、发闷等不适感
C．一般持续 30 分钟至 1 小时　D．舌下含硝酸甘油有效
E．可有左肩、左臂内侧疼痛

132. 诊断冠心病的金标准是
A．冠状动脉多排螺旋 CT 成像　B．冠状动脉造影
C．心电图　D．超声多普勒
E．胸部 X 线片

133. Ⅱ型呼吸衰竭最主要的发生机制是
A．通气/血流>0.8　B．通气/血流<0.8
C．弥散功能障碍　D．肺动-静脉分流
E．肺泡通气不足

134. 为保持颅脑创伤患者的大脑灌注压，最好应保持收缩压为
A．80~90 mmHg　B．90~100 mmHg
C．100~110 mmHg　D．110~120 mmHg
E．120~130 mmHg

135. 肝硬化代偿期的表现不包括
A．乏力、食欲减退　B．食管和胃底静脉曲张
C．肝脏质地结实或偏硬　D．脾脏中度肿大
E．肝功能轻度异常

136. 肺炎克雷伯菌肺炎的典型临床表现是
A．起病急　B．畏寒，高热
C．胸痛，气急，发绀　D．可早期出现休克
E．咳砖红色胶冻状痰

137. 下列正常血压的描述，正确的是
A．收缩压≤140 mmHg 和舒张压≤90 mmHg
B．收缩压≤160 mmHg 和舒张压≤100 mmHg
C．收缩压≤140 mmHg 和舒张压<90 mmHg
D．收缩压<140 mmHg 和舒张压≤90 mmHg
E．收缩压<120 mmHg 和舒张压<80 mmHg

138. 关于溶血性贫血的定义，正确的是
A．红细胞寿命缩短　B．红细胞破坏增加
C．骨髓造血功能亢进　D．红细胞破坏增加，骨髓能代偿

E．红细胞破坏增加，超过骨髓代偿能力

139. 下列肝硬化失代偿期患者的检查结果，不正确的是

A．凝血因子减少　　B．血红蛋白减低

C．雄激素减少　　D．雌激素减少

E．糖皮质激素可减少

140. 早期肺脓肿与细菌性肺炎在症状和胸部 X 线片上表现很相似，但常见的肺炎链球菌肺炎多伴有

A．高热、肌痛、相对脉缓　　B．大量脓臭痰

C．毒血症症状明显　　D．棕黄色痰

E．口周疱疹，铁锈色痰

141. 库欣综合征的临床表现一般不包括

A．向心性肥胖　　B．皮肤紫纹

C．毛发增多　　D．血糖增高

E．骨质增生

142. 慢性胃炎的临床表现一般不包括

A．恶心、呕吐　　B．反酸、烧心

C．贫血　　D．右季肋部痛

E．上腹部痛

143. 胸部 X 线片示大片浓密影伴脓腔形成，容易继发肺脓肿的肺炎是

A．病毒性肺炎　　B．过敏性肺炎

C．肺炎链球菌肺炎　　D．金黄色葡萄球菌肺炎

E．支原体肺炎

144. 关于 COPD 的概念，不正确的是

A．COPD 是一种可预防可治疗的疾病

B．COPD 与肺脏对有害颗粒和气体产生异常炎症反应有关

C．COPD 肺部表现是气流受限，且不完全可逆

D．COPD 肺部表现是气流受限，有时完全可逆

E．COPD 是肺部的一种慢性的长期的疾病

145. 下列不属于消化性溃疡发病机制的是

A．免疫调节异常　　B．胃酸、胃蛋白酶的消化作用

C．反流的胆汁、胰酶的侵袭作用　　D．精神因素

E．Hp 感染

146. 急性白血病诊断的主要依据是

A．发热、贫血、出血　　B．白细胞计数$>50\times10^9$/L

C．骨髓增生极度活跃　　D．胸骨压痛(+)

E．骨髓中原始细胞明显增高

147. 下列高血压的治疗，不正确的是

A．建议患者减轻体重，减少钠盐摄入

B．戒烟限酒

C．早期及时用药，严格控制血压不超过 140/90 mmHg

D. 多重心血管危险因素协同控制
E. 降压药物的选择应个体化

148. 慢性阻塞性肺疾病包括
A. 慢性支气管炎、肺气肿、囊性肺纤维化
B. 具有气流阻塞特征的所有慢性肺疾病
C. 具有气流阻塞特征的慢性支气管炎和(或)肺气肿
D. 已知病因并有气流阻塞的一些疾病,如闭塞性细支气管炎
E. 所有慢性支气管炎、哮喘和肺气肿

149. 下列不属于贫血患者临床症状重的原因是
A. 贫血伴有呼吸系统疾病
B. 贫血发生较快
C. 贫血病因
D. 患者伴有心血管疾病
E. 红细胞内的2,3-DPG增高

150. 胃十二指肠溃疡外科手术的绝对适应证是
A. 十二指肠球后溃疡
B. 应激性溃疡
C. 瘢痕性幽门梗阻
D. 水肿性梗阻
E. 溃疡病出血

151. 肠易激综合征的主要表现为
A. 腹痛、腹泻,排便后腹痛缓解
B. 腹痛、腹泻,便中有黏液脓血
C. 腹痛伴便秘
D. 腹泻、低热伴里急后重
E. 腹泻、粪隐血阳性

152. 慢性心房颤动的常见并发症为
A. 肺炎
B. 动脉栓塞
C. 感染性心内膜炎
D. 阿-斯综合征
E. 完全性房室传导阻滞

153. 急慢性白血病鉴别主要依靠
A. 肝脾淋巴结肿大
B. 发病急缓,病程长短
C. 骨髓增生程度、粒红比值
D. 外周血原始细胞的多少
E. 骨髓原始细胞的多少

154. 关于慢性肾炎的说法,正确的是
A. 少数患者无急性肾炎病史
B. 多数由急性肾炎发展而来
C. 多数是致病菌侵犯肾小球所致
D. 多数因治疗不当或贻误治疗而引起
E. 多数患者无急性肾炎病史

155. 关于原发性肾小球疾病的临床分型,不正确的是
A. 急性肾小球肾炎
B. 急进性肾小球肾炎
C. 慢性肾小球肾炎
D. 硬化性肾小球肾炎
E. 肾病综合征

156. 下列不属于小细胞性贫血的是
A. 缺铁性贫血
B. 海洋性贫血
C. 慢性感染性贫血
D. 铁粒幼细胞性贫血
E. 再生障碍性贫血

157. 出血性疾病的后天因素不包括
A．放射线
B．苯
C．病毒
D．寄生虫
E．遗传基因
158. 慢性肾功能不全恶化的常见诱因不包括
A．感染、发热
B．外伤、失血
C．呕吐伴腹泻
D．血尿酸或血钙过低
E．心力衰竭
159. 慢性肾小球肾炎的特征不包括
A．慢性肾炎肾功能损害的快慢与病理类型相关
B．少数患者是由急性肾小球肾炎发展所致
C．一般不宜用糖皮质激素及细胞毒药物
D．降压是重要的治疗措施之一
E．治疗时应尽量注意消除尿蛋白、红细胞
160. 诊断慢性胃炎最可靠的依据是
A．慢性上腹部疼痛
B．胃酸降低
C．X 线钡餐检查
D．胃脱落细胞检查
E．胃镜检查及胃黏膜活检
161. 诊断甲亢(Graves 病)最有价值的体征是
A．皮肤湿润多汗、手颤
B．阵发性心房颤动
C．甲状腺肿大伴震颤和血管杂音
D．收缩压升高、舒张压降低、脉压增大
E．窦性心动过速
162. 特发性血小板减少性紫癜的主要出血部位是
A．皮肤与黏膜
B．内脏
C．肌肉
D．关节腔
E．颅内
163. 关于肺炎克雷伯菌肺炎的临床特点，不正确的是
A．白细胞正常或增加
B．咳嗽，咳红棕色胶冻状痰
C．青壮年多见，预后良好
D．起病急、胸痛、畏寒
E．对庆大霉素及第三代头孢菌素敏感
164. 心力衰竭发生发展的基本机制是
A．交感神经兴奋性增强
B．肾素-血管紧张素系统激活
C．心钠肽和脑钠肽分泌增多
D．心肌肥厚
E．心室重塑
165. 关于急性白血病细胞浸润的表现，错误的是
A．骨骼和关节疼痛
B．中枢神经系统白血病
C．肝脾轻至中度肿大
D．淋巴结肿大
E．皮肤、牙龈、睾丸等不会被浸润
166. 可引起继发性血小板增多的疾病是
A．溶血性贫血
B．慢性髓系白血病

C．真性红细胞增多症
D．骨髓增生异常综合征
E．骨髓纤维化

167. 中枢神经系统白血病的发病机制是
A．进入脑组织的白血病细胞对化疗药耐受
B．化疗方案不彻底，不能杀死白血病细胞
C．多数化疗药物不能透过血脑屏障
D．化疗不够早，白血病细胞大量繁殖
E．患者个体差异

168. 易侵犯中枢神经系统的白血病是
A．急性巨核细胞白血病
B．急性单核细胞白血病
C．急性早幼粒细胞白血病
D．急性淋巴细胞白血病
E．慢性髓系白血病

169. 消化性溃疡的并发症不包括
A．出血
B．穿孔
C．腹泻
D．癌变
E．幽门梗阻

170. 我国现在引起慢性肾功能不全的病因最常见的是
A．慢性肾盂肾炎
B．慢性肾小球肾炎
C．肾小动脉硬化
D．肾结核
E．肾结石

171. 慢性阻塞性肺气肿的体征不包括
A．呼气相延长
B．心音遥远
C．呼吸音减低
D．桶状胸
E．管状呼吸音

172. 判断急性心肌梗死面积最有价值的是
A．Q 波的宽度、深度
B．白细胞增加的程度
C．疼痛和持续时间
D．血沉增快的程度
E．血清 CK－MB 增高的程度

173. 关于缺铁性贫血患者口服铁剂的叙述，正确的是
A．不间断地服用 6~8 周
B．一直服用到血红蛋白达到正常水平
C．到略低于正常血红蛋白值然后待其自然增长到正常水平
D．服至血红蛋白高于正常水平，以免复发
E．血红蛋白达正常后再继续服 4~6 个月

174. 关于原发性高血压的治疗，错误的是
A．年轻人高血压，将血压控制在 130/80 mmHg 以下
B．老年人单纯收缩期高血压，将血压控制在 160 mmHg 左右
C．老年人高血压，可将血压降至 140/90 mmHg 以下
D．对于血压控制不理想者，可采用 2 种类别降压药物联合应用
E．根据高血压患者的血压情况，调整降压药物的剂量

175. DIC 消耗性低凝期首选
A. 肝素
B. 输新鲜血浆
C. 输新鲜全血
D. 氨基已酸
E. 输浓缩血小板
176. 典型支气管哮喘发作时最主要的临床表现为
A. 吸气性呼吸困难,双肺哮鸣音
B. 呼气性呼吸困难,双肺哮鸣音
C. 端坐呼吸,两肺密布中小水泡音
D. 呼气性呼吸困难,两肺散在干湿啰音
E. 进行性呼吸困难,肺部局限性哮鸣音
177. 诊断慢性阻塞性肺疾病(COPD)的必要条件是
A. 胸部 X 线片示肺纹理增粗紊乱
B. 肺功能检查示阻塞性通气功能障碍
C. 高分辨 CT 示肺气肿改变
D. 长期大量吸烟史
E. 慢性咳嗽、咳痰病史
178. 原发性高血压患者肾功能受损的最先表现是
A. 尿比重固定为 1.010
B. 夜尿增多
C. 尿蛋白(++)
D. 尿少量红细胞
E. 血尿素氮升高
179. 诱发 DIC 最常见的病因为
A. 恶性肿瘤
B. 手术及外伤
C. 革兰阴性细菌感染
D. 产科意外
E. 代谢性酸中毒
180. 铁剂治疗缺铁性贫血应持续至红细胞和血红蛋白达到正常后多长时间
A. 3 周　B. 1 年　C. 2 周　D. 6~8 周　E. 4~5 周
181. 糖尿病代谢紊乱的主要原因是
A. 胰岛素分泌减少
B. 长期大量摄糖
C. 长期使用肾上腺皮质激素
D. 胰岛素抵抗
E. 胰岛素生物活性或其效应绝对或相对不足
182. 高血压 3 级的临床表现不包括
A. 心绞痛
B. 脑卒中
C. 视网膜出血、渗出
D. 血肌酐 106~177 μmol/L
E. 主动脉夹层动脉瘤
183. 下列哪项不是甲亢患者的临床表现
A. 睡眠时心率快
B. 大便次数增多
C. 便秘
D. 阳痿
E. 低热
184. 支气管哮喘与心源性哮喘一时难以鉴别时可采用的药物是
A. 呋塞米
B. 吗啡或哌替啶
C. 氨茶碱
D. 毛花苷丙
E. 肾上腺素
185. 下列可做出急性左心衰竭诊断的临床表现是
A. 双肺湿啰音
B. 咳粉红色泡沫痰

C．双肺哮鸣音
D．呼吸困难
E．水肿

186. 原发性痛风最主要的发病机制是
A．磷酸核糖焦磷酸合成酶活性增强
B．次黄嘌呤-尿嘌呤磷酸核糖转移酶缺乏
C．胰岛素抵抗
D．尿酸排泄减少
E．尿酸生成增多

187. 上消化道大出血最常见的原因是
A．门静脉高压症
B．出血性胃炎
C．胃癌
D．消化性溃疡
E．应激性溃疡

188. 根据 WHO 诊断标准，高血压定义为
A．收缩压≥130 mmHg 和(或)舒张压≥85 mmHg
B．收缩压≥140 mmHg 和(或)舒张压≥90 mmHg
C．收缩压≥150 mmHg 和(或)舒张压≥95 mmHg
D．收缩压≥160 mmHg 和(或)舒张压≥100 mmHg
E．收缩压≥180 mmHg 和(或)舒张压≥110 mmHg

189. 慢性间质性肾炎早期的临床表现为
A．高血压
B．夜尿多，低比重尿及低渗透压尿
C．无菌性白细胞尿
D．肾性贫血
E．代谢性碱中毒

190. 尿路感染最常见途径是
A．上行感染
B．血行感染
C．直接感染
D．淋巴道感染
E．呼吸道感染

191. 继发性高血压不见于
A．先天性肾畸形
B．慢性肾盂肾炎
C．原发性醛固酮增多症
D．肾上腺皮质功能减退
E．嗜铬细胞瘤

192. 有关糖尿病诊断的叙述，正确的是
A．三多一少症状是诊断糖尿病必须具备的条件
B．尿糖检查一定阳性
C．空腹血糖不一定升高
D．全天任何时候血糖>10 mmol/L 即可诊断
E．所有患者都需行葡萄糖耐量试验进行诊断

193. 甲状腺功能亢进症患者的手术禁忌证是
A．中度 Graves 病
B．胸骨后甲状腺肿伴甲亢
C．高功能腺瘤
D．妊娠早期重度甲亢
E．青少年患者

194. 典型慢性肾衰竭时的水、电解质紊乱是
A．代谢性酸中毒、低血钙、高血磷、高血钾

B．代谢性酸中毒、低血钙、低血磷、高血钾
C．代谢性酸中毒、低血钙、低血磷、高血钠
D．代谢性酸中毒、低血钙、低血磷、低血钠
E．代谢性碱中毒、低血钙、高血磷、高血钾

195. 下列 2 型糖尿病的说法，不正确的是
A．不发生胰岛 B 细胞的自身免疫性损伤
B．存在胰岛素抵抗和胰岛素分泌缺陷
C．很少自发性发生酮症酸中毒
D．血胰岛素水平可正常或升高
E．常需依赖胰岛素治疗

196. 尿路感染的易感因素不包括
A．尿路梗阻、膀胱-输尿管反流
B．导尿、膀胱镜检查
C．妊娠、性生活损伤和月经期
D．青年男性
E．糖尿病、各种慢性肾脏疾病、重症慢性消耗性疾病、长期使用激素或免疫抑制剂者

197. 下列物质含量异常可作为痛风诊断指征的是
A．嘧啶
B．嘌呤
C．β-氨基丁酸
D．尿酸
E．β-丙氨酸

198. 关于慢性心力衰竭药物治疗的描述，错误的是
A．心力衰竭合并心房颤动避免使用Ⅰ类抗心律失常药物
B．心力衰竭合并阵发性室性心动过速避免使用Ⅰ类抗心律失常药物
C．慢性心力衰竭心率仍大于 70 次/分，且存在症状的患者可以考虑用伊伐布雷定
D．慢性心力衰竭患者在应用 ACEI、β 受体拮抗剂和 MRA 治疗的基础上应用多不饱和脂肪酸可改善生存率
E．慢性心力衰竭合并非阵发性心动过速时，使用普罗帕酮效果更好

199. 甲状腺功能亢进时，腹泻的主要发生机制是
A．肠蠕动增强
B．肠内容物渗透压增高
C．肠腔内渗出物增加
D．肠液分泌增多
E．VIP 的作用

200. 阵发性心房颤动的治疗原则是
A．预防复发，发作时控制室率
B．抗凝治疗，发作时控制室率
C．抗凝治疗，发作时转复窦律
D．转复窦律，发作时控制室率
E．预防复发，发作时转复窦律

201. 肺炎链球菌肺炎有特殊意义的症状是
A．突然寒战、稽留热
B．咳嗽、胸痛
C．气急、发绀
D．咳铁锈色痰
E．恶心、呕吐、腹胀

202. 有关 2 型糖尿病的叙述，正确的是
A．中老年患者多见，从不发生酮症
B．胰岛素抵抗是 2 型糖尿病的特征之一
C．30 岁前发病患者往往症状严重，需应用胰岛素
D．胰岛功能正常

E. 老年发病者不需使用胰岛素治疗

203. 消除支气管哮喘气道炎症最有效的药物是

A. 糖皮质激素
B. 抗生素
C. 色甘酸钠
D. $\beta_2$ 受体激动剂
E. 抗组胺药

204. 关于痛风的说法，错误的是

A. 血尿酸大于 420 μmol/L 可诊断为高尿酸血症
B. 急性关节炎期秋水仙碱治疗后，关节症状缓解
C. 慢性期主要表现为痛风石及慢性关节炎
D. 急性期关节滑液内呈双折光的针形尿酸盐结晶是确诊本病的最确切依据
E. 痛风的金标准是血尿酸升高

205. 肺炎链球菌肺炎可出现的体征不包括

A. 口角或鼻周单纯性疱疹
B. 肋间带状疱疹
C. 皮肤和黏膜出血点
D. 病变部位湿啰音
E. 病变部位支气管呼吸音

206. 关于慢性肾功能不全的临床表现，错误的是

A. 早期患者可以无任何症状，或仅有乏力、腰酸、夜尿增多等轻度不适
B. 心力衰竭是尿毒症患者最常见的死因
C. 尿毒症毒素诱发尿毒症肺水肿，及时利尿可改善患者症状
D. 血液系统主要表现为肾性贫血和出血倾向
E. 神经肌肉系统可有周围神经病变以及神经肌肉兴奋性增加

207. 我国慢性肾衰竭的分期诊断不包括

A. 肾功能不全代偿期
B. 肾功能不全失代偿期
C. 肾功能终末期
D. 肾功能衰竭期
E. 尿毒症期

208. 支气管哮喘的临床特征主要是

A. 吸气性呼吸困难
B. 反复发作，阵发性、呼气性呼吸困难
C. 反复发作，混合性呼吸困难
D. 夜间阵发性呼吸困难
E. 肺部有较多喘鸣伴肺底湿啰音

209. 下列哪种检查方法对于慢性胃炎无分型意义

A. 上消化道造影
B. 纤维胃镜及胃黏膜活检
C. 胃液分析
D. 血清胃泌素测定
E. 血清抗壁细胞抗体检查

210. 以下哪项不符合甲亢的临床表现

A. 易发生房性心律失常
B. 可发生低钾性麻痹
C. 活动时心率加快，休息则心率正常
D. 可伴有肌病
E. 老年患者可不出现高代谢症候群

211. 下列关于心力衰竭的叙述，错误的是

A. 心室充盈和（或）射血能力受损
B. 心排血量可维持正常
C. 是伴有临床症状的心功能不全
D. 常伴肺循环充血

E．有心功能不全不一定有心力衰竭

212. 肝硬化患者最严重的并发症是

A．低钠血症　　B．肺部感染

C．肝肾综合征　　D．自发性腹膜炎

E．肝性脑病

213. 无尿路刺激征的尿路感染称为

A．急性肾盂肾炎　　B．急性膀胱炎

C．无症状细菌尿　　D．尿道综合征

E．慢性肾盂肾炎急性发作

214. 预防尿路感染的措施不包括

A．多饮水，每 2~3 小时排尿 1 次　　B．保持会阴部清洁

C．尽可能避免使用尿路器械检查　　D．性生活后排尿

E．经常预防性口服抗生素

215. 诊断支气管哮喘的依据是

A．血中嗜酸性粒细胞增多　　B．有阻塞性通气功能障碍

C．血清 IgE 升高　　D．反复发作性呼气性呼吸困难伴哮鸣音

E．气道激发试验阴性

216. Hp 阳性消化性溃疡的最佳治疗方案是

A．奥美拉唑+铋剂+克拉霉素　　B．铋剂+克拉霉素+阿莫西林

C．法莫替丁+克拉霉素+阿莫西林　　D．铋剂+奥美拉唑+甲硝唑

E．阿莫西林+克拉霉素+奥美拉唑+果胶铋

217. 下列哪项因素不会引起肝硬化

A．甲型病毒性肝炎　　B．乙型病毒性肝炎

C．丙型病毒性肝炎　　D．丁型病毒性肝炎

E．铜沉积

218. 单纯左心衰竭的典型体征是

A．下垂性对称性水肿　　B．肝颈静脉回流征阳性

C．双肺底闻及湿啰音　　D．胸腔积液

E．颈静脉怒张

219. 糖尿病筛查中高危人群不包括

A．2 型糖尿病一级亲属　　B．年龄在 45 岁以下

C．肥胖（$BMI \geq 28\ kg/m^2$）　　D．有分娩巨大胎儿史

E．糖耐量减低者

220. 下列属于肝硬化门静脉高压表现的是

A．肝掌　　B．蜘蛛痣

C．脾大　　D．肝大

E．男性乳房发育

221. 对肝炎后肝硬化的诊断，下列哪项最有价值

A．脾大　　B．蜘蛛痣

C．肝功能不正常　　D．B 超示肝不均质回声

E．食管钡餐检查示下段有蚯蚓样充盈缺损

222. 下列哪项对肺炎链球菌肺炎的诊断最有价值

A．高热、咳铁锈色痰

B．白细胞升高，核左移，胞质有中毒颗粒

C．胸片示大片均匀致密影呈肺叶或肺段分布

D．肺部湿啰音

E．痰培养肺炎链球菌阳性

223. 上消化道大出血时，表现是呕血还是便血，与下列哪项关系不大

A．出血部位　B．出血速度

C．出血量　D．出血时间

E．出血的速度和出血量

224. 脊柱 X 线片呈“竹节”样改变最常见于

A．脊柱结核　B．类风湿关节炎

C．腰椎间盘突出症　D．强直性脊柱炎

E．化脓性骨髓炎

225. 下列说法正确的是

A．急性淋巴细胞白血病特异性皮肤损害多见

B．慢性髓系白血病多伴中枢神经系统白血病

C．儿童急性淋巴细胞白血病绿色瘤常见

D．$M_3$ 多伴 DIC

E．慢性淋巴细胞白血病多见急变

226. 关于慢性胃窦炎，描述正确的是

A．常见上腹痛，可有消化道出血

B．症状很严重的，其胃镜的表现不一定严重

C．抗壁细胞抗体多为阳性

D．血清胃泌素多升高

E．胃酸分泌减少

227. 甲状腺功能亢进症最常见的甲状腺改变是

A．结节性甲状腺肿　B．弥漫性甲状腺肿

C．慢性淋巴细胞性甲状腺炎　D．甲状腺腺瘤

E．甲状腺腺癌

228. 上消化道大出血休克时，首先的治疗措施是

A．放置胃管注入止血药物　B．平卧位，下肢抬高并予吸氧

C．紧急胃镜止血　D．积极补充血容量

E．静脉应用奥美拉唑

229. 关于室性心动过速的叙述，错误的是

A．P－QRS 无固定关系　B．第一心音强弱不等

C．QRS 波宽度<0.12 秒　D．心律可稍不齐

E．按压颈动脉窦无效

230. 下列急需用毛花苷丙治疗的情况是

A．病毒性心肌炎，心力衰竭并一度房室传导阻滞
B．3 级高血压，心率 116 次/分，窦性心律
C．急性广泛前壁心肌梗死
D．心力衰竭并阵发性室上性心动过速
E．预激综合征并心房颤动

231. 男，22 岁。咳嗽伴发热 3 天。给予青霉素静脉滴注抗感染治疗，用药后患者突然出现气急、胸闷、烦躁不安。查体：T 38.5 ℃，P 140 次/分，R 37 次/分，BP 75/40 mmHg。面色苍白，大汗淋漓，两肺可闻及喘鸣音，身体多部位红色皮疹。最可能的原因是
A．哮喘急性发作　B．感染性休克
C．急性呼吸窘迫综合征　D．急性左心衰竭
E．过敏性休克

232. 女，28 岁。1 型糖尿病 7 年，平时胰岛素治疗，血糖控制满意。现妊娠 32 周，下列考虑正确的是
A．为了避免胎儿低血糖，宜减少胰岛素用量
B．妊娠中后期，对胰岛素敏感性降低，应适当增加胰岛素用量
C．可增加运动，胰岛素剂量不变
D．为了避免胎儿过大，应减少糖类摄取，并减少胰岛素用量
E．可加用口服降糖药帮助控制血糖

233. 男，40 岁。哮喘急性发作 1 周，昨夜气急突然加重。查体：发绀，大汗，两肺叩诊过清音，两肺闻及哮鸣音，左肺呼吸音减弱，心率 120 次/分，律齐。用氨茶碱、激素后哮鸣音改善，但气急无好转。病情加重的原因最可能是
A．严重支气管痉挛　B．并发左心衰竭
C．并发气胸　D．继发肺部感染
E．并发呼吸衰竭

234. 男，18 岁。剧烈活动时突发心悸 1 小时。可见心室夺获和室性融合波。最可能的诊断是
A．心肌梗死　B．心房颤动
C．室上性心动过速　D．室性心动过速
E．心肌炎

235. 男，35 岁。发热 2 天，伴咳嗽、咳痰。胸片如图所示。最可能诊断为

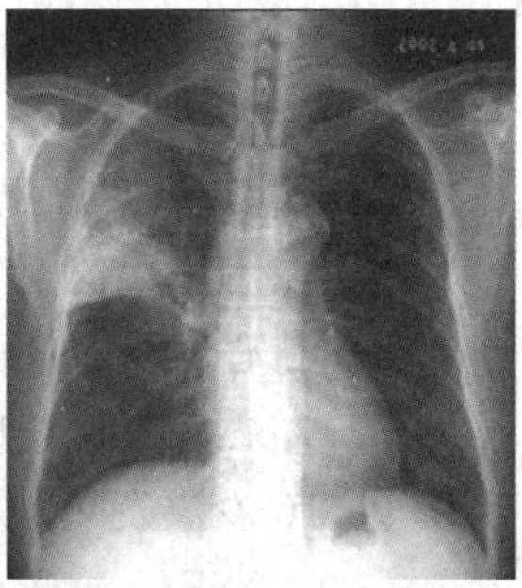

A．右上肺不张
B．右上胸膜肥厚
C．右上肺癌
D．右上肺炎
E．右上肺结核

236. 男，34 岁。发热、面色苍白伴牙龈出血 2 周入院。入院次日起出现皮肤多处片状瘀斑、血尿。Hb 78 g/L，WBC $2.0\times10^9$/L，PLT $50\times10^9$/L，血浆纤维蛋白原 0.8 g/L。骨髓检查：有核细胞增生极度活跃，细胞质颗粒粗大的早幼粒细胞占 90%。患者出血的首要原因是

A. 异常早幼粒细胞浸润血管壁
B. 血小板减少
C. 血小板减少伴功能异常
D. 凝血因子Ⅱ、Ⅷ、Ⅸ、Ⅹ缺乏
E. DIC

237. 女,45 岁。8 个月来双侧掌指和指间关节肿痛伴晨僵,饮食正常,下肢不肿,X 线片见关节间隙变窄,胸片见两侧少量胸水。此患者出现胸水最可能的原因是
A. 类风湿关节炎性胸膜炎
B. 系统性红斑狼疮性胸膜炎
C. 结核性胸膜炎
D. 低蛋白血症
E. 右心衰竭

238. 男,30 岁。病史 2 周,贫血伴全身出血点,浅表淋巴结不肿大,胸骨压痛(+),肝轻度肿大,外周血 WBC $25\times10^9$/L,可见幼稚细胞,PLT $50\times10^9$/L, Hb 40 g/L。最可能诊断为
A. 急性白血病
B. 败血症
C. 过敏性紫癜
D. 再生障碍性贫血
E. 恶性淋巴瘤

239. 某冠心病患者,突感心悸、胸闷,BP 90/60 mmHg, HR 150 次/分,心尖部第一心音强弱不等,ECG 示心房率慢于心室率,两者无固定关系,QRS 波群增宽至 0.12 秒,可见室性融合波。此患者诊断为
A. 频发室性早搏
B. 心室颤动
C. 心房扑动
D. 阵发性室上性心动过速
E. 阵发性室性心动过速

240. 女,60 岁。冬季感冒后咳嗽,咳白色黏液痰 28 年,每年持续 4 个月。近 7 天咳嗽加重,咳痰呈脓性,伴有气喘,可能诊断为
A. 慢性支气管炎急性发作期
B. 慢性支气管炎慢性迁延期
C. 支气管哮喘
D. 阻塞性肺气肿
E. 支气管扩张

241. 男,65 岁。持续胸痛 4 小时。心电图示Ⅱ、Ⅲ、aVF 导联 ST 段抬高 0.2 mV,最可能出现的心律失常是
A. 室性期前收缩
B. 房性期前收缩
C. 房室传导阻滞
D. 阵发性室上性心动过速
E. 心房颤动

242. 男,24 岁。风湿性心脏病,二尖瓣狭窄。辅助检查:左心房大,肺静脉压及肺毛细血管压相继升高。该患者属
A. 左心房代偿期
B. 左心室代偿期
C. 右心房受累期
D. 右心室代偿期
E. 左心房失代偿期

243. 男,16 岁。发热,贫血,出血,肝脾肿大,全血细胞减少,骨髓原始细胞占 90%,MPO(-), NSE(-), PAS(+),诊断为
A. 急性淋巴细胞白血病
B. 慢性髓系白血病
C. 急粒白血病 $M_3$ 型
D. 慢性淋巴细胞白血病
E. 淋巴瘤

244. 男,50 岁。有 2 型糖尿病史 10 余年。身高 165 cm,体重 80 kg,从事轻体力劳动,其饮食总热量应为

A. 25~30 kcal/kg　　B. 30~35 kcal/kg

C. 35~40 kcal/kg　　D. 40~45 kcal/kg

E. 45~50 kcal/kg

245. 女,35 岁。头昏、乏力、面色苍白 1 年,活动后心慌、气急 2 个月来诊。血液检查:红细胞 $2.7\times10^{12}$/L,血红蛋白 60 g/L,白细胞及血小板正常。下列最有助于治疗贫血的项目是

A. 确定贫血病因　　B. 确定贫血持续时间

C. 确定贫血类型　　D. 调查有无贫血的家族史

E. 确定贫血程度

246. 男,45 岁。慢性支气管炎 15 年,呼吸困难突然加重 1 天,伴右侧胸痛。查体:发绀,桶状胸,右肺呼吸音减低,右肺叩诊鼓音,左肺散在干啰音,心浊音界缩小,剑突下可触及心脏搏动。考虑诊断为

A. 慢性支气管炎、肺气肿、肺部感染

B. 慢性支气管炎、肺气肿、早期肺心病、右侧气胸

C. 慢性支气管炎、肺气肿、右侧气胸

D. 慢性支气管炎、肺气肿、早期肺心病、右侧胸腔积液

E. 慢性支气管炎、肺气肿、右侧胸腔积液

247. 男,50 岁。持续高热、头痛、恶心、呕吐、食欲不振伴腹泻 5 天。查体:皮肤及巩膜轻度黄染,面部及前胸部明显充血,双腋下可见细小的出血点。实验室检查:血 WBC $18.2\times10^9$/L, PLT $60\times10^9$/L。ALT 80 U/L, TBil 45 μmol/L,尿蛋白(+++)。最可能的诊断是

A. 流行性脑脊髓膜炎　　B. 肾综合征出血热

C. 中毒型细菌性痢疾　　D. 急性黄疸型肝炎

E. 败血症

248. 女,25 岁。患风湿性心脏病,长期口服洋地黄,心电图如图所示,应考虑为

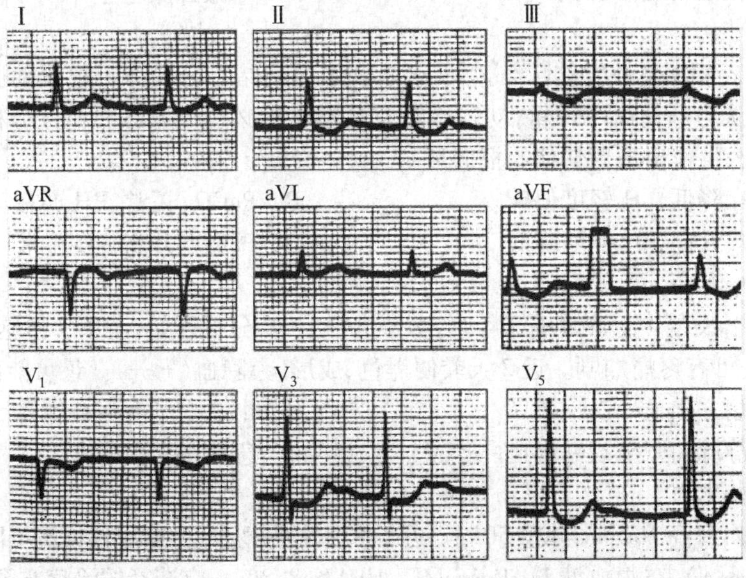

A．低钾血症　　B．高钾血症
C．洋地黄效应　　D．高钙血症
E．洋地黄中毒

249. 女，32岁。妊娠7个月，既往月经量过多。实验室检查：Hb 72 g/L，RBC $3.1\times10^{12}$/L，网织红细胞2.2%，血清铁6.3 μmol/L，总铁结合力85.24 μmol/L，血清总胆红素10.1 μmol/L。最可能的诊断是
A．巨幼细胞贫血　　B．缺铁性贫血
C．慢性病性贫血　　D．溶血性贫血
E．铁粒幼细胞性贫血

250. 男，39岁。厨师。主诉上腹部胀痛，反复发作2年多，伴呃逆，有时反酸，食欲减退，上腹部轻压痛。胃镜见胃窦黏膜糜烂，活检组织学示中度不典型增生，幽门螺杆菌(-)。正确的诊断是
A．慢性胃炎　　B．功能性消化不良
C．早期胃癌　　D．胃溃疡活动期
E．急性糜烂性胃炎

251. 女，63岁。经常在冬季和季节转变时咳嗽、咳痰史8年。近3年来活动时气急，近2天因受凉咳嗽，气急加重。咳黄痰，双肺散在干湿啰音。心率100次/分。下列最重要的措施是
A．持续低流量吸氧　　B．使用氨茶碱等平喘药
C．选用氨溴索等祛痰药　　D．超声雾化吸入
E．选用有效抗菌药

252. 男，36岁。因咽痛、低热就诊。Hb 115 g/L，WBC $62\times10^9$/L，血小板$420\times10^9$/L，白细胞分类：中幼粒0.14，晚幼粒0.16，杆状核0.10，嗜酸性粒细胞0.05，嗜碱性粒细胞0.02。体检时最易发现的体征是
A．脾肿大　　B．胸骨压痛
C．全身浅表淋巴结肿大　　D．牙龈肿胀增生
E．皮肤紫癜

253. 男，28岁。哮喘急性发作已经2天，患者和家属情绪十分紧张。根据动脉血气分析结果，医生认为病情尚不严重，劝告患者及其家属不必过于紧张。血气分析除轻度低氧血症外，医生作出病情估计的根据是
A．$PaCO_2$降低，pH轻度偏碱　　B．$PaCO_2$正常，PH亦在正常范围
C．$PaCO_2$升高，pH明显降低　　D．$PaCO_2$升高，pH正常
E．$PaCO_2$升高，pH偏酸

254. 男，32岁。反复中上腹疼痛3年余，多于进餐后30分钟开始，至下一餐前缓解，劳累或季节改变可有疼痛加剧。近2天粪便黑色、成形，粪隐血(+++)。最可能的诊断是
A．胃溃疡并出血　　B．十二指肠溃疡并出血
C．食管静脉曲张破裂并出血　　D．急性胃黏膜病变
E．胃癌并出血

255. 男，60岁。身高162 cm，体重50 kg。近1个月来明显多饮、多尿伴体重下降就诊。尿糖(+++～++++)，空腹血糖11.1 mmol/L，HbA1c 8.8%。应选择的治疗方案是

A．单纯饮食控制　　B．饮食控制加双胍类药物
C．饮食控制加运动疗法　　D．饮食控制加磺脲类降糖药
E．饮食控制加 α-葡萄糖苷酶抑制剂

256. 男，50 岁。原发性高血压史 5 年，空腹血糖 7.0 mmol/L，尿蛋白(+++)。该患者首选的降压药物应为
A．利尿剂　　B．β 受体阻滞剂
C．钙通道阻滞剂　　D．α 受体阻滞剂
E．血管紧张素转换酶抑制剂

257. 男，71 岁。因"突发胸闷、胸痛 2 小时"入院，心电图示 $V_1 \sim V_5$ 导联 Q 波形成，ST 段抬高，频发室性期前收缩。诊断为急性心肌梗死。住院过程中出现血压下降至测不出，神志不清，此时出现心源性休克的主要原因是
A．乳头肌功能不全
B．心肌收缩力减弱，心排血量降低
C．频发室性期前收缩导致心功能严重受损
D．疼痛、大汗淋漓，血容量未及时补充，低血容量
E．剧烈疼痛，神经反射引起周围血管扩张

258. 男，46 岁。活动耐力进行性下降 5 年。近半年来平地步行 50 m 左右即感呼吸急促，并出现双下肢水肿。1 周前上呼吸道感染后症状加重，伴夜间阵发性呼吸困难。查体：平卧位，颈静脉怒张，肝颈静脉回流征阳性，双肺可闻及细湿啰音，双下肢凹陷性水肿。目前该患者的心力衰竭类型为
A．急性右心衰竭　　B．慢性右心衰竭
C．全心衰竭　　D．急性左心衰竭
E．慢性左心衰竭

259. 男，29 岁。厌食、乏力伴皮肤黄染 1 周，神志恍惚 1 天住院，住院后次日呕血 1 次，暗红色大便多次，臀部及背部出现大片瘀斑。实验室检查：Hb 70 g/L，WBC $4.2 \times 10^9$/L，血小板 $46 \times 10^9$/L，总胆红素 300 μmol/L，ALT 100 U/L，凝血酶原时间 16 秒（正常对照 12 秒），纤维蛋白原 1.4 g/L。确诊为重症肝炎，肝性脑病。患者出血的原因主要是
A．肝脏对凝血因子合成减少　　B．肝脏不能利用维生素 K
C．食管胃底静脉破裂出血　　D．弥散性血管内凝血
E．肝炎后再生障碍性贫血

260. 男，63 岁。活动时心悸，气短 1 年。查体：胸骨左缘第 3 肋间可闻及舒张期叹气样杂音，向心尖部传导，周围血管征阳性。该患者查体时，心界叩诊最可能的表现是
A．正常　　B．向左扩大，心腰饱满
C．向两侧扩大　　D．向左下扩大，心腰凹陷
E．向右侧扩大

261. 男，25 岁。因发热、右侧胸痛 3 天就诊。检查发现右侧胸腔积液。胸腔积液常规示渗出液，细胞分类单核细胞占 0.8。家庭中有结核病患者密切接触史。疑诊结核性胸膜炎，下列检查对诊断最有意义的是
A．胸部 X 线片显示肺内病变　　B．胸腔积液 pH 降低
C．结核菌素阳性反应　　D．胸腔积液腺苷脱氨酶（ADA）增高

E. 胸腔积液乳酸脱氢酶(LDH)增高

262. 男,54 岁。因频繁出汗、心悸、紧张、怕热、胃口增加和体重减轻 2 月余而就诊。最可能的诊断是
A. 甲状腺功能减退症
B. 甲状旁腺功能亢进症
C. Addison 病
D. 甲状腺功能亢进症
E. Cushing 病

263. 男,38 岁。支气管哮喘急性发作 3 天,应用氨茶碱、沙丁胺醇、大剂量激素治疗无效。查体:呼吸浅快,口唇发绀,神志不清,双肺呼吸音弱,未闻及哮鸣音。血气分析:$PaO_2$ 50 mmHg, $PaCO_2$ 70 mmHg。进一步采取的措施应为
A. 静脉注射地塞米松
B. 气管插管,机械通气
C. 给予高浓度吸氧
D. 静脉滴注 5%碳酸氢钠
E. 联合应用抗生素静脉滴注

264. 男,36 岁。反复剑突下疼痛,头昏、颜面苍白半年。Hb 50 g/L, RBC $2.2\times10^{12}$/L,白细胞及血小板正常,血清铁 7.0 μmol/L,骨髓外铁阴性,诊断缺铁性贫血,治疗口服铁剂 4 周无效。以下最不可能的原因是
A. 未规律服药
B. 胃肠道慢性出血
C. 胃肠道吸收不良
D. 诊断失误
E. 存在干扰利用因素

265. 男,68 岁。慢性阻塞性肺疾病病史 12 年。动脉血气分析:pH 7.36, $PaO_2$ 43 mmHg, $PaCO_2$ 52 mmHg。对该患者可以改善预后的措施是
A. 预防性使用抗生素
B. 吸入糖皮质激素
C. 使用支气管舒张剂
D. 肺康复锻炼
E. 长期家庭氧疗

266. 男,65 岁。糖尿病史 16 年,近 5 个月来感双足趾端麻木,大腿皮肤针刺样疼痛伴尿失禁、无汗就诊。查体:消瘦,营养欠佳,双手骨间肌萎缩;双肺未闻及干湿啰音,病理反射阴性。空腹血糖 12.1 mmol/L,血酮(-)。下列最可能的诊断是
A. 糖尿病并发脑血管意外
B. 糖尿病性神经病变
C. 糖尿病足
D. 糖尿病高渗高血糖综合征
E. 糖尿病微血管病变

267. 男,42 岁。肝硬化病史 10 年,消化性溃疡病史 4 年。1 小时前突然呕血约 1 200 mL 来诊。查体:心率 120 次/分,血压 80/50 mmHg,尿少。该患者首先应采取的紧急措施是
A. 升压药提高血压
B. 抗纤维蛋白溶解剂止血
C. 急诊内镜检查明确出血部位
D. 三腔二囊管压迫止血
E. 迅速补充血容量

268. 男,55 岁。呕鲜血 4 小时,共 2 次,约 200 mL;黑便 1 次,约 300 g。查体:贫血貌,肝掌阳性,前胸可见数个蜘蛛痣,肝肋下 2 cm,移动性浊音阳性。最适宜的药物止血措施是
A. 静脉应用生长抑素
B. 口服胃黏膜保护剂
C. 肌内注射维生素 K
D. 静脉应用止血环酸
E. 静脉应用质子泵抑制剂

269. 男,20 岁。学生。因咳嗽伴右胸不适 20 天,低热伴乏力、盗汗 6 天来诊。体检发现右

侧胸腔积液,浅表淋巴结不大。抽胸腔积液为血性,经化验为渗出液。该患者最合理的治疗措施是

A．抗结核+抽胸腔积液
B．抗结核+胸腔闭式引流
C．抗炎+抽胸腔积液
D．胸腔内注入化疗药+抽胸腔积液
E．抗肿瘤+抽胸腔积液

270．女,43岁。诊断风湿性心脏瓣膜病20余年。查体:心前区未触及震颤,胸骨左缘第3肋间可闻及舒张期叹气样杂音,心尖部可闻及舒张早中期杂音,$S_1$减弱。最可能的诊断是

A．主动脉瓣器质性狭窄伴二尖瓣器质性狭窄
B．主动脉瓣相对性狭窄伴二尖瓣相对性狭窄
C．主动脉瓣关闭不全伴二尖瓣相对性狭窄
D．主动脉瓣关闭不全伴二尖瓣器质性狭窄
E．主动脉瓣相对性狭窄伴二尖瓣器质性狭窄

271．男,55岁。突发持续胸痛4小时。查体:BP 80/50 mmHg,心率30次/分,律齐。心电图示急性下壁、右室心肌梗死,三度房室传导阻滞。为提高心室率,应立即采取的治疗措施是

A．静脉注射肾上腺素
B．同步直流电复律
C．静脉滴注多巴酚丁胺
D．静脉滴注异丙肾上腺素
E．植入临时性心脏起搏器

272．男,45岁。确诊胃癌行胃大部切除术,手术止血完善,次日出现血性腹水。实验室检查:血小板计数、出血时间、凝血时间正常。阿司匹林耐量试验延长3分钟,APTT 58秒(正常对照36秒),血小板黏附功能降低,Ⅷ因子:Ag活性为1%,血小板对瑞斯托霉素无聚集反应。最可能的诊断是

A．血友病甲
B．血友病乙
C．血友病丙
D．血小板无力症
E．血管性血友病

273．女,71岁。急性前壁心肌梗死2天,轻微活动后喘憋,查体:BP 100/60 mmHg,双肺底可闻及少量细湿啰音,心率102次/分。该患者的心功能分级为

A．Killip分级Ⅰ级
B．Killip分级Ⅲ级
C．NYHA分级Ⅲ级
D．Killip分级Ⅱ级
E．NYHA分级Ⅱ级

274．男,50岁。因急性痛风性关节炎而就诊。予以急诊处理后缓解。对该患者的健康指导,错误的是

A．避免进食高嘌呤食物
B．避免进食高蛋白质食物
C．尽量少饮水
D．运动后如发生疼痛超过1~2小时则应暂时停止此项运动
E．禁烟限酒

275．男,60岁。头晕、心悸4~5年,心尖搏动向左下移位,呈抬举性搏动,于胸骨左缘第3~4肋间闻及叹气样舒张期杂音,为递减型,向心尖传导,在心尖区闻及隆隆样舒张早期杂

音，股动脉可闻及枪击音。首先考虑的诊断是

A．主动脉瓣关闭不全　　B．二尖瓣狭窄
C．室间隔缺损　　D．二尖瓣关闭不全
E．主动脉瓣狭窄

276．男，78岁。因进行性气短2周就诊，无咳嗽、发热、胸痛。胸部X线片示左侧大量胸腔积液。血 WBC $8.9\times10^9$/L，N 0.72，Hb 110 g/L，ESR 36 mm/h。为明确诊断，首先应进行的检查是

A．支气管镜　　B．胸腔穿刺
C．胸腔镜　　D．纵隔镜
E．胸部 CT

277．男，30岁。乏力、活动后心慌1年余。查体：睑结膜、口唇苍白，心率110次/分，心尖区可闻及2级收缩期杂音。实验室检查：血红蛋白60 g/L，平均红细胞血红蛋白浓度25%，平均红细胞体积70 fl。血清铁6.2 μmol/L，血清转铁蛋白饱和度10%，总铁结合力369 μmol/L。最可能的诊断是

A．再生障碍性贫血　　B．溶血性贫血
C．巨幼细胞贫血　　D．缺铁性贫血
E．海洋性贫血

278．男，18岁。寒战、高热、咳嗽4天。1周前脚趾曾划伤后化脓感染，经治疗后愈合。听诊双肺可闻及湿啰音。血常规：WBC $17\times10^9$/L，N 0.92。胸部X线片示两肺多发性块状密度增高影，部分有空洞形成。最可能的诊断是

A．肺血管炎　　B．肺结核
C．肺囊肿继发感染　　D．肺脓肿
E．真菌性肺炎

279．男，33岁。尿频、尿急、尿痛1天，肉眼血尿2小时就诊，尿常规：WBC 200个/HP，RBC 150个/HP，尿红细胞畸形率20%。该患者最可能的诊断是

A．肾小球肾炎　　B．急性间质性肾炎
C．急性膀胱炎　　D．急性肾盂肾炎
E．慢性肾盂肾炎

280．女，42岁。以“发热伴胸闷不适1周”来诊。胸部CT检查示左侧胸腔中等量积液。后行胸腔穿刺化验胸腔积液呈渗出液改变。关于胸腔积液的描述，错误的是

A．外观混浊、草绿色半透明　　B．比重>1.018
C．黏稠、不易抽出　　D．可自凝
E．细胞数<$100\times10^6$/L，以间皮细胞为主

281．男，64岁。吸烟。反复咳嗽、咳白色泡沫痰20余年，气促15年，近3天因受凉后出现发热伴咳黄脓痰，气喘不能平卧。查体：双肺语颤减弱，可闻及散在干湿啰音，心界缩小，心率120次/分。该患者最可能的诊断是

A．支气管扩张　　B．气胸
C．支气管哮喘　　D．慢性支气管炎急性发作
E．肺癌

282．男，62岁。诊断为慢性萎缩性胃炎，Hp感染阳性。根除幽门螺杆菌后复查首选方法是

A. $^{14}C$ 呼气试验
B. 血清抗幽门螺杆菌抗体检查
C. 组织学检查
D. 快速尿素酶试验
E. 胃黏膜涂片染色

283. 女,67 岁。发作性左胸痛 5 年,疼痛放射至左肩,发作持续 3~4 分钟,休息后可缓解。今日下午劳动时突发晕厥急诊。查体:BP 90/50 mmHg,神清,心率 140 次/分,主动脉瓣区可闻及收缩期喷射样杂音伴震颤,杂音向颈部传导,双肺呼吸音清。首先考虑的诊断是

A. 主动脉扩张
B. 主动脉瓣狭窄
C. 主动脉粥样硬化
D. 高血压
E. 主动脉瓣关闭不全

284. 男,30 岁。饥饿性上腹痛 2 年,进食后可缓解。胃镜检查:十二指肠溃疡愈合期,快速尿素酶试验阳性。最有效的治疗方案是

A. 奥美拉唑+枸橼酸铋钾+克拉霉素
B. 法莫替丁+阿莫西林+克拉霉素
C. 西咪替丁+克拉霉素+左氧氟沙星
D. 奥美拉唑+硫糖铝
E. 奥美拉唑+阿莫西林+替硝唑+枸橼酸铋钾

285. 男,60 岁。多饮、多尿 2 周,嗜睡 2 天,有脱水表现,血尿素氮 42.9 mmol/L,血钠 150 mmol/L,尿酮体阴性,诊断为高渗性非酮症糖尿病昏迷,对此患者宜采取的措施是

A. 大剂量胰岛素+等渗盐水
B. 小剂量胰岛素+等渗盐水
C. 大剂量胰岛素+低渗盐水
D. 小剂量胰岛素+低渗盐水
E. 小剂量胰岛素+低渗盐水+碳酸氢钠

286. 男,45 岁。因咳嗽伴痰中带血 7 天就诊。查体:体温 37.8 ℃,右下肺可闻及少量湿啰音。为明确诊断,应首选的检查是

A. 胸部 X 线片
B. 支气管镜
C. 痰找癌细胞
D. PPD 试验
E. 痰找结核菌

287. 男,50 岁。因肺源性心脏病呼吸衰竭入院。入院神志清晰,血气分析:$PaO_2$ 30 mmHg,$PaCO_2$ 60 mmHg。吸氧后神志渐不清,昏迷。血气分析:$PaO_2$ 30 mmHg, $PaCO_2$ 80 mmHg。患者病情恶化的原因最可能是

A. 感染加重
B. 心力衰竭加重
C. 气道阻力增加
D. 氧疗不当
E. 未使用合理抗生素

288. 男,32 岁。2 年来下肢反复出现瘀点,间有鼻出血与牙龈出血来门诊检查。查体:下肢散在紫癜和瘀斑,肝脾不肿大。实验室检查:Hb 110 g/L, WBC $5.1\times10^9$/L,血小板 $35\times10^9$/L,骨髓涂片巨核细胞 296 个/全片,其中颗粒型占 90%。血小板减少发生机制是

A. 血小板生成减少
B. 血小板消耗过多
C. 血小板释放减少
D. 血小板破坏过多
E. 血小板分布异常

289. 男,60 岁。主动脉瓣狭窄合并关闭不全病史 30 余年,夜间出现阵发性呼吸困难。最可能的诊断为

A. 全心衰竭
B. 左心衰竭

C．左房衰竭　　D．右房衰竭

E．右心衰竭

290．女，66岁。快步行走时右下肢疼痛，休息数分钟后缓解。其父亲52岁时被确诊为急性心肌梗死。BP 170/106 mmHg，血清总胆固醇6.0 mmol/L，两次空腹血糖>9.0 mmol/L，右足背动脉搏动未触及，该患者的高血压分级是

A．2级高血压，高危　　B．2级高血压，很高危

C．1级高血压，低危　　D．1级高血压，高危

E．1级高血压，很高危

291．男，49岁。胃溃疡病史25年，反复发作，每于抑酸对症治疗好转，2个月来，又有疼痛发作，经内科治疗8周不见好转，且逐渐消瘦。最可能的诊断是

A．消化性溃疡复发　　B．消化性溃疡癌变

C．耐药，不敏感　　D．复合溃疡

E．多发溃疡

292．男，48岁。肝硬化患者，近1个月来腹水逐渐增多、尿少就诊。用利尿剂疗效不佳，考虑合并有肝肾综合征。下列最符合此诊断的表现是

A．氮质血症　　B．稀释性低血钠

C．尿少　　D．低尿钠

E．高钾血症

293．男，24岁。低热、干咳10余天，胸部X线片：右上肺大片阴影，其中可见不规则透亮区，无液平，水平裂略上移。WBC $7.7\times10^9$/L，N 75%，ESR 72 mm/h。最可能的诊断是

A．金黄色葡萄球菌肺炎　　B．肺炎克雷伯菌肺炎

C．干酪性肺炎　　D．真菌性肺炎

E．阻塞性肺炎

294．男，38岁。突然呕血1天。呕吐物为血混有食物，共4次，每次约100 mL，伴头晕，既往消化性溃疡病史6年。查体：P 100次/分，BP 100/70 mmHg，贫血貌，巩膜无黄染，腹平软，无压痛，未触及包块，腹水征(-)。临床确定出血部位应特别注意检查

A．贲门部和十二指肠前壁　　B．胃底部和十二指肠球后部

C．胃小弯和十二指肠球部　　D．幽门和十二指肠前壁

E．胃大弯和十二指肠侧壁

295．女，40岁。二尖瓣关闭不全5年，发热1个月，体温37.2~37.6℃，厌食、消瘦、贫血貌。确诊手段首选

A．胸部X线片　　B．血培养

C．测定血红蛋白　　D．心肌酶检查

E．测定血沉

296．女，47岁。4年反复胃区不适，疼痛、嗳气。胃镜检查：胃窦部黏膜红白相间，以白为主，可见血管分支透见，并做活检病理。关于萎缩性胃窦炎的叙述，错误的是

A．与自身免疫反应有关　　B．发生胃癌者较胃体胃炎多见

C．胃酸正常或轻度障碍　　D．胃黏膜炎症由浅变深

E．Hp附于胃窦黏膜上皮细胞表面

297．女，22岁。反复牙龈出血及月经增多一年半。查体：轻度贫血，肝、脾未触及。实验室

检查：Hb 80 g/L，白细胞正常，血小板 $30\times10^9$/L，出血时间延长，骨髓增生明显活跃，红系占 30%。巨核细胞明显增多，骨髓内、外铁均减少。其诊断是

A．巨幼细胞贫血　　B．再生障碍性贫血
C．缺铁性贫血　　D．ITP 并缺铁性贫血
E．溶血性贫血

298. 男，56 岁。糖尿病患者，用胰岛素治疗，晚 10 时突起心慌、多汗、软弱，继而神志不清、查脉搏 120 次/分，尿糖(−)，尿酮体(−)，尿素氮 10.0 mmol/L。最可能为

A．高渗性昏迷　　B．低血糖昏迷
C．酮症酸中毒昏迷　　D．脑血管意外
E．尿毒症昏迷

299. 男，65 岁。心悸、头晕 10 分钟。BP 75/40 mmHg。心电图提示室性心动过速。最恰当的治疗是立即使用

A．胺碘酮　　B．索他洛尔
C．普罗帕酮　　D．利多卡因
E．直流电复律

300. 男，40 岁。既往 20 年前患过肺结核，平素健康，近 3 个月来有刺激性咳嗽，痰中偶有血丝，有时发热。X 线片：右肺上叶前段有 2 cm×2.5 cm 的块状阴影，边缘不整呈分叶状。痰查脱落细胞 3 次均阴性。诊断首先考虑

A．肺结核　　B．肺脓肿
C．肺囊肿　　D．肺癌
E．肺良性肿瘤

301. 男，55 岁。4 年来逐渐出现上腹胀满，食欲减退，伴舌炎及巨幼细胞贫血，胃镜见胃黏膜红白相间，以白为主，血管透见。诊断首先考虑

A．慢性浅表性胃炎　　B．早期胃癌
C．慢性肥厚性胃炎　　D．急性胃黏膜病变
E．慢性萎缩性胃炎

302. 男，70 岁。反复咳嗽、咳痰 25 年，气喘 10 年，加重伴下肢水肿 1 周入院。高血压病史 10 余年，血压 145/90 mmHg。查体：体温 37.8 ℃，口唇发绀，血压 135/80 mmHg，双下肺散在湿啰音和哮鸣音，肝肋下 3 cm，肝颈静脉回流征阳性，双下肢水肿。WBC $9.3\times10^9$/L。最可能的诊断是

A．支气管哮喘　　B．急性右心衰竭
C．慢性支气管炎　　D．支气管扩张
E．肺癌

303. 男，65 岁。吸烟 40 余年，慢性咳嗽、咳痰 20 余年。近 2 年来劳累时有气急。查体：两肺呼吸音减弱，肺下界下移，两肺底有细小湿啰音。最可能的诊断是

A．大叶性肺炎　　B．慢性阻塞性肺疾病
C．胸腔积液　　D．支气管哮喘
E．气胸

304. 男，40 岁。面色苍白，疲乏无力 1 个月。血象：Hb 60 g/L，WBC $1.6\times10^9$/L，分类可见少量幼粒、幼红细胞，血小板 $15\times10^9$/L。此患者可排除

A．骨髓增生异常综合征　　B．骨髓纤维化
C．骨髓转移瘤　　D．再生障碍性贫血
E．巨幼细胞贫血

305. 女，23 岁。因心悸 1 个月就诊。查体：血压 120/80 mmHg，心率 85 次/分，律不齐。心电图示窦性心律，可见提前出现的 P 波，形态与窦性 P 波不同，PR 间期 0.14 秒，QRS 波群形态正常，代偿间歇不完全。最恰当的诊断是
A．窦性心动过速　　B．心房颤动
C．窦性心动过缓　　D．室性期前收缩
E．房性期前收缩

306. 男，27 岁。3 年来头晕、心悸、面色苍白，平时月经量比一般人稍多。实验室检查：Hb 65 g/L，MCV 72 fl，MCHC 28%，WBC $5.5\times10^9$/L，PLT $420\times10^9$/L。进行诊断性治疗，首选的抗贫血药是
A．口服叶酸　　B．肌内注射维生素 $B_{12}$
C．静脉给铁剂　　D．肌内注射铁剂
E．口服铁剂

307. 女，25 岁。上呼吸道感染后 2 周出现肉眼血尿，血压 150/95 mmHg，临床诊断为急性肾小球肾炎，控制血压应首选
A．血管紧张素转换酶抑制剂　　B．血管紧张素Ⅱ受体拮抗剂
C．硝酸甘油　　D．α 受体阻断剂
E．利尿剂

308. 男，50 岁。肝炎肝硬化 10 年，门腔静脉分流术后 3 年。睡眠倒错、计算能力下降 2 天。该患者不宜进食的食物种类是
A．高蛋白质饮食　　B．高维生素食物
C．高纤维素食物　　D．低脂饮食
E．淀粉类食物

309. 男，50 岁。肝硬化腹水，尿少，下肢水肿，端坐呼吸，应立即采用的措施是
A．洋地黄静脉注射　　B．毛花苷丙静脉注射
C．口服硫酸镁导泻　　D．口服呋塞米片
E．呋塞米静脉注射

310. 男，50 岁。突然发冷、发热，咳嗽，咳脓性痰，痰黏稠带血。白细胞 $18\times10^9$/L，经青霉素治疗无效。X 线片见右上肺大片实变影，叶间隙下坠。诊断可能为
A．肺炎链球菌肺炎　　B．肺炎克雷伯菌肺炎
C．葡萄球菌肺炎　　D．肺结核
E．渗出性胸膜炎

311. 男，35 岁。2 周前做过口服胆囊造影，现因食欲亢进、消瘦、心悸和甲状腺肿大，拟诊甲状腺功能亢进。行甲状腺功能检查，下列哪项测定结果易受干扰
A．BMR　　B．TSH
C．$T_3$，$T_4$　　D．$FT_3$，$FT_4$
E．甲状腺摄取 $^{131}I$ 率

312. 女，62 岁。患高血压 10 年，2 个月来发作性心悸，心电图诊断为心房颤动，持续 5～24

小时左右自行恢复。4 天前再次发作后持续不缓解来院。查体：BP 125/70 mmHg，心率 90 次/分。正确治疗措施是

A．立即采取电转复

B．立即静脉输注胺碘酮转复

C．华法林抗凝 3 周后转复

D．经胸 UCG 检查心房内无血栓即可转复

E．临床观察

313. 男，28 岁。尿频、尿急、尿痛、小腹痛伴终末血尿 2 天。尿常规示镜下有许多 RBC、WBC。下列正确的诊断是

A．泌尿系统结石　B．泌尿系统结核

C．膀胱肿瘤　D．急性肾盂肾炎

E．急性膀胱炎

314. 男，22 岁。上呼吸道感染 2 周后出现尿少、水肿、头晕来诊。BP 140/100 mmHg，血红蛋白 126 g/L，尿蛋白(++)，尿白细胞 3～4 个/HP，尿红细胞 10～20 个/HP，血清白蛋白 40 g/L，血尿素氮 8.5 mmol/L，血肌酐 176 μmol/L。最可能的诊断是

A．急性肾盂肾炎　B．急进性肾小球肾炎

C．急性肾小球肾炎　D．慢性肾小球肾炎

E．肾病综合征

315. 肝硬化腹水患者，行护肝、利尿治疗，昨晚自述乏力、腹胀，今晨起意识不清。为查明原因，首先做哪项检查

A．血常规　B．血氨

C．血电解质　D．肾功能

E．肝功能

316. 男，19 岁。寒战、高热 3 天，伴鼻出血和口腔溃疡。血象：RBC $3.4\times10^{12}$/L，Hb 100 g/L，WBC $1.0\times10^{9}$/L，中性粒细胞 0.15，淋巴细胞 0.85，血小板 $12\times10^{9}$/L，网织红细胞 0.001，骨髓象示有核细胞增生重度低下，粒、红、巨核三系减少，非造血细胞占 0.85。此患者治疗首选

A．抗生素

B．抗生素+激素

C．抗生素+雄激素+G－CSF

D．长春新碱+环磷酰胺+强的松(泼尼松)

E．支持及对症治疗+环孢菌素(环孢素)+G－CSF

317. 男，50 岁。突起呼吸困难，咳粉红色泡沫痰，血压 190/100 mmHg，诊断为急性左心衰竭，最佳治疗是

A．毛花苷丙　B．氨茶碱

C．硝普钠　D．多巴酚丁胺

E．硝酸甘油

318. 男，18 岁。反复喘息发作 2 年，常在春季发病，为突然发作呼吸困难，每次发作 1～2 小时，经咳出白色黏痰后症状缓解，血象检查：嗜酸性粒细胞增多。IgE 增高。应诊断为

A．感染型支气管哮喘　B．心源性哮喘

C. 过敏性哮喘　　D. 混合型支气管哮喘

E. 喘息性慢性支气管炎

319. 男,57 岁。嗜烟约 35 年。慢性咳嗽咳痰 10 余年,进行性气促加重 2 年,被诊断为慢性支气管炎、阻塞性肺气肿,其胸部 X 线片表现不会出现

A. 早期正常无明显变化,中、晚期可见肺纹理增加、粗乱

B. 合并感染时有支气管周围炎症改变

C. 合并感染时有支气管柱状扩张,肺纹理蜂窝状改变

D. 肺容量增大,肋间隙增宽,膈肌低平

E. 心脏悬垂并狭长

320. 女,28 岁。尿频、尿急、尿痛 2 天,无发热及腰痛,既往无类似发作。查体:双肾区无叩击痛。血 WBC $5.4\times10^9$/L,尿 WBC 30~40 个/HP, RBC 10~15 个/HP,亚硝酸盐(+)。该患者抗感染治疗疗程应为

A. 4 周　　B. 3 天

C. 1 天　　D. 10 天

E. 2 周

321. 男,50 岁。肝硬化患者,合并食管胃底静脉曲张,1 周前因进食鱼时被鱼刺刮破曲张静脉,给予止血治疗后,现出血已停止,为预防再次出血,应给予的药物是

A. 美托洛尔　　B. 比索洛尔

C. 普萘洛尔　　D. 硝苯地平

E. 维拉帕米

322. 男,25 岁。2 个月前曾有上呼吸道感染,10 余天后出现水肿及血尿,血压 158/90 mmHg,尿蛋白(++),红细胞满视野/HP,肾功能正常,按"急性肾炎"施治,病情未见改善,复查血红蛋白 140 g/L, Cr 380 μmol/L,B 超示双肾稍增大。目前最佳的处理是

A. 使用泼尼松　　B. 合用环磷酰胺

C. 加强对症处理　　D. 肾活检

E. 限制蛋白质摄入和使用必需氨基酸治疗

323. 男,54 岁。1 年前日常活动后出现胸骨后疼痛,每天 2~3 次,近 2 个月发作次数增多,每天 5~6 次,轻微活动也能诱发,发作时心电图见 ST 段呈一过性水平压低,应诊断为

A. 稳定型心绞痛　　B. 不稳定型心绞痛

C. 心内膜下心肌梗死　　D. 中间综合征

E. 变异型心绞痛

324. 女,40 岁。尿频、尿痛伴肉眼血尿 1 天,尿中可见血块。尿沉渣镜检:红细胞满视野/HP,白细胞 30~40 个/HP。应首先考虑的疾病是

A. 尿路结核　　B. 尿路肿瘤

C. 急性肾炎　　D. 尿路感染

E. 尿路结石

325. 男,18 岁。双下肢反复出现瘀点、瘀斑 1 年,脾刚可触及。血红蛋白 90 g/L,白细胞 $6\times10^9$/L,血小板 $40\times10^9$/L,出血时间 5 分钟,凝血时间正常。最可能的诊断是

A. 血管性血友病　　B. 特发性血小板减少性紫癜

C. 过敏性紫癜　　D. 脾功能亢进

E．再生障碍性贫血

326. 男,75 岁。高血压病史 16 年,平素血压 170/70 mmHg 左右。实验室检查:空腹血糖 5.6 mmol/L,血肌酐 180 μmol/L,尿蛋白(++)、该患者收缩压至少应控制在

A．130 mmHg 以下　　B．110 mmHg 以下
C．140 mmHg 以下　　D．120 mmHg 以下
E．150 mmHg 以下

327. 女,42 岁。多饮、多食 10 年,空腹血糖经常大于 10.8 mmol/L。近 2 个月来眼睑及下肢轻度水肿。血压 160/100 mmHg,尿蛋白(++)。最可能的诊断为

A．糖尿病肾病　　B．高血压
C．糖尿病合并肾盂肾炎　　D．肾小球肾炎
E．糖尿病酮症酸中毒

328. 男,16 岁。有胃癌家族史,因胃部不适行胃镜检查,结果示幽门螺杆菌(Hp)相关性慢性胃炎伴重度肠上皮化生和活动性胃炎。对此患者最好的处理为

A．定期胃镜复查　　B．定期 X 线造影复查
C．根除 Hp 治疗　　D．手术切除胃,预防胃癌
E．黏膜保护剂治疗

329. 男,64 岁。间断发作咳嗽、咳痰 10 多年,进行性气促 4 年。咳嗽、发热、咳黄脓痰 2 天,伴气促加重。查体:体温 38.7 ℃,右下肺湿啰音。心率>124 次/分,可闻及早搏,双下肢水肿。血象: WBC $11.1\times10^9$/L,中性 82%。诊断为 COPD 急性加重期,慢性肺心病失代偿期、右心衰竭。关于利尿剂的应用,不恰当的是

A．首选呋塞米,快速利尿消肿
B．首选螺内酯,缓慢利尿消肿
C．选用氢氯噻嗪
D．注意复查血钾浓度,预防低钾低氯性碱中毒
E．水肿消失后即可停用利尿剂

330. 女,45 岁。肢体软弱无力,夜尿多 2 年余,今晨起双下肢不能活动。查体:血压 170/100 mmHg,均匀性轻度肥胖,双下肢松弛性瘫痪。血钾 2.4 mmol/L。最可能的诊断为

A．嗜铬细胞瘤　　B．原发性高血压
C．肾性高血压　　D．原发性醛固酮增多症
E．库欣综合征

331. 男,20 岁。乏力、食欲减退 1 个月,尿少、水肿及高血压 1 周,实验室检查发现贫血,血尿、蛋白尿,补体 C3 正常,血肌酐和尿素氮均升高,B 超示双肾增大,临床诊断为“急性肾衰竭”。如果血清抗肾小球基底膜抗体阳性,下列最可能的诊断是

A．狼疮肾炎　　B．过敏性紫癜
C．急进性肾炎Ⅰ型　　D．急性链球菌感染后肾小球肾炎
E．IgA 肾病

332. 男,28 岁。2 周来感头晕、乏力、心慌,活动后气喘,尿深黄色。住院体检发现面色苍白,巩膜轻度黄染,肝肋下 1.0 cm,脾肋下 3.0 cm,皮肤无出血。血象:Hb 40 g/L, WBC $15.0\times10^9$/L,中性分叶核细胞 0.70,带状核细胞 0.10,晚幼粒细胞 0.05,中幼粒细胞 0.03,淋巴细胞 0.08,晚幼红细胞 0.04,血小板 $120\times10^9$/L,网织红细胞 0.09。骨髓象:有核细

胞增生明显活跃,以红系为明显。该例诊断应为

A. 慢性髓系白血病　　B. 急性白血病
C. 巨幼细胞贫血　　D. 溶血性贫血
E. 缺铁性贫血

333. 男,30 岁。2 小时前突然上腹刀割样痛。迅速波及全腹,不敢直腰走路。查体:板状腹,腹肌强直,有腹膜刺激征,肠鸣音消失,肝浊音界缩小。应考虑的诊断为

A. 阑尾穿孔　　B. 溃疡病穿孔
C. 胆囊穿孔　　D. 绞窄性肠梗阻
E. 急性出血性胰腺炎

334. 男性,61 岁。患有高血压,同时伴有 2 型糖尿病,轻度肾功能损害,血肌酐(SCr) 186 μmol/L,尿蛋白(+),排除肾血管性高血压。最佳选择降压药物为

A. β 受体阻滞剂　　B. ACEI(血管紧张素转换酶抑制剂)
C. 利尿剂　　D. 钙拮抗剂
E. α 受体阻滞剂

335. 男,48 岁。患急性心肌梗死后 6 周,突然胸痛 1 天,查体:血压 90/60 mmHg,双肺未闻及啰音,右下肺可闻及胸膜摩擦音,心率 90 次/分,律齐,未闻及杂音,心电图与前比较未见动态变化,胸痛原因最可能为

A. 再次急性心肌梗死　　B. 心绞痛
C. 心肌梗死后综合征　　D. 急性肺栓塞
E. 肺栓塞

336. 男,43 岁。肝硬化患者,近 2 个月发热,右肋下疼痛,肝肋下 3 cm,质硬轻触痛,脾肋下 1 指,血白细胞 $6.0\times10^9$/L,中性粒细胞百分比 60%,先后两次查 AFP,分别为 200 μg/L 和 600 μg/L。最可能是

A. 肝硬化并肝癌　　B. 肝硬化并肝脓肿
C. 肝硬化并自发性腹膜炎　　D. 急性活动性肝炎
E. 急性胆囊炎

337. 男,50 岁。因肝硬化一次排放腹水 3 000 mL 而无尿,诊断应首先考虑

A. 急性肝衰竭　　B. 急性心力衰竭
C. 肾前性肾衰竭　　D. 肾后性肾衰竭
E. 肾炎

338. 男,56 岁。阵发性胸痛 10 天,每次发作持续 10 分钟左右,运动可诱发。近 1 周胸痛发作频率增加,休息时亦可有发作。有陈旧心肌梗死病史。该患者暂时不宜做的检查是

A. 心电图　　B. 超声心动图
C. 动态心电图　　D. 冠状动脉造影
E. 心电图负荷试验

339. 男,28 岁。水肿、少尿 1 周,2 周前有“感冒”史,BP 150/90 mmHg, Hb 80 g/L,尿蛋白(+++),尿隐血(+++),尿红细胞 15~20 个/HP,血肌酐 384 μmol/L,B 超示左肾 11.1 cm×4.1 cm×5.2 cm,右肾 12.2 cm×4.8 cm×5.4 cm,下一步首选的方案是

A. 给予泼尼松龙冲击治疗
B. 给予泼尼松龙冲击治疗+细胞毒类药物

C．抗感染治疗+血液透析
D．肾穿刺后再定方案
E．先保守治疗，动态观察肾功能，根据情况再定

340. 男，41 岁。3 天前发现甲状腺结节，感到无力、怕热、活动后多汗和心慌已 4 个多月，体重下降 5 kg。查体：甲状腺左叶可触及一直径 2.5 cm 大小的圆形、较硬、边界清楚、无痛、随吞咽活动的结节。考虑结节可能为自主性功能亢进性腺瘤。对明确诊断最有价值的检查是
A．摄$^{131}$I 功能试验　B．放射性核素扫描
C．细针穿刺细胞学检查　D．MRI
E．B 超

341. 男，48 岁。3 年前确诊肝硬化，常有上腹隐痛，食欲缺乏。1 天前突然呕吐棕褐色胃内容物一次，量约 200 mL。最可能的出血原因是
A．食管胃底静脉曲张破裂　B．胃癌
C．消化性溃疡　D．反流性食管炎
E．食管憩室

342. 男，26 岁。上腹胀痛、食欲减退半年余来诊。胃镜检查胃窦部黏膜呈红白相间，以红为主，黏液较多，活检病理检查有淋巴细胞、浆细胞浸润及肠上皮化生。应考虑诊断是
A．糜烂性胃炎　B．肥厚性胃炎
C．慢性萎缩性胃炎　D．慢性浅表性胃炎
E．早期胃癌

343. 男，40 岁。水肿、少尿 1 周，BP 160/100 mmHg，尿蛋白定量 2 g/24 h，尿红细胞 20～30 个/HP，血肌酐 600 μmol/L，血 CIC(+)，肾脏病理：光镜下可见 11 个肾小球，部分毛细血管狭窄，6 个细胞新月体形成，3 个纤维新月体，IgG、C3 呈颗粒样沉积于毛细血管壁和系膜区。该患者的诊断是
A．毛细血管内增生性肾炎　B．新月体性肾炎Ⅰ型
C．新月体性肾炎Ⅱ型　D．系膜增生性肾炎
E．系膜毛细血管性肾炎

344. 慢性骨髓炎患者，血红蛋白 80 g/L，血清铁 12 μmol/L，总铁结合力 70 μmol/L，骨髓幼红细胞外铁(+++)，铁粒幼红细胞 0.15，其贫血为
A．缺铁性贫血　B．铁粒幼细胞性贫血
C．巨幼细胞贫血　D．慢性感染性贫血
E．再生障碍性贫血

345. 男，60 岁。有冠心病史，TC 6.3 mmol/L，TG 正常，肝功能正常。目前治疗首选的是
A．饮食治疗　B．运动治疗
C．饮食+他汀类　D．饮食+贝特类
E．他汀类+贝特类

346. 男，52 岁。上腹饱胀感 5 年，嗳气，近 2 个月加重。查体及 X 线钡剂造影未见异常，胃镜活检：炎症细胞浸润，未见腺体萎缩。应诊断为
A．胃黏膜脱垂　B．慢性浅表性胃炎
C．慢性萎缩性胃炎　D．早期胃癌

E．胃神经症

347. 男，20岁。感冒后7天出现颜面及双下肢水肿，尿少。查：血压160/100 mmHg，尿蛋白(++)，尿沉渣：红细胞(++)，SCr 130 μmol/L。2周后少尿，BUN 28 mmol/L，SCr 620 μmol/L，可能性大的疾病是

A．急性肾小球肾炎
B．急进性肾小球肾炎
C．慢性肾炎
D．肾病综合征
E．高血压肾损害

348. 男，57岁。既往消化性溃疡10余年，近1个月加重。24小时合并上消化道大出血，入院经积极治疗，出血仍未停止，下列哪项处置最适合

A．静脉注射质子泵抑制剂
B．胃内去甲肾上腺素灌注
C．手术治疗
D．立即输血、输液
E．静脉注射垂体后叶素

349. 男，25岁。无诱因突发心悸1小时来诊。查体：BP 130/80 mmHg，心率240次/分，律齐。压迫颈动脉窦后心率突然降至70次/分，律齐。该患者最可能的诊断是

A．阵发性室上性心动过速
B．心动过缓-心动过速综合征
C．室性心动过速
D．窦性心动过速
E．心房扑动

350. 男，40岁。发热伴鼻出血1周。检查见牙龈肿胀，肝脾轻度肿大；血红蛋白40 g/L，白细胞 $6.0\times10^9$/L，血小板 $15\times10^9$/L，骨髓象示原始细胞占60%，髓过氧化物酶染色阳性，非特异性酯酶阳性，阳性反应可被氟化钠抑制，应诊断为

A．急性巨核细胞白血病
B．急性早幼粒细胞白血病
C．急性淋巴细胞白血病
D．红白血病
E．急性单核细胞白血病

351. 男，23岁。因水肿、尿少4天入院，肾穿刺活检发现肾组织50%以上大新月体。入院后2天血肌酐升至725 μmol/L，此时针对肾衰竭的最佳治疗是

A．大剂量呋塞米
B．糖皮质激素冲击治疗
C．免疫抑制剂+抗凝剂
D．透析疗法
E．肾移植

352. 女，32岁。3年前患急性肾小球肾炎，近2个月来疲乏无力、恶心、食欲不振而来诊。实验室检查：血Hb 60 g/L，尿蛋白(++)，颗粒管型2~3个/LP。B超：双肾缩小。该患者贫血的原因最可能是

A．可能患恶性肿瘤
B．进食少，营养不良
C．失血过多
D．缺铁性贫血
E．促红细胞生成素减少

353. 女，55岁。搬运工，搬运物体时经常发生胸骨后压榨样疼痛，持续数分钟，一般停止搬运休息后缓解，有时左肩背部也有疼痛，首先考虑的诊断是

A．稳定型心绞痛
B．反流性食管炎
C．食管裂孔疝
D．弥漫性食管痉挛
E．胆绞痛

354. 男，58岁。黑便3天，呕血1天伴头晕、心悸，被送入急诊室。既往有慢性胃病史。无

肝病史。查体:T 36.6℃, P 96 次/分,BP 108/70 mmHg,意识清楚,面色苍白,巩膜无黄染,心、肺检查未见异常。腹软,未见腹壁静脉曲张,肝、脾肋下未触及,移动性浊音阴性。肠鸣音活跃。实验室检查:Hb 85 g/L, WBC $4.0\times10^9$/L。PLT $122\times10^9$/L。此时最重要的处理原则是

A．补充血容量
B．急诊内镜
C．肌内注射止血药
D．急诊手术治疗
E．观察

355. 男,65 岁。上呼吸道感染后 2 周出现血尿、高血压、水肿,数天后发生少尿型急性肾衰竭样表现,肾活检为弥漫性系膜内皮细胞增生性肾炎,临床诊断为急性链球菌感染后肾炎。下列与本病预后无关的是

A．高龄
B．持续高血压
C．大量蛋白尿(>3 g/d)
D．持续少尿,氮质血症 1 周以上不缓解者
E．血尿的严重程度

356. 男,40 岁。3 个月来饥饿时感上腹痛,进食后缓解,有时反酸。查体:剑突下偏右压痛,最可能的疾病是

A．胃溃疡
B．十二指肠球炎
C．十二指肠溃疡
D．浅表性胃炎
E．应激性溃疡

357. 女,24 岁。1 周前从外地旅游返家,发热、咳嗽、呼吸困难,全身酸痛,倦怠。实验室检查:WBC $3.2\times10^9$/L,血清学检测特异性 IgM 抗体阳性。患者可能是

A．衣原体肺炎
B．病毒性肺炎
C．真菌性肺炎
D．细菌性肺炎
E．传染病

358. 女,19 岁。诊断为甲亢性弥漫性甲状腺肿,首选哪种治疗方案

A．抗甲状腺药物治疗
B．碘剂治疗
C．抗甲状腺药物加碘剂
D．手术治疗
E．$^{131}$I 治疗

359. 男,30 岁。晚餐进食较大。餐后突然上腹部刀割样痛,并迅速波及全腹,不敢直腰行走,2 小时后急诊求治。查体:急性痛苦病容,腹式呼吸消失,腹肌强直,有腹膜刺激征,肝浊音界消失。最可能的诊断是

A．阑尾炎穿孔
B．溃疡病穿孔
C．胆囊穿孔
D．绞窄性肠梗阻
E．急性胰腺炎

360. 男,54 岁。慢性咳嗽、咳痰 10 年,气急 3 年,逐渐加重。胸部 X 线片示肋间隙增宽,两肺透亮度增加,右上圆形透亮区,两下肺纹理增粗紊乱,诊断应先考虑

A．支气管哮喘
B．自发性气胸
C．支气管扩张
D．慢性阻塞性肺疾病
E．慢性支气管炎

361. 男,45 岁。劳动后常发生胸骨后疼痛,每次发作含硝酸甘油后缓解,考虑冠心病心绞痛。对诊断最有价值的检查方法是
A. 心电图运动负荷试验
B. 心脏 X 线平片
C. 冠状动脉造影
D. 放射性核素检查
E. 动态心电图

362. 男,43 岁。因甲亢行手术治疗,手术后第 2 天患者突然出现面部及四肢抽搐。应给予的处理是
A. 静脉滴注地塞米松
B. 口服抗甲状腺药物
C. 肌内注射地西泮
D. 口服甲状腺素片
E. 静脉注射 10%葡萄糖酸钙

363. 男,20 岁。1 年来中上腹时有疼痛,痛向背部放射,尤以夜间为甚,且先后有 3 次黑便。GI 无异常发现。该患者的诊断宜考虑为
A. 胰腺癌
B. 胆道出血
C. 幽门管溃疡
D. 球后溃疡
E. 结肠癌

364. 男,34 岁。既往体健,突发寒战高热、咳嗽、胸痛、咳黏液脓痰,次日症状加重,气促、烦躁、神志模糊、四肢厥冷、出汗、指端发绀,呼吸 35 次/分,R 120 次/分,BP 80/50 mmHg。最可能的诊断是
A. 自发性气胸
B. 胸膜炎
C. 重症肺炎
D. 肺梗死
E. 真菌性肺炎

365. 男,20 岁。3 天前受凉后出现咳嗽、咳白黏痰,发热,体温 39 ℃,胸片示左下肺大片渗出影,予青霉素静脉滴注,如有效则最先出现的表现是
A. 胸片示片状阴影消散
B. 咳嗽好转
C. 体温降至正常
D. 痰色转黄
E. 痰量减少

366. 女,29 岁。患 Graves 病,突然出现双下肢不能动。检查:双下肢膝腱反射减退,无肌萎缩。血钾 2.2 mmol/L。最可能的诊断是
A. 慢性甲亢性肌病
B. 周期性麻痹
C. 周围神经炎
D. 重症肌无力
E. 癔症

367. 男,32 岁。周期性上腹痛 3 年,空腹发作,夜间更重,进食可缓解。最可能的诊断为
A. 慢性胃炎
B. 胃黏膜脱垂
C. 十二指肠球部溃疡
D. 胃溃疡
E. 十二指肠壶腹炎

368. 男,21 岁。发热、咳嗽 3 天入院。胸部 X 线片示右下肺叶实变,或呈小叶状浸润,其中有单个或多发的液气囊腔。查血 WBC $13\times10^9$/L。该患者最可能感染的病原菌是
A. 肺炎克雷伯菌
B. 肺炎支原体
C. 结核分枝杆菌
D. 肺炎链球菌
E. 金黄色葡萄球菌

369. 男,28 岁。新婚,尿频、尿急、尿痛 3 天,肉眼血尿 1 天。无发热、无腰痛,首先要完善的检查是

A. 泌尿系统超声　　B. 血常规
C. 尿常规　　D. CT
E. 造影

370. 男,26 岁。胃纳好,体重明显下降且有心悸、乏力。查体:脉搏 110 次/分,眼球突出,甲状腺弥漫性肿大,无杂音。符合的诊断是

A. 结节性甲状腺肿继发亢进　　B. 原发性甲状腺功能亢进
C. 高功能腺瘤　　D. 慢性淋巴细胞性甲状腺炎
E. 甲状腺功能亢进

371. 男,57 岁。血压 180/105 mmHg,胸骨后反复疼痛 3 周,心率 128 次/分,室上性心动过速伴房性期前收缩 8 次/分及短暂心房颤动。效果最佳的治疗措施是

A. 口服尼群地平　　B. 口服美托洛尔
C. 含服硝苯吡啶　　D. 口服甲巯丙脯酸
E. 含服硝酸甘油

372. 女,30 岁。发作性腰痛伴尿频、尿急已经 4 年,曾经在医院检查尿常规发现有血尿,因发热伴腰痛、尿痛 3 天前入院。查体:T 40℃,血压 140/90 mmHg。尿蛋白(+),尿红细胞(++),尿白细胞(+++)。肾 B 超示右肾 11 cm×4 cm×3 cm,左肾 8 cm×4 cm×2 cm。最可能的诊断是

A. 肾癌　　B. 肾结石
C. 急性肾盂肾炎　　D. 慢性肾盂肾炎
E. 慢性肾盂肾炎急性发作

373. 男,25 岁。因肾病综合征入院。查体:无贫血,肾功能正常,有严重低蛋白血症和高度水肿,尿圆盘电泳示高分子蛋白尿。下列错误的治疗方案是

A. 优质蛋白质饮食　　B. 严格控制水和钠的摄入
C. 补充血制品　　D. 应用激素和细胞毒药物
E. 使用利尿剂

374. 某患者,寒战、高热,伴蓝绿色脓痰,诊断为肺炎,X 线片示弥漫性支气管炎,可能感染的病原菌是

A. 肺炎链球菌　　B. 金黄色葡萄球菌
C. 铜绿假单胞菌　　D. 肺炎克雷伯菌
E. 大肠埃希菌

375. 女,21 岁。突然发作持续性心悸 1 小时,既往有支气管哮喘史。心电图:心率 180 次/分,节律规则,QRS 波群<0.11 秒,未见明确 P 波。经采用刺激迷走神经方法无效。目前治疗方法应首先选用

A. 静脉注射维拉帕米　　B. 静脉注射奎尼丁
C. 肌内注射新斯的明　　D. 静脉注射毛花苷丙
E. 同步直流电复律

376. 女,32 岁。有心脏病史 4 年。最近感到心悸,听诊发现心率 100 次/分,心律绝对不齐,第一心音强弱不等,心尖部有舒张期隆隆样杂音。听诊的发现最可能是

A. 窦性心律不齐　　B. 窦性心动过速
C. 心房颤动　　D. 室性期前收缩
E. 房性期前收缩

377. 男,51 岁。因患胃癌行胃大部切除,手术后 2 天起咳嗽,痰呈黄脓性,体温 39℃,稽留热型。胸部 X 线片示右中肺野大片浸润阴影,并见空洞和液平。痰培养多次为金黄色葡萄球菌。曾应用青霉素、苯唑西林、头孢呋辛、头孢噻肟、头孢他啶、阿米卡星等,病情不见改善。本例抗菌治疗应当调整为
A. 头孢哌酮联合妥布霉素　　B. 氯唑西林联合庆大霉素
C. 万古霉素联合环丙沙星　　D. 红霉素联合氯霉素
E. 氨曲南联合甲硝唑

378. 男,73 岁。因脑梗死住院治疗 1 个月,病情基本稳定。3 天前受凉后出现发热、咳嗽、咳红色胶冻状黏痰,查体:T 38.7℃,呼吸急促,口唇发绀,右上肺叩诊浊音,可闻及支气管呼吸音和少量湿啰音。胸部 X 线片示右上肺大片状阴影,其中可见多个空洞。最可能的诊断是
A. 真菌性肺炎　　B. 肺炎链球菌肺炎
C. 肺炎克雷伯菌肺炎　　D. 干酪性肺炎
E. 厌氧性肺炎

379. 男,20 岁。发现血尿、蛋白尿 3 周,既往经常咽炎发作。查体:150/85 mmHg,下肢轻度水肿。血肌酐 90 μmol/L,尿蛋白定量 1.25 g/d, RBC 5~10 个/HP。患者诊断为
A. IgA 肾病　　B. 膜性肾病
C. 新月体肾炎　　D. 微小病变型肾病
E. 膜增生性肾炎

380. 男,32 岁。风湿性心脏病二尖瓣狭窄并关闭不全 8 年,近 2 周心悸。气急不能平卧。BP 95/70 mmHg,心率 170 次/分,律齐。心尖部闻及双期杂音,两肺底有湿啰音。ECG:阵发性室上性心动过速。治疗首选
A. 维拉帕米　　B. 静脉应用氯化钾
C. 同步电复律　　D. 压眼球或颈动脉窦
E. 毛花苷丙

381. 男,20 岁。奔跑后出现呼吸困难、喘憋。查体:双肺布满哮鸣音。最可能的诊断是
A. 急性支气管炎　　B. 上呼吸道感染
C. 运动性哮喘　　D. 心源性哮喘
E. 气胸

382. 男,30 岁。哮喘急性发作已 2 天,自服氨茶碱、吸入倍氯米松气雾剂无效来急诊。查体:神志清楚,口唇发绀,双肺满布哮鸣音。紧急处理方法是
A. 静脉注射氨茶碱并监测血药浓度
B. 静脉注射地塞米松和 $\beta_2$ 受体激动剂
C. 吸氧、静脉注射氢化可的松、雾化吸入沙丁胺醇溶液
D. 静脉滴注抗生素和注射支气管舒张剂
E. 大量补液、气管插管和机械通气

383. 男,56 岁。2 年前诊断为慢性胃炎,近 2 周来感乏力、头晕、心悸。血红蛋白 65 g/L,白

细胞 $6.0\times10^9$/L,血小板 $140\times10^9$/L。骨髓象:有核红细胞呈“核幼浆老”现象。治疗首选

A．肌内注射维生素 $B_{12}$　　B．口服铁剂

C．输血　　D．脾切除

E．口服叶酸

384. 男,60 岁。确诊慢性肾炎 9 年,夜间阵发性呼吸困难 1 周,尿少。BP 110/60 mmHg,双肺底较多湿啰音,心率 140 次/分,律不齐,双下肢水肿,血尿素氮 35 mmol/L,肌酐 890 μmol/L,二氧化碳结合力 19 mmol/L,此时最宜采用的治疗措施是

A．积极补充血容量　　B．5%碳酸氢钠 250 mL 静脉滴注

C．血液透析　　D．腹膜透析

E．强心、利尿、扩血管

385. 男,58 岁。平素健康,近半月来夜间阵发性哮喘发作。被迫坐位、气短,10 分钟后自行缓解,今晚加重来诊。肥胖,BP 170/110 mmHg,R 25 次/分,P 110 次/分,两肺底部可闻及湿啰音,无哮鸣音。初步诊断为

A．支气管哮喘　　B．心源性哮喘

C．喘息性支气管炎　　D．运动性哮喘

E．支原体肺炎

386. 男,45 岁。因恶心、呕吐 1 周就诊,检查发现贫血貌,血压 195/110 mmHg,血肌酐 981 μmol/L;肾脏 B 超:长轴 7.8 cm。最可能的诊断是

A．急性肾小管坏死　　B．慢性肾衰竭

C．急性肾小球肾炎　　D．急性间质性肾炎

E．恶性高血压

387. 男,40 岁。近 4 天出现寒战、高热、咳嗽,咳少许黏痰,略带血。因气急、发绀、休克死亡。病理切片见肺泡内充满红细胞、白细胞和浆液性渗出,但肺泡壁尚完整。最可能的诊断为

A．干酪性肺炎　　B．渗出性胸膜炎

C．肺梗死　　D．肺不张合并感染

E．肺炎链球菌肺炎

388. 女,31 岁。反复发作性干咳伴胸闷 3 年,多于春季发作,无发热、咯血及夜间阵发性呼吸困难,多次胸片检查无异常,常用抗生素治疗效果不明显。无高血压病史。全身体检无阳性体征。为明确诊断,首选的检查是

A．胸部 CT　　B．心脏超声

C．支气管舒张试验　　D．动脉血气分析

E．纤维支气管镜

389. 男,55 岁。肝硬化患者,出现皮肤瘀斑、紫癜 1 周,查体见肝脾不大,多次查 PLT(100~110)$\times10^9$/L,纤维蛋白原定量 2.5 g/L,凝血酶原时间较对照延长 5 秒。初步诊断为

A．肝功能不全　　B．脾功能亢进

C．ITP　　D．DIC

E．血小板无力症

390. 男,32 岁。尿急、尿频、尿痛伴发热 2 天。查体:体温 38.9℃,两肾区叩击痛阳性。血常

规：WBC $14\times10^9$/L；尿常规：WBC 满视野/HP，RBC 10～20 个/HP。下列最可能的诊断是

A．泌尿系结核　　B．急性膀胱炎
C．急性肾小球肾炎　　D．急性肾盂肾炎
E．上尿路结石

391. 女，34 岁。哮喘患者。平时规律使用吸入激素，偶有需要使用短效 β 受体激动剂治疗，症状控制较满意。近来过敏性鼻炎发作，喘息症状出现波动。此时为加强抗炎效果，宜首先选择的药物是

A．茶碱缓释片　　B．长效 $\beta_2$ 受体激动剂
C．白三烯受体调节剂　　D．口服激素
E．$H_1$ 受体拮抗剂

392. 男，28 岁。因左上腹肿块进行性肿大就诊。查体：肝肋下 2 cm，脾肋下 4 cm。血红蛋白 140 g/L，白细胞 $120\times10^9$/L，血小板 $200\times10^9$/L。最可能诊断为

A．肝硬化脾功能亢进　　B．急性粒细胞白血病
C．慢性髓系白血病　　D．类白血病反应
E．骨髓纤维化

393. 男，53 岁。心慌、胸闷。心电图如图所示。最可能的诊断是

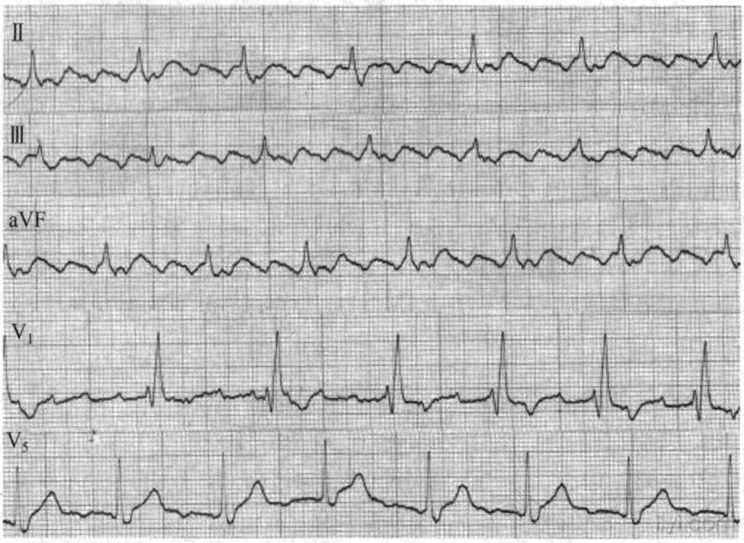


A．窦性心动过缓　　B．正常心电图
C．急性心肌梗死　　D．心房颤动
E．心室颤动

394. 男，16 岁。因贫血来诊，化验血常规发现 Hb 80 g/L，MCV 75 fl，MCHC 33%。引起此类贫血最有可能的疾病是

A．再生障碍性贫血　　B．慢性病性贫血
C．珠蛋白生成障碍性贫血　　D．急性失血性贫血
E．巨幼细胞贫血

395. 男，30 岁。发作性喘息 6 年，再发 1 天就诊。查体：T 38.1 ℃，BP 150/80 mmHg，呼吸急促，咽红，双肺布满哮鸣音。WBC $6.3×10^9$/L，N 78%。最可能的诊断是
A．急性咽喉炎　　B．急性左心衰竭
C．原发性支气管癌　　D．支气管哮喘急性发作
E．慢性喘息性支气管炎急性发作

396. 男，55 岁。因盆腔肿瘤切除术后 12 小时出现少尿（10 mL/h），血尿素氮 15 mmol/L，肌酐 178 μmol/L，尿比重 1.025，尿钠 13 mmol/L。尿量减少的原因最可能是
A．肾后性急性肾衰竭　　B．肾前性急性肾衰竭
C．急性肾小管坏死　　D．慢性肾衰竭
E．急性间质性肾炎

397. 女，40 岁。发现颈部肿大 6 年，近半年来常感心悸、多汗、食量加大。查体：无突眼、甲状腺Ⅱ度肿大、结节状，脉搏 116 次/分，心、肺、腹无异常发现。其诊断可能是
A．结节性甲状腺肿　　B．原发性甲状腺功能亢进
C．继发性甲状腺功能亢进　　D．高功能甲状腺腺瘤
E．甲状腺腺癌

398. 男，45 岁。有高血压史，因阵发性心悸 2 天来诊。查体：血压 120/70 mmHg，心率 180 次/分，律齐，心音正常，无杂音。1 分钟后心率降至 80 次/分，律齐，30 秒后又恢复到 180 次/分。最可能为
A．窦性心动过速　　B．阵发性心房颤动
C．阵发性室上性心动过速　　D．阵发性心房扑动
E．三度房室传导阻滞

399. 男，20 岁。3 天前患感冒后发热，体温 38 ℃，左侧胸部刺痛。查体：左腋下、左下胸可听到胸膜摩擦音。最合适的诊断是
A．肺炎链球菌肺炎　　B．葡萄球菌肺炎
C．癌性胸膜炎　　D．干性胸膜炎
E．渗出性胸膜炎

400. 男，58 岁。诊断为急性肾衰竭，血钾 5.6 mmol/L。下列治疗措施有原则性错误的是
A．10%氯化钾 20 mL 静脉滴注
B．口服钠型树脂 15 g，每天 3 次
C．山梨醇 5 g，每 2 小时口服 1 次
D．5%碳酸氢钠溶液 100 mL，缓慢静脉滴注
E．25%葡萄糖注射液加胰岛素（3~5 g：1 U）200 mL，缓慢静脉滴注

401. 男，59 岁。血压 140/95 mmHg，其血压属于
A．正常血压范围　　B．临界高血压
C．1 级高血压　　D．2 级高血压
E．3 级高血压

402. 男，64 岁。在抗洪一线，突获其母病故的消息后，当日发生急性下壁心肌梗死。既往有原发性高血压 5 年，糖尿病 10 年，吸烟 40 余年。该患者急性心肌梗死的主要病因是
A．劳累及情绪激动　　B．原发性高血压
C．糖尿病　　D．动脉粥样硬化

E. 吸烟过量

403. 女,25 岁。头晕、乏力 2 个月。既往体健,近 1 年来月经量明显增多。实验室检查示 Hb 95 g/L, RBC $3.5\times10^{12}$/L,红细胞大小不等,中心淡染区扩大,粪隐血(-)。最根本的治疗措施是

A. 治疗妇科疾病　　B. 给予雄激素

C. 给予铁剂　　D. 给予糖皮质激素

E. 给予维生素 $B_{12}$ 及叶酸

404. 男,45 岁。体胖,平素食欲佳,近 1 个月饮水量逐渐增多,每天约 5 000 mL,尿量多,空腹血糖 6.7 mmol/L,尿糖(+)。为确诊糖尿病,应做的检查是

A. 24 小时尿糖定量　　B. 24 小时尿 C 肽测定

C. 皮质素葡萄糖耐量试验　　D. 葡萄糖耐量试验(OGTT)

E. 24 小时尿糖定量

405. 男,40 岁。反复呕血 1 周,每次呕血量约 500 mL,无溃疡病和肝炎史,为明确出血原因,应选用的检查是

A. X 线钡餐检查　　B. 选择性腹腔动脉造影

C. 胃镜检查　　D. 胶囊内镜检查

E. 血液学检查

406. 男,40 岁。间歇性上腹痛 3 年,近日出现呕吐,吐后自觉舒适,呕吐物有酸臭味。查体:上腹饱满,有振水音。最可能的诊断为

A. 消化性溃疡并幽门梗阻　　B. 十二指肠壅滞症

C. 胃癌　　D. 急性胃炎

E. 神经性呕吐

407. 男,55 岁。血压 180/110 mmHg,服降压药后血压控制在(130~140)/(80~90)mmHg,心电图示左室肥厚,眼底视网膜动脉变窄,尿蛋白微量。最可能的诊断是

A. 高血压 1 级　　B. 高血压 2 级

C. 高血压 3 级　　D. 肾动脉狭窄

E. 慢性肾小球肾炎

408. 男,73 岁。风湿性心脏病,心力衰竭,服用地高辛及氢氯噻嗪等药物治疗。心电图示室性期前收缩二联律,心率 120 次/分,血钾 2.78 mmol/L,地高辛浓度未测。下列最合适的处理是

A. 吸氧　　B. 普萘洛尔

C. 雷米普利　　D. 氯化钾

E. 利多卡因

409. 男,48 岁。肝硬化病史 5 年,半年来腹胀加重,伴有双下肢水肿。下列不恰当的措施是

A. 卧床休息　　B. 低蛋白质饮食

C. 低盐限水　　D. 定期补充白蛋白

E. 快速、大量利尿以加快腹水消退

410. 女,28 岁。突然出现心悸、头晕 20 分钟。查体:心率 160 次/分,$S_1$ 强度一致。ECG:心室率 160 次/分,节律规则,QRS 波群形态正常,QRS 波群后可见逆行 P 波。首选的治疗药物是

A. 胺碘酮　B. 苯妥英钠
C. 维拉帕米　D. 普罗帕酮
E. 普鲁卡因胺

411. 男,47 岁。颈部肿物 5 年,近 3 个月来感心悸,多汗,食量加大,查体:无突眼、甲状腺Ⅱ度肿大、结节状,脉搏 116 次/分,心、肺、腹无异常发现。考虑是
A. 甲状腺腺癌　B. 原发性甲状腺功能亢进
C. 继发性甲状腺功能亢进　D. 高功能甲状腺腺瘤
E. 结节性甲状腺肿

412. 男,18 岁。平素体健,因偶尔碰伤后流血不止,经检查为血友病甲型。该患者缺乏的因子是
A. Ⅷ因子缺乏　B. Ⅸ因子缺乏
C. Ⅺ因子缺乏　D. Ⅶ因子缺乏
E. Ⅴ因子缺乏

413. 女,36 岁。诊断为弥漫性毒性甲状腺肿,用他巴唑治疗 3 个月(30 mg/d,口服),甲亢症状消失,基础代谢率 13%,心率 80 次/分,停药 1 个月后甲亢症状复发,其原因主要是
A. 选药不当　B. 他巴唑用量小
C. 未按疗程治疗　D. 未及时手术
E. 未采取抗甲状腺药物联合治疗

414. 男,54 岁。近 1 个月来每天午睡或夜间 1 点发生胸骨后压迫性疼痛,每次持续 20 分钟,含硝酸甘油 5 分钟缓解,临床诊断为变异型心绞痛。胸痛发作时的心电图改变是
A. 有关导联的 ST 段抬高　B. 有关导联的 ST 段下移
C. 心电图无变化　D. 有关导联 T 波倒置
E. 有关导联有异常 Q 波

415. 女,35 岁。齿龈出血,月经量过多半年,脾肋下 3 cm,皮肤有瘀斑。血小板 $19\times10^9$/L,血红蛋白 78 g/L,骨髓巨核细胞 80 个/片,均为颗粒型。最可能的诊断是
A. 血栓性血小板减少性紫癜　B. 过敏性紫癜
C. 再生障碍性贫血　D. 脾功能亢进
E. 特发性血小板减少性紫癜

416. 男,36 岁。突然发生右上腹绞痛,伴发热、寒战,排柏油样大便少量。查体:急性病容,巩膜黄染。应考虑是
A. 门静脉高压症　B. 胃十二指肠溃疡
C. 出血性胃炎　D. 胆道出血
E. 应激性溃疡出血

417. 男,50 岁。因急性心肌梗死入院。8 小时后,血压 70/50 mmHg,脉搏 35 次/分。心电图显示窦性心动过缓,无 ST 段抬高。最适当的处理是
A. 阿托品静脉注射　B. 给予多巴酚丁胺
C. 应用 β 受体阻滞剂　D. 置入经静脉起搏器
E. 行心导管术

418. 男,30 岁。腹腔积液患者,腹壁稍紧张,轻压痛,肝脾未触及,无颈静脉怒张,心界不大,心率 90 次/分,律齐,无杂音,血压 113/68 mmHg,呼吸音正常,Hb 100 g/L,白细胞 9.8×

$10^9$/L，中性70%，AST 180 U/L。血总蛋白52 g/L，清蛋白：球蛋白为23：30，腹腔积液常规示浅黄色，比重1.018，Rivalta(+)，细胞数为$560×10^6$/L，淋巴细胞74%。最可能的诊断是

A．肝硬化并肝癌
B．肝硬化并结核性腹膜炎
C．肝硬化并自发性腹膜炎
D．原发性肝脏腹膜转移
E．腹膜恶性肿瘤

419．男，44岁。Graves病史11年，因抗甲状腺药物治疗不规则，病情长期未获满意控制。近1个月来出现心慌、气短、多汗而入院检查。诊断为Graves病，甲状腺功能亢进症、甲状腺功能亢进性心脏病（心房颤动）。其心脏病治疗的关键措施是

A．电转复
B．大剂量普萘洛尔
C．卧床休息，镇静剂
D．毛花苷丙治疗
E．正规的抗甲状腺药物治疗控制甲状腺功能亢进

420．男，64岁。胆囊结石术后5天突发呼吸困难1小时，有慢性阻塞性肺疾病史20余年。查体：BP 110/80 mmHg，端坐呼吸，烦躁不安，大汗，口唇发绀，双肺可闻及少量干湿啰音，心率120次/分。该患者呼吸困难最可能的原因是并发

A．急性呼吸窘迫综合征
B．急性左心衰竭
C．继发肺部感染
D．自发性气胸
E．右心衰竭

421．男，42岁。因慢性肾炎尿毒症行血液透析3个月，并每周行血液滤过1次，促红细胞生成素皮下注射已4个月，除降压药外患者未服用其他药物。尿毒症症状已控制，但贫血明显，Hb 65 g/L。为寻找贫血原因，应尽快进行的检查是

A．骨髓穿刺
B．血涂片
C．Kt/V及URR
D．血清铁蛋白及转铁蛋白饱和度
E．血PTH

422．男，28岁。发现高血压半年，因头痛，多汗、烦躁，伴心悸、气促来院急诊，诊断为高血压危象，处理后血压降至125/80 mmHg，症状消失，嘱患者应

A．长期服降压药治疗
B．继续服药，查明病因
C．低钠饮食，注意休息，不用药
D．随访并根据血压高低间歇用药
E．血压稳定后可以停药

423．男，55岁。体重60 kg。慢性肾功能不全3年，食欲缺乏、恶心、呕吐1周，深大呼吸，血气分析示pH 7.25，实际碳酸氢根12 mmol/L，氧分压80 mmHg，二氧化碳分压28 mmHg，血肌酐980 μmol/L。该患者合并代谢性酸中毒，下面最恰当的纠酸方法是

A．立即静脉滴注5%碳酸氢钠150 mL，后改为碳酸氢钠片口服
B．立即静脉滴注5%碳酸氢钠250 mL，后改为碳酸氢钠片口服
C．碳酸氢钠片2 g，3次/日，口服
D．碳酸氢钠片1.5 g，3次/日，口服
E．碳酸氢钠片1 g，3次/日，口服

424．男，72岁。10年前因心肌梗死住院。5年前出现活动后气短，夜间憋醒，近1年双下肢水肿，少尿。查体：BP 140/90 mmHg，颈静脉怒张，双下肺可闻及细湿啰音，心界向两侧扩大，心率110次/分，肝肋下3 cm，质中，压痛(+)，双下肢水肿。该患者可能的诊断是

A．右心衰竭　　B．全心衰竭
C．心功能Ⅲ级(NYHA 分级)　　D．左心衰竭
E．心功能Ⅲ级(Killip 分级)

425. 男,28 岁。近 2 年时有夜间阵发性呼吸困难,入院前 1 天出现气促,咳粉红色泡沫痰。查体:心率 130 次/分,心尖部可闻及舒张期隆隆样杂音。心电图示窦速。下列不宜应用的措施是
A．经酒精湿化吸氧　　B．皮下注射吗啡
C．静脉注射呋塞米　　D．静脉注射硝酸甘油
E．静脉注射毛花苷丙

426. 女,65 岁。高血压病史 10 余年,平时血压在 170/100 mmHg 左右,突然出现胸闷,气短,咳嗽,端坐呼吸,血压 200/110 mmHg,治疗应首选
A．毛花苷丙　　B．呋塞米
C．氨茶碱　　D．美托洛尔
E．硝普钠

427. 男,74 岁。出现尿频、尿急伴无痛性血尿,最可能的诊断是
A．膀胱结石　　B．急性膀胱炎
C．急性前列腺炎　　D．肾结核
E．膀胱癌

428. 男,52 岁。原有劳累性心绞痛,近 2 周来每于清晨 5 时发作,疼痛持续时间较长而入院。住院期间发作时心率 52 次/分,期前收缩 4~5 次/分,血压 95/60 mmHg,心电图示Ⅱ、Ⅲ、aVF 导联 ST 段抬高。经处理后心电图恢复正常。以后加用硝苯吡啶后未再有发作,应用硝苯吡啶的机制是
A．可减慢心率,降低心肌氧耗
B．增快心率,增加心排血量,改善心肌血供
C．解除冠状动脉痉挛
D．提高血压,改善心肌灌注
E．增快心率,消除期前收缩

429. 女,32 岁。怀孕 29 周,$G_2P_1$。因发热急症就诊。体温 39.2 ℃,右肋椎角疼痛和压痛。否认尿路感染史,怀孕期间未接受过抗生素治疗。在留取了血液和尿液送培养后,下一步最适当的治疗为
A．等待培养结果后,再开始针对性抗菌治疗　　B．环丙沙星口服
C．头孢曲松静脉滴注　　D．左氧氟沙星静脉滴注
E．等待 CT 扫描结果后再进行抗菌治疗

430. 男,43 岁。进行性活动后心悸、气短 5 年。1 周前受凉后咳嗽、咳黄痰,喘憋加重,夜间不能平卧。否认慢性咳嗽史,查体:BP 100/60 mmHg,双肺可闻及细湿啰音,心界向左扩大,心率 115 次/分,律齐,$P_2$ 亢进。该患者喘憋的可能原因是
A．心力衰竭　　B．急性心肌炎
C．慢性支气管炎急性发作　　D．肺栓塞
E．支气管哮喘

431. 男,55 岁。因 2 个月内体重下降 5 kg 来诊,查空腹血糖 7.1 mmol/L,下列正确的叙述是

A．可诊断为糖耐量减低
B．应进行 75 g 口服葡萄糖耐量试验
C．应进行 100 g 口服葡萄糖耐量试验
D．可诊断为糖尿病
E．可诊断为继发性糖尿病

432. 男，22 岁。月经量增多伴反复下肢紫癜 2 年，肝脾未及。血常规示血小板 $14\times10^9$/L，血红蛋白 88 g/L，白细胞正常。网织红细胞 3%，骨髓有核细胞增生活跃，巨核细胞 180 个/片，产板型巨核细胞减少。应做哪项检查协助诊断
A．凝血功能
B．酸化血清溶血试验
C．凝血酶原时间
D．血小板抗体（PAIgG）
E．血小板聚集试验

433. 男，32 岁。阵发性右上腹痛 1 天，疼痛时大汗淋漓，向右肩放射，昨日大便呈黑色来诊。查体：巩膜轻度黄染，右上腹压痛，Murphy 征（+），肝压叩痛（+），脾未扪及。最可能的诊断是
A．十二指肠溃疡并出血
B．胃溃疡并出血
C．胃癌并出血
D．胆道出血
E．急性胃黏膜病变

434. 男，19 岁。2 天来出现皮肤紫癜，以下肢为主，两侧对称，颜色鲜红，高出皮肤表面，伴有关节及腹痛，应诊断为
A．血小板减少性紫癜
B．过敏性紫癜
C．急性白血病
D．急性关节炎
E．急腹症

435. 急性白血病患者，出现头痛，恶心、呕吐，脑脊液压力增高，蛋白质增多，细胞大多为白血病细胞，鞘内注射首选药物为
A．环磷酰胺
B．三尖杉酯碱
C．长春新碱
D．甲氨蝶呤
E．6－巯基嘌呤

436. 男，76 岁。高血压病史 10 年，血压波动在（150～170）/（70～80）mmHg，有关这类高血压患者的临床特点，不正确的是
A．脉压差小
B．易发生体位性低血压
C．常见为收缩期高血压
D．血压波动大
E．选用主要降低收缩压为主的降压药

437. 男，32 岁。恶心 1 天，呕吐鲜血及血块 2 次，解黑便 1 次入院。否认有胃病史。有支气管扩张咯血史。近 2 天痰中带血。鉴别出血部位最可靠的方法是
A．胃肠钡餐造影
B．呕吐物 pH 测定
C．胸部 X 线片
D．纤维胃镜检查
E．支气管造影

438. 男，42 岁。腹胀，发现腹部包块 3 年，外周血细胞成分与骨髓相似，可能为
A．传染性单核细胞增多症
B．多发性骨髓瘤
C．慢性髓系白血病
D．慢性淋巴细胞白血病
E．急性早幼粒细胞白血病

439. 男，68 岁。夜间阵发性呼吸困难 1 个月余，喘憋不能平卧 2 天，无咳嗽、咳痰，有陈旧性

心肌梗死病史，查体：BP 130/90 mmHg，心率 98 次/分，无颈静脉怒张，双肺底可闻及细湿啰音，双下肢无水肿。导致该患者喘憋最可能的原因是

A．左心衰竭　　B．右心衰竭
C．支气管哮喘　　D．心肌炎
E．肺炎

440. 男，32 岁。咳喘、气急 8 年，查体：两肺呼气性哮鸣音为主，伴两肺少量湿啰音，胸部 X 线片及喉镜检查未见异常。最可能的诊断是

A．支气管哮喘　　B．喘息型慢性支气管炎
C．心源性哮喘　　D．气管内肿物
E．慢性喉炎

441. 女，25 岁。2 个月来感双手细颤，体重减轻约 5 kg，查体：血压 126/68 mmHg，中等体型，皮肤微潮，双手轻度细颤，无突眼，甲状腺Ⅰ度大，未闻及血管杂音，心率 94 次/分，律齐。拟诊为甲状腺功能亢进症，如果要证实应进一步检查

A．血 TSH、$FT_3$、$FT_4$　　B．抗甲状腺抗体
C．甲状腺核素扫描　　D．甲状腺 $^{131}I$ 摄取率
E．甲状腺刺激免疫球蛋白

442. 男，58 岁。突然呕血 300 mL，排不成形黑便 2 次，共约 200 mL。查体：BP 100/70 mmHg，心率 112 次/分，心律齐，无杂音，腹软，脾肋下 2 cm，移动性浊音阳性。心电图示 $V_4$、$V_5$ 导联 ST 段水平下移 1 mV。下列错误的处理是

A．立即输血　　B．口服 8%去甲肾上腺素冰盐水
C．应用静脉止血药物　　D．静脉应用抑酸药物
E．垂体后叶素静脉滴注

443. 男，16 岁。近半个月全身水肿，检查尿蛋白(+++)，透明管型 2～3 个/LP，血清白蛋白 22 g/L，血压正常，24 小时尿蛋白>3. 5 g，最可能的诊断是

A．急性肾炎　　B．急进性肾炎
C．慢性肾炎　　D．肾病综合征
E．肾盂肾炎

444. 男，26 岁。慢性髓系白血病病史 2 年，近 1 周高热、脾大平脐，血红蛋白 46 g/L，白细胞 $30\times10^9/L$，分类为原始粒细胞占 40%，中晚幼粒细胞占 40%，血小板 $40\times10^9/L$，诊断为慢性髓系白血病

A．急变期　　B．加速期
C．合并感染　　D．合并类白血病反应
E．慢性期

445. 女，发现二尖瓣狭窄 20 年，夜间阵发性呼吸困难 10 年，下肢水肿，腹胀，右上腹胀痛 5 年。1 周前，开始咳嗽，咳黄痰。需高枕卧位，颈静脉怒张，双肺底下有少量湿啰音，肝肋下 2 指，压痛，下肢凹陷性水肿。诊断为

A．左心功能不全　　B．右心功能不全
C．全心衰竭　　D．心功能Ⅲ级
E．心功能Ⅳ级

446. 男，35 岁。发现晨起眼睑水肿 2 年，腰酸。体格检查：BP 167/93 mmHg，双踝部凹陷性水

肿。血红蛋白 101 g/L。尿常规:蛋白(++),红细胞 10~15 个/HP,白细胞 0~3 个/HP。24 小时尿蛋白定量 1.8 g,血浆白蛋白 34 g/L,血 Cr 133.8 μmol/L, BUN 10.5 mmol/L。最可能的诊断是

A. 缺铁性贫血
B. 急性肾小球肾炎
C. 慢性肾小球肾炎
D. 肾病综合征
E. 原发性高血压

447. 男,20 岁。因关节痛口服吲哚美辛(消炎痛),随后感胃痛,今晨呕血 200 mL。疑诊糜烂性胃炎。为尽快确诊,应首选的检查是

A. 出血 72 小时后胃镜检查
B. 出血后 24~48 小时内胃镜检查
C. 紧急大便隐血试验
D. 紧急胃液分析
E. 出血停止后 24~48 小时内胃镜检查

448. 男,62 岁。近 5 年来气急进行性加重。10 个月前曾因呼吸衰竭抢救恢复。1 周来咳嗽气急加重伴尿少住院。查体:神志淡漠,气急,轻度发绀,眼睑水肿,球结膜充血水肿。颈静脉充盈,于呼气相尤其明显。肝上界第 6 肋间水平,肋下 2.5 cm,质尚软,肝颈回流试验(±),下肢轻度水肿。血气分析(不吸氧):pH 7.45, $PaO_2$ 50 mmHg, $PaCO_2$ 80 mmHg, $HCO_3^-$ 50 mmol/L。查房时医生们对心力衰竭诊断出现意见分歧,下列更符合实际的意见是

A. 右心衰竭
B. 不足以证明右心衰竭
C. 全心衰竭
D. 呼吸衰竭合并右心衰竭
E. 需要做心电图加以证明

449. 女,58 岁。近半年来自觉心前区阵发性疼痛,常在休息或清晨时发作,持续时间 15 分钟,含服硝酸甘油后缓解,疼痛发作时,心电图示胸前导联 ST 段抬高,运动负荷试验阴性,其诊断为

A. 初发型心绞痛
B. 卧位型心绞痛
C. 稳定型心绞痛
D. 变异型心绞痛
E. 恶化型心绞痛

450. 某急性广泛前壁心肌梗死患者,胸闷、憋气明显,心率 140 次/分,双肺可闻及弥漫性小水泡音,首选处理为

A. 给予洋地黄制剂,以增加心肌收缩力
B. 给予 β 受体阻滞剂,以降低心室率
C. 给予血管扩张剂,以降低心脏前后负荷
D. 给予钙拮抗剂,以缓解冠状动脉痉挛
E. 给予补液,以补充循环血容量

451. 男,28 岁。高热 1 周,查体:贫血貌,皮肤大量瘀斑和散在出血点,浅表淋巴结、肝、脾均不肿大,白细胞 $3.4\times10^9$/L,血红蛋白 70 g/L,血小板 $15\times10^9$/L。不可能的诊断为

A. 毛细胞白血病
B. 急性早幼粒细胞白血病
C. 急性淋巴细胞白血病
D. 再生障碍性贫血
E. 急性粒-单核细胞白血病

452. 男,15 岁。头昏、乏力、牙龈出血半年来诊。查体:贫血貌,皮肤可见散在瘀点,肝脾淋巴结不肿大。疑为再生障碍性贫血,下列最有助于诊断的检查结果是

A. 骨髓细胞培养集落生长能力降低
B. 正细胞正色素性贫血

C．骨髓增生低下，造血细胞减少，非造血细胞增多
D．周围血全血细胞减少
E．网织红细胞计数降低

453. 男，30 岁。心悸、无力、手颤抖 3 个月，大便每天 2～3 次，不成形，体重下降 5 kg，1 周前诊断为甲状腺功能亢进症，尚未治疗，昨晚饮白酒 250 g，呕吐一次，晨起醒来发现双下肢不能活动。为避免再次出现下肢不能活动情况，该患者甲亢治疗应采用的措施是
A．抗甲状腺药物　　B．复方碘溶液
C．放射性碘　　D．肾上腺皮质激素
E．激光治疗

454. 女，32 岁。1 型糖尿病 15 年，1 年来间断眼睑及双下肢水肿，血压 160/90 mmHg，尿蛋白（+），尿糖（++）。最可能诊断为
A．慢性肾小球肾炎　　B．肾动脉硬化
C．慢性肾盂肾炎　　D．狼疮肾炎
E．糖尿病肾病

455. 男，23 岁。间断上腹痛 2 年，2 天来柏油样便 6 次，今晨呕咖啡样物 200 mL。无肝病史。静脉输液后下一步诊治措施首选
A．急诊胃镜及镜下止血　　B．急诊上消化道造影
C．腹部 B 超检查　　D．外科手术
E．输血

456. 男，29 岁。风湿性心脏病二尖瓣狭窄、主动脉关闭不全病史多年，因低热 2 周并心力衰竭加重入院，目前考虑风湿活动与感染性心内膜炎。关于病原学诊断，正确的是
A．无论病情缓急，入院抽血 3 次后立即抗 IE 治疗
B．采血量多少与血培养的阳性率无关
C．超声心动图明确有赘生物者，不必抽血
D．严格规定抽血应在高热时
E．近期未用抗生素者，正确采血培养阳性率高达 95%

457. 女，67 岁。劳力性呼吸困难 4 年，加重 2 天，4 年前出现活动后呼吸困难，休息状态下症状消失，2 天前呼吸困难加重后夜间不能平卧，高血压病史 20 年。查体：BP 160/100 mmHg，端坐呼吸，双肺底可闻及湿啰音，心率 102 次/分，$P_2$ 亢进，可闻及 $S_3$ 奔马律。该患者不宜立即使用的药物是
A．呋塞米　　B．硝酸甘油
C．硝普钠　　D．吗啡
E．美托洛尔

458. 男，66 岁。发现高血压 3 年，未治疗。查体：BP 150/85 mmHg。该患者的血压属于
A．正常高值　　B．单纯收缩期高血压
C．理想血压　　D．正常血压
E．2 级高血压

459. 男，25 岁。节律性间断上腹隐痛 3 年，加重 2 天，10 小时前开始黑便 3 次，量约 1 000 g，P 120 次/分，Hb 60 g/L，首选的治疗是
A．大量输液　　B．输右旋糖酐

C. 外科手术　　D. 急诊内镜止血
E. 输血、补液

460. 男,70 岁。咳嗽半年,声音嘶哑 1 个月。胸部 X 线片显示左肺门明显增大,胸部 CT 显示左肺上叶可见直径 4 cm 的块状影,主动脉弓下及弓旁淋巴结明显肿大、融合。该患者最可能的诊断是
A. 阻塞性肺炎　　B. 肺脓肿
C. 肺结核　　D. 纵隔淋巴瘤
E. 肺癌

461. 急性心肌梗死(AMI)患者半夜突然出现呼吸困难,咳粉红色泡沫痰,第一心音减弱,舒张期奔马律,心尖部可闻及 2 级收缩期杂音,该患者诊断为
A. 右心衰竭　　B. 室壁瘤
C. 急性左心衰竭　　D. 支气管肺炎
E. 心肌梗死后综合征

462. 男,67 岁。高血压病史 8 年,长期口服利尿剂降压治疗。心电图如图所示,应诊断为

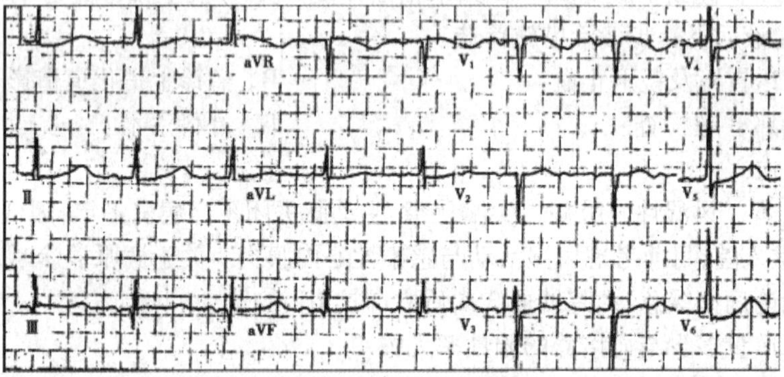


A. 低钾血症　　B. 高钾血症
C. 低钙血症　　D. 高钙血症
E. 低钠血症

463. 女,35 岁。发热、腰痛、尿频、尿急 1 个月,近 4 天全身关节酸痛,尿频、尿急加重。查体:体温 39.5 ℃。白细胞 $13 \times 10^9$/L,中性粒细胞 86%,尿培养大肠埃希菌阳性,诊断为大肠埃希菌性尿路感染。应首选
A. 青霉素　　B. 庆大霉素
C. 灰黄霉素　　D. 头孢曲松
E. 林可霉素

464. 男,45 岁。间断性上腹不适 12 年,近来有饱胀感,嗳气,食欲减退。胃镜及病理检查:慢性胃炎伴轻度肠上皮化生,$^{14}$C 尿素呼气试验阳性。最主要的治疗是
A. 根除幽门螺杆菌　　B. 胃黏膜保护药
C. 抑酸药　　D. 中药
E. 促胃动力药

465. 男,50 岁。急性心肌梗死患者,突然出现胸闷、气喘、大汗淋漓,两肺满布干湿啰音,第一心音低钝。最可能的诊断是

A．急性左心衰竭
B．急性心包炎
C．急性动脉栓塞
D．主动脉夹层
E．急性肺栓塞

**三、案例分析题：以下提供若干个案例，每个案例下设若干道考题。每道考题有多个备选答案，其中正确答案有1个或多个。选对一个答案给1个得分点，选错一个扣1个得分点，直至本题扣至0分。**

**（466~468题共用题干）**

女，36岁。诊断为风湿热8年。门诊坚持每月肌内注射长效青霉素120万U。近日因受凉后感冒，出现发热、咽痛、流涕、心悸症状，来社区门诊就诊。查体：T 38.2℃，咽红，扁桃体Ⅱ度肿大，心率109次/分，无杂音，双肺呼吸音清，未闻及啰音。

466. 门诊初步诊断为
A．上呼吸道感染
B．肺炎
C．支气管炎
D．系统性红斑狼疮
E．风湿热
F．气胸

467. 进一步检查包括
A．ASO
B．血沉
C．心电图
D．血常规
E．C反应蛋白
F．胸腔穿刺

468. 社区医院医生进一步处理包括
A．给予青霉素静脉滴注
B．给予改善心脏循环的药物
C．转诊至上一级医院诊治
D．给予左氧氟沙星静脉滴注
E．物理降温
F．暂不处理

**（469~473题共用题干）**

男，30岁。反复发作性喘息6年，再发3天来诊，查体：患者神志清楚，呼吸急促，呼吸频率24次/分，双肺可闻及以呼气相为主的哮鸣音。心率110次/分，律齐，无杂音。

469. 首先考虑的诊断是
A．支气管扩张
B．支气管哮喘
C．慢性支气管炎急性发作
D．阻塞性肺气肿
E．过敏性肺泡炎
F．慢性阻塞性肺疾病

470. 支持该诊断的检查结果是
A．吸入支气管舒张剂后，$FEV_1/FVC<70\%$
B．吸入支气管舒张剂后，$FEV_1$ 较用药前增加12%或以上，且绝对值增加200 mL或以上
C．残气量占肺总量百分比下降
D．PEF周变异率>20%
E．用力肺活量增加
F．肺总量减少

471. 下列属于缓解患者喘息症状，不属于控制患者病情的药物有
A．沙丁胺醇
B．异丙托溴铵
C．布地奈德
D．孟鲁司特

E．氨茶碱　　F．酮替酚

G．氟替卡松

472. 若应用足量解痉平喘药和糖皮质激素等治疗 2 天，病情仍无好转，患者呼吸浅快、神志不清，$PaO_2$ 50 mmHg，$PaCO_2$ 80 mmHg。此时应采取的救助措施为

A．高浓度吸氧　　B．应用呼吸兴奋剂

C．纠正水电解质和酸碱平衡紊乱　　D．联合应用广谱抗生素静脉滴注

E．气管插管机械通气　　F．静脉注射纳洛酮促进苏醒

473. 经过上述治疗后，患者曾病情好转，神志转清、氧饱和度维持在 96%以上，病程中出现发热，气道脓性分泌物增多，床旁胸片示右肺斑片影，患者可能存在的并发症是

A．急性肺水肿　　B．纵隔气肿

C．呼吸机相关性肺炎　　D．胸腔积液

E．右肺不张　　F．急性肺栓塞

**（474~477 题共用题干）**

男，60 岁。以乏力、头晕、眼花 3 个月，厌食、消瘦 1 个月为主诉来诊。4 个月来无任何诱因自觉乏力、头晕、眼花，尤以蹲位站立起时加重，活动后心悸、气短，食欲缺乏。近 1 个月厌食，消瘦明显，体重下降 8 kg，经常失眠，手足麻木。发病以来无发热，无恶心、呕吐，无鼻出血及齿龈出血，大小便正常。既往健康，否认肝炎、结核病史，无偏食。查体：体温 36.0 ℃，脉搏 96 次/分，血压 120/75 mmHg，神志清楚，慢性病容，消瘦，贫血貌，睑结膜苍白，巩膜无黄染，口角溃疡，舌质红，舌乳头消失。皮肤无出血点及皮疹，无肝掌及蜘蛛痣。左锁骨上淋巴结未触及。心肺无异常，腹平软，无压痛，未触及包块，肝脾未及，移动性浊音阴性，双下肢不肿。

474. 根据上述临床特点，考虑该患者的初步诊断有

A．巨幼细胞贫血　　B．再生障碍性贫血

C．慢性萎缩性胃炎　　D．溶血性贫血

E．缺铁性贫血　　F．消化道恶性肿瘤

G．白血病　　H．胆汁反流性胃炎

475. 为进一步明确诊断，应做的检查有

A．便常规及潜血　　B．血常规+网织红细胞

C．头颅 CT　　D．胃镜

E．贫血系列　　F．血气分析

G．肌电图　　H．尿常规

476. 患者胃镜检查见胃体部黏膜色泽灰暗，黏膜变薄，大部分胃体及局限性胃窦黏膜血管透见。血红蛋白 55 g/L，血清叶酸 22 ng/mL，维生素 $B_{12}$ 84 ng/mL，血清铁 25 μmol/L，网织红细胞 0.004。考虑该患者的诊断为

A．恶性贫血　　B．慢性非萎缩性胃炎

C．自身免疫性胃炎　　D．B 型胃炎

E．A 型胃炎　　F．缺铁性贫血

G．溶血性贫血

477. 下列哪些结果支持该患者为自身免疫性胃炎

A．内因子抗体阳性　　B．内因子抗体阴性

C．抗壁细胞抗体阳性　　D．抗壁细胞抗体阴性

E. 血清促胃液素升高
F. 血清促胃液素降低
G. 胃酸增加
H. 胃酸减少

**(478~482题共用题干)**

男,50岁。因旅游途中进食海鲜后1天出现右足趾及跖趾关节剧烈疼痛,伴红肿,有发热。既往发作过2次,每次发作1周左右可自行缓解,曾用过青霉素治疗效果不明显。查体:痛苦面容,呻吟,体温39.2℃,右足趾及跖趾关节红肿、压痛,局部皮温增高。血白细胞 $11.4\times10^9$/L,中性粒细胞0.88,血尿酸630 μmol/L。

478. 该患者最可能的诊断是
A. 急性痛风性关节炎
B. 类风湿关节炎
C. 骨关节炎
D. 风湿性关节炎
E. 化脓性关节炎
F. 反应性关节炎
G. 感染性关节炎

479. 目前治疗的首选药物是
A. 氢氯噻嗪
B. 秋水仙碱
C. 丙磺舒
D. 别嘌呤醇
E. 苯溴马隆
F. 布洛芬

480. 目前抑制尿酸合成的药物主要是
A. 苯溴马隆
B. 丙磺舒
C. 别嘌呤醇
D. 磺吡酮
E. 糖皮质激素
F. 吲哚美辛

481. 对本病进行一般治疗时,正确的是
A. 控制总热量
B. 适当运动
C. 控制体重
D. 限制饮水
E. 慎用噻嗪类药物
F. 积极治疗相关疾病

482. 此患者出院时,对其进行健康教育,告知下列可以食用的食品有
A. 啤酒
B. 海蟹
C. 豆腐
D. 苹果
E. 猪肝
F. 鸡蛋
G. 牛奶
H. 马铃薯

**(483~486题共用题干)**

女,46岁。因"颜面皮疹、周身水肿3个月"来诊。孕3次,均在孕12周左右出现自然流产,无明显口干、眼干,无口腔溃疡及关节肿痛。入院后查体:颜面部可见充血性皮疹,周身水肿。检查示尿蛋白(+++),血小板 $4.6\times10^{12}$/L, ANA阳性,抗SSA阳性,抗U1-RNP抗体阳性。

483. 该患者诊断首先考虑
A. 慢性肾炎
B. 系统性红斑狼疮
C. 特发性血小板减少性紫癜
D. 混合性结缔组织病
E. 染色体异常
F. 干燥综合征

484. 除上述诊断外,该患者还应考虑合并
A. 血小板减少性紫癜
B. 干燥综合征
C. 类风湿关节炎
D. 系统性硬化病
E. 抗磷脂综合征
F. 遗传性疾病

485. 为明确诊断,还需做的检查有
A. 抗心磷脂抗体
B. 抗线粒体抗体
C. 抗中性粒细胞胞质抗体
D. 抗着丝点抗体
E. 抗组蛋白抗体
F. 抗 CCP 抗体

486. 该病的临床表现还包括
A. 网状青斑
B. 结节红斑
C. 反复动静脉血栓
D. 关节变形
E. 溶血性贫血
F. 毛囊炎

**(487~490 题共用题干)**

男,43 岁。果农,长期接触农药,近 2 年来自觉周身乏力,腹胀,食欲减低,近 1 个月来自觉腹胀加重,腹围增大,查体:巩膜略黄染,可见肝掌,腹软,全腹无压痛、反跳痛,双下肢水肿。化验示血细胞三项均减低。

487. 该患者考虑诊断为
A. 白血病
B. 骨髓增生异常综合征
C. 肝硬化
D. 肾病综合征
E. 结核性腹膜炎
F. 心力衰竭

488. 下列哪些检查可能确诊
A. 血常规
B. 胃镜
C. 便常规
D. 肝穿刺活检
E. 尿常规
F. 胸穿

489. 该患者腹水形成的机制包括
A. 门静脉压力升高
B. 抗利尿激素增加
C. 有效血容量增多
D. 球蛋白合成增加
E. 肝脏淋巴生成过多,回流受阻
F. 白蛋白合成下降

490. 该患者除门静脉高压外,还可出现肝功能减退,下列属于肝功能减退表现的有
A. 肌肉萎缩
B. 食欲减退
C. 痔静脉曲张
D. 乳房发育
E. 黄疸
F. 腹水
G. 脾大

**(491~494 题共用题干)**

男,18 岁。上呼吸道感染后 2 天出现血尿,尿常规:尿蛋白阴性、尿红细胞满视野/HP。

491. 首先考虑的诊断是
A. 尿路结石
B. 急进性肾小球肾炎
C. 急性肾小球肾炎
D. IgA 肾病
E. 尿路感染
F. 慢性肾炎急性发作

492. 入院后检查扁桃体Ⅱ度肿大,确诊为 IgA 肾病。尿检主要表现为
A. 大量红细胞及红细胞管型
B. 大量的红细胞伴血凝块
C. 大量的红细胞、白细胞
D. 大量的红细胞、白细胞及上皮细胞
E. 大量的均一红细胞
F. 大量的红细胞,变形红细胞大于 70%

493. 患者 24 小时蛋白定量为 0.38 g/24 h。最恰当的治疗是

A．扁桃体切除术
B．避免劳累、预防感冒
C．无特效治疗，定期复查尿常规、血压、肾功能
D．积极控制感染
E．使用止血药
F．口服雷公藤总苷

494．下述各项与该病预后关系最小的是
A．肾间质纤维化
B．血尿程度
C．尿蛋白定量
D．肾小球病理类型
E．血压
F．就诊早晚

**(495～498题共用题干)**

男，75岁。患慢性阻塞性肺疾病20余年，长期门诊复诊。近来行肺功能检查：$FEV_1$/FVC<70%，30%≤$FEV_1$%预计值<50%。血气分析：$PaO_2$ 50 mmHg，$PaCO_2$ 60 mmHg。查体：T 36.8 ℃，R 20次/分，消瘦，神清，稍气促，唇甲轻度发绀，球结膜稍充血、水肿。咽稍红，双侧扁桃体无肿大。颈静脉怒张，肝颈静脉回流征阴性。气管居中，双肺叩诊过清音，双肺呼吸音减低，双肺未闻及明显干湿啰音。心界不大，心率98次/分。腹平软，肝脾肋下未及。双下肢无水肿。

495．根据患者病史及检查结果，下列叙述正确的是
A．患者肺功能严重程度为2级
B．建议患者长期氧疗
C．给予支气管舒张药物
D．患者肺功能严重程度为1级
E．患者肺功能严重程度为3级
F．患者合并Ⅱ型呼吸衰竭

496．近1周患者受凉后出现咳嗽、咳痰、气促加重，并出现双下肢水肿。患者可能的并发症有
A．自发性气胸
B．肺结核
C．支气管扩张
D．肺癌
E．Ⅱ型呼吸衰竭
F．肺源性心脏病

497．患者行血常规：WBC $9.0\times10^9$/L，N 90%，L 10%；胸片示双肺纹理增粗紊乱，双肺多发肺大疱。目前可给予的治疗有
A．抗感染治疗
B．支气管舒张剂
C．控制性吸氧
D．利尿剂
E．洋地黄类药物
F．高流量吸氧

498．关于慢性肺源性心脏病患者洋地黄类药物的使用，叙述正确的是
A．洋地黄类药物使用剂量宜大
B．宜使用作用快，排泄快的洋地黄类药物
C．根据患者心率衡量洋地黄类药物的应用和疗效
D．感染已控制、呼吸功能好转、利尿剂不能得到良好疗效而反复水肿的心力衰竭患者
E．以右心衰竭为主要表现而无明显感染的患者
F．出现急性左心衰竭者

**(499～501题共用题干)**

男，65岁。吸烟30年。1周来反复发作胸痛，与体力活动有关，休息可以缓解。6小时

前出现持续性疼痛，进行性加剧，伴气促，不能平卧。查体：神志清楚，BP 90/65 mmHg，HR 120 次/分，律齐，心尖部可闻及 3 级收缩期杂音，双肺可闻及干鸣音及湿啰音。CK－MB 601 U/L。

499. 该患者的诊断最可能是
A．风心病二尖瓣关闭不全　　B．扩张型心肌病
C．支气管哮喘　　D．支气管肺炎
E．急性心肌梗死并发左心衰竭　　F．主动脉夹层

500. 下列治疗措施不恰当的是
A．口服洋地黄类药物　　B．静脉应用β受体阻滞剂
C．ACEI 类药物口服　　D．吗啡止痛
E．利尿剂静脉注射　　F．抗生素静脉注射

501. 除冠心病外，下列常可引起心绞痛的疾病是
A．肺动脉瓣狭窄　　B．主动脉瓣狭窄
C．多发性大动脉炎　　D．肥厚型心肌病
E．扩张型心肌病　　F．风湿性心脏病

# 答案与解析

## 答案

| | | | | | | | | | |
|---|---|---|---|---|---|---|---|---|---|
| 1. B | 2. B | 3. C | 4. E | 5. B | 6. C | 7. D | 8. C | 9. A | 10. D |
| 11. A | 12. E | 13. D | 14. D | 15. C | 16. A | 17. B | 18. E | 19. C | 20. B |
| 21. D | 22. E | 23. A | 24. A | 25. E | 26. B | 27. D | 28. C | 29. E | 30. A |
| 31. E | 32. D | 33. A | 34. D | 35. D | 36. C | 37. D | 38. D | 39. D | 40. C |
| 41. E | 42. E | 43. D | 44. B | 45. A | 46. E | 47. D | 48. A | 49. A | 50. D |
| 51. B | 52. C | 53. D | 54. E | 55. D | 56. E | 57. E | 58. C | 59. E | 60. B |
| 61. E | 62. D | 63. A | 64. B | 65. C | 66. A | 67. A | 68. E | 69. C | 70. C |
| 71. B | 72. A | 73. A | 74. D | 75. D | 76. D | 77. B | 78. D | 79. C | 80. A |
| 81. D | 82. C | 83. D | 84. B | 85. D | 86. C | 87. B | 88. C | 89. E | 90. C |
| 91. D | 92. A | 93. C | 94. C | 95. A | 96. D | 97. E | 98. C | 99. C | 100. C |
| 101. E | 102. C | 103. B | 104. A | 105. D | 106. D | 107. B | 108. E | 109. B | 110. D |
| 111. C | 112. E | 113. B | 114. D | 115. E | 116. A | 117. E | 118. D | 119. A | 120. D |
| 121. D | 122. A | 123. C | 124. B | 125. E | 126. B | 127. D | 128. B | 129. A | 130. E |
| 131. C | 132. B | 133. E | 134. D | 135. B | 136. E | 137. E | 138. E | 139. D | 140. E |
| 141. E | 142. D | 143. D | 144. D | 145. A | 146. E | 147. C | 148. C | 149. E | 150. C |
| 151. A | 152. B | 153. E | 154. E | 155. D | 156. E | 157. E | 158. D | 159. E | 160. E |
| 161. C | 162. A | 163. C | 164. E | 165. E | 166. A | 167. C | 168. D | 169. C | 170. B |
| 171. E | 172. E | 173. E | 174. B | 175. B | 176. B | 177. B | 178. B | 179. C | 180. D |
| 181. E | 182. D | 183. C | 184. C | 185. B | 186. D | 187. D | 188. B | 189. B | 190. A |
| 191. D | 192. C | 193. E | 194. A | 195. E | 196. D | 197. D | 198. E | 199. A | 200. A |
| 201. D | 202. B | 203. A | 204. E | 205. B | 206. C | 207. C | 208. B | 209. A | 210. C |

| | | | | | | | | | |
|---|---|---|---|---|---|---|---|---|---|
| 211. D | 212. E | 213. C | 214. E | 215. D | 216. E | 217. A | 218. C | 219. B | 220. C |
| 221. E | 222. E | 223. D | 224. D | 225. D | 226. B | 227. B | 228. D | 229. C | 230. D |
| 231. E | 232. B | 233. C | 234. D | 235. D | 236. E | 237. A | 238. A | 239. E | 240. A |
| 241. C | 242. E | 243. A | 244. A | 245. A | 246. B | 247. B | 248. C | 249. B | 250. A |
| 251. E | 252. A | 253. A | 254. A | 255. D | 256. E | 257. B | 258. C | 259. D | 260. D |
| 261. D | 262. D | 263. B | 264. D | 265. E | 266. B | 267. E | 268. A | 269. A | 270. C |
| 271. E | 272. E | 273. D | 274. C | 275. A | 276. B | 277. D | 278. D | 279. C | 280. E |
| 281. D | 282. A | 283. B | 284. E | 285. B | 286. A | 287. D | 288. D | 289. B | 290. B |
| 291. B | 292. D | 293. C | 294. C | 295. B | 296. A | 297. D | 298. B | 299. E | 300. D |
| 301. E | 302. B | 303. B | 304. D | 305. E | 306. E | 307. E | 308. A | 309. E | 310. B |
| 311. E | 312. C | 313. E | 314. C | 315. B | 316. E | 317. C | 318. C | 319. C | 320. B |
| 321. C | 322. D | 323. B | 324. D | 325. B | 326. A | 327. A | 328. C | 329. A | 330. D |
| 331. C | 332. D | 333. B | 334. B | 335. C | 336. A | 337. C | 338. E | 339. D | 340. B |
| 341. C | 342. D | 343. C | 344. D | 345. C | 346. B | 347. B | 348. C | 349. A | 350. E |
| 351. D | 352. E | 353. A | 354. B | 355. E | 356. C | 357. B | 358. A | 359. B | 360. D |
| 361. C | 362. E | 363. D | 364. C | 365. C | 366. B | 367. C | 368. E | 369. C | 370. B |
| 371. B | 372. E | 373. C | 374. C | 375. A | 376. C | 377. C | 378. C | 379. A | 380. E |
| 381. C | 382. C | 383. A | 384. C | 385. B | 386. B | 387. E | 388. C | 389. A | 390. D |
| 391. C | 392. C | 393. D | 394. B | 395. D | 396. B | 397. B | 398. C | 399. A | 400. A |
| 401. C | 402. D | 403. A | 404. D | 405. C | 406. A | 407. B | 408. D | 409. E | 410. C |
| 411. C | 412. A | 413. C | 414. A | 415. E | 416. D | 417. A | 418. B | 419. E | 420. B |
| 421. D | 422. B | 423. A | 424. B | 425. E | 426. E | 427. E | 428. C | 429. C | 430. A |
| 431. D | 432. D | 433. D | 434. B | 435. D | 436. A | 437. D | 438. C | 439. A | 440. A |
| 441. A | 442. E | 443. D | 444. A | 445. C | 446. C | 447. B | 448. B | 449. D | 450. C |
| 451. A | 452. C | 453. C | 454. E | 455. A | 456. E | 457. E | 458. B | 459. E | 460. E |
| 461. C | 462. A | 463. D | 464. A | 465. A | | | | | |

| | | | | |
|---|---|---|---|---|
| 466. AE | 467. ABCDE | 468. C | 469. B | 470. BD |
| 471. ABE | 472. E | 473. C | 474. ACEF | 475. ABDE |
| 476. ACE | 477. ACEH | 478. A | 479. B | 480. C |
| 481. ABCEF | 482. DFGH | 483. B | 484. E | 485. A |
| 486. AC | 487. C | 488. BD | 489. ABEF | 490. ABDE |
| 491. D | 492. AF | 493. BCD | 494. B | 495. BCEF |
| 496. AEF | 497. ABCD | 498. BDEF | 499. E | 500. ABF |
| 501. BCD | | | | |

解析

1. 患者有前驱感染史，主要表现为发热、颈痛，伴有甲状腺肿大、质硬，触痛明显，考虑亚急性甲状腺炎。为明确诊断，实验室检查可选择 ESR、$T_3$、$T_4$，TSH，$^{131}$I 摄取率等指标。故本题选 B。
2. 结合患者心率增快，皮肤潮湿，双手平伸细震颤等表现，考虑患者处于亚急性甲状腺炎的甲状腺毒症期。此期血清 $T_3$、$T_4$ 升高，TSH 降低，$^{131}$I 摄取率减低，是本病特征性的血清甲状腺激素水平和甲状腺摄碘能力的"分离现象";ESR 加快,可>100 mm/h。故本题选 B。

3. 甲状腺毒症期 $T_3$、$T_4$ 增高的原因是甲状腺滤泡被炎症破坏,其内储存的甲状腺激素释放进入循环,形成"破坏性甲状腺毒症"。故本题选 C。
4. 轻型患者仅需应用非甾体抗炎药,如阿司匹林、布洛芬、吲哚美辛等;中、重型患者可给予泼尼松,能明显缓解甲状腺疼痛;针对甲状腺毒症表现可给予普萘洛尔。故本题选 E。
8. 患者有 1 型糖尿病病史,出现乏力、口渴、萎靡、恶心、呕吐、腹痛症状,血糖 20.32 mmol/L,尿酮体阳性,血气分析示酸中毒,考虑糖尿病酮症酸中毒可能。故本题选 C。
9. 补液是治疗糖尿病酮症酸中毒的关键环节,只有在有效组织灌注改善、恢复后,胰岛素的生物效应才能充分发挥。一般采用小剂量(短效)胰岛素治疗方案,即每小时给予 0.1 U/kg 胰岛素。故本题选 A。
10. 治疗糖尿病酮症酸中毒,当血糖降至 13.9 mmol/L 时开始输入 5%葡萄糖溶液(或葡萄糖生理盐水),并按比例加入胰岛素,此时仍需每 4~6 小时复查血糖。故本题选 D。
11. 治疗糖尿病酮症酸中毒时,血糖下降速度一般以每小时降低 3.9~6.1 mmol/L 为宜,每 1~2 小时复查血糖;若在补足液量的情况下,开始治疗 2 小时后血糖下降不理想或反而升高,胰岛素剂量应加倍。故本题选 A。
15. 尿检异常(蛋白尿、血尿)伴或不伴水肿及高血压病史达 3 个月以上,无论有无肾功能损害均应考虑慢性肾小球肾炎。患者血尿、蛋白尿 5 年,有高血压、双下肢水肿及肾功能损害,首先考虑慢性肾小球肾炎可能。故本题选 C。
17. 如无禁忌证,应尽量首选具有肾脏保护作用的降压药如 ACEI 和 ARB 类药物;ACEI 或 ARB 除具有降低血压作用外,还有减少蛋白尿和延缓肾功能恶化的肾脏保护作用。故本题选 B。
18. 肾病患者的血压较一般患者控制更严格,蛋白尿≥1.0 g/d,血压应控制在 125/75 mmHg;如果蛋白尿≤1.0 g/d,血压应控制在 130/80 mmHg。故本题选 E。
19. 慢性肾小球肾炎的治疗应以防止或延缓肾功能进行性恶化、改善或缓解临床症状及防治心脑血管并发症为主要目的。故本题选 C。
20. 患者胃镜检查示胃体皱襞稀疏,黏膜血管透见,考虑慢性萎缩性胃炎可能;患者有贫血表现,考虑可能为自身免疫性胃炎,即 A 型胃炎(慢性胃体胃炎)。故本题选 B。
21. 血抗壁细胞抗体、内因子抗体及维生素 $B_{12}$ 水平测定有助于诊断自身免疫性胃炎。故本题选 D。
22. 当体内出现针对壁细胞或内因子的自身抗体时,自身免疫性的炎症反应导致壁细胞总数减少、泌酸腺萎缩、胃酸分泌减低;内因子减少可导致维生素 $B_{12}$ 吸收不良,出现巨幼细胞贫血,称为恶性贫血。故本题选 E。
26. 特发性血小板减少性紫癜行脾切除术的指征为常规糖皮质激素治疗 4~6 周无效,病程迁延 6 个月以上或糖皮质激素虽有效,但维持量>30 mg/d 或有糖皮质激素使用禁忌者。故本题选 B。
27. 特发性血小板减少性紫癜患者的血浆和血小板表面可检测到一种或多种抗血小板膜糖蛋白自身抗体,自身抗体致敏的血小板被单核-巨噬细胞系统吞噬破坏,导致血小板生存时间明显缩短。故本题选 D。
28. 免疫因素是特发性血小板减少性紫癜的主要病因,机制:①血小板抗原结构改变,导致自身抗体产生，与抗体或补体相结合的血小板易破坏而缩短寿命。②免疫调节障碍。③自身抗体导致巨核细胞生成血小板的功能受到损害。故本题选 C。

29. 患者阵发性咳嗽、咳痰 30 余年，考虑存在慢性支气管炎；有肺部啰音，考虑并发支气管肺炎；有脉快、气急、下肢水肿表现，考虑并发慢性肺源性心脏病和心力衰竭。风湿性心脏病是由风湿炎症导致的心脏瓣膜损害，常伴有心脏杂音。故本题选 E。

30. 不明原因反复发作的支气管肺炎需要支气管镜检查是否为肿瘤阻塞等，此患者病因及诊断明确，无需行支气管镜检查。故本题选 A。

31. 慢性支气管炎患者，出现畏寒、发热等感染症状，考虑处于急性加重期，最主要的治疗是控制感染，多依据患者所在地常见病原菌经验性选用抗生素。故本题选 E。

32. 患者有反复发作呼吸困难、胸闷、咳嗽表现，呈季节性，可自行缓解，双肺满布哮鸣音，考虑诊断为支气管哮喘。故本题选 D。

33. $\beta_2$ 受体激动剂主要通过激动气道的 $\beta_2$ 受体，舒张支气管、缓解哮喘症状，短效制剂为治疗哮喘急性发作的首选药物。故本题选 A。

34. 糖皮质激素是目前控制哮喘最有效的药物，重度或严重哮喘发作时应及早静脉给予激素，可选择琥珀酸氢化可的松或甲泼尼龙。故本题选 D。

35. 患者有腹壁静脉曲张、黄疸、脾大、腹水等体征，提示肝硬化失代偿期；出现呕血主要考虑因肝硬化门静脉高压导致食管胃底静脉曲张破裂出血。故本题选 D。

36. 胃镜检查是诊断上消化道出血病因、部位和出血情况的首选检查方法，不仅能直视病变、取活检，对于出血病灶可进行及时、准确的止血治疗。故本题选 C。

37. 患者血压、心率稳定，未达紧急输血指征，可先输平衡盐溶液或葡萄糖盐水甚至胶体扩容剂，维持组织灌注。故本题选 D。

38. 2∶1 心房扑动的心室率通常在 150 次/分左右；阵发性室性心动过速发作时间短于 30 秒；窦性心动过速常见于正常人活动或情绪激动时，较少引起血压下降；心房颤动心室律绝对不规则。患者心率 200 次/分，心律绝对规则，考虑阵发性室上性心动过速可能。故本题选 D。

39. 患者诊断为阵发性室上性心动过速，出现低血压，应立即进行直流电复律。故本题选 D。

40. 慢性肾衰竭尿毒症期：血肌酐达 707 μmol/L 以上，肌酐清除率降到 10 mL/min 以下，血尿素氮超过 28.6 mmol/L，患者有明显的酸中毒、贫血及严重的全身各系统症状。故本题选 C。

41. 肾脏替代治疗包括血液净化和肾脏移植，适应证：①限制蛋白质摄入不能缓解的尿毒症症状。②难以纠正的高钾血症。③难以控制的进展性代谢性酸中毒。④难以控制的水钠潴留，合并充血性心力衰竭或急性肺水肿。⑤尿毒症性心包炎。⑥尿毒症性脑病和进展性神经病变。故本题选 E。

42. 胃十二指肠溃疡瘢痕性幽门梗阻主要表现为腹痛和反复呕吐。患者初期症状表现为上腹部胀和不适，阵发性上腹部痛，同时伴有嗳气、恶心。随着症状加重，出现腹痛和呕吐，呕吐物为宿食，有腐败酸臭味，不含胆汁。故本题选 E。

44. 胃十二指肠溃疡瘢痕性幽门梗阻呕吐物为宿食，有腐败酸臭味，不含胆汁；呕吐物中有食物和胆汁可见于毕Ⅱ式术后输出袢梗阻。故本题选 B。

45. 山莨菪碱是抗胆碱能药物，会降低胃肠动力，进一步加重幽门梗阻症状，不建议使用。故本题选 A。

50. 对于支原体肺炎,如血清支原体 IgM 抗体≥1∶64,或恢复期抗体滴度有 4 倍增高,可进一步确诊。故本题选 D。
51. 治疗支原体肺炎的首选药物为大环内酯类抗生素,如红霉素、罗红霉素、阿奇霉素。故本题选 B。
52. DIC 诊断标准的实验室检查指标:①血小板<$100\times10^9$/L 或进行性下降,肝病、白血病患者血小板<$50\times10^9$/L。②血浆纤维蛋白原含量<1.5 g/L 或进行性下降,或>4 g/L,白血病及其他恶性肿瘤<1.8 g/L,肝病<1.0 g/L。③3P 试验阳性或血浆 FDP>20 mg/L,肝病、白血病 FDP>60 mg/L,或 D-二聚体水平升高或阳性。④PT 缩短或延长 3 秒以上,肝病、白血病延长 5 秒以上,或 APTT 缩短或延长 10 秒以上。故本题选 C。
53. 抗纤溶治疗仅适用于 DIC 的基础病因及诱发因素已经去除或控制,并有明显纤溶亢进的临床及实验证据,继发性纤溶亢进已成为迟发性出血主要或唯一原因的患者。故本题选 D。
54. DIC 的本质是微血管血栓形成,其血栓的主要成分是纤维蛋白,纤维蛋白在纤溶系统纤溶酶的作用下可降解为可溶性纤维蛋白降解产物,包括 D-二聚体、FDP,因此 D-二聚体测定、血浆 FDP 测定可反映纤溶情况。故本题选 E。
55. 假小叶是典型的肝硬化组织病理特点。当肝功能减退和门静脉高压证据不充分、肝硬化的影像学征象不明确时,肝活检若查见假小叶形成,可明确肝硬化诊断。故本题选 D。
56. 无论是乙肝还是丙肝,一旦进入肝硬化阶段,则禁用干扰素抗病毒治疗。故本题选 E。
62. 阵发性室性心动过速的心电图表现:①3 个或以上的室性期前收缩连续出现。②QRS 波群变大畸形,时限超过 0.12 秒;ST-T 波方向与 QRS 波群主波方向相反。③心室率通常为 100~250 次/分;心律规则,但亦可稍不规则。④P 波与 QRS 波群无固定关系,形成房室分离;偶尔个别或所有心室激动逆传,夺获心房。⑤心室夺获与室性融合波。故本题选 D。
63. 出现低血压、休克、心绞痛、充血性心力衰竭以及脑低灌注的症状,应立即进行直流同步电复律或心室超速起搏治疗;如没有除颤器立即准备使用,可考虑拳击心前区,但其效果有限,并且具有使心律恶化的风险。故本题选 A。
64. 阵发性室性心动过速出现低血压时,应立即进行同步直流电复律。电能高低的选择主要根据心律失常的类型和病情:①室性心动过速,100~200 J。②室上性心动过速,100~150 J。故本题选 B。
68. 患者既往有高血压病史,因情绪激动,血压突然增高,达 200/120 mmHg(大于 180/120 mmHg),且伴有急性左心衰竭,考虑高血压急症。硝普钠可同时直接扩张静脉和动脉,降低前、后负荷,可用于各种高血压急症。故本题选 E。
69. 患者伴有急性左心衰竭,β 受体阻滞剂具有负性肌力作用,不可使用。故本题选 C。
70. 患者既往有高血压病史,因情绪激动,血压骤升至 200/120 mmHg,使急性容量负荷过重,导致急性左心衰竭。故本题选 C。
71. 患者有长期咳嗽、咳痰,气急等表现,考虑慢性支气管炎,结合吸烟史及呼吸困难、桶状胸等表现,考虑慢性阻塞性肺疾病(COPD)。故本题选 B。
72. COPD 的特征是持续存在的呼吸系统症状和气流受限。肺功能检查是判断持续气流受限的主要客观指标。吸入支气管扩张剂后,$FEV_1$/FVC<70%可确定为持续气流受限。

故本题选 A。

73. COPD 患者急性加重期吸氧时采用低流量吸氧。鼻导管给氧时，吸入的氧浓度为 28%～30%，应避免吸入氧浓度过高引起二氧化碳潴留。故本题选 A。

74. 患者有冠心病史，近期出现夜间呼吸困难、双下肢水肿、颈静脉怒张、腹水征阳性等肺循环淤血及体循环淤血表现，考虑在冠心病基础上发生心功能不全。故本题选 D。

75. 心脏核素扫描主要用于心肌梗死，是目前唯一能直接评价心肌存活性的影像技术，不适用于冠心病基础上心功能不全的诊断。故本题选 D。

76. 右心漂浮导管检查计算心脏指数（CI）及肺毛细血管楔压（PCWP），直接反映左心功能，正常时 CI>2.5 $L/(min \cdot m^2)$，PCWP<12 mmHg。故本题选 D。

78. 洋地黄中毒最重要的表现为各类心律失常，以室性期前收缩常见；发生洋地黄中毒后，应立即停药，单发性室性期前收缩停药后常自行消失，如血钾浓度低则可静脉补钾。故本题选 D。

79. 患者有牙龈出血伴月经过多表现，双下肢皮肤紫癜，血小板低于 $100\times10^9/L$，考虑诊断为原发免疫性血小板减少症。故本题选 C。

80. 骨髓象检查见巨核细胞数量正常或增加，巨核细胞发育成熟障碍，幼稚型巨核细胞增加，产板型减少，可帮助明确原发免疫性血小板减少症的诊断。故本题选 A。

81. 治疗一般原发免疫性血小板减少症，糖皮质激素为首选药物，以泼尼松效果较好。故本题选 D。

82. 当收缩压≥180 mmHg 和（或）舒张压≥110 mmHg 时，为 3 级高血压；患者年龄>55 岁，有高血压家族史，且眼底Ⅲ级，即具有 3 个危险因素，心血管危险分层为很高危。故本题选 C。

83. 治疗性生活方式干预适用于所有高血压患者。高血压 2 级或以上患者是降压药物治疗对象，高危和很高危患者必须使用降压药物强化治疗。故本题选 D。

84. ACEI 具有改善胰岛素抵抗和减少尿蛋白作用，对肥胖、糖尿病和心脏、肾脏靶器官受损的高血压患者具有较好的疗效，特别适用于伴有心力衰竭、心肌梗死、心房颤动、蛋白尿、糖耐量减退或糖尿病肾病的高血压患者。故本题选 B。

85. 社区获得性肺炎的非典型病原体为军团菌、支原体和衣原体等，治疗时应使用大环内酯类抗生素，如红霉素、罗红霉素等。故本题选 D。

87. 脑血栓形成是常见的脑血管疾病，最常见的病因是动脉粥样硬化，其好发部位为大脑中动脉、颈内动脉、椎-基底动脉交界处。故本题选 B。

88. 慢性支气管炎合并肺部感染提示处于急性加重期，治疗方法：①控制感染，多依据患者所在地常见病原菌经验性选用抗生素。②祛痰、镇咳，可口服药物或雾化吸入。③平喘，可用支气管扩张剂。菌苗注射属于缓解期的治疗方式。故本题选 C。

90. Ⅲ导联出现 Q 波并不是心肌梗死的特征性改变；夜间发生心绞痛属于不稳定型心绞痛；晕厥原因很多，心肌梗死表现为持续性缺血性胸痛，表现为晕厥的并不多见；下肢深静脉血栓形成患者突发胸痛、呼吸困难，应首先考虑急性肺栓塞的可能。故本题选 C。

91. 支气管扩张常继发于急、慢性呼吸道感染和支气管阻塞后，可考虑应用肺炎链球菌疫苗和流感病毒疫苗预防或减少急性发作，免疫调节剂对于减轻症状和减少发作有一定帮助。吸烟者应予以戒烟。康复锻炼对于保持肺功能有一定作用。长期预防性应用抗生素可导致菌群失调及多重耐药菌的产生，不宜选用。故本题选 D。

94. 室性心动过速伴严重血流动力学障碍，如已发生低血压、休克、心绞痛、充血性心力衰竭或脑血流灌注不足等症状，应迅速施行同步直流电复律。故本题选 C。

95. 支气管扩张出现咯血时，清除痰液是控制感染、减少继发感染及减轻全身中毒症状的根本措施；镇咳药会抑制痰液的排出，一般不主张应用。故本题选 A。

97. 乳头肌功能失调或断裂的发生率高，是心肌梗死最常见的并发症；二尖瓣乳头肌因缺血、坏死等使收缩功能发生障碍，造成不同程度的二尖瓣脱垂并关闭不全，心尖区出现收缩中晚期喀喇音和吹风样收缩期杂音，第一心音可不减弱，可引起心力衰竭。故本题选 E。

101. 支气管哮喘发作时呈阻塞性通气功能障碍表现，用力肺活量（FVC）正常或下降，第一秒用力呼气容积（$FEV_1$）、1 秒率（$FEV_1/FVC\%$）以及最高呼气流量（PEF）均下降；残气量及残气量与肺总量比值增加。故本题选 E。

102. 阵发性室上性心动过速患者出现严重心绞痛、低血压、充血性心力衰竭表现或者急性发作应用药物治疗无效时，应立即直流电复律。故本题选 C。

103. 尿毒症患者由于继发性甲状旁腺功能亢进，甲状旁腺激素（PTH）升高，破骨细胞过度活跃引起骨盐溶解、骨质重吸收增加，骨胶原基质破坏，而代以纤维组织，形成纤维囊性骨炎，易发生肋骨骨折。故本题选 B。

106. 气道高反应性是哮喘的基本特征，长期存在无症状的气道高反应性者出现典型哮喘症状的风险明显增加。长期吸烟、接触臭氧、病毒性上呼吸道感染、慢性阻塞性肺疾病等也可出现气道高反应性，但程度相对较轻。故本题选 D。

108. 严重感染是诱发 DIC 的主要病因之一。感染可导致组织因子或组织因子类物质释放入血，激活外源性凝血系统；也可引起血管内皮损伤，导致组织因子释放，进而启动内源性凝血系统。故本题选 E。

112. 凡起源于窦房结的心律，称为窦性心律。心电图特点：P 波规律出现，在Ⅰ、Ⅱ、aVF、$V_4 \sim V_6$ 导联直立，在 aVR 导联倒置。正常人窦性心律的频率呈生理性波动，静息心率的正常范围一般为 60~100 次/分。故本题选 E。

114. 典型的劳力性心绞痛症状在体力活动或情绪变化时发生，症状多表现为心前区或胸骨后压榨感、压迫感或紧缩感，属钝痛性质，持续数分钟，停止活动休息或含服硝酸甘油后缓解。不稳定型心绞痛可表现为静息或夜间心绞痛。反复出现的局限性心前区刺痛，每次持续仅 2~3 秒，符合心脏神经症的特点。故本题选 D。

115. 缺铁性贫血时，红细胞体积较小、大小不等，中心淡染区扩大，MCV、MCH、MCHC 值均降低，为小细胞低色素性贫血；血清铁降低（$<8.95\ \mu mol/L$），总铁结合力升高（$>64.44\ \mu mol/L$），转铁蛋白饱和度降低（$<15\%$）。血清铁蛋白是体内储存铁的指标，$<12\ \mu g/L$ 可作为缺铁的依据。故本题选 E。

116. 甲状腺功能减退症的治疗目标是症状和体征消失，血清 TSH 和甲状腺激素水平恢复到正常范围内，需要终身服药。治疗达标后，需要每 6~12 个月复查一次激素指标。故本题选 A。

117. 支气管哮喘的典型症状为发作性伴有哮鸣音的呼气性呼吸困难，可伴有气促、胸闷或咳嗽。故本题选 E。

118. 室性心动过速发作时，少数室上性冲动可下传心室，产生心室夺获，表现为在 P 波之后，提前发生一次正常的 QRS 波。室性融合波的 QRS 波形态介于窦性与异位心室搏动,其意义为部分夺获心室。心室夺获与室性融合波的存在对确立室性心动过速诊断提供重要依据。故本题选 D。

119. 伴有快速心房颤动/心房扑动的收缩性心力衰竭是应用洋地黄的最佳指征,包括扩张型心肌病、二尖瓣或主动脉瓣病变、陈旧性心肌梗死及高血压性心脏病所致慢性心力衰竭。故本题选 A。

121. 急性肾小球肾炎患者均有肾小球源性血尿,部分患者可有肉眼血尿,常为起病首发症状和患者就诊原因;早期尚可见白细胞和上皮细胞稍增多,并常有颗粒管型和红细胞管型等。故本题选 D。

122. 稳定型心绞痛发作时限短,一般持续 1~5 分钟或 15 分钟以内,舌下含用硝酸甘油可显著缓解。心肌梗死时胸痛持续时间长,可达数小时或 1~2 天,含服硝酸甘油作用较差或无效。故本题选 A。

123. 消化性溃疡的手术适应证:①并发消化道大出血经药物、胃镜及血管介入治疗无效时。②急性穿孔、慢性穿透溃疡。③瘢痕性幽门梗阻,内镜治疗无效。④胃溃疡疑有癌变。故本题选 C。

124. 慢性肺源性心脏病患者应用正性肌力药的指征:①感染已控制,呼吸功能已改善,利尿治疗后右心功能无改善者。②以右心衰竭为主要表现而无明显感染的患者。③合并室上性快速心律失常,如室上性心动过速、心房颤动(心室率>100 次/分)者。④合并急性左心衰竭的患者。原则上选用作用快、排泄快的洋地黄类药物,小剂量(常规剂量的 1/2 或 2/3)静脉给药。故本题选 B。

125. 骨质疏松的危险因素很多,如高龄、吸烟、制动、体力活动过少、酗酒、跌倒、长期卧床、长期服用糖皮质激素、光照减少、钙和维生素 D 摄入不足等。故本题选 E。

126. 消化性溃疡的钡餐透视直接征象为龛影、黏膜聚集;间接征象为局部压痛、胃大弯侧痉挛性切迹、狭窄、十二指肠球部激惹及球部畸形等。故本题选 B。

127. 药物治疗是终止阵发性室上性心动过速发作的最常用和有效的方法,首选腺苷,起效迅速,腺苷无效时可改用静脉应用维拉帕米。故本题选 D。

128. 肝硬化失代偿期肝功能减退的临床表现包括消化不良、营养不良、黄疸、出血和贫血、内分泌失调。脾大及脾功能亢进是肝硬化失代偿期门静脉高压的表现。故本题选 B。

130. 慢性胃体胃炎(A 型胃炎)患者体内出现针对内因子的自身抗体,使内因子减少导致维生素 $B_{12}$ 吸收不良,出现恶性贫血。故本题选 E。

131. 稳定型心绞痛一般持续数分钟至十余分钟,多为 3~5 分钟,一般不超过半小时。故本题选 C。

132. 冠状动脉造影(CAG)为有创性检查手段,目前仍然是诊断冠心病的“金标准”。故本题选 B。

134. 保持一定的收缩压主要是为了保证一定高度的平均压,这样在颅内压升高时也能保证脑的灌注,一般要求保持脑灌注压 60 mmHg 以上,收缩压大约在 110~120 mmHg。故本题选 D。

135. 食管和胃底静脉曲张提示门静脉高压,属于肝硬化失代偿期表现。故本题选 B。

136. 咳砖红色胶冻状痰是肺炎克雷伯菌肺炎的典型临床表现。铜绿假单胞菌肺炎患者咳脓痰,可呈蓝绿色;肺炎链球菌肺炎患者咳铁锈色痰。故本题选 E。

138. 溶血性贫血是红细胞遭到破坏,寿命缩短的过程;骨髓具有正常造血 6~8 倍的代偿能力，当溶血超过骨髓的代偿能力，引起的贫血即为溶血性贫血。故本题选 E。

139. 肝硬化失代偿期出现内分泌失调，常见雌激素增多，雄激素减少。前者与肝脏对其灭活减少有关，后者与升高的雌激素反馈抑制垂体促性腺激素释放，从而引起睾丸间质细胞分泌雄激素减少有关。肝硬化时，合成肾上腺皮质激素重要原料的胆固醇脂减少，肾上腺皮质激素合成不足。故本题选 D。

140. 肺炎链球菌肺炎患者呈急性热病容，面颊绯红，鼻翼扇动，皮肤灼热、干燥，口角及鼻周有单纯疱疹，痰少，可带血或呈铁锈色。故本题选 E。

141. 库欣综合征的典型表现为向心性肥胖、满月脸、多血质外貌；常于下腹部、大腿内外侧等处出现紫纹；大量皮质醇促进肝糖异生，并拮抗胰岛素，导致血糖增高；病程较久者出现骨质疏松，脊椎可发生压缩畸形，身材变矮。故本题选 E。

142. 慢性胃炎可表现为中上腹不适、饱胀、钝痛、烧灼痛等，也可呈食欲缺乏、嗳气、反酸、恶心等消化不良症状。慢性胃体胃炎可出现贫血。故本题选 D。

144. 慢性阻塞性肺疾病（COPD）是一种常见的、可以预防和治疗的疾病，其特征是持续存在的呼吸系统症状和气流受限，气流受限不完全可逆、呈进行性发展。故本题选 D。

147. 高血压早期首先建议通过治疗性生活方式干预。降压药物治疗对象：①高血压 2 级或以上患者。②高血压合并糖尿病，或者已经有心、脑、肾靶器官损害或并发症患者。③凡血压持续升高，改善生活方式后血压仍未获得有效控制者。故本题选 C。

148. COPD 与慢性支气管炎和肺气肿有密切关系，当慢性支气管炎、肺气肿患者肺功能检查出现持续气流受限时，则能诊断为 COPD。故本题选 C。

149. 贫血的临床表现与 5 个因素有关，即贫血的病因（包括引起贫血的相关疾病），贫血导致血液携氧能力下降的程度，贫血时血容量下降的程度，发生贫血的速度和血液、循环、呼吸等系统对贫血的代偿和耐受能力。故本题选 E。

151. 肠易激综合征最主要的临床表现是腹痛、排便习惯和粪便性状的改变。几乎所有患者都有不同程度的腹痛，部位不定，以下腹和左下腹多见，排便或排气后缓解。故本题选 A。

153. 急性白血病的细胞分化停滞在较早阶段，多为原始细胞及早期幼稚细胞，病情发展迅速，自然病程仅几个月。慢性白血病的细胞分化停滞在较晚的阶段，多为较成熟幼稚细胞和成熟细胞，病情发展缓慢，自然病程为数年。故本题选 E。

154. 绝大多数慢性肾炎由不同病因的原发性肾小球疾病发展而来，仅有少数慢性肾炎是由急性肾炎发展所致（直接迁延或临床痊愈若干年后再现）。故本题选 E。

155. 原发性肾小球疾病临床分型：①急性肾小球肾炎。②急进性肾小球肾炎。③慢性肾小球肾炎。④无症状性血尿和（或）蛋白尿。⑤肾病综合征。故本题选 D。

156. 再生障碍性贫血主要表现为骨髓造血功能低下、全血细胞减少及所致的贫血、出血、感染综合征，属于正细胞正色素性贫血。故本题选 E。

160. 胃镜及组织学检查是慢性胃炎诊断的关键，仅依靠临床表现不能确诊。故本题选 E。

162. 特发性血小板减少性紫癜可发现皮肤紫癜或瘀斑，以四肢远侧端多见，黏膜出血以鼻出血、牙龈出血或口腔黏膜血疱多见。故本题选 A。

163. 肺炎克雷伯菌肺炎多见于老年、营养不良、慢性阻塞性肺疾病及全身衰竭的患者，预后差，病死率高。故本题选 C。

165. 急性白血病细胞可浸润口腔，使牙龈增生、肿胀；浸润皮肤可出现蓝灰色斑丘疹，局部皮肤隆起、变硬，呈紫蓝色结节；浸润睾丸时，表现多为一侧睾丸无痛性肿大，另一侧虽无肿大，但在活检时常发现有白血病细胞浸润。故本题选 E。

169. 消化性溃疡的并发症：①出血，十二指肠溃疡是上消化道出血中最常见的病因。②穿孔，当溃疡穿透胃、十二指肠壁时，发生穿孔。③幽门梗阻。④癌变。故本题选 C。

171. 慢性阻塞性肺疾病听诊有两肺呼吸音减弱，呼气期延长，部分患者可闻及湿啰音和（或）干啰音。管状呼吸音是由肺实变产生的。故本题选 E。

172. 肌酸激酶同工酶 CK－MB 在急性心肌梗死起病后 4 小时内增高，16～24 小时达高峰，3～4 天恢复正常，其增高的程度能较准确地反映梗死的范围，其高峰出现时间是否提前有助于判断溶栓治疗是否成功。故本题选 E。

173. 口服铁剂有效的表现先是外周血网织红细胞增多，高峰在开始服药后 5～10 天，2 周后血红蛋白浓度上升，一般 2 个月左右恢复正常。铁剂治疗应在血红蛋白恢复正常后至少持续 4～6 个月，待铁蛋白正常后停药。故本题选 E。

176. 支气管哮喘的典型症状为发作性伴有哮鸣音的呼气性呼吸困难，可伴有气促、胸闷或咳嗽。症状可在数分钟内发作，并持续数小时至数天，可经平喘药物治疗后缓解或自行缓解。故本题选 B。

179. 严重感染是诱发 DIC 的主要原因之一，以细菌感染最常见，尤其是革兰阴性细菌感染。故本题选 C。

184. 支气管哮喘与心源性哮喘一时难以鉴别时，可雾化吸入 $\beta_2$ 受体激动剂或静脉注射氨茶碱缓解症状后进一步检查。忌用肾上腺素或吗啡。故本题选 C。

190. 病原菌经由尿道上行至膀胱，甚至输尿管、肾盂引起的感染称为上行感染，约占尿路感染的 95%。故本题选 A。

193. 甲状腺功能亢进症的手术禁忌证：①青少年患者。②症状较轻者。③老年患者或有严重器质性疾病不能耐受手术者。故本题选 E。

197. 痛风是嘌呤代谢紊乱和（或）尿酸排泄障碍所致的一组异质性疾病，其临床特征为血清尿酸升高、反复发作性急性关节炎、痛风石及关节畸形、尿酸性肾结石、肾小球、肾小管、肾间质及血管性肾脏病变等。高尿酸血症可作为痛风诊断指征。故本题选 D。

198. 由于Ⅰ类抗心律失常药物（如普罗帕酮）有明显的致心律失常作用，以及不良的血流动力学效应，在心力衰竭合并心房颤动、非阵发性或阵发性室性心动过速时，应尽量避免使用。故本题选 E。

199. 甲亢时，因甲状腺激素、儿茶酚胺等作用使迷走神经张力增加，导致胃肠排空和蠕动加快，引起小肠吸收不良，表现为顽固性腹泻或大便次数增多，但很少腹痛，大便可呈稀糊状或水样便，大便化验阴性，无致病菌，肠镜检查无异常。故本题选 A。

201. 肺炎链球菌肺炎起病急，典型症状为寒战、高热、咳铁锈色痰、胸痛。其中咳铁锈色痰具有鉴别意义。故本题选 D。

203. 糖皮质激素是目前控制哮喘最有效的药物。激素通过作用于气道炎症形成过程中的诸多环节，如抑制嗜酸性粒细胞等炎症细胞在气道的聚集、抑制炎症因子的生成和介质释放、增强平滑肌细胞 $\beta_2$ 受体的反应性等，有效抑制气道炎症。故本题选 A。

204. 痛风诊断的金标准是偏振光显微镜镜检证实在（曾）有症状关节或滑囊或痛风石中存在尿酸钠结晶。故本题选 E。

206. 由尿毒症毒素诱发的肺泡毛细血管渗透性增加、肺充血，可引起“尿毒症肺水肿”；多数尿毒症患者表现为少尿或无尿，应用利尿剂无效，需透析治疗。故本题选 C。

207. 根据肾功能受损的不同程度把慢性肾衰竭从轻到重可分为肾功能不全代偿期、肾功能不全失代偿期、肾功能衰竭期、尿毒症期。故本题选 C。

208. 支气管哮喘典型症状为发作性伴有哮鸣音的呼气性呼吸困难，可伴有气促、胸闷或咳嗽。故本题选 B。

211. 充血是指局部组织或器官因动脉血输入过多致含血量主动增多的过程。当慢性左心衰竭时，左心室射血功能障碍，导致左心室舒张末压升高，舒张期左心房内血流无法顺利流入左心室，引起左心房压力升高，左心房压升高使得肺静脉血液回流受阻，出现肺循环淤血，并非肺循环的主动充血。故本题选 D。

212. 肝性脑病为肝硬化最严重的并发症，也是肝硬化最常见的死亡原因。在肝硬化基础上，患者摄入蛋白质过量、消化道出血、感染、电解质紊乱等均可诱发肝性脑病。故本题选 E。

213. 无症状细菌尿是指患者有真性菌尿，而无尿路感染的症状，可由症状性尿感演变而来或无急性尿路感染病史。故本题选 C。

214. 尿路感染的预防：①多饮水、勤排尿。②注意会阴部清洁。③尽量避免尿路器械的使用，必须应用时严格无菌操作。④如必须留置导尿管，前 3 天给予抗生素可延迟尿感的发生。⑤与性生活有关的尿感，应于性交后立即排尿，并口服一次常用量抗生素。故本题选 E。

216. 根除 Hp 目前倡导的联合方案为含有铋剂的四联方案，即 1 种 PPI+2 种抗生素和 1 种铋剂，疗程 10~14 天。故本题选 E。

218. 单纯左心衰竭以肺循环淤血及心排血量降低为主要表现。①不同程度的呼吸困难。②咳嗽、咳痰、咯血。③乏力、疲倦、运动耐量减低、头晕、心慌等器官、组织灌注不足及代偿性心率加快所致的症状。④少尿及肾功能损害症状。⑤肺部湿啰音等。故本题选 C。

220. 失代偿期肝硬化有明显肝功能减退及门静脉高压表现。门静脉高压表现为侧支循环形成、脾功能亢进及脾大、腹水。故本题选 C。

221. 食管钡餐检查示下段有蚯蚓样充盈缺损，为肝硬化门静脉高压所致食管下段静脉曲张的征象，对诊断肝硬化最有价值。故本题选 E。

222. 痰直接涂片作革兰染色及荚膜染色镜检，如发现典型的革兰染色阳性、带荚膜的双球菌或链球菌，即可初步作出病原学诊断。痰培养 24~48 小时可以确定病原体。故本题选 E。

226. 慢性胃窦炎症状的轻重与胃镜和病理组织学所见不成比例。故本题选 B。

228. 上消化道大出血休克状态，应尽快建立有效的静脉输液通道和补充血容量，必要时留置中心静脉导管。故本题选 D。

229. 室性心动过速心电图表现为 3 个或以上的室性期前收缩连续出现；QRS 波群变大畸形，时限超过 0.12 秒；ST－T 波方向与 QRS 波群主波方向相反。故本题选 C。

231. 青霉素过敏属于Ⅰ型超敏反应，病情发展迅速，重型可致过敏性休克，常伴有荨麻疹以及呼吸道和消化道的过敏症状。急性左心衰竭和哮喘发作均可出现肺水肿，但不会出现身体多部位皮疹；急性呼吸窘迫综合征肺部多为湿啰音而不是喘鸣音，也不会出现多处皮疹；感染性休克多发生于细菌感染后。故本题选 E。

234. 室性心动过速发作时，少数室上性冲动可下传心室，产生心室夺获，表现为在 P 波之后，提前发生一次正常的 QRS 波。室性融合波的 QRS 波形态介于窦性与异位心室搏动，其意义为部分夺获心室。心室夺获与室性融合波的存在对确立室性心动过速诊断提供重要依据。故本题选 D。

236. DIC 的主要临床表现：①出血倾向，特点为自发性、多发性出血，部位可遍及全身，多见于皮肤、黏膜、伤口及穿刺部位。②休克或微循环衰竭。③微血管栓塞等。实验室检查指标：①血小板 < $100\times10^9$/L 或进行性下降，肝病、白血病患者血小板 < $50\times10^9$/L。②血浆纤维蛋白原含量 < 1.5 g/L 或进行性下降，或 > 4 g/L，白血病及其他恶性肿瘤 < 1.8 g/L，肝病 < 1.0 g/L。③3P 试验阳性或血浆 FDP > 20 mg/L，肝病、白血病 FDP > 60 mg/L，或 D－二聚体水平升高或阳性。④PT 缩短或延长 3 秒以上，肝病、白血病延长 5 秒以上，或 APTT 缩短或延长 10 秒以上。故本题选 E。

238. 急性白血病临床表现为贫血、发热、出血等，出血可发生在全身各部位，以皮肤瘀点、瘀斑、鼻出血、牙龈出血、月经过多为多见。白血病细胞浸润骨骼时，常有胸骨下段局部压痛。多数患者白细胞增多，> $10\times10^9$/L 者称为白细胞增多性白血病，约 50% 的患者血小板 < $60\times10^9$/L；血涂片分类检查可见数量不等的原始和幼稚细胞。故本题选 A。

240. 患者长期咳嗽、咳痰，每年连续 4 个月，考虑慢性支气管炎，现症状加重，咳痰呈脓性，且伴有气喘，考虑慢性支气管炎急性发作。故本题选 A。

241. 患者有持续胸痛表现，心电图示相关导联 ST 段抬高，考虑急性心肌梗死，Ⅱ、Ⅲ、aVF 导联 ST 段抬高，定位为急性下壁心肌梗死；此时最可能出现的心律失常为房室传导阻滞。故本题选 C。

242. 二尖瓣狭窄使左心房压升高，严重狭窄时左心房压需高达 20～25 mmHg 才能使血流通过狭窄的瓣口，使左心室充盈并维持正常的心排血量。左心房压力升高导致肺静脉和肺毛细血管压力升高，继而导致肺毛细血管扩张和淤血，产生肺间质水肿。左心房大，肺静脉压及肺毛细血管压相继升高为左心房失代偿期表现。故本题选 E。

243. 急性淋巴细胞白血病的细胞化学反应为髓过氧化物酶（MPO）阴性、糖原染色（PAS）阳性成块或粗颗粒状、非特异性酯酶（NSE）阴性。故本题选 A。

244. 糖尿病患者的饮食应按照理想体重计算每天总热量，肥胖者酌减，使体重逐渐恢复至理想体重的±5%左右；理想体重（kg）= 身高（cm）－105；此患者实际体重 80 kg，超过理想体重 23%，属肥胖，总热量应酌情减少 5 kcal。成人轻体力劳动标准为 30～35 kcal/kg，故此患者饮食总热量应为 25～30 kcal/kg。故本题选 A。

245. 确定贫血的病因有助于贫血的治疗。对症治疗目的是减轻重度血细胞减少对患者的致命影响，为对因治疗发挥作用赢得时间。对因治疗为针对贫血发病机制的治疗，如缺铁性贫血补铁及治疗导致缺铁的原发病等。故本题选 A。

246. 患者有慢性支气管炎病史，现查体有桶状胸体征，考虑肺气肿；患者有右侧胸痛、右肺呼吸音减低、右肺叩诊鼓音、呼吸困难突然加重、发绀、心浊音界缩小表现，考虑右侧气胸；患者剑突下可触及心脏搏动，提示右心室肥大，结合病史考虑可能存在早期肺心病。故本题选 B。

247. 肾综合征出血热起病急，有“三大主症”表现，即发热、出血和肾脏损害；消化道症状明显，有恶心、呕吐、食欲减退、腹泻等；实验室检查表现为血白细胞升高并出现异型淋巴细胞，血小板减少，早期尿中有大量蛋白等。故本题选 B。

249. 患者处于妊娠期，需铁量增加，有月经量过多表现，提示存在慢性失血；实验室检查见血清铁降低、总铁结合力升高，考虑诊断为缺铁性贫血。故本题选 B。

251. 患者既往有季节性咳嗽、咳痰史，近期咳黄痰，双肺散在干湿啰音，提示有肺部感染，考虑为慢性支气管炎急性发作。慢性支气管炎在急性发作时首先要控制感染，并进行祛痰治疗，伴发喘息的患者，应行解痉平喘治疗。故本题选 E。

252. 患者实验室检查见白细胞升高，可见各阶段粒细胞，以中性中幼、晚幼和杆状核粒细胞居多，嗜酸性、嗜碱性粒细胞增多，血小板增多，考虑慢性髓系白血病可能。慢性髓系白血病常以脾大为最显著体征，往往就医时已达脐或脐以下，质地坚实，平滑，无压痛。故本题选 A。

253. 哮喘患者由于过度通气可使 $PaCO_2$ 降低，pH 上升，表现为呼吸性碱中毒，是呼吸肌具备代偿能力的反应。若 $PaCO_2$ 正常，提示呼吸肌代偿不足，表示病情加重。故本题选 A。

254. 患者反复中上腹疼痛，表现为餐后痛，疼痛发作呈季节性，考虑胃溃疡可能；现有黑便表现，粪隐血(+++)，考虑合并出血。故本题选 A。

256. 患者空腹血糖升高，尿蛋白阳性，应选用血管紧张素转换酶抑制剂(ACEI)。ACEI 具有改善胰岛素抵抗和减少尿蛋白作用，对肥胖、糖尿病和心脏、肾脏靶器官受损的高血压患者具有较好的疗效，特别适用于伴有心力衰竭、心肌梗死、心房颤动、蛋白尿、糖耐量减退或糖尿病肾病的高血压患者。故本题选 E。

257. 急性心肌梗死是心源性休克的常见原因。主要原因是心肌收缩力减弱，导致心脏排血量迅速下降，引起休克。故本题选 B。

258. 患者有夜间阵发性呼吸困难、肺部湿啰音等肺淤血表现，提示存在左心衰竭；有颈静脉怒张，肝颈静脉回流征阳性，双下肢凹陷性水肿等表现，提示存在右心衰竭，其心衰类型为全心衰竭。故本题选 C。

260. 患者活动时心悸、气短，胸骨左缘第 3 肋间可闻及舒张期叹气样杂音，向心尖部传导，周围血管征阳性，最可能为主动脉瓣关闭不全。慢性主动脉瓣关闭不全者左心室明显增大，向左下增大，心腰加深，升主动脉结扩张，呈“靴形心”。故本题选 D。

261. 结核菌素试验广泛应用于检出结核分枝杆菌的感染，但不能区分是结核分枝杆菌的自然感染还是卡介苗接种的免疫反应。腺苷脱氨酶(ADA)在淋巴细胞内含量较高，结核性胸膜炎时，因细胞免疫受刺激，淋巴细胞明显增多，故胸腔积液中 ADA 多高于 45 U/L，其诊断结核性胸膜炎的敏感度较高。故本题选 D。

263. 患者哮喘发作，应用药物治疗无效，血气分析结果提示严重缺氧和 $CO_2$ 潴留，应采用机械通气治疗，其指征主要包括呼吸肌疲劳、$PaCO_2 \geq 45$ mmHg、意识改变。故本题选 B。

265. 长期家庭氧疗对慢性阻塞性肺疾病伴发慢性呼吸衰竭者可提高生活质量和生存率，对血流动力学、运动能力和精神状态均会产生有益的影响；使用指征：①$PaO_2 \leq 55$ mmHg 或 $SaO_2 \leq 88\%$，有或没有高碳酸血症。②$PaO_2$ 55～60 mmHg，或 $SaO_2 < 89\%$，并有肺动脉高压、右心衰竭或红细胞增多症。故本题选 E。

267. 患者大量呕血后出现心率快、低血压等休克症状，提示存在失血性休克，应迅速补充血容量。故本题选 E。

268. 患者有肝掌、蜘蛛痣、腹水征阳性等临床表现，考虑为肝硬化门静脉高压导致消化道出血，药物止血首选生长抑素。故本题选 A。

269. 患者有盗汗、乏力等结核感染症状，胸水为血性渗出液，考虑为结核性胸腔积液，应行抗结核治疗,同时抽胸水治疗。故本题选 A。

270. 患者有风湿性心脏瓣膜病史,心前区未触及震颤,胸骨左缘第 3 肋间闻及舒张期叹气样杂音,最可能的诊断是主动脉瓣关闭不全。由于主动脉瓣关闭不全,舒张期主动脉血液反流,左心室血容量增多及压力增高,将二尖瓣前侧叶推起处于较高位置,引起二尖瓣相对性狭窄,可在心尖区闻及柔和低调的隆隆样舒张期杂音。故本题选 C。

271. 急性心肌梗死时出现心律失常必须及时消除,房室传导阻滞发展到二度或三度,伴有血流动力学障碍者,宜用人工心脏起搏器作临时的经静脉心内膜右心室起搏治疗,待传导阻滞消失后撤除。故本题选 E。

273. 急性心肌梗死引起的心力衰竭按 Killip 分级:①Ⅰ级,尚无明显心力衰竭。②Ⅱ级,有左心衰竭,肺部啰音<50%肺野。③Ⅲ级,有急性肺水肿,全肺大、小、干、湿啰音。④Ⅳ级,有心源性休克等不同程度或阶段的血流动力学变化。故本题选 D。

274. 痛风患者应大量饮水,每天饮水 2 000 mL 以上,以增加尿酸排泄。故本题选 C。

275. 主动脉瓣关闭不全表现为心尖搏动向左下移位,主动脉瓣区舒张期杂音,为一高调递减型叹气样杂音,舒张早期出现,坐位前倾位呼气末明显,向心尖区传导;反流明显者,常在心尖区闻及柔和低调的隆隆样舒张期杂音;周围血管征可阳性,如点头征、水冲脉、股动脉枪击音和毛细血管搏动征。故本题选 A。

276. 诊断性胸腔穿刺和胸腔积液检查对明确积液性质及病因诊断均至关重要,大多数积液的原因通过胸腔积液分析可确定。故本题选 B。

278. 血源性肺脓肿是因皮肤外伤感染、疖、痈、中耳炎或骨髓炎等所致的脓毒症,菌栓经血行播散到肺,引起小血管栓塞、炎症和坏死而形成肺脓肿,致病菌以金黄色葡萄球菌、表皮葡萄球菌及链球菌为常见。胸部 X 线片表现为在一肺或两肺边缘部有多发的散在小片状炎症阴影或边缘较整齐的球形病灶,其中可见脓腔及液平面。炎症吸收后可呈现局灶性纤维化。故本题选 D。

279. 急性膀胱炎主要表现为尿路刺激征,即尿频、尿急、尿痛;可有耻骨上方疼痛或压痛,部分患者出现排尿困难;尿液常浑浊,约 30%可出现血尿;一般无全身感染症状。故本题选 C。

280. 漏出液细胞数常$<100\times10^6/L$,以淋巴细胞和间皮细胞为主。渗出液的白细胞常$>500\times10^6/L$。故本题选 E。

282. $^{13}C$ 或 $^{14}C$ 尿素呼气试验不依赖内镜,患者依从性好,准确性较高,为 Hp 检测的重要方法之一,可作为根除幽门螺杆菌后复查的首选方法。故本题选 A。

283. 主动脉瓣狭窄主要表现为呼吸困难、心绞痛和晕厥,心尖区可触及收缩期抬举样搏动,典型杂音为胸骨右缘 1~2 肋间粗糙而响亮射流性杂音,3/6 级以上,呈递增-递减型,向颈部传导。故本题选 B。

285. 高渗高血糖综合征目前多主张治疗开始时用等渗溶液如 0.9%氯化钠溶液,一般采用小剂量(短效)胰岛素治疗方案。故本题选 B。

287. Ⅰ型呼吸衰竭患者用较高浓度(>35%)给氧可以迅速缓解低氧血症而不会引起 $CO_2$ 潴留。对于伴有高碳酸血症的急性呼吸衰竭,则需要低浓度给氧。故本题选 D。

288. 患者下肢反复出现瘀点,间有鼻出血与牙龈出血,下肢散在紫癜和瘀斑,实验室检查示血小板减少、骨髓巨核细胞增多,最可能为原发性血小板减少性紫癜,其血小板减少的主要发生机制为体液免疫和细胞免疫介导的血小板过度破坏。故本题选 D。

289. 主动脉狭窄合并主动脉关闭不全可增加左心的前后负荷,导致肺淤血,出现夜间阵发性呼吸困难症状,考虑左心衰竭可能。故本题选 B。

291. 患者有长期反复发作胃溃疡病史,现发作后经内科治疗后未见好转,有消瘦表现,考虑消化性溃疡癌变可能。故本题选 B。

293. 大叶性干酪性肺炎的 X 线表现为大叶性密度均匀磨玻璃状阴影,逐渐出现溶解区,呈虫蚀样空洞,可出现播散病灶。患者有低热、干咳等肺结核相关症状,白细胞计数正常,结合胸部 X 线片表现,最可能为干酪性肺炎。故本题选 C。

296. 患者胃镜检查示胃窦部黏膜红白相间,以白为主,可见血管分支透见,考虑诊断为慢性萎缩性胃炎。慢性萎缩性胃炎可分为 B 型胃炎(胃窦胃炎)和 A 型胃炎(胃体胃炎)。A 型胃炎(胃体胃炎)的病因与自身免疫反应有关。故本题选 A。

298. 胰岛素的主要不良反应是低血糖,与剂量过大和(或)饮食失调有关,表现为心悸、出汗、手抖、头晕、饥饿感、软弱,严重者出现昏迷。故本题选 B。

299. 室性心动过速患者,如已发生低血压、休克、心绞痛、充血性心力衰竭或脑血流灌注不足等症状,应迅速施行电复律。故本题选 E。

300. 胸部 X 线片是发现肺癌最常用的方法之一,主要表现为块状阴影,边缘不清,常呈分叶状。故本题选 D。

301. 慢性萎缩性胃炎胃镜下可见黏膜色泽变淡,皱襞变细而平坦,黏液减少,黏膜变薄,有时可透见黏膜血管纹。其中自身免疫性胃炎可出现巨幼细胞贫血。故本题选 E。

302. 患者长期咳嗽、咳痰、气喘,提示 COPD,现出现水肿、发绀、双下肺散在湿啰音和哮鸣音、肝大、肝颈静脉回流征阳性等体循环淤血表现,提示右心衰竭,考虑为 COPD 发展为肺心病伴急性右心衰竭。故本题选 B。

303. 老年男性患者,有吸烟史,有长期慢性咳嗽、咳痰表现,且有肺气肿体征,考虑慢性阻塞性肺疾病可能。故本题选 B。

305. 房性期前收缩的心电图表现:①P 波提前发生,与窦性 P 波形态不同。②PR 间期>120 毫秒。③QRS 波群呈室上性,部分可有室内差异性传导。④多为不完全代偿间歇。故本题选 E。

306. 患者血红蛋白减少,MCV<80 fl, MCHC<32%,提示存在小细胞低色素性贫血,考虑可能为缺铁性贫血,诊断性治疗首选口服铁剂。故本题选 E。

307. 急性肾小球肾炎的治疗原则为急性期卧床休息,静待肉眼血尿消失、水肿消退及血压恢复正常;同时限盐、利尿消肿以降血压和预防心脑血管并发症的发生。故本题选 E。

308. 患者有肝硬化病史,行门腔静脉分流术后,出现睡眠倒错、计算能力下降表现,考虑合并肝性脑病,应禁止高蛋白质饮食。故本题选 A。

310. 肺炎克雷伯菌肺炎起病急,表现为寒战、高热、全身衰竭、咳砖红色胶冻状痰,X 线征象为肺叶或肺段实变,蜂窝状脓肿,叶间隙下坠。故本题选 B。

312. 因心房颤动患者的栓塞发生率较高,应抗凝治疗,华法林是心房颤动抗凝治疗的有效药物。患者反复心房颤动,此次发作 4 天不缓解,应在复律前接受华法林有效抗凝治疗 3 周,待成功复律后继续治疗 3~4 周。故本题选 C。

313. 患者有尿频、尿急、尿痛的膀胱刺激症状,伴终末血尿,不伴发热等全身表现,最可能为急性膀胱炎。故本题选 E。

315. 肝硬化腹水患者,护肝利尿治疗后出现意识不清,可能为肝性脑病。氨中毒是肝性脑病、特别是门体分流性肝性脑病的重要发病机制。故本题选 B。

316. 患者实验室检查示全血细胞减少、骨髓增生重度低下，粒、红系及巨核细胞减少等，考虑为重型再生障碍性贫血（SAA）。治疗：①支持治疗。②对症治疗。③免疫抑制治疗：环孢素适用于全部 AA。④促造血治疗：造血生长因子特别适用于 SAA，常用粒-单系集落刺激因子（GM－CSF）或粒系集落刺激因子（G－CSF）。故本题选 E。

319. 合并感染时有支气管柱状扩张，肺纹理蜂窝状改变为支气管扩张的典型胸部 X 线片表现。故本题选 C。

321. 预防食管胃底静脉曲张再次出血，可首选非选择性 β 受体阻滞剂，通过收缩内脏血管，减少内脏高动力循环，常用普萘洛尔或卡地洛尔。故本题选 C。

322. 患者按“急性肾炎”治疗后病情未见好转，Cr 380 μmol/L，提示出现肾功能恶化，B 超示双肾稍增大，考虑急性肾衰竭，应通过肾活检明确病理类型，选择适当的治疗方案并有助于判断预后。故本题选 D。

324. 患者起病急，有尿频、尿痛伴肉眼血尿表现，且尿沉渣镜检示白细胞多，首先考虑尿路感染。尿路结核早期常无明显症状，尿路肿瘤多为无痛性血尿，急性肾炎表现为蛋白尿和（或）血尿、水肿、高血压。上尿路结石多有腰痛，下尿路结石多有排尿中断表现。故本题选 D。

325. 特发性血小板减少性紫癜常表现为反复的皮肤黏膜出血，如瘀点、紫癜、瘀斑；因反复发作，脾脏可轻度肿大；实验室检查示血小板计数减少、凝血功能正常，出血时间延长、可有程度不等的正常细胞或小细胞低色素性贫血。故本题选 B。

327. 患者有多饮、多食病史，且空腹血糖经常大于 10. 8 mmol/L，初步诊断为 1 型糖尿病。患者血糖控制不满意，易发生糖尿病性慢性并发症，患者在长期糖尿病控制不佳的基础上，出现眼睑及下肢轻度水肿，血压增高，尿蛋白阳性，考虑糖尿病肾病可能。故本题选 A。

328. 患者胃镜检查示幽门螺杆菌（Hp）相关性慢性胃炎伴重度肠上皮化生和活动性胃炎，且有胃癌家族史，幽门螺杆菌（Hp）感染是重要的病因，应予根除 Hp 治疗。故本题选 C。

329. 慢性肺心病控制心力衰竭应适当选用利尿剂，应用后易出现低钾、低氯性碱中毒，痰液黏稠不易排痰和血液浓缩，应注意预防；原则上宜选用作用温和的利尿剂，联合保钾利尿剂，小剂量、短疗程使用。呋塞米是强利尿剂，不适用。故本题选 A。

330. 患者有高血压（170/100 mmHg）、夜尿多、神经肌肉功能障碍（双下肢松弛性瘫痪）表现，且血钾低（2. 4 mmol/L），应诊断为原发性醛固酮增多症。故本题选 D。

331. 急进性肾炎在急性肾炎综合征基础上，早期出现少尿或无尿，肾功能快速进展乃至尿毒症，可伴有不同程度贫血；Ⅰ型又称抗肾小球基底膜（GBM）型，因抗 GBM 抗体与 GBM 抗原结合诱发补体活化而致病。故本题选 C。

332. 患者有面色苍白、血红蛋白尿、黄疸等表现，且实验室检查示血红蛋白严重降低、红细胞破坏增多、骨髓红系有核细胞增生明显活跃，考虑诊断为溶血性贫血。故本题选 D。

333. 患者突发上腹刀割样疼痛，有板状腹、腹肌强直、腹膜刺激征、肠鸣音消失、肝浊音界缩小体征，是溃疡病穿孔的典型表现。故本题选 B。

334. ACEI 具有改善胰岛素抵抗和减少尿蛋白作用，对肥胖、糖尿病和心脏、肾脏靶器官受损的高血压患者具有较好的疗效，特别适用于伴有心力衰竭、心肌梗死、心房颤动、蛋白尿、糖耐量减退或糖尿病肾病的高血压患者。故本题选 B。

335. 心肌梗死后综合征可于心肌梗死后数周至数个月内出现，可反复发生，表现为心包炎、胸膜炎或肺炎，有发热、胸痛等症状。患者突发胸痛，右下肺可闻及胸膜摩擦音，结合其急性心肌梗死病史，考虑诊断为心肌梗死后综合征。故本题选 C。
337. 肾前性肾衰竭由肾脏血流灌注不足所致，见于细胞外液容量减少，或虽细胞外液容量正常，但有效循环容量下降的某些疾病，或某些药物引起的肾小球毛细血管灌注压降低。大量放腹水使有效循环血量下降，导致肾前性肾衰竭。故本题选 C。
339. 患者临床表现为急性肾炎综合征伴肾功能急剧恶化，考虑急进性肾炎可能，应及时进行肾活检以明确诊断。故本题选 D。
340. 甲状腺自主高功能腺瘤的诊断主要依靠放射性核素扫描，表现为仅在肿瘤区有核素浓聚，其他区域的核素分布稀疏。故本题选 B。
341. 肝硬化门静脉高压使胃黏膜静脉回流缓慢，屏障功能受损，易发生胃十二指肠溃疡甚至出血。患者有肝硬化病史，有上腹隐痛、食欲缺乏症状，有少量上消化道出血表现，故考虑诊断为消化性溃疡。故本题选 C。
343. 患者肾脏病理示大量新月体形成，故考虑为新月体性肾炎；其Ⅱ型 IgG 及 C3 呈颗粒状或团块状沉积于系膜区及毛细血管壁。故本题选 C。
345. 患者 TC 升高，TG 正常，诊断为高胆固醇血症，患者有冠心病史，故药物治疗首选他汀类；他汀类药物能显著降低心血管事件风险，首选他汀类药物用于调脂达标。饮食治疗和改善生活方式是血脂异常治疗的基础。贝特类药物适用于高 TG 血症和以 TG 升高为主的混合型高脂血症。故本题选 C。
348. 消化性溃疡行手术治疗的指征：①并发消化道大出血经药物、胃镜及血管介入治疗无效时。②急性穿孔、慢性穿透溃疡。③瘢痕性幽门梗阻，内镜治疗无效。④疑有癌变。故本题选 C。
349. 阵发性室上性心动过速时，如患肢心功能与血压正常，可尝试刺激迷走神经的方法，如颈动脉窦按摩；患者压迫颈动脉窦后心率突然降至 70 次/分，室速终止，且治疗前患者心率 240 次/分符合阵发性室上性心动过速的心室率（一般为 150~250 次/分），可能的诊断为阵发性室上性心动过速。故本题选 A。
353. 稳定型心绞痛常由体力劳动或情绪激动所诱发，疼痛多发生于劳力或激动时，主要位于胸骨体之后，可波及心前区，常放射至左肩、左臂内侧等，一般持续数分钟至十余分钟，多为 3~5 分钟，一般在停止原来诱发症状的活动后即可缓解，舌下含用硝酸甘油等硝酸酯类药物也能在几分钟内使之缓解。故本题选 A。
354. 患者有呕血、黑便的上消化道出血表现，结合其慢性胃病病史及体征，考虑消化性溃疡合并出血。患者目前生命体征稳定，行急诊胃镜不仅能明确诊断，还可以经内镜进行止血，如注射药物、电凝及使用止血夹等。故本题选 B。
355. 急性链球菌感染后肾炎为自限性疾病，多数患者预后良好，一般认为老年、持续高血压、大量蛋白尿或肾功能不全预后较差，散发者较流行者预后差。故本题选 E。
358. 抗甲状腺药物的治疗指征：①轻、中度病情。②甲状腺轻、中度肿大。③孕妇、高龄或由于其他严重疾病不适宜手术者。④手术前和 $^{131}$I 治疗前的准备。⑤手术后复发且不适宜 $^{131}$I 治疗者。⑥中至重度活动的 GO 患者。患者为青少年，是手术治疗的禁忌证，应首选抗甲状腺药物治疗。故本题选 A。
359. 患者餐后突发上腹部刀割样疼痛，并迅速波及全腹，有腹式呼吸消失、腹肌强直、腹膜刺激征、肝浊音界消失体征,考虑诊断为溃疡病穿孔。故本题选 B。

360. 患者长期慢性咳嗽、咳痰,现气急 3 年,结合胸部 X 线片表现,右上圆形透亮区提示肺大疱,存在肺气肿表现,考虑为慢性阻塞性肺疾病进行性加重。故本题选 D。

361. 冠状动脉造影为有创检查手段,目前仍然是诊断冠心病的金标准。心电图运动负荷试验是最常用的无创检查,增加心脏负担以激发心肌缺血。故本题选 C。

362. 甲亢手术中误伤甲状旁腺会使患者术后出现血钙浓度下降,神经肌肉应激性增高,而出现手足抽搐;发生手足抽搐后,应限制肉类、乳品和蛋类等食品;抽搐发作时,立即静脉注射 10%葡萄糖酸钙或氯化钙。故本题选 E。

363. 十二指肠球后溃疡指发生在十二指肠降段、水平段的溃疡,以夜间痛及背部放射痛多见,较易并发出血,且上消化道造影易漏诊。故本题选 D。

364. 患者突发寒战高热,有咳嗽、咳痰、胸痛等肺炎症状,且存在意识障碍,呼吸>30 次/分,收缩压<90 mmHg,符合重症肺炎的诊断标准。故本题选 C。

365. 大多数社区获得性肺炎患者在初始治疗后 72 小时临床症状改善,表现为体温下降,症状改善,临床状态稳定,白细胞等逐渐降低或恢复正常,但影像学改善滞后于临床症状。故本题选 C。

366. 甲亢可同时合并周期性麻痹或重症肌无力等,患者血钾低,最可能为低钾性麻痹。周期性麻痹表现为反复发作的弛缓性骨骼肌瘫痪或无力,好发于青壮年,以双下肢无力最常见,持续数小时至数周,发作间歇期完全正常。重症肌无力的主要特征是局部或全身横纹肌于活动时易于疲劳无力,经休息或用抗胆碱酯酶药物后可以缓解,表现为晨轻暮重的特点,以年轻女性和老年男性易患,眼肌是重症肌无力最易受累的肌群,部分患者最终因呼吸肌受累而死亡。故本题选 B。

367. 青年男性患者,有上腹痛 3 年病史,呈周期性发作,表现为饥饿痛、夜间加重,餐后可缓解,为十二指肠球部溃疡的典型临床特点。故本题选 C。

368. 金黄色葡萄球菌肺炎起病急,有寒战高热等症状,X 线征象表现为肺叶或小叶浸润,早期空洞、脓胸、可见液气囊腔。肺炎克雷伯菌肺炎的 X 线征象表现为肺叶或肺段实变,蜂窝状脓肿,叶间隙下坠。故本题选 E。

369. 年轻男性患者,处于新婚期,有尿频、尿急、尿痛表现,但不伴发热、腰痛等全身症状,考虑下尿路感染,首先行尿常规检查。故本题选 C。

371. 患者血压 180/105 mmHg,伴有心绞痛及室上性心动过速伴房性期前收缩、心房颤动,诊断为原发性高血压 3 级,治疗选用美托洛尔。β 受体阻滞剂可抑制心肌收缩力和减慢心率,适用于不同程度的高血压患者,尤其是心率较快的中、青年患者或合并心绞痛和慢性心力衰竭者。故本题选 B。

374. 铜绿假单胞菌肺炎患者毒血症症状明显,咳脓痰,可呈蓝绿色,X 线征象表现为弥漫性支气管炎,早期肺脓肿。肺炎链球菌肺炎患者咳铁锈色痰,X 线征象表现为肺叶或肺段实变,无空洞,可伴胸腔积液。故本题选 C。

376. 患者心尖部有舒张期隆隆样杂音,提示二尖瓣狭窄;心律不齐,第一心音强弱不等,提示心房颤动。故本题选 C。

377. 患者痰培养多次为金黄色葡萄球菌,考虑为金黄色葡萄球菌肺炎。金黄色葡萄球菌对青霉素耐药率高,可选用耐青霉素酶的半合成青霉素或头孢菌素类,如苯唑西林钠、氯唑西林、头孢呋辛钠等,联合氨基糖苷类如阿米卡星等;对于耐甲氧西林金黄色葡萄球菌，应选用万古霉素、替考拉宁、利奈唑胺等。故本题选 C。

378. 肺炎克雷伯菌肺炎起病急，表现为寒战高热、全身衰竭、咳砖红色胶冻状痰等，X 线征象表现为肺叶或肺段实变，蜂窝状脓肿，叶间隙下坠。故本题选 C。

379. 年轻患者出现镜下或肉眼血尿和（或）蛋白尿，尤其是与上呼吸道感染有关的血尿，应考虑 IgA 肾病的可能；确诊有赖于肾活检免疫病理检查。故本题选 A。

380. 阵发性室上性心动过速伴心功能不全者可选洋地黄类药物，升压药物通过反射性兴奋迷走神经终止心动过速，适用于合并低血压者。故本题选 E。

382. 患者哮喘急性发作，自服药物效果差，神志清楚、口唇发绀、双肺满布哮鸣音，考虑为重度哮喘；应持续雾化吸入短效 $\beta_2$ 受体激动剂（沙丁胺醇），联合雾化吸入短效抗胆碱药、激素混悬液以及静脉茶碱类药物，吸氧；尽早静脉应用激素，可选择琥珀酸氢化可的松。故本题选 C。

383. 患者有慢性胃炎病史，可致维生素 $B_{12}$ 吸收障碍，有贫血表现，骨髓象见有核红细胞呈“核幼浆老”现象，最可能为巨幼细胞贫血，治疗首选肌内注射维生素 $B_{12}$。故本题选 A。

387. 肺炎链球菌肺炎病理改变有充血期、红肝变期、灰肝变期及消散期；表现为肺组织充血水肿，肺泡内浆液渗出及红、白细胞浸润，白细胞吞噬细菌，继而纤维蛋白渗出物溶解、吸收、肺泡重新充气。故本题选 E。

388. 患者反复发作性干咳伴胸闷，呈季节性发作，抗生素治疗效果不明显，考虑咳嗽变异性哮喘可能；支气管舒张试验用于测定气道的可逆性改变，当吸入支气管舒张剂 20 分钟后重复测定肺功能，$FEV_1$ 较用药前增加 ≥12%，且绝对值增加 ≥200 mL，判断结果为阳性，提示存在可逆性的气道阻塞，是支气管哮喘最常用的诊断标准之一。故本题选 C。

391. 白三烯受体调节剂通过调节白三烯的生物活性而发挥抗炎作用，同时可以舒张支气管平滑肌，是目前除吸入性糖皮质激素（ICS）外唯一可单独应用的哮喘控制性药物，可作为轻度哮喘 ICS 的替代治疗药物和中、重度哮喘的联合治疗用药，尤适用于阿司匹林哮喘、运动性哮喘和伴有过敏性鼻炎哮喘患者的治疗。故本题选 C。

395. 患者有反复发作性喘息，双肺布满哮鸣音，最可能为支气管哮喘；急性发作期表现为喘息、气急、胸闷或咳嗽等症状突然发生或症状加重，伴有呼气流量降低。故本题选 D。

398. 阵发性室上性心动过速表现为突然发作突然终止，持续时间长短不一；心电图表现：①心率 150~250 次/分，节律规则。②QRS 波群形态与时限正常，但发生室内差异性传导或原来存在束支传导阻滞时，QRS 波形可宽大畸形。③逆行 P 波（Ⅱ、Ⅲ、aVF 导联倒置），常埋藏于 QRS 波群内或位于其终末部分，P 波与 QRS 波群保持恒定关系。④起始突然，通常由一个房性期前收缩触发，下传的 PR 间期显著延长，随之引起心动过速发作。故本题选 C。

402. 急性心肌梗死的基本病因是冠状动脉粥样硬化基础上一支或多支血管管腔急性闭塞，若持续时间达到 20~30 分钟或以上，即可发生急性心肌梗死。故本题选 D。

403. 患者近期月经量增多，有头晕、乏力表现，血红蛋白降低，红细胞大小不等，中心淡染区扩大，最可能为缺铁性贫血。治疗的原则为应尽可能地去除导致缺铁的病因，如月经过多引起的缺铁性贫血应调理月经。故本题选 A。

404. 糖尿病诊断基于空腹血糖（FPG）、随机血糖（任意时间点）或 OGTT 中 2 小时血糖值；FPG 3.9~6.0 mmol/L 为正常，6.1~6.9 mmol/L 为空腹血糖受损，≥7.0 mmol/L 应考虑糖尿病；OGTT 2 hPG<7.7 mmol/L 为正常糖耐量，7.8~11.0 mmol/L 为糖耐量减低，≥

11.1 mmol/L 应考虑糖尿病。当血糖高于正常范围而又未达到糖尿病诊断标准时,须进行 OGTT。故本题选 D。

408. 发生洋地黄中毒后应立即停药,单发性室性期前收缩、一度房室传导阻滞等停药后常自行消失;对快速型心律失常者,如血钾浓度低则可用静脉补钾,如血钾不低可用利多卡因或苯妥英钠,电复律因易致心室颤动,一般禁用。故本题选 D。

409. 肝硬化患者利尿速度不宜过快,以免诱发肝性脑病、肝肾综合征等。故本题选 E。

412. 血友病甲型,即血友病 A,又称 FⅧ缺乏症,是临床上最常见的遗传性出血性疾病。血友病 B 缺乏Ⅸ因子;血友病 C 缺乏Ⅺ因子;Ⅶ因子缺乏常见于严重的肝功能障碍、维生素 K 缺乏及遗传性Ⅶ因子缺乏症;Ⅴ因子缺乏常见于严重的肝功能障碍。故本题选 A。

417. 急性心肌梗死出现心律失常必须及时消除,以免演变为严重心律失常甚至猝死;对缓慢型心律失常可用阿托品肌内或静脉注射。故本题选 A。

418. 患者腹腔积液常规示比重升高,Rivalta 试验阳性,细胞数增多,提示为渗出性腹腔积液;以淋巴细胞为主,外观浅黄色,提示为结核性。故本题选 B。

420. 急性左心衰竭常表现为突发严重呼吸困难,强迫坐位、面色灰白、发绀、大汗、烦躁,听诊时两肺部闻及湿啰音和哮鸣音,收缩压降至 90 mmHg 以下,心尖部第一心音减弱,率快。故本题选 B。

424. 患者有活动后气短、夜间憋醒、双下肺可闻及细湿啰音等肺循环淤血表现,提示左心衰竭;有双下肢水肿、颈静脉怒张等体循环淤血表现,提示右心衰竭;心界向两侧扩大,考虑为全心衰竭。故本题选 B。

428. 冠状动脉痉挛导致血管闭塞,临床表现为静息性心绞痛伴心电图一过性 ST 段抬高,称为变异型心绞痛;硝苯吡啶有解除冠脉痉挛的作用,对变异型心绞痛效果好。故本题选 C。

429. 患者妊娠期出现发热,右肋椎角疼痛和压痛,考虑妊娠期急性肾盂肾炎可能,在留取尿细菌检查标本后应立即开始治疗。孕妇急性肾盂肾炎应静脉滴注抗生素治疗,可用半合成广谱青霉素或第三代头孢菌素,如头孢曲松。故本题选 C。

430. 患者有进行性活动后心悸、气短症状 5 年,近期出现呼吸道感染后喘憋加重,强迫坐位,双肺闻及湿啰音、心界扩大、心率快,$P_2$ 亢进,最可能为慢性左心衰竭。故本题选 A。

432. 患者有月经量增多伴反复下肢紫癜出血症状,血红蛋白减少提示贫血,血小板严重减少产板型巨核细胞减少,最可能为特发性血小板减少性紫癜,其常有血小板抗体(PAIgG)阳性。故本题选 D。

433. 胆道大量出血的典型临床表现为三联征,即胆绞痛、黄疸、上消化道出血。患者阵发性右上腹痛,有胆绞痛表现,有巩膜黄染、黑便症状,考虑诊断为胆道出血。故本题选 D。

434. 过敏性紫癜主要表现为紫癜、腹痛、关节痛和肾损害,血小板不减少;紫癜常成批反复出现、对称分布,可同时伴发皮肤水肿、荨麻疹;紫癜大小不等,初呈深红色,按之不褪色,可融合成片。故本题选 B。

435. 中枢神经系统因存在血脑屏障,很多化疗药物无法进入,是白血病最常见的髓外浸润部位。急性白血病患者出现中枢神经系统侵犯症状,并有脑脊液异常,考虑并发中枢神经系统白血病(CNSL);甲氨蝶呤是中枢神经系统白血病预防和治疗的首选用药。故本题选 D。

437. 患者有呕血、黑便症状，考虑上消化道出血可能性大，患者有支气管扩张咯血史，纤维胃镜检查可证实有无上消化道出血，是鉴别呕血与咯血的最可靠方法。故本题选 D。

439. 患者有夜间阵发性呼吸困难、端坐呼吸、双肺底湿啰音等肺循环淤血表现，为左心衰竭典型的临床表现。故本题选 A。

440. 支气管哮喘典型的症状为发作性伴有哮鸣音的呼气性呼吸困难。哮喘发作时 X 线可见两肺透亮度增加，呈过度通气状态，缓解期多无明显异常。故本题选 A。

441. 甲状腺功能亢进症诊断的三个指标：①高代谢症状和体征。②甲状腺肿大。③血清甲状腺激素水平增高，TSH 减低。具备以上 3 项时诊断即可成立。故本题选 A。

443. 肾病综合征的诊断标准：①大量蛋白尿（>3.5 g/d）。②低白蛋白血症（血清白蛋白<30 g/L）。③水肿。④高脂血症。其中前两项为诊断的必备条件。故本题选 D。

444. 慢性髓系白血病急变期临床表现同急性白血病，外周血或骨髓中原始细胞>20%；或出现髓外原始细胞浸润。故本题选 A。

447. 胃镜是诊断上消化道出血病因、部位和出血情况的首选方法；多主张在出血后 24～48 小时内进行检查，称急诊胃镜。故本题选 B。

448. 肺气肿患者因呼气肌收缩，胸腔压增加，可出现颈静脉充盈；横膈压低，肝下界下移；$CO_2$ 潴留伴 $HCO_3^-$ 增加，继发水钠潴留。通常作为右心衰竭的体征，在肺气肿呼吸衰竭患者如果程度不重，不足以证明右心衰竭。故本题选 B。

450. 急性心肌梗死伴左心功能不全的治疗应控制出入量，保持适当负平衡，同时使用利尿剂、血管扩张剂减轻心脏负荷。故本题选 C。

452. 再生障碍性贫血是一种由不同病因和机制引起的骨髓造血功能衰竭症，主要表现为骨髓造血功能低下、全血细胞减少及所致的贫血、出血、感染综合征。骨髓象可见多部位骨髓增生减低，粒、红系及巨核细胞明显减少且形态大致正常，淋巴细胞及非造血细胞比例明显增高，骨髓小粒空虚。故本题选 C。

455. 患者有呕血、黑便表现，可判断为上消化道出血；急诊胃镜为明确诊断首选的检查，还可明确胃部病变部位、性质及达到止血的目的。故本题选 A。

456. 血培养是诊断菌血症和感染性心内膜炎的最重要方法，近期未接受过抗生素治疗的患者血培养阳性率可高达 95%以上，其中 90%以上患者的阳性结果获自入院后第 1 天采取的标本。故本题选 E。

457. β 受体阻滞剂（如美托洛尔）对心肌收缩力、窦房结及房室结功能均有抑制作用，并可增加气道阻力；急性心力衰竭、病态窦房结综合征、房室传导阻滞患者禁用。故本题选 E。

458. 单纯收缩期高血压指收缩压≥140 mmHg，和舒张压<90 mmHg，多见于老年人。故本题选 B。

460. 早期肺癌可出现刺激性干咳、血痰、胸闷、胸痛、发热、气促，晚期肺癌压迫喉返神经出现声音嘶哑，癌肿转移至肺门时胸片可出现肺门阴影。肺结核多有全身结核中毒症状。肺脓肿多有高热，咳大量脓臭痰。纵隔淋巴瘤常有发热和其他部位表浅淋巴结肿大。阻塞性肺炎多有发热等表现。故本题选 E。

461. 急性左心衰竭临床表现为突发严重呼吸困难，强迫坐位、发绀、大汗、烦躁、咳粉红色泡沫痰等，听诊时两肺满布湿啰音和哮鸣音，心尖部第一心音减弱，同时有舒张早期第三心音奔马律，肺动脉瓣第二心音亢进。故本题选 C。

463. 尿路感染的常用药物有喹诺酮类、头孢菌素类、氨基糖苷类及半合成青霉素类，重症患者可使用两类药物,如半合成青霉素类与头孢菌素类或氨基糖苷类合用。患者诊断为大肠埃希菌性尿路感染,大肠埃希菌属于肠杆菌属类,首选的抗生素为头孢曲松。故本题选 D。

465. 急性左心衰竭临床表现为突发严重呼吸困难,强迫坐位、发绀、大汗、烦躁、咳粉红色泡沫痰等,听诊时两肺满布湿啰音和哮鸣音,心尖部第一心音减弱,同时有舒张早期第三心音奔马律,肺动脉瓣第二心音亢进。急性心包炎多有上呼吸道感染的病史,表现为胸痛和心包摩擦音;急性动脉栓塞的典型表现为疼痛、麻木、运动障碍、无脉和苍白;主动脉夹层多表现为突发的持续性刀割样剧痛,两上肢或上下肢血压相差较大,很少出现肺循环淤血症状;急性肺栓塞的典型三联征为呼吸困难、胸痛、咯血。故本题选 A。

469. 患者有反复发作性喘息,气促,双肺闻及以呼气相为主的哮鸣音,最可能为支气管哮喘。故本题选 B。

470. 该患者考虑为支气管哮喘。哮喘发作时呈阻塞性通气功能障碍表现,用力肺活量(FVC)正常或下降,第一秒用力呼气容积($FEV_1$)、1 秒率($FEV_1$/FVC%)以及最高呼气流量(PEF)均下降;残气量及残气量与肺总量比值增加。其 $FEV_1$/FVC%<70%或 $FEV_1$ 低于正常预计值的 80%为判断气流受限的最重要指标。支气管舒张试验用于测定气道的可逆性改变。当吸入支气管舒张剂 20 分钟后重复测定肺功能,$FEV_1$ 较用药前增加≥12%,且其绝对值增加≥200 mL,判断结果为阳性,提示存在可逆性的气道阻塞。PEF 平均每天昼夜变异率>10%,或 PEF 周变异率>20%,提示存在气道可逆性的改变。故本题选 BD。

471. 哮喘的常用缓解性药物:①短效 $\beta_2$ 受体激动剂,如沙丁胺醇、特布他林。②短效吸入型抗胆碱药物,如异丙托溴铵。③短效茶碱类药物,如氨茶碱。④全身用糖皮质激素。哮喘的常用控制性药物:①吸入型糖皮质激素,如布地奈德、氟替卡松。②长效 $\beta_2$ 受体激动剂,如沙美特罗。③白三烯调节剂,如孟鲁司特。④缓释茶碱、酮替酚、色甘酸钠、抗 IgE 抗体等。故本题选 ABE。

472. 哮喘患者经过持续药物治疗后,临床症状和肺功能无改善甚至继续恶化,应及时给予机械通气治疗,其指征主要包括呼吸肌疲劳、$PaCO_2$≥45 mmHg,意识改变(需进行有创机械通气)。故本题选 E。

473. 呼吸机相关性肺炎是指气管插管或气管切开患者,接受机械通气 48 小时后发生的肺炎及机械通气撤机、拔管后 48 小时内出现的肺炎。胸部 X 线或 CT 显示新出现或进展性的浸润影、实变影、磨玻璃影,加上下列三个临床症状中的两个或以上,可建立临床诊断:①发热,体温>38 ℃;②脓性气道分泌物;③外周血白细胞计数>$10\times10^9$/L 或<$4\times10^9$/L。故本题选 C。

474. 患者乏力、头晕、眼花,查体有睑结膜苍白、贫血貌等体征,提示存在贫血;口角溃疡,舌质红,舌乳头消失等表现可见于缺铁性贫血和巨幼细胞贫血。中老年男性患者,存在贫血,有食欲缺乏、厌食表现,考虑可能存在慢性萎缩性胃炎。患者短期内出现厌食、消瘦、贫血等表现,考虑恶性肿瘤可能,尤其是消化系统恶性肿瘤。故本题选 ACEF。

475. 便常规及潜血可明确有无消化道出血;血常规+网织红细胞、贫血系列检查可明确贫血类型及程度;患者存在慢性萎缩性胃炎、消化系统恶性肿瘤可能,行胃镜及活检检查可明确诊断。故本题选 ABDE。

476. 患者血红蛋白严重减少,提示重度贫血,维生素 $B_{12}$ 减低,结合厌食、消瘦、口角炎及四肢麻木等症状,支持恶性贫血诊断。胃镜见胃体部黏膜色泽灰暗,黏膜变薄,大部分胃体及局限性胃窦黏膜血管透见,可诊断为慢性萎缩性胃炎,以胃体病变为主,即胃体胃炎,又称A型胃炎,多由自身免疫引起,也称自身免疫性胃炎。故本题选ACE。

477. 自身免疫性胃炎的发病机制:胃体腺壁细胞除分泌盐酸外,还分泌一种黏蛋白,称为内因子;当体内出现针对壁细胞或内因子的自身抗体时,自身免疫性的炎症反应导致壁细胞总数减少、泌酸腺萎缩、胃酸分泌降低,促胃液素代偿性升高;内因子减少可导致维生素 $B_{12}$ 吸收不良,出现巨幼细胞贫血,称之为恶性贫血。故本题选ACEH。

478. 患者有劳累、高嘌呤饮食等诱发因素,有足趾及跖趾关节剧烈疼痛,伴红肿、发热、白细胞升高表现,青霉素治疗效果不明显,血尿酸水平升高,最可能为急性痛风性关节炎。故本题选A。

479. 秋水仙碱、非甾体抗炎药和糖皮质激素是急性痛风性关节炎治疗的一线药物,应尽早使用。小剂量秋水仙碱有效,且不良反应少,在48小时内使用效果更好。故本题选B。

480. 抑制尿酸合成药物包括别嘌呤醇、非布司他;促进尿酸排泄药物包括苯溴马隆、丙磺舒。故本题选C。

481. 痛风患者的一般治疗:①控制饮食总热量。②限制饮酒和高嘌呤食物(如心、肝、肾等)的大量摄入。③每天饮水2000 mL以上以增加尿酸的排泄。④慎用抑制尿酸排泄的药物如噻嗪类利尿药等。⑤避免诱发因素和积极治疗相关疾病等。故本题选ABCEF。

482. 酒精既可以增加尿酸的产生,又降低尿酸的排泄;富含嘌呤的食物主要包括动物肝脏、肾脏、凤尾鱼等;鱼虾类、菠菜、豆类、蘑菇、香菇、花生等也有一定量嘌呤。水果、蛋类、奶类、马铃薯均为低嘌呤食物,可食用。故本题选DFGH。

483. 患者有面部皮疹、水肿、蛋白尿表现,结合ANA阳性、抗SSA阳性、抗U1-RNP抗体阳性,考虑诊断为系统性红斑狼疮(SLE)。ANA见于几乎所有的SLE患者;抗SSA阳性与SLE中出现光过敏、血管炎、皮损、白细胞减低、平滑肌受累、新生儿狼疮等相关;抗U1-RNP抗体阳性率40%,对SLE诊断特异性不高,往往与SLE的雷诺现象和肺动脉高压相关。故本题选B。

484. 抗磷脂综合征是一种以反复动、静脉血栓形成、习惯性流产、血小板减少以及抗磷脂抗体持续中高滴度阳性为主要特征的非炎症性自身免疫性疾病,可出现在SLE的活动期。患者孕3次,均出现自然流产,血小板明显减少,考虑抗磷脂综合征可能。故本题选E。

485. 抗心磷脂抗体是目前最常检测的指标,对诊断抗磷脂综合征的敏感性高,特异度较低,常作为筛选试验。故本题选A。

486. 抗磷脂综合征的主要临床特征:①血管栓塞,最常见的临床表现为深静脉血栓和脑卒中。②流产,多发生在妊娠的10周以后,早期3个月妊娠多正常,以后发生胎儿生长缓慢和羊水减少。③网状青斑,为常见的非特异性表现。故本题选AC。

487. 患者有长期农药接触史,腹围增大考虑腹水可能,结合腹胀、食欲降低、黄疸、肝掌、双下肢水肿等肝硬化相关症状,最可能为肝硬化。故本题选C。

488. 肝穿刺活检若查见假小叶形成,可建立诊断。胃镜检查提示食管胃底静脉曲张,为肝硬化失代偿期的临床表现。故本题选BD。

489. 肝硬化腹水形成的机制:①门静脉高压,是腹水形成的决定性因素。②低白蛋白血症,白蛋白低于30 g/L时,血浆胶体渗透压降低,毛细血管内液体漏入腹腔或组织间隙。③有效循环血容量不足,肾血流减少,肾素-血管紧张素系统激活,肾小球滤过率降低,排钠和排尿量减少。④肝脏对醛固酮和抗利尿激素灭能作用减弱，导致继发性醛固酮增多和抗利尿激素增多，水钠潴留，尿路减少。⑤肝淋巴量超过了淋巴循环引流的能力，肝窦内压升高，肝淋巴液生成增多，自肝包膜表面漏入腹腔，参与腹水形成。故本题选 ABEF。

490. 肝功能减退的临床表现：①消化吸收不良，食欲减退、恶心、厌食等。②营养不良，一般情况较差，消瘦、乏力等。③黄疸。④内分泌失调，雌激素增多，雄激素减少，男性患者常有睾丸萎缩、乳房发育等；女性患者有月经失调、不孕等。故本题选 ABDE。

495. 患者有慢性阻塞性肺疾病病史，支气管舒张药是控制症状的常用药物。目前 $30\% \leqslant FEV_1 < 50\%$ 预计值，提示肺功能严重程度为 3 级；$PaO_2 < 60$ mmHg，$PaCO_2 > 50$ mmHg，提示合并Ⅱ型呼吸衰竭。对慢性阻塞性肺疾病并发慢性呼吸衰竭者，应给予长期氧疗，可提高生活质量和生存率。故本题选 BCEF。

498. 慢性肺源性心脏病患者使用洋地黄类药物的指征：①感染已控制，呼吸功能已改善，利尿治疗后右心功能无改善者；②以右心衰竭为主要表现而无明显感染者；③合并室上性快速心律失常，如室上性心动过速、心房颤动（心室率>100 次/分）者；④合并急性左心衰竭者。原则上选用作用快、排泄快的洋地黄类药物，小剂量（常规剂量的 1/2 或 2/3）静脉给药。低氧血症、感染等均可使心率增快，不宜以心率作为衡量洋地黄类药物的应用和疗效考核指征。故本题选 BDEF。

499. 患者有吸烟史，近期反复劳动后胸痛，休息后可缓解，考虑稳定型心绞痛；现患者出现持续性胸痛，且疼痛进行性加剧，CK－MB 明显升高，有心律增快、低血压、心尖区出现粗糙的收缩期杂音，考虑最可能为急性心肌梗死。患者伴有呼吸困难，不能平卧，考虑合并左心衰竭。故本题选 E。

500. 急性心肌梗死 24 小时禁用洋地黄。患者有左心衰竭，为 β 受体阻滞剂禁忌证。患者无应用抗生素指征。ACEI 有助于改善恢复期心肌的重构，减少急性心肌梗死的病死率和充血性心力衰竭的发生。吗啡可解除疼痛，减轻患者交感神经过度兴奋和濒死感。利尿剂可治疗急性左心衰竭。故本题选 ABF。

501. 可引起心绞痛的疾病除冠心病外，还包括主动脉瓣狭窄或关闭不全、风湿性冠脉炎、梅毒性主动脉炎引起冠脉口狭窄或闭塞、肥厚型心肌病、X 综合征等。故本题选 BCD。

## 第三节　急诊科疾病

**一、共用题干单选题：每道考题以一个小案例的形式出现，其下面都有 A、B、C、D、E 五个备选答案。请从中选择一个最佳答案。**

**（1~3 题共用题干）**

男，20 岁。车祸致伤，来院急诊，神志朦胧、咯血，口鼻均有泥沙夹杂血外溢，呼吸困难、烦躁不安。左侧胸部严重擦伤、肿胀，心率 98 次/分，血压 120/90 mmHg，四肢活动尚可，左大腿中下段中度肿胀，有瘀斑和严重擦伤。

1. 最紧急的抢救措施是

A．请外科医师会诊　　B．左大腿固定

C．输血　　D．吸氧

E．清除呼吸道异物，保持呼吸道通畅

2. 下列哪项诊断不予考虑
A. 颅脑外伤
B. 鼻骨骨折
C. 肋骨骨折
D. 左股骨骨折
E. 血气胸

3. 下列不必紧急实施的处理是
A. 吸氧
B. 左下肢包扎
C. 多科会诊
D. 输血
E. 颅脑、胸部、左股骨X线平片

**(4~7题共用题干)**

男,65岁。冠心病10年。6小时前胸骨后剧痛,为压榨性,并向左臂放射。先后含硝酸甘油4次,疼痛稍减轻,烦躁不安、出汗。查体:急性痛苦面容,体温36.5℃,血压100/70 mmHg,脉率110次/分;心界不大,律齐,心音低,未闻及奔马律和杂音;双肺少许湿啰音;肝脾未触及。

4. 最可能的诊断是
A. 变异型心绞痛
B. 急性左心衰竭
C. 心包积液
D. 肺动脉栓塞
E. 急性心肌梗死

5. 该患者于入院后第3天突发剧烈胸痛,端坐呼吸,心脏超声见明显二尖瓣反流。应诊断为
A. 急性心脏压塞
B. 乳头肌功能失调或断裂
C. 急性左心衰竭
D. 室间隔破裂
E. 室壁瘤破裂

6. 查体时最有诊断意义的体征为
A. 胸骨左缘中下部收缩期杂音
B. 心音遥远,心界增大
C. 血压降低,脉压减小
D. 心尖区响亮的全收缩期杂音
E. 满肺湿啰音及颈静脉曲张

7. 该并发症最常见于
A. 右室梗死
B. 广泛前壁心肌梗死
C. 下壁心肌梗死
D. 前间壁心肌梗死
E. 正后壁心肌梗死

**(8~10题共用题干)**

男,53岁。慢性支气管炎、肺气肿15年,近日呼吸困难加剧,咳嗽,咳痰。今日晨起一阵剧烈咳嗽后喘憋加剧,无法平卧,胸痛剧烈,不敢呼吸。来急诊时,口唇明显发绀,表情痛苦,胸部叩诊呈鼓音。

8. 诊断考虑患者并发
A. 肺部急性感染
B. 中毒性肺炎
C. 慢性肺源性心脏病
D. 自发性气胸
E. 急性呼吸衰竭

9. 有助于确诊的检查项目是
A. 血气分析
B. 痰细胞学检查

C．胸部 X 线片　　D．血电解质检查

E．心电图检查

10. 其 X 线表现应为

A．圆形或卵圆形透光区，其内有细小的条状纹理

B．右肺被压缩，并见到一细线条状阴影在被压缩肺的外缘

C．右肺下叶见一圆形透亮区，其内可见液平面

D．右肺可见一偏心空洞

E．无异常所见

**（11～13 题共用题干）**

男，64 岁。胸骨后疼痛并恶心、胸闷 2 小时，胸痛与呼吸动作无明显相关，平时无反酸、胃灼热，有冠心病、高血压、糖尿病病史。

11. 根据患者的临床表现，不应考虑的诊断是

A．反流性食管炎　　B．主动脉夹层动脉瘤

C．心肌梗死　　D．肺栓塞

E．张力性气胸

12. 急诊无须检查的项目是

A．胸片　　B．心电图

C．心肌酶谱　　D．血气分析

E．胃镜

13. 若根据上述检查不能排除主动脉夹层动脉瘤，有助于进一步确定诊断的检查是

A．通气/血流比值　　B．C 反应蛋白

C．胸部 CT 平扫　　D．胸部 CT 增强

E．连续血压监测

**（14～15 题共用题干）**

男，25 岁。心肺复苏术后。查体：P 124 次/分，呼吸机治疗中，无自主呼吸，瞳孔散大，对光反射消失，刺痛无睁眼，无应答，无肢体反应。

14. 患者昏迷程度为

A．浅昏迷　　B．中昏迷

C．深昏迷　　D．脑死亡

E．持续植物状态

15. 瞳孔对光反射消失提示患者脑干受损平面为

A．中脑平面　　B．脑桥平面

C．延髓平面　　D．间脑平面

E．脑桥下部

**二、单选题：每道考题下面有 A、B、C、D、E 五个备选答案，请从中选择一个最佳答案。**

16. 下列颅脑损伤最急需处理的是

A．颅底骨折引起外耳道出血　　B．颅顶凹陷骨折超过 1.5 cm

C．颅内血肿并脑疝形成　　D．开放性颅脑损伤，脑组织外溢

E．脑震荡

17. 急性呼吸衰竭的病因之一是
A. 慢性肺脓肿
B. 广泛胸膜肥厚
C. 大量胸腔积液
D. 肺间质纤维化
E. 严重肺结核
18. 有关中心静脉插管的叙述,不恰当的是
A. 经常更换穿刺部位的敷料
B. 锁骨下静脉穿刺插管不可保留很长时间,应定期更换
C. 如出现不明原因发热,首先考虑拔除中心静脉插管
D. 避免用单腔中心静脉插管输注血液制品
E. 每天输液完毕后可用肝素盐水封管
19. 下列不属于 ALI/ARDS 治疗原则的是
A. 心力衰竭治疗
B. 治疗原发病
C. 纠正缺氧
D. 机械通气
E. 液体管理
20. 发作性胸骨后压榨性疼痛,体力负荷增加时诱发,应考虑
A. 气胸
B. 心包炎
C. 肺栓塞
D. 反流性食管炎
E. 心绞痛
21. 下列常见疾病胸痛性质的叙述,错误的是
A. 心绞痛——压榨性
B. 带状疱疹——刀割样或灼痛
C. 反流性食管炎——绞痛
D. 干性胸膜炎——尖锐刺痛
E. 肺梗死——剧烈刺痛伴呼吸困难
22. 关于慢性肺心病心力衰竭应用洋地黄治疗的叙述,错误的是
A. 应用前需纠正缺氧
B. 应先抗感染治疗
C. 心力衰竭纠正即停用
D. 用小剂量、快作用制剂
E. 心率 70~80 次/分为疗效指征
23. 判断昏迷最有价值的表现是
A. 角膜反射
B. 能否被唤醒
C. 瞳孔对光反射
D. 吞咽反射
E. 瞳孔散大
24. 关于 ARDS 的临床特点及实验室检查,叙述错误的是
A. 呼吸窘迫的特点为呼吸浅快,频率>24 次/分
B. 早期可在双肺闻及少量细湿啰音
C. 主要病理特征为炎症反应导致的肺微血管内皮及肺泡上皮受损
D. 胸部 X 线片演变过程符合肺水肿,后期可出现肺间质纤维化
E. 肺毛细血管楔压(PCWP)一般<12 $cmH_2O$
25. 呕血最常见的原因为
A. 食管胃底静脉曲张破裂
B. 急性胃黏膜病变
C. 消化性溃疡
D. 胃癌
E. 胃黏膜脱垂

26. 院前急救的三要素为
A．开通气道、胸外按压、静脉用药
B．止血包扎、固定、转运
C．第一目击者、急呼“120”、专业急救队伍
D．心肺复苏，解痉、止痛、止喘等对症治疗，固定和搬运
E．有效的现场急救、良好的通信网络、医疗监护运送
27. 下列咯血患者的处理，不合适的是
A．患侧卧位
B．鼓励患者咳出滞留于呼吸道的陈血
C．剧烈咳嗽者予哌替啶镇咳镇静
D．静脉滴注垂体后叶素
E．肌内注射维生素 $K_1$
28. 下列不属于非感染性发热的情况是
A．急性脉管炎
B．深静脉血栓形成
C．因插导尿管而致患者的尿液中白细胞增加
D．肿瘤患者发热
E．肺栓塞
29. 呼气性呼吸困难的常见病因不包括
A．急性支气管炎
B．支气管哮喘
C．慢性阻塞性肺气肿
D．急性左心衰竭
E．棉尘肺
30. 急性心肌梗死时，心源性休克发生的原因是
A．乳头肌功能不全
B．呕吐、大量出汗致低血容量
C．心律失常
D．心肌收缩力下降，心排血量下降
E．疼痛神经反射过敏导致周围血管扩张
31. 心绞痛发生的原因和诱因不包括
A．肥厚型心肌病
B．甲亢
C．冠状动脉畸形
D．二尖瓣狭窄
E．主动脉瓣狭窄
32. 发生急性心肌梗死时最先出现的症状是
A．心律失常
B．低血压和休克
C．疼痛
D．呼吸困难
E．恶心，呕吐
33. 基础生命支持流程的基本步骤是
A．检查患者反应→检查呼吸→开放气道→先给 2 次有效通气→评价循环情况→胸外按压
B．检查患者反应→开放气道→检查呼吸→先给 2 次有效通气→胸外按压→评价循环情况
C．检查患者反应→检查呼吸→开放气道→先给 2 次有效通气→胸外按压→评价循环情况
D．检查患者反应→开放气道→检查呼吸→先给 2 次有效通气→评价循环情况→胸外

按压

E．检查患者反应→检查呼吸→评价循环情况→开放气道→先给 2 次有效通气→胸外按压

34．大咯血窒息患者体位引流，应采用

A．半坐卧位
B．患侧卧位、头低、脚高
C．健侧平卧位
D．患侧平卧位
E．平卧位

35．治疗不稳定型心绞痛最重要的措施是

A．溶栓治疗
B．抗凝、抗血小板聚集
C．静脉泵入硝酸甘油
D．止痛
E．抗心力衰竭治疗

36．关于休克的叙述，错误的是

A．休克的本质是血压下降
B．休克时机体有效循环血量急剧减少
C．休克时脑动脉和冠状动脉收缩不明显
D．休克时肾血流量减少、肾小球滤过率降低
E．休克抑制期微循环的病理改变是毛细血管容积增大

37．患者呼之不应，压眶有反应，呼吸平稳，腹壁反射消失，瞳孔对光反射及腱反射存在，其意识状态为

A．意识模糊
B．昏睡
C．轻度昏迷
D．中度昏迷
E．深度昏迷

38．张力性气胸的急救处理是

A．气管切开
B．患侧锁骨中线第 2 肋间粗针头穿刺排气
C．开胸探查
D．吸氧
E．输血、输液抗休克

39．关于血胸的治疗，下列不恰当的是

A．合并肺挫伤应做病肺切除
B．进行性血胸应剖胸探查
C．少量血胸可不需要穿刺抽出
D．胸腔中量以上积血应早期胸穿或闭式引流
E．凝固性血胸应在出血停止数天内剖胸清除血块

40．急性肺源性呼吸困难中的吸气性呼吸困难常因呼吸道狭窄所致，下列病因不正确的是

A．喉咙异物
B．白喉
C．喉头水肿
D．慢性支气管炎
E．急性咽后壁脓肿

41．下列不属于休克诊断条件的是

A．意识障碍
B．高热

C. 四肢湿冷　　D. 收缩压小于 80 mmHg

E. 脉搏快,超过 100 次/分或不能触及

42. 败血症常见的热型为

A. 稽留热　　B. 弛张热

C. 间歇热　　D. 波状热

E. 不规则热

43. 呼吸衰竭的血气诊断标准是

A. 动脉血氧含量低于 9 mmol/L

B. 动脉血氧饱和度($SaO_2$)低于 90%

C. pH<7.35

D. 动脉血二氧化碳分压($PaCO_2$)>50 mmHg

E. 动脉血氧分压($PaO_2$)<60 mmHg

44. 自发性气胸的诱因不包括

A. 剧咳　　B. 用力屏气

C. 剧烈运动　　D. 提取重物

E. 胸部穿透伤

45. 下列哪种疾病是咯血最常见的病因

A. 支气管扩张　　B. 慢性支气管炎

C. 肾综合征出血热　　D. 支气管子宫内膜异位

E. 肺出血型钩端螺旋体病

46. 男,64 岁。原有冠心病、心绞痛史 5 年。近 1 周来心绞痛发作频繁,发作时间不定,硝酸甘油含片需要量增多。临床诊断为不稳定型心绞痛。下列禁忌做的检查为

A. 超声心动图　　B. 核素心肌显像

C. 心电图运动负荷试验　　D. 心电图

E. 冠状动脉造影

47. 男,48 岁。突发胸痛,怀疑急性心肌梗死,下列对心肌梗死的诊断最可靠的是

A. ST 段抬高　　B. 冠状 T 波

C. aVR 导联呈 QS 型　　D. CK－MB

E. 肌钙蛋白

48. 男,45 岁。2 年前发生急性心肌梗死,近 1 个月活动后喘憋、口唇发绀、下肢水肿、双肺底可闻及湿啰音。该患者可能存在的病理生理学改变有

A. 心排血量增加　　B. 水钠潴留

C. 肾素-血管紧张素-醛固酮系统抑制　　D. 交感神经系统抑制

E. 心房钠尿肽分泌降低

49. 男,25 岁。家人发现其昏迷在床上即送医院。据说患者近来工作不太顺心,但既往体健。查体:BP 90/60 mmHg,双瞳等大,直径 3 mm,呼吸时可嗅及酒味,心肺正常。应立即采取的抢救措施是

A. 吸氧　　B. 大量输液

C. 洗胃　　D. 利尿

E. 静脉应用纳洛酮

50. 男,70 岁。胸痛、心悸伴晕厥 1 次。查体:BP 140/80 mmHg, HR 72 次/分,早搏 2~3 次/分。收入 ICU 后,心电监护见心室颤动。拟使用电除颤,首次双向波除颤最常用的能量是

A. 100 J　　B. 200 J　　C. 300 J　　D. 150 J　　E. 360 J

51. 男,43 岁。双侧股骨干骨折 3 小时,体温 36.5 ℃,脉搏细弱,血压 60/40 mmHg,四肢冰冷,无尿,首先考虑的诊断是

A. 高排低阻型休克　　B. 感染性休克

C. 中度休克　　D. 重度休克

E. 轻度休克

52. 女,20 岁。作静脉胆道造影检查时,出现意识淡漠,心悸、出冷汗,口唇发绀,面色苍白,HR 110 次/分,R 25 次/分,BP 60/40 mmHg,应首先选用

A. 多巴胺　　B. 地塞米松　　C. 异丙嗪　　D. 肾上腺素　　E. 钙剂

53. 女,34 岁。进入刚装修好的房屋,突然心慌、胸闷、大汗、呼吸困难。既往曾有类似情况发生。根据患者情况初步诊断为

A. 支气管哮喘　　B. 急性肺炎

C. 变态反应性吸入性肺炎　　D. 慢性支气管炎

E. 支气管炎

54. 男,70 岁。昏迷,BR 10 次/分,呼吸浅,HR 100 次/分,BP 160/90 mmHg,头颅 CT 提示脑出血,给予气管插管后,行 SIMV 模式机械通气时,下列叙述正确的是

A. 不能加用 PEEP

B. 患者的实际呼吸频率可低于预先设置的频率

C. 患者的每分钟实际呼吸频率均与预先设置频率相同

D. 患者的实际呼吸频率可大于预先设置频率

E. 呼吸频率的设置应与开机前患者的呼吸频率一致

55. 女,22 岁。患糖尿病 7 年,一直用胰岛素治疗。1 小时前昏迷,皮肤湿冷,血压 120/80 mmHg, BUN 4.3 mmol/L, $CO_2CP$ 22.0 mmol/L。最可能的诊断是

A. 高渗性非酮症性糖尿病昏迷　　B. 糖尿病酮症酸中毒昏迷

C. 乳酸性酸中毒昏迷　　D. 低血糖昏迷

E. 脑血管疾病

56. 男,68 岁。既往有慢性支气管炎病史 10 年,1 周前因感冒后咳嗽加重来诊。查体:神志模糊,两肺哮鸣音,心率 110 次/分。血气分析示 pH 7.30, $PaO_2$ 50 mmHg, $PaCO_2$ 80 mmHg。下列治疗措施正确的是

A. 静脉滴注尼可刹米　　B. 静脉注射毛花苷丙

C. 静脉滴注 4%碳酸氢钠　　D. 静脉注射呋塞米(速尿)

E. 人工机械通气

57. 男,35 岁。突然昏迷 1 小时,被人发现而送入院。既往体健。查体:皮肤湿冷,双瞳孔直径 2 mm,双肺底少量湿啰音,心率 90 次/分,律齐,无杂音。下列实验室检查对诊断最重要的是

A. 血沉　　B. 肝肾功能

C. 血糖、血酮　　D. 全血 ChE

E．动脉血气分析

58. 女,60 岁。既往有冠心病,1 周前查 ECG 示三度 AVB,突然意识丧失,大动脉搏动消失,ECG 示心室电活动。立即行人工呼吸和胸外心脏按压。心肺复苏期间,使用肾上腺素时,下列不宜选择的方法是

A．静脉注射　B．气管内注射

C．肌内注射　D．心内注射

E．静脉滴注

59. 女,36 岁。房屋倒塌,胸部以上被压伤 30 分钟,呼吸困难,无腹痛、呕吐。查体:血压 140/110 mmHg,脉率 110 次/分,呼吸 34 次/分。神志清,两眼结合膜有出血,颈静脉怒张,前胸及肩部有散在的出血点。尿常规阴性。最可能的诊断是

A．挤压综合征　B．创伤性休克

C．创伤性窒息　D．广泛软组织挫伤

E．眼外伤

60. 男,45 岁。呕血不止,烦躁,面色苍白,出冷汗,此时应首先做的处理是

A．肌内注射巴曲酶　B．快速输血

C．口服去甲肾上腺素　D．手术止血

E．快速补液

61. 男,30 岁。渔民。3 周来高热,疲乏不适,腹胀,食欲减退,应用抗生素后发热逐渐消退,症状好转。今天下午突感腹部剧痛,面色苍白,随后高热、呕吐来诊。查体:T 39 ℃,全腹肌紧张明显,压痛及反跳痛阳性。血白细胞 $12.5\times10^9$/L,中性粒细胞 84%,淋巴细胞 16%。诊断为腹膜炎,收入外科行急诊手术。最可能的诊断是

A．肝炎并发原发性腹膜炎　B．阿米巴痢疾并发肠穿孔

C．伤寒并发肠穿孔　D．急性血吸虫病并发腹膜炎

E．急性阑尾炎穿孔

62. 男,37 岁。弥漫性腹膜炎 10 小时,患者处于感染性休克状态,下列不正确的处理是

A．纠正休克同时及早手术　B．静脉应用抗生素

C．静脉补充血容量　D．静脉滴注碳酸氢钠

E．应用血管收缩剂,升高血压

63. 男,16 岁。今日突发呼吸困难,发作前有鼻痒、喷嚏、流涕、干咳。查体:血压正常,端坐呼吸,额部出汗,双肺有哮鸣音,心率 110 次/分,律齐,无杂音。最可能的诊断是

A．上呼吸道感染　B．支气管哮喘

C．慢性支气管炎喘息型　D．病毒性心肌炎

E．急性支气管炎

64. 女,31 岁。产后第 5 天。3 小时前突然出现呼吸困难、胸痛、咳嗽、咯血。最可能的诊断是

A．支气管炎　B．支气管哮喘

C．肺血栓栓塞症　D．急性心肌梗死

E．肺炎

65. 男,60 岁。咳嗽、气急、肺部湿啰音,HR 110 次/分,R 30 次/分,WBC $10\times10^9$/L,中性粒细胞 82%。胸片示左下肺炎,动脉血气示 $PaO_2$ 56 mmHg, $PaCO_2$ 67 mmHg,拟诊断为

ARDS。在早期使用 PSV 模式机械通气时,常用的潮气量是

A. 10~20 mL/kg
B. 3~5 mL/kg
C. 6~8 mL/kg
D. 4~5 mL/kg
E. 10~15 mL/kg

66. 男,66 岁。昏迷,病历不详,巩膜轻度黄染,瞳孔等大,肌张力及腱反射亢进,无偏瘫,血糖 5.56 mmol/L,血尿素氮 14.2 mmol/L,血清白蛋白 20 g/L,球蛋白 30 g/L。最可能的诊断是

A. 肝性昏迷
B. 糖尿病昏迷
C. 尿毒症昏迷
D. 安眠药中毒
E. 脑血管意外

67. 男,23 岁。2 天来解柏油样大便 5 次,今晨突然昏倒来急诊。以往无胃病与肝病史,近期无服药史。查体:面色苍白,血压 70/50 mmHg,脉搏 130 次/分。首选的措施是

A. 冰盐水洗胃
B. 口服去甲肾上腺素
C. 静脉注射止血药
D. 胃镜检查
E. 补充血容量

68. 女,49 岁。无明显诱因下突发胸闷、胸痛,胸片见左肺被压缩 60%,现出现广泛进行性皮下气肿及明显呼吸困难。紧急处理首选

A. 胸腔穿刺排气
B. 气管插管
C. 吸氧
D. 输血
E. 剖胸探查

69. 男,68 岁。陈旧性前壁心肌梗死 5 年,劳累后心悸、气短 3 年,双下肢水肿半年,近 1 周气短加重,体力活动明显受限,从事一般家务活动即感喘憋,入院时心电图与 2 个月前相比无变化,该患者的心功能分级为

A. NYHA 分级Ⅱ级
B. NYHA 分级Ⅲ级
C. Killip 分级Ⅱ级
D. Killip 分级Ⅲ级
E. Killip 分级Ⅳ级

70. 男,60 岁。肺心病,近来咳嗽、气促加重,神志模糊。动脉血气分析:pH 7.31,氧分压 50 mmHg,二氧化碳分压 80 mmHg。应立即给予

A. 高压氧治疗
B. 吸纯氧
C. 间歇吸纯氧
D. 开始吸低浓度氧,逐渐增加浓度
E. 呼吸机辅助通气

71. 支气管哮喘患者突然出现胸痛、气急、呼吸困难、大汗、不安,应首先考虑出现

A. 自发性气胸
B. 支气管哮喘急性发作
C. 急性左心衰竭
D. 肺炎
E. 胸膜炎

72. 女孩,6 岁。夏季发病,因高热 1 天,惊厥 1 次住院。查体:嗜睡,面色苍白,四肢发凉,BP 70/40 mmHg,心率 126 次/分,心音低钝,颈无抵抗,巴氏征(-)。最可能的诊断是

A. 热性惊厥
B. 流行性脑脊髓膜炎
C. 中毒型细菌性痢疾
D. 结核性脑膜炎
E. 急性风湿热

73. 老年患者，突然发生寒战、高热、咳嗽、咳痰，痰黏稠，砖红色胶冻状。引起感染的病原菌最可能是

A. 肺炎克雷伯菌　　B. 流感嗜血杆菌
C. 军团菌　　D. 葡萄球菌
E. 铜绿假单胞菌

74. 女，20 岁。出现伴哮鸣音的呼气性呼吸困难，已持续 1 天，患者大汗淋漓，说不出话，神情焦急。查体：呼吸 30 次/分，脉搏 118 次/分，BP 75/60 mmHg，听诊两肺布满哮鸣音。下列抢救措施意义最小的是

A. 根据失水和心脏情况予以补液　　B. 给予糖皮质激素
C. 气管插管　　D. 氧疗
E. 给予抗生素

75. 男，79 岁。有慢性阻塞性肺疾病史 30 年，近 1 周来咳嗽、咳痰、气短加剧，2 天来神志不清，胡言乱语，动脉血气分析：pH 7.20，$PaO_2$ 50 mmHg，$PaCO_2$ 96 mmHg。应考虑

A. Ⅰ型呼吸衰竭　　B. Ⅱ型呼吸衰竭、肺性脑病
C. 急性脑炎　　D. 急性呼吸窘迫综合征
E. 脑血管意外

76. 慢性支气管炎患者，突感左上胸短暂刺痛，逐渐感呼吸困难，不能平卧。心率 120 次/分，律不齐，左肺呼吸音明显减弱。考虑出现了

A. 心绞痛　　B. 肺不张
C. 胸膜炎　　D. 自发性气胸
E. 急性左心衰竭

77. 男，60 岁。咳喘反复发作 10 年。1 天前一阵剧烈咳嗽后突感左侧胸痛，呼吸困难，最可能发生

A. 肺栓塞　　B. 急性心肌梗死
C. 肺气肿　　D. 急性左心衰竭
E. 自发性气胸

78. 男，48 岁。胸痛，气促，心电图示 AMI（广泛前壁）伴房室传导阻滞，血压 50/40 mmHg，临床诊断为心源性休克，最好的治疗方法是

A. 异丙肾上腺素　　B. 酚妥拉明
C. 主动脉内球囊反搏　　D. 多巴胺
E. 去甲肾上腺素

79. 男，58 岁。有 COPD 病史，因渐进性呼吸困难就诊。到院时血压 150/93 mmHg，脉搏 112 次/分，呼吸 24 次/分，体温 37.9℃，$SpO_2$ 91%。下列最不应考虑使用无创通气的情形是

A. 该患者病情恶化致呼吸停止
B. 该患者动脉血 $PaCO_2$ 达 60 mmHg，且 pH 7.30
C. 该患者呼吸困难，须使用呼吸辅助机呼吸
D. 该患者呼吸困难，已有腹式呼吸
E. 该患者病情恶化致呼吸速率已达 28 次/分

80. 老年患者，突发剧烈胸痛 2 小时入院，诊断为急性前壁心肌梗死。溶栓后出现非阵发性室性心动过速。此时针对室速，应采取的措施为

A. 严密观察　　B. 胺碘酮静脉注射
C. 维拉帕米静脉注射　　D. 利多卡因静脉注射
E. 异丙肾上腺素静脉滴注

81. 男,50 岁。胸骨后疼痛 2 小时来诊,查体:BP 90/60 mmHg,肺底有湿啰音。心电图示胸前导联 ST 段普遍抬高,偶发室性期前收缩。收住院,在护送进病房途中,突发抽搐,发绀,抢救无效死亡。死因最有可能是
A. 心搏骤停　　B. 心源性休克
C. 心力衰竭　　D. 心脏破裂
E. 脑栓塞

82. 男,72 岁。持续胸痛伴呕吐、大汗 6 小时,血压 80/50 mmHg,窦性心律,心率 45 次/分。心电图示下壁和右室梗死。不合理的处置是
A. 补液维持肺毛细血管楔压 15~18 mmHg　　B. 首先静脉滴注硝酸甘油
C. 阿托品 0.5 mg 肌内注射　　D. 尽快行直接 PTCA
E. 止吐、镇痛

83. 男,38 岁。平素身体健康,饮酒后 4 小时出现上腹痛,14 小时后出现呼吸困难,呼吸 40 次/分。最恰当的诊断是
A. 轻症急性胰腺炎　　B. 急性胃炎
C. 急性肠梗阻　　D. 大叶性肺炎
E. 重症急性胰腺炎合并呼吸窘迫综合征

84. 男,20 岁。高空坠落伤,查体:BP 70/50 mmHg, HR 100 次/分,躁动,双侧瞳孔等大,对光反应阳性。腹腔穿刺抽出未凝血液,头部 CT 检查示左额硬脑膜下血肿,血肿量约 25 mL,中线无明显移位。最佳处理方案是
A. 立即开颅清除血肿　　B. 抗休克治疗的同时行开颅血肿清除术
C. 抗休克治疗的同时先行开腹探查　　D. 抗休克治疗至血压正常后再行手术
E. 开颅及开腹探查同时进行

85. 男,34 岁。不慎从 2 楼坠落,即刻出现胸闷、气急。到医院就诊,发现患者呼吸困难,烦躁不安,发绀。血压 75/53 mmHg,胸部和颈部见皮下气肿,左侧胸部饱满,叩诊鼓音。首先应采用的处理是
A. 气管插管,呼吸机辅助呼吸　　B. 给予镇静药物
C. 胸腔穿刺　　D. 补液、输血治疗
E. 剖胸探查

86. 男,67 岁。胸痛 10 小时,伴冷汗淋漓,既往有高血压和主动脉夹层病史,查体:口唇发绀,脉搏细速,P 110 次/分,BP 70/50 mmHg。ECG 示心肌缺血。血清淀粉酶正常,血糖正常。最可能的诊断是
A. 急性出血性坏死性胰腺炎　　B. 肾上腺危象
C. 糖尿病酮症酸中毒　　D. 脓毒性休克
E. 心源性休克

87. 男,29 岁。左下胸受压,伴腹痛、恶心、呕吐入院。查体:面色苍白,四肢湿冷,脉搏 120 次/分,血压 80/60 mmHg。腹腔穿刺抽出不凝血液。正确的处理原则是
A. 直接送手术室手术　　B. 大量快速输液,纠正休克

C．积极抗休克,同时迅速手术　　D．休克好转后再手术
E．抗感染,止血

88. 老年高血压患者,饭后突发心前区剧痛,面色苍白,全身大汗淋漓,血压100/60 mmHg,心率126次/分,最可能的诊断为
A．创伤性休克　　B．神经性休克
C．失血性休克　　D．过敏性休克
E．心源性休克

89. 男,23岁。左侧胸壁刺伤3小时,呼吸窘迫,结合胸片检查,最可能的诊断是

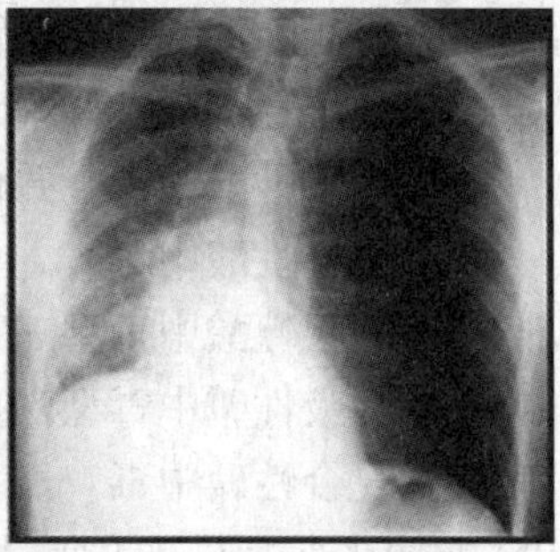

A．肺气肿
B．气胸
C．纵隔气肿
D．肺挫伤
E．胸腔积液

90. 男,30岁。急性病毒性心肌炎,心功能Ⅰ~Ⅱ级。入院时心电图为窦性心律,第3天心电图见加速性心室自主节律。对该类心律失常,最常见的情况是
A．心室夺获、室性融合波常出现于该心律失常的开始与终止时
B．常合并另一种类型的室性心动过速
C．心室颤动的发生率高
D．导致明显血流动力学障碍,须紧急处理
E．其预后与持续性心动过速相仿

91. 女,80岁。发热,右上腹痛,T 39 ℃,面色苍白,冷汗淋漓,右上腹压痛,墨非征阳性,脉细速,P 120次/分,BP 98/50 mmHg,周围血白细胞$1.5\times10^9$/L,中性粒细胞90%。下列最可能的诊断是
A．心源性休克　　B．神经源性休克
C．感染性休克　　D．过敏性休克
E．失血性休克

92. 女,28岁。经常出现短暂性胸前刺痛,部位不定,痛时含硝酸甘油1~2秒疼痛即消失,发作时心电图无明显ST段偏移,最可能诊断为
A．心绞痛　　B．自发性心绞痛
C．心脏神经症　　D．变异型心绞痛
E．稳定型心绞痛

**三、案例分析题:以下提供若干个案例,每个案例下设若干道考题。每道考题有多个备选答案,其中正确答案有1个或多个。选对一个答案给1个得分点,选错一个扣1个得分点,直至本题扣至0分。**

**(93~98题共用题干)**

男,61岁。慢性咳喘20年。近5年来动则气急,3天前因感冒自服感冒通后热退,但气急、咳嗽加重,昨夜因失眠服地西泮(安定)后入睡,今晨家人见其呼之不应,送来急诊。查

体:神志恍惚、呼吸浅速,频率 28 次/分,发绀明显,两肺散在干湿啰音。呼吸空气条件下动脉血气分析示 pH 7.40, $PaO_2$ 40 mmHg, $PaCO_2$ 80 mmHg。

93. 该患者的呼吸衰竭类型为
   A. Ⅱ型呼吸衰竭　　B. Ⅰ型呼吸衰竭
   C. 急性呼吸衰竭　　D. 慢性呼吸衰竭
   E. 泵衰竭　　F. 肺衰竭

94. 提示:呼吸空气条件下动脉血气分析示 pH 7.40, $PaO_2$ 40 mmHg, $PaCO_2$ 80 mmHg, $HCO_3^-$ 48 mmol/L。其酸碱紊乱类型属于
   A. 代偿性呼吸性酸中毒
   B. 呼吸性酸中毒合并代谢性碱中毒
   C. 复合性酸中毒
   D. 呼吸性酸中毒型三重紊乱(呼吸性酸中毒加代谢性酸中毒合并代谢性碱中毒)
   E. 呼吸性碱中毒型三重紊乱(呼吸性碱中毒加代谢性酸中毒合并代谢性碱中毒)
   F. 复合性碱中毒

95. 该患者氧疗措施必须是
   A. 面罩吸氧,氧浓度以不超过 50%为宜
   B. 间歇吸氧联合呼吸兴奋剂静脉滴注
   C. 低流量(低浓度)持续吸氧
   D. 高压氧舱
   E. 氧浓度以将 $PaO_2$ 提高至 90 mmHg 所需浓度为宜
   F. 高流量间断吸氧

96. 提示:患者入院后给予持续低流量吸氧 2 L/min。强调低流量(浓度)氧疗是为了
   A. 避免氧中毒
   B. 避免吸收性肺不张
   C. 避免 $CO_2$ 潴留加重
   D. 避免氧气浪费
   E. 维持低氧对颈动脉体、主动脉体的刺激作用
   F. 缺氧时组织氧提取增加
   G. 氧离曲线右移、$P_{50}$ 增加

97. 除氧疗外,需要采取的抢救治疗措施有
   A. 气管插管、辅助机械通气
   B. 试用中枢兴奋剂和呼吸兴奋剂,观察神志情况及 $PaCO_2$ 改善情况
   C. 病因治疗,积极控制感染
   D. 舒张支气管,降低气道阻力
   E. 纠正酸碱失衡,改善呼吸肌肌力
   F. 唤醒神志,改善咳嗽排痰功能
   G. 营养支持,保证患者能量和热量的需要

98. 提示:如果患者接受机械通气治疗,病情一度改善。但患者突然出现与呼吸机不协调的情况:气急、发绀和躁动不安。监测肺动态顺应性降低。病情恶化原因是
   A. 气道分泌物阻塞　　B. 并发气压伤气胸

C．心排血量减少　　D．肺不张
E．呼吸机引起的 ARDS　　F．肺栓塞
G．肺血管阻力增高

**（99~104 题共用题干）**

男，66 岁。因嗜睡、意识障碍 4 小时，发作 2 次抽搐后急诊来院。近 1 周因受凉后发热、咳嗽，到当地卫生院进行静脉输注葡萄糖溶液及庆大霉素等治疗。近 3 天出现乏力、口干、多饮、多尿等症状，并日渐加剧。查体：T 38.8 ℃，P 108 次/分，BP 150/75 mmHg。双侧瞳孔等大、直径 3.0 mm，对光反射减弱；刺痛无睁眼反应，无发音，肢体能回缩；无面瘫，颈无抵抗，左下肺可闻及湿啰音，排便、排尿失禁。

99. 目前患者昏迷深度为
A．深昏迷　　B．中昏迷
C．浅昏迷　　D．Glasgow 评分 3 分
E．Glasgow 评分 6 分　　F．Glasgow 评分 8 分

100. 为明确诊断，应立即进行的检查项目包括
A．血清钾、钠、氯、钙　　B．脑脊液检查
C．血气分析　　D．脑 CT
E．血脂　　F．血糖

101. 提示：血钾 3.7 mmol/L，钠 156 mmol/L，氯 110 mmol/L，钙 2.5 mmol/L，血糖 38.8 mmol/L。AB 23 mmol/L，BE−2.8 mmol/L，$SaO_2$ 92%，血浆渗透压 358 mmol/L。头颅 CT 无明显异常。患者目前的诊断为
A．肺性脑病　　B．脑血管意外
C．糖尿病酮症酸中毒昏迷　　D．糖尿病乳酸性酸中毒昏迷
E．糖尿病高渗性昏迷　　F．非胰岛素依赖型（2 型）糖尿病

102. 急诊处理措施包括
A．系统监测患者生命体征，吸氧
B．口鼻腔分泌物吸引，保持上呼吸道通畅
C．静脉输注 0.45%氯化钠注射液或 0.9%氯化钠注射液
D．静脉输注 1.87%乳酸钠溶液
E．应用 20%甘露醇脱水
F．皮下注射正规胰岛素

103. 提示：静脉滴注正规胰岛素 8 U，复查血：钾 3.0 mmol/L，钠 150 mmol/L，血糖 32.4 mmol/L，血浆渗透压 328 mmol/L。患者第 1 小时静脉补 0.45%氯化钠注射液及 0.9%氯化钠注射液 1 000 mL。血压 135/60 mmHg。目前正确的处理措施包括
A．静脉补钾
B．继续静脉输入 0.45%氯化钠溶液
C．静脉输入 5%葡萄糖溶液
D．可静脉输入血浆或全血
E．可静脉输入 25%人体白蛋白
F．继续每小时静脉滴注正规胰岛素 4~6 U

104. 提示：患者经上述处理 12 小时，脱水状况减轻，意识恢复。体温 37.3 ℃。复查血：钾

3.4 mmol/L,钠 144 mmol/L,血糖 14.2 mmol/L,血尿素氮 10.8 mmol/L,血肌酐 133 mmol/L。胸部 X 线片示左肺感染。目前应采取的处理措施包括

A. 应用抗生素

B. 继续静脉补钾

C. 静脉输入5%葡萄糖氯化钠溶液

D. 继续静脉输入0.9%氯化钠溶液

E. 鼓励患者饮水、进食

F. 继续静脉滴注胰岛素使血糖降至正常范围

# 答案与解析

## 答案

| | | | | | | | | | |
|---|---|---|---|---|---|---|---|---|---|
| 1. E | 2. E | 3. D | 4. E | 5. B | 6. D | 7. C | 8. D | 9. C | 10. B |
| 11. A | 12. E | 13. D | 14. C | 15. A | 16. C | 17. C | 18. B | 19. A | 20. E |
| 21. C | 22. E | 23. B | 24. A | 25. C | 26. E | 27. C | 28. C | 29. D | 30. D |
| 31. D | 32. C | 33. D | 34. B | 35. B | 36. A | 37. C | 38. B | 39. A | 40. D |
| 41. B | 42. B | 43. E | 44. E | 45. A | 46. C | 47. E | 48. B | 49. C | 50. B |
| 51. D | 52. D | 53. A | 54. D | 55. D | 56. E | 57. D | 58. C | 59. C | 60. B |
| 61. C | 62. E | 63. B | 64. C | 65. C | 66. A | 67. E | 68. A | 69. B | 70. E |
| 71. A | 72. C | 73. A | 74. E | 75. B | 76. D | 77. E | 78. C | 79. A | 80. A |
| 81. A | 82. B | 83. E | 84. C | 85. C | 86. E | 87. C | 88. E | 89. B | 90. A |
| 91. C | 92. C | | | | | | | | |

93. ADF　94. B　95. C　96. CE　97. ABCDEG

98. B　99. BE　100. ACDF　101. E　102. ABC

103. AF　104. ABCE

## 解析

1. 车祸伤患者,口鼻均有泥沙夹杂血外溢,出现呼吸困难、烦躁不安,考虑存在呼吸道梗阻,应及时清除呼吸道异物和分泌物,保持呼吸道通畅。故本题选 E。

2. 患者无面色苍白、脉搏细速、血压下降等低血容量休克表现,无胸廓饱满、纵隔移位、皮下气肿等气胸相关症状,不考虑血气胸诊断。故本题选 E。

3. 输血适应证:①大量失血。②贫血或低蛋白血症。③重症感染。④凝血异常。患者无相关输血适应证,无须紧急输血。故本题选 D。

4. 患者有冠心病史,突发胸骨后压榨样疼痛,有烦躁不安、出汗表现,多次含服硝酸甘油后症状稍缓解,查体有急性痛苦面容、脉速、低血压等表现,考虑急性心肌梗死可能。故本题选 E。

6. 急性心肌梗死患者突发胸痛,心脏超声见明显二尖瓣反流,考虑二尖瓣乳头肌功能失调或断裂可能,查体在心尖区可出现收缩中晚期喀喇音和吹风样收缩期杂音。故本题选 D。

7. 乳头肌功能失调或断裂多发生在二尖瓣后乳头肌,见于下壁心肌梗死,心力衰竭明显,可迅速发生肺水肿在数天内死亡。故本题选 C。

14. 昏迷按严重程度可分为浅昏迷、中昏迷和深昏迷。深昏迷时，对外界任何刺激均无反应，全身肌肉松弛，无任何自主运动；眼球固定，瞳孔散大，各种反射消失，大小便多失禁；生命体征已有明显改变，呼吸不规则，血压或有下降。故本题选 C。
15. 引起瞳孔对光反射的感受器为视网膜，传入纤维在视神经中，在进入中枢后不到达外侧膝状体，而在中脑的顶盖前区。故本题选 A。
16. 颅脑损伤形成颅内血肿，使颅内压升高，如持续出血，颅压持续增加最终引发脑疝形成，可危及生命，应紧急处理。故本题选 C。
18. 锁骨下静脉穿刺插管可至少保留 1 个月，短时间内不需更换，但应注重护理以防感染。故本题选 B。
19. ARDS 的主要治疗措施包括积极治疗原发病、氧疗、机械通气以及调节液体平衡等。故本题选 A。
20. 心绞痛以发作性胸痛为主要临床表现，常由体力劳动或情绪激动所诱发，部位主要在胸骨体之后，性质常为压榨、发闷或紧缩性，也可有烧灼感。故本题选 E。
21. 反流性食管炎的胸痛由反流物刺激食管引起，发生在胸骨后，严重时表现为剧烈刺痛；反流和烧心是其最常见的典型症状，常表现为胸骨后或剑突下烧灼感。故本题选 C。
22. 慢性肺心病心力衰竭应用洋地黄治疗，原则上选用作用快、排泄快的药物，小剂量静脉给药；用药前应注意纠正缺氧，防治低钾血症，以免发生药物毒性反应。低氧血症、感染等均可使心率增快，不宜以心率作为衡量洋地黄类药物的应用和疗效考核指征。故本题选 E。
24. ARDS 的呼吸困难特点为呼吸深快、费力，患者常感到胸廓紧束、严重憋气，即呼吸窘迫。故本题选 A。
25. 呕血最常见的原因是消化性溃疡，其次为食管或胃底静脉曲张破裂、急性糜烂性出血性胃炎和胃癌。故本题选 C。
26. 院前急救的三要素：①有效的现场急救，指对突发伤病者在发病或事故现场给予最初的快速评估及采取迅速有力的抢救治疗，是急救的首要环节。②良好的通信网络，在整个急救过程中，起着承上启下、沟通信息等重要的枢纽作用。③医疗监护运送，指对已经作了初步急救的患者在救护人员的监护下运用专业的运输工具转运到医院的过程。故本题选 E。
29. 呼气性呼吸困难主要机制为小气道狭窄和肺泡弹性回缩力下降，体检可见呼气相延长和哮鸣音；急性左心衰竭的呼吸困难性质为心源性呼吸困难，主要机制为肺水肿和严重的低氧血症。故本题选 D。
34. 患者大咯血窒息时，立即吸出口腔、咽喉部积血和血凝块，体位引流应置患者于头低足高侧卧位或俯卧位，健肺在上，轻拍患者背部，促使肺管内淤血排出。故本题选 B。
35. 不稳定型心绞痛的患者除非有禁忌，所有患者均应在抗血小板治疗基础上常规接受抗凝治疗，根据治疗策略以及缺血、出血事件风险选择不同药物。故本题选 B。
36. 休克是机体有效循环血容量减少、组织灌注不足，细胞代谢紊乱和功能受损的病理生理过程；组织细胞氧供给不足和需求增加是休克的本质，产生炎症介质是休克的特征。故本题选 A。
38. 张力性气胸是可迅速致死的危急重症，首先应考虑迅速胸膜腔减压；在危急状况下可用一粗针头在伤侧第 2 肋间锁骨中线处刺入胸膜腔，有气体喷射出，即能收到排气减压效果。故本题选 B。

40. 急性肺源性呼吸困难中的吸气性呼吸困难,常见的上呼吸道病因包括急性喉炎、喉头水肿、喉头痉挛等;气管病因包括气管异物、肿瘤、气管外压性狭窄等。慢性支气管炎可导致呼气性呼吸困难。故本题选 D。

43. 呼吸衰竭明确诊断有赖于动脉血气分析:在海平面、静息状态、呼吸空气条件下,动脉血氧分压($PaO_2$)<60 mmHg,伴或不伴二氧化碳分压($PaCO_2$)>50 mmHg。故本题选 E。

46. 心电图运动负荷试验可增加心脏负担,激发心肌缺血,心肌梗死急性期、不稳定型心绞痛、明显心力衰竭、严重心律失常或急性疾病者禁作运动试验。故本题选 C。

50. AHA 复苏指南推荐直接使用最大能量除颤,双相波 200 J,单相波 360 J。故本题选 B。

51. 重度休克时,患者意识模糊,甚至昏迷,四肢厥冷、脉速而细弱,收缩压在 70 mmHg 以下或测不到,尿少或无尿,毛细血管充盈非常迟缓,表浅静脉塌陷。故本题选 D。

53. 患者突发心慌、胸闷、大汗、呼吸困难,既往类似发作病史,考虑因接触过敏原导致支气管哮喘可能。故本题选 A。

59. 创伤性窒息是钝性暴力作用于胸部所致的上半身广泛皮肤、黏膜、末梢毛细血管淤血及出血性损害。临床表现为伤员面、颈、上胸部皮肤出现针尖大小的紫蓝色瘀斑,以面部与眼眶部为明显;口腔、球结膜、鼻腔黏膜瘀斑,甚至出血;伤后多数患者有暂时性意识障碍、烦躁不安、头昏、谵妄等。故本题选 C。

62. 感染性休克时应用血管活性药物,主要采用血管扩张药,以抵消血管收缩作用,如山莨菪碱、多巴胺等。故本题选 E。

63. 少年男性患者,有过敏史,突发呼吸困难,有端坐呼吸、双肺哮鸣音等表现,考虑为支气管哮喘急性发作。临床表现以干咳为主,无喘息,考虑为咳嗽变异性哮喘。故本题选 B。

65. 对于 ARDS 患者,以有效肺容积减少、顺应性降低为特点,为避免机械通气所致肺损伤,采用小潮气量(6~8 mL/kg)、较快通气频率,可降低吸气压力,减少克服弹性阻力的呼吸功消耗。故本题选 C。

66. 患者血糖、血尿素氮正常,可排除糖尿病昏迷和尿毒症昏迷;有黄疸表现,血清白蛋白明显降低、白球比例倒置,考虑肝性昏迷可能。故本题选 A。

67. 患者有黑便表现,提示消化道出血;面色苍白、血压明显降低,提示失血性休克,首先应补充血容量,纠正休克,待病情平稳后行胃镜检查以明确病因。故本题选 E。

68. 患者出现广泛进行性皮下气肿及明显呼吸困难,考虑张力性气胸可能。张力性气胸可迅速致死,首先应考虑迅速胸膜腔穿刺减压。故本题选 A。

69. 心功能 NYHA 分级标准:① Ⅰ 级,心脏病患者日常活动不受限制,一般活动不引起乏力、呼吸困难等心衰症状。② Ⅱ 级,心脏病患者体力活动轻度受限,休息时无自觉症状,一般活动下可出现心衰症状。③ Ⅲ 级,心脏病患者体力活动明显受限,低于平时一般活动即引起心衰症状。④ Ⅳ 级,心脏病患者不能从事任何体力活动,休息状态下也存在心衰症状,活动后加重。故本题选 B。

72. 中毒型细菌性痢疾多见于 3~7 岁儿童,起病急,畏寒、高热,全身中毒症状严重;分为 3 型,以休克型较常见,主要表现为感染性休克,面色苍白、四肢厥冷、皮肤花斑、神志障碍等;脑型表现为剧烈头痛、烦躁、惊厥、抽搐、昏迷及脑水肿甚至脑疝表现。故本题选 C。

73. 肺炎克雷伯菌肺炎起病急,表现为寒战、高热、全身衰竭、咳砖红色胶冻状痰等,X 线征象表现为肺叶或肺段实变,蜂窝状脓肿,叶间隙下坠。故本题选 A。

74. 患者出现呼气性呼吸困难，两肺布满哮鸣音，考虑支气管哮喘急性发作可能；患者大汗淋漓、说不出话、神情焦急，提示重度哮喘。治疗应持续雾化吸入短效 $\beta_2$ 受体激动剂（如沙丁胺醇），联合雾化吸入短效抗胆碱药、激素混悬液以及静脉茶碱类药物，吸氧，尽早静脉应用激素，注意维持水、电解质平衡，纠正酸碱失衡，若临床症状和肺功能无改善甚至继续恶化，及时给予机械通气治疗。故本题选 E。

75. 动脉血气分析示 $PaO_2<60$ mmHg，$PaCO_2>50$ mmHg，提示存在Ⅱ型呼吸衰竭；患者 COPD 病史 30 年，出现神志改变，考虑 $CO_2$ 潴留引起肺性脑病可能。故本题选 B。

80. 急性心肌梗死溶栓后 2 小时内出现再灌注性心律失常（短暂的加速性室性自主节律，房室或束支传导阻滞突然消失，或下后壁心肌梗死的患者出现一过性窦性心动过缓、窦房传导阻滞或低血压状态）为溶栓再通的判断标准，此时应严密观察病情。故本题选 A。

82. 大多数急性心肌梗死患者有应用硝酸酯类药物指征，而在下壁心肌梗死、可疑右室梗死或明显低血压（收缩压低于 90 mmHg）的患者，不适合使用。故本题选 B。

83. 青年男性患者，饮酒后出现急性上腹痛，考虑急性胰腺炎可能；本病易并发急性多器官功能障碍及衰竭，患者 14 小时后出现呼吸困难，考虑重症急性胰腺炎合并呼吸窘迫综合征可能。故本题选 E。

84. 患者有外伤史，血压明显降低，提示休克，应立即液体复苏，补充血容量；患者腹腔穿刺抽出未凝血液，提示腹腔内存在活动性出血，应立即剖腹探查，寻找出血点并止血；患者 CT 示左额硬脑膜下血肿，血肿量约 25 mL，中线未偏移，对光反射阳性，提示目前无脑疝风险，即无明显开颅手术指征。故本题选 C。

85. 患者受伤后出现呼吸困难、烦躁不安、血压降低，可见皮下气肿，考虑张力性气胸可能。张力性气胸是可迅速致死的危急重症，首先考虑迅速胸膜腔穿刺减压；危急状况下可用一粗针头在伤侧第 2 肋间锁骨中线处刺入胸膜腔，有气体喷射出，即能收到排气减压效果。故本题选 C。

87. 患者有面色苍白、四肢湿冷、脉速、低血压症状，提示休克，应立即抗休克治疗；患者腹腔穿刺抽出不凝血液，提示腹腔内存在活动性出血，应立即剖腹探查。故本题选 C。

91. 患者面色苍白、冷汗淋漓、脉细速、心率快、低血压，提示休克；患者有高热、右上腹压痛、墨菲征阳性表现，周围血白细胞 $1.5\times10^9$/L，中性粒细胞 90%，为急性感染的征象，考虑可能为感染性休克。故本题选 C。

93. 患者血气分析 $PaO_2<60$ mmHg，示 $PaCO_2>50$ mmHg，为Ⅱ型呼吸衰竭；患者慢性咳喘 20 年，近 5 年有气急表现，考虑存在慢性呼吸衰竭；呼吸衰竭按发病机制可分为泵衰竭和肺衰竭，气道阻塞、肺组织和肺血管病变造成的呼吸衰竭为肺衰竭。故本题选 ADF。

94. 慢性呼吸衰竭时因 $CO_2$ 潴留发展缓慢，肾脏可通过减少 $HCO_3^-$ 的排出来维持 pH 恒定；当体内 $CO_2$ 长期增高时，$HCO_3^-$ 也持续维持在较高水平，导致呼吸性酸中毒合并代谢性碱中毒，此时 pH 可处于正常范围，称为代偿性呼吸性酸中毒合并代谢性碱中毒。故本题选 B。

95. 患者伴有 $CO_2$ 潴留，氧疗时需注意保持低浓度吸氧，防止血氧含量过高。故本题选 C。

96. 慢性高碳酸血症患者呼吸中枢的化学感受器对 $CO_2$ 反应差，呼吸主要靠低氧血症对颈动脉体、主动脉体化学感受器的刺激来维持；若吸入高浓度氧，使血氧迅速上升，解除了低氧对外周化学感受器的刺激，便会抑制患者呼吸，造成通气状况进一步恶化，导致 $CO_2$ 潴留，严重时陷入 $CO_2$ 麻醉状态。故本题选 CE。

97. 慢性呼吸衰竭的治疗包括氧疗、正压机械通气、抗感染、呼吸兴奋剂、纠正酸碱平衡失调及营养支持治疗。故本题选 ABCDEG。

98. 呼吸机相关肺损伤是指机械通气对正常肺组织的损伤或使已损伤的肺组织进一步加重，包括气压伤、容积伤、萎陷伤和生物伤；气压伤最常见，是由于气道压力过高导致肺泡破裂，表现为突然出现烦躁、呼吸困难、血压下降、氧合降低、气道压进行性升高和肺顺应性进行性下降。故本题选 B。

## 第四节　儿科疾病

**一、共用题干单选题：每道考题以一个小案例的形式出现，其下面都有 A、B、C、D、E 五个备选答案。请从中选择一个最佳答案。**

**（1~5 题共用题干）**

某患儿因母急产在路边出生，自带小刀切断脐带。生后 4 天开始出现抽搐，渐加重，轻微刺激抽搐不已，吮乳及张口困难，低热。

1. 该患儿最可能的诊断是
   A．新生儿缺氧缺血性脑病（HIE）　B．颅内出血
   C．化脓性脑膜炎　D．新生儿破伤风
   E．癫痫

2. 下列哪项体格检查对确诊该病有诊断价值
   A．拥抱反射　B．觅食反射
   C．压舌板试验　D．握持反射
   E．瞳孔对光反射

3. 该患儿止痉首选药物为
   A．苯巴比妥钠　B．水合氯醛
   C．苯妥英钠　D．地西泮
   E．异丙嗪

4. 止痉剂疗程为
   A．1~2 天　B．2~3 天　C．3~4 天　D．7~10 天　E．1~4 周

5. 该患儿在临床上应选用哪种抗生素治疗
   A．青霉素　B．红霉素
   C．万古霉素　D．亚胺培南西司他丁钠
   E．SMZ

**（6~8 题共用题干）**

女孩，13 岁。多食、多饮、多尿，逐渐消瘦 2 个月余。经查空腹血糖明显升高，尿糖阳性，确诊为糖尿病。

6. 为降低患儿血糖水平，应首选
   A．正规胰岛素　B．中效胰岛素
   C．甲苯磺丁脲　D．阿卡波糖
   E．二甲双胍

7. 昨天下午，患儿出现发热、咳嗽，精神萎靡，同时伴腹痛、恶心、呕吐。患儿自服退热片。

今晨起患儿出现昏迷。昏迷的原因最可能是

A．感染性休克

B．低血糖昏迷

C．糖尿病乳酸酸中毒

D．糖尿病酮症酸中毒

E．高渗性非酮症糖尿病昏迷

8. 根据患儿目前情况，宜选哪项治疗方案

A．5%碳酸氢钠静脉滴注

B．小剂量胰岛素，低渗生理盐水静脉滴注

C．小剂量胰岛素，等渗生理盐水静脉滴注

D．小剂量胰岛素，5%葡萄糖静脉滴注

E．大剂量胰岛素静脉注射及皮下注射

**（9~12 题共用题干）**

患儿，4 岁。全身水肿 20 天，血压 90/60 mmHg，尿蛋白（+++~++++），血浆蛋白总量 45 g/L，清蛋白 20 g/L，血尿素氮 4.2 mmol/L。

9. 最可能的诊断是

A．单纯性肾病

B．肾炎性肾病

C．IgA 肾病

D．急进性肾炎

E．膜性肾病

10. 如给该患儿口服泼尼松 10 mg，一天 3 次，1 周后水肿消退，2 周后尿蛋白转阴，最可能的病理诊断是

A．系膜增生性肾炎

B．膜性肾病

C．膜增生性肾炎

D．微小病变型肾病

E．新月体肾炎

11. 尿蛋白转阴后选择激素减量的方案是

A．停用泼尼松

B．改隔日顿服

C．继续用泼尼松原剂量，2 周后停药

D．继续用泼尼松原剂量，2 周后改隔日顿服

E．继续用泼尼松原剂量，4 周后改隔日顿服

12. 为预防肾病复发，应用泼尼松的疗程最好为

A．4~6 周　　B．6~8 周　　C．8~12 周　　D．6~9 个月　　E．1~2 年

**（13~14 题共用题干）**

足月产新生儿，产重 3 200 g，生后 4 天出现阵阵双目凝视、呼吸暂停。出生前胎心、胎动正常，无胎膜早破及产程延长，出生时有轻度窒息史，羊水Ⅲ度。生后 22 小时发现黄疸，逐渐加重波及手足心，生后开始时吃奶较好，近 1 天吃奶差。

13. 最可能的原因是

A．脑血栓形成

B．核黄疸

C．化脓性脑膜炎

D．缺氧缺血性脑病

E．低钙血症

14. 首先做哪项检查来初步明确诊断

A．头颅 CT

B．血培养

C．总胆红素、结合胆红素　　D．脑电图
E．脑脊液检查

**（15～17题共用题干）**

足月儿，母乳喂养，生后3天因黄疸住院。血清总胆红素320 μmol/L，母血型为O型、Rh阳性，父亲血型为AB型、Rh阳性。

15. 此患儿最可能的诊断是
A．新生儿败血症　　B．新生儿肝炎
C．新生儿ABO溶血病　　D．新生儿Rh溶血病
E．新生儿母乳性黄疸

16. 首先应做哪项检查
A．血培养　　B．肝功能
C．血涂片找球形红细胞　　D．定血型
E．致敏红细胞和血型抗体测定

17. 首先应采取的主要治疗措施是
A．光疗　　B．抗生素应用
C．换血　　D．输注白蛋白
E．口服苯巴比妥

**（18～19题共用题干）**

足月女婴，生后3天出现黄疸，近2天食欲减退，黄疸明显加重。查体：脐部红肿，有脓性分泌物，体温35.5℃。

18. 以下哪项检查对明确诊断很重要
A．血培养　　B．查尿中巨细胞包涵体
C．红细胞G－6－PD活性测定　　D．血常规及血小板计数
E．查母、婴血型

19. 最合理的抗生素选择为
A．静脉滴注甲硝唑　　B．肌内注射庆大霉素+青霉素
C．静脉滴注甲硝唑+头孢三嗪　　D．静脉滴注磺胺异噁唑+青霉素
E．静脉滴注红霉素+氯霉素

**（20～23题共用题干）**

女婴，8个月。腹泻4天，呕吐2天，大便7～10次/天，量多，为蛋花汤样。查体：发育营养差，精神萎靡，哭时泪少，尿少，皮肤弹性差，呼吸略深，心肺未见异常，腹不胀。血钠135 mmol/L。

20. 其脱水程度及性质为
A．轻度等渗性脱水　　B．轻度低渗性脱水
C．中度等渗性脱水　　D．中度低渗性脱水
E．重度等渗性脱水

21. 纠正脱水后，患儿排尿，考虑补钾。此时补液瓶中只有液体250 mL，最多可加10%氯化钾的量为
A．4 mL　　B．5 mL　　C．7 mL　　D．10 mL　　E．12 mL

22. 在补液的过程中，突然出现抽搐，考虑为低钙血症，最恰当的补钙方法为

A．静脉快速注射10%葡萄糖酸钙
B．静脉缓慢滴注10%葡萄糖酸钙
C．口服氯化钙
D．口服10%葡萄糖酸钙
E．肌内注射10%葡萄糖酸钙

23. 补充钙剂后仍有激惹，抽搐并无好转，此时要考虑
A．低血糖症
B．低镁血症
C．低钾血症
D．低钠血症
E．高钠血症

**(24~26题共用题干)**

男孩，12岁。患1型糖尿病，近日因肺部感染诱发酮症酸中毒。

24. 特征性的症状包括
A．皮肤干燥，弹性差
B．烦渴、多饮、多尿
C．昏迷
D．呼气有烂苹果味
E．呼吸深大

25. 胰岛素最佳使用方法是
A．小剂量胰岛素静脉注射
B．大剂量胰岛素静脉注射+皮下注射
C．大剂量胰岛素皮下注射
D．大剂量胰岛素静脉滴注
E．小剂量胰岛素静脉滴注

26. 关于患者治疗的叙述，不正确的是
A．随访血钾，防治低血钾
B．积极补碳酸氢钠液以尽快纠正酸中毒
C．积极补液，纠正脱水
D．及时使用胰岛素
E．治疗肺部感染

**二、单选题：每道考题下面有A、B、C、D、E五个备选答案，请从中选择一个最佳答案。**

27. 下列哪项不是新生儿病理性黄疸的特点
A．黄疸退而复现或进行性加重
B．黄疸在生后24小时内出现
C．血清胆红素大于204 μmol/L
D．黄疸伴精神萎靡、反应差
E．黄疸持续时间不超过10天

28. 蛋白质-热能营养不良患儿皮下脂肪逐渐减少或消失，首先累及的部位是
A．四肢　B．臀部　C．腹部　D．胸部　E．面颊部

29. 关于小儿生长发育规律的叙述，正确的是
A．生长发育没有一定的规律
B．各系统发育的速度不一致
C．生长发育是量先增加后有质的变化
D．小儿体格的发育青春期为第二高峰
E．体格发育有绝对的正常值

30. 胎儿宫内窒息的早期表现是
A．胎动减少
B．胎心增快
C．胎心减慢
D．羊水污染
E．羊水减少

31. 新生儿出生3天后出现黄疸者，最不可能是
A．新生儿肺炎
B．败血症
C．胆道闭锁
D．母乳性黄疸

E．新生儿溶血病

32. 关于儿童急性淋巴细胞白血病的治疗,正确的是

A．都必须使用强化疗　　B．首选干细胞移植

C．化疗+移植治疗为主　　D．联合化疗为主

E．治疗效果差,保守治疗为主

33. 1 周岁小儿的胸围应约为

A．34 cm　　B．38 cm　　C．42 cm　　D．46 cm　　E．50 cm

34. 重症腹泻补钾时,错误的措施是

A．输液后有尿开始补钾

B．静脉输液中氯化钾的浓度不超过 0.3%

C．每天氯化钾的剂量 1~2 mmol/kg

D．治疗低钾血症需持续给钾 4~6 天

E．每天补钾静脉滴注时间不短于 8 小时

35. 关于缺乏维生素 $B_{12}$ 所致营养性巨幼细胞贫血的病因,不正确的是

A．先天储存量过低而摄入不足　　B．长期偏食动物性食物

C．慢性萎缩性胃炎　　D．慢性肝炎

E．严重感染

36. 小儿原发性肺结核的常见表现不包括

A．消瘦、食欲减退和盗汗　　B．肺门淋巴结肿大

C．上肺叶有空洞形成　　D．发热

E．结核菌素试验阳性

37. 儿童反复腹痛最常见于

A．慢性肠炎　　B．慢性胃炎

C．肠蛔虫病　　D．消化性溃疡

E．炎症性肠病

38. 关于新生儿黄疸光疗的叙述,错误的是

A．灯管离患儿 35 cm

B．光疗时要用黑布遮盖双眼,保护视网膜

C．双面光优于单面光

D．适用于血清胆红素高于正常的所有黄疸

E．蓝光照射效果最好

39. 治疗麻疹的特效方法是

A．应用中草药　　B．应用抗菌素

C．补充维生素　　D．维持体温不超过 38 ℃

E．无特异性治疗措施

40. 关于风疹皮疹特点的描述,错误的是

A．通常于发热 1~2 天后发疹　　B．先见于面、颈部

C．1 天内蔓延至全身　　D．手心和足心皮疹密集

E．皮疹一般持续 3 天消退

41. 关于新生儿窒息的表述,不正确的是

A．指出生时无呼吸或呼吸抑制者
B．轻度窒息指生后 Apgar 评分为 4~7 分者
C．重度窒息指生后 Apgar 评分为 0~3 分者
D．凡是造成胎儿或新生儿血氧浓度降低的任何因素均可引起窒息
E．出生后 1 分钟 Apgar 评分正常，但数分钟后出现呼吸抑制者不属窒息

42. 小儿上消化道出血的最多见病因是
A．消化性溃疡　　B．急性胃炎
C．食管胃底静脉曲张破裂　　D．胃扭曲
E．肠套叠

43. 小儿肺炎的常见病原体是
A．病毒和衣原体　　B．革兰阳性球菌和病毒
C．革兰阴性杆菌和支原体　　D．革兰阴性杆菌和病毒
E．细菌和霉菌

44. 重症患儿输液应用的目的为
A．补充有效血容量，供给能量，保持电解质平衡
B．补充水分，增加排尿
C．补充水分，排出毒性成分，加速疾病恢复
D．补水及电解质，减轻临床症状，有利机体恢复
E．静脉滴注抗生素，以加快退热

45. 小儿急性白血病治疗的关键是
A．输血和支持疗法　　B．联合化疗
C．诱导分化　　D．放射治疗
E．骨髓移植

46. 重症营养不良的体液改变倾向于
A．总液体量相对增多，细胞外液呈低渗性
B．总液体量相对减少，细胞外液多呈高渗性
C．总液量不变，细胞外液多呈等渗性
D．总液量相对增多，细胞外液多呈等渗性
E．总液量相对减少，细胞外液多呈低渗性

47. 判断小儿支气管肺炎严重程度的指标是
A．白细胞高低　　B．呼吸频率
C．有无累及其他系统　　D．胸片显示程度
E．感染菌群

48. 新生儿窒息首选的复苏措施为
A．肌内注射洛贝林　　B．吸氧
C．清除呼吸道黏液　　D．复苏器加压给氧
E．静脉注射肾上腺素

49. 小儿急性持续性腹痛，阵发性加剧并伴有休克，最可能为
A．阑尾穿孔，腹膜炎　　B．胆道蛔虫症
C．粪石性肠梗阻　　D．梅克尔憩室炎

E．绞窄性肠梗阻

50. 风疹与麻疹的主要鉴别点是

A．全身症状轻
B．皮疹为全身性分布
C．呈充血性斑丘疹
D．皮疹 1 天内出齐
E．外周血白细胞减少

51. 下列叙述符合足月儿定义的是

A．胎龄>28 周的婴儿
B．胎龄>40 周的新生儿
C．体重>2 500 g 的新生儿
D．37 周<胎龄<42 周的新生儿
E．出生体重在同胎龄体重第 10~90 百分位者

52. 一般说来，第 1~6 天出疹性传染病的出疹次序是

A．猩红热、天花、水痘、麻疹、伤寒、斑疹伤寒
B．水痘、天花、麻疹、猩红热、斑疹伤寒、伤寒
C．水痘、猩红热、天花、斑疹伤寒、麻疹、伤寒
D．水痘、猩红热、天花、麻疹、斑疹伤寒、伤寒
E．猩红热、水痘、麻疹、天花、伤寒、斑疹伤寒

53. 小儿咳嗽变异性哮喘诊断的基本条件是

A．咳嗽持续
B．咳嗽反复发作
C．咳嗽经抗生素治疗有效
D．有个人或家庭过敏史
E．咳嗽常在夜间和(或)清晨发作或加剧，以干咳为主

54. 婴幼儿最常见的急腹症是

A．肠套叠
B．胰腺炎
C．阑尾炎
D．急性腹膜炎
E．坏死性小肠结肠炎

55. 在儿童生长发育的规律中第一个生长高峰在

A．胎儿期
B．新生儿期
C．婴儿期
D．幼儿期
E．学龄前期

56. 麻疹传播的主要途径是

A．食物传播
B．呼吸道传播
C．间接接触传播
D．皮肤损伤处侵入
E．经排泄物传播

57. 水痘最常见的并发症是

A．心肌炎
B．肺炎
C．继发皮肤感染
D．脑炎
E．血小板减少

58. 婴幼儿支气管哮喘的表现是

A．阵发性咳嗽
B．喘息反复发作
C．犬吠样咳嗽
D．喘憋明显
E．清晨发作性咳嗽，痰少

59. 有关儿童慢性肠套叠的描述，不正确的是

A．腹胀可不明显　　B．多见于年长儿
C．阵发性腹痛为常见表现　　D．病程较长
E．果酱色大便常见

60. 关于儿童生长发育的描述,不正确的是
A．生长发育是连续的过程　　B．儿童神经系统发育相对较晚
C．儿童动作发育依次为抬头,坐,走　　D．有个体差异
E．婴儿期儿童前 6 个月发育速度最快

61. 儿童 1 型糖尿病的长期治疗措施不包括
A．运动疗法　　B．格列本脲口服
C．胰岛素治疗　　D．饮食控制
E．监测血糖

62. 典型水痘皮疹的特点,叙述错误的是
A．初起于四肢
B．分批出现的红色斑疹或斑丘疹,并迅速发展成为小水疱
C．黏膜皮疹可出现在口腔、结膜、生殖器等处
D．水痘从中心处开始干瘪,迅速结痂
E．在病症高峰期可见到丘疹、新旧水疱和结痂同时存在

63. 有关癫痫的描述,正确的是
A．癫痫具有急性、发作性、刻板性特点
B．根据病因,癫痫可分为特发性癫痫和症状性癫痫
C．癫痫发作是由大脑神经元异常放电所致
D．癫痫是多种原因所致的急性脑功能障碍
E．痫性发作表现为运动性发作

64. 肺炎患儿进食不足或不能进食时,输注液体的选择是
A．生理维持液　　B．0.9%氯化钠溶液
C．5%葡萄糖液　　D．2∶2∶1 液
E．5%碳酸氢钠液

65. 新生儿窒息复苏方案,应首先采取
A．建立呼吸,增加通气　　B．尽量吸净呼吸道黏液,保持气道通畅
C．给肾上腺素　　D．维持正常循环,保证足够心排血量
E．电除颤

66. 儿童糖尿病最多见
A．非糖尿病性葡萄糖尿症　　B．继发性糖尿病
C．胰岛素依赖型糖尿病　　D．非胰岛素依赖型糖尿病
E．婴儿暂时性糖尿病

67. 不属于新生儿窒息 Apgar 评分内容的是
A．拥抱反射　　B．肌张力
C．皮肤颜色　　D．呼吸
E．心率

68. 关于儿童上呼吸道疾病的叙述,错误的是

A．婴幼儿易造成鼻塞、呼吸困难
B．易合并中耳炎
C．异物较易坠入右支气管
D．喉炎声音嘶哑、呼吸困难
E．扁桃体炎多见于婴儿

69. 轻度营养不良调整饮食时，开始每天供给热量为
A．100～120 kcal/kg
B．40～60 kcal/kg
C．80～100 kcal/kg
D．60～80 kcal/kg
E．120～140 kcal/kg

70. 水痘患儿发热后几天出现皮疹
A．半天　B．1 天　C．3 天　D．5 天　E．6 天

71. 维生素 D 缺乏性佝偻病治疗的目的是
A．控制活动期，防止骨骼畸形
B．治愈该病
C．改善惊厥
D．纠正钙磷代谢紊乱
E．增加维生素 D 生理作用

72. 小儿惊厥最常见的原因是
A．癫痫
B．低钙惊厥
C．高热惊厥
D．低血糖
E．颅内感染

73. 腹泻病，轻度脱水患儿拒食口服补液盐，需进行静脉补液，开始 24 小时的液量为
A．50～70 mL/kg
B．80 mL/kg
C．120 mL/kg
D．180 mL/kg
E．160 mL/kg

74. 关于婴幼儿上呼吸道感染的特点，错误的是
A．高热甚至高热惊厥
B．可伴胃肠症状
C．常反复呼吸道感染
D．可有充血性皮疹
E．易合并风湿热

75. 关于麻疹流行病学的叙述，错误的是
A．麻疹患者是唯一传染源
B．出疹前 5 天至出疹后 5 天均有传染性
C．病毒存在于眼结膜、鼻、口咽和气管等分泌物中
D．通过喷嚏、咳嗽等由飞沫传播
E．也可通过粪便传播

76. 下列哪项不是儿童糖尿病的特点
A．年长儿常伴有消瘦，精神不振和倦怠乏力等
B．典型症状为多饮、多食、多尿和体重下降
C．儿童因夜尿增多出现遗尿
D．所有的糖尿病患儿就诊时都处于酮症酸中毒状态
E．多有感染或饮食不当等诱因

77. 关于预防麻疹的被动免疫，正确的是
A．在接触麻疹后 10 天内立即给予免疫血清球蛋白 0.25 mL/kg 可预防发病
B．在接触麻疹后 5 天内立即给予免疫血清球蛋白 0.25 mL/kg 可预防发病

C．在接触麻疹后 5 天内立即给予免疫血清球蛋白 0.05 mL/kg 可预防发病
D．在接触麻疹后 10 天内立即给予免疫血清球蛋白 0.05 mL/kg 可预防发病
E．在接触麻疹后 10 天内立即给予免疫血清球蛋白 0.5 mL/kg 可预防发病

78. 急性白血病患儿急性肾衰竭最常见的原因是
A．肾脏白血病细胞浸润
B．剧烈呕吐和腹泻所致严重失水
C．高尿酸血症和尿酸性肾病
D．肾盂肾炎
E．大量使用肾毒性化疗药物或抗生素

79. 关于儿童糖尿病的叙述，错误的是
A．儿童糖尿病多为 2 型
B．病理变化为胰岛 β 细胞数量减少
C．常有多尿、多饮、多食
D．须用胰岛素终生治疗
E．可有酮症酸中毒

80. 下列符合单纯性热性惊厥诊断标准的是
A．热性惊厥复发总次数>5 次
B．惊厥呈限局性发作
C．一次热程中有 1 次发作
D．一次惊厥持续时间>15 分钟
E．发作 1 周后 EEG 检查见棘波、尖波发放

81. 婴儿腹泻的饮食治疗，下述不正确的是
A．腹泻严重者应禁食 24 小时
B．母乳喂养者可继续哺乳，暂停辅食
C．双糖酶显著缺乏者慎用糖类食品
D．病毒性肠炎应暂停乳类，改为豆制代乳品
E．人工喂养者，可给等量米汤或水稀释的牛奶，或脱脂奶

82. 下列与新生儿生理性黄疸无关的因素是
A．红细胞量多，寿命短
B．肝脏 Y、Z 蛋白含量少
C．胆道排泄胆红素的能力低下
D．肠道葡萄糖醛酸苷酶活性增高
E．肝脏葡萄糖醛酸转移酶活性低下

83. 下列儿童腹泻第一天补液方法，错误的是
A．低渗性脱水用 4∶3∶2 溶液
B．高渗性脱水用 3∶2∶1 溶液
C．等渗性脱水用 2∶3∶1 溶液
D．脱水性质不明用 2∶3∶1 溶液
E．同时见尿补钾 4～6 天

84. 新生儿惊厥首选的止惊药物是
A．地西泮
B．水合氯醛
C．苯巴比妥
D．苯妥英钠
E．氯丙嗪

85. 儿童腹泻重度脱水，第一天静脉补液总量约为
A．60～90 mL/kg
B．90～120 mL/kg
C．120～150 mL/kg
D．150～180 mL/kg
E．180～210 mL/kg

86. 关于新生儿高血糖的临床表现，下列说法正确的是
A．可导致肺出血
B．可导致脑水肿
C．可表现为多尿、体重增加
D．可没有症状

E．可导致呼吸暂停

87. 癫痫持续状态首选的止惊药物是

A．氯丙嗪

B．10%水合氯醛

C．地西泮

D．苯妥英钠

E．苯巴比妥钠

88. 儿童肺炎引起脓胸最常见的病原菌是

A．肠球菌

B．肺炎链球菌

C．溶血性链球菌

D．流感嗜血杆菌

E．金黄色葡萄球菌

89. 符合单纯性热性惊厥的表现是

A．都有热性惊厥的家族史

B．首次发作年龄于生后1~6岁

C．惊厥可呈强直-阵挛性发作

D．可有惊厥持续状态发生

E．系感染性疾病发热初期所致的惊厥发作

90. 关于新生儿窒息复苏的叙述，正确的是

A．气囊面罩使用的速率为60~80次/分

B．气囊面罩正压通气大于2分钟应插胃管

C．气囊面罩正压通气每隔1分钟测一次心率

D．心率>80次/分，有自主呼吸，停止通气

E．胸外心脏按压位置在胸骨上1/3处

91. 可用于哮喘患儿自我检测的指标是

A．皮肤过敏原皮试

B．呼气峰流速(PEF)

C．双肺喘鸣音

D．症状

E．运动试验

92. 儿童癫痫失神发作最突出的特征是

A．大多继发于围产期脑损伤

B．大多需要终身用药

C．发作期脑电图为全部性3 Hz棘-慢复合波爆发

D．发作多见于剧烈哭吵后

E．表现为频繁的失神发作、伴有跌倒，持续1~2分钟

93. 婴幼儿哮喘最基本的治疗方法是应用

A．局部糖皮质激素

B．全身糖皮质激素

C．$\beta_2$受体激动剂

D．茶碱类药物

E．细胞膜稳定剂

94. 关于新生儿呼吸系统特点的叙述，正确的是

A．湿肺是由于肺部感染炎性渗出造成的

B．早产儿呼吸不规则，甚至出现呼吸暂停

C．肺泡表面活性物质是由肺泡Ⅰ型上皮细胞产生的

D．正常足月儿生后第1小时呼吸频率可达80~90次/分，伴呻吟、发绀

E．肺泡表面活性物质至33周前迅速增加

95. 小儿重症肺炎发生心力衰竭的主要原因为

A. 心律失常　　B. 二氧化碳潴留
C. 肺动脉痉挛　　D. 左心负担过重
E. 肺循环速度加快

96. 关于各类癫痫脑电图改变的叙述,不正确的是
A. 婴儿痉挛症为弥漫性高波幅不对称慢波,杂以尖波、棘波或多棘波
B. 失神发作为对称性 3 Hz 的棘慢波
C. 复杂部分性发作常有额、颞区癫痫样放电
D. 简单部分性发作常有发作同侧皮质的癫痫样放电
E. 小儿良性癫痫伴中央颞区棘波在慢性睡眠期癫痫样放电明显增多

97. 婴幼儿易患呼吸道感染的主要原因是
A. 呼吸浅表　　B. 呼吸频率快
C. 呈腹式呼吸　　D. 呼吸道黏膜缺少 SIgA
E. 鼻腔短小、狭窄、黏膜血管丰富

98. 多数儿童青春期生长加速高峰期出现的年龄为
A. 男 11~13 岁,女 11~13 岁　　B. 男 13~14 岁,女 11~12 岁
C. 男 14~16 岁,女 12~14 岁　　D. 男 9~11 岁,女 8~10 岁
E. 男 15~18 岁,女 14~16 岁

99. 足月新生儿,生后 3 天出现黄疸,吃奶及精神好。血红蛋白 155 g/L,血清胆红素 170 μmol/L,结合胆红素 3.5 μmol/L,可能的诊断为
A. 新生儿溶血病　　B. 新生儿肝炎
C. 新生儿败血症　　D. 生理性黄疸
E. 先天性甲状腺功能低下

100. 女婴,10 个月。多汗,烦躁,睡眠不安,可见肋膈沟,下肢轻度“O”形腿,血清钙稍低,血磷降低,碱性磷酸酶增高,其佝偻病应处于
A. 前驱期　　B. 恢复期
C. 激期　　D. 初期
E. 后遗症期

101. 新生儿出生后窒息,心率 70 次/分,呼吸 10 次/分,应立即进行的处理是
A. 清理呼吸道,皮囊面罩加压通气
B. 清理呼吸道,皮囊面罩加压通气,胸外心脏按压
C. 清理呼吸道,皮囊面罩加压通气,胸外心脏按压及气管内注射肾上腺素
D. 清理呼吸道,皮囊面罩加压通气,气管内注射肾上腺素
E. 皮囊面罩加压通气,胸外心脏按压

102. 3 个月婴儿,生后未接种卡介苗,其父亲患有肺结核,为保护该婴儿应该采取的措施是
A. 无需特别处理
B. 立即补种卡介苗
C. 立即预防性服药
D. 先做结核菌素试验,阴性者补种卡介苗
E. 立即注射链霉素

103. 10 个月婴儿,体重 7kg。腹泻 3 天,蛋花汤样大便,每天排便 20 余次,尿少,前囟、眼窝

明显凹陷，皮肤弹性极差，脉细弱，四肢冷，血 $CO_2CP$ 6.75 mmol/L。关于前 8 小时补液的叙述，错误的是

A．首先用 2∶1 等张含钠液 140 mL 扩容

B．扩容后选用 3∶2∶1 液 700 mL 静脉滴注

C．补充累积损失量为 100～200 mL/kg

D．补液速度为每小时 8～10 mL/kg

E．见尿补钾，浓度小 0.3%

104. 7 个月婴儿，发热、呕吐、水样便，每天 7～8 次，已 3 天，于 11 月 15 日入院。查体：体温 38.5 ℃，轻度脱水貌，咽部充血，心、肺正常，肠鸣音亢进。大便镜检见脂肪球（++）。最可能的诊断为

A．上呼吸道感染　　B．生理性腹泻

C．饮食性腹泻　　D．病毒性肠炎

E．侵袭性细菌所致肠炎

105. 女孩，2 岁。发热、咳嗽、气促 1 周。查体：精神不振，面色苍白，呼吸困难，皮肤可见荨麻疹样皮疹，双肺可闻及细湿啰音。X 线检查显示多发性小脓肿，易变。诊断最可能是

A．肺炎支原体肺炎　　B．革兰阴性杆菌肺炎

C．腺病毒肺炎　　D．呼吸道合胞病毒肺炎

E．金黄色葡萄球菌肺炎

106. 女孩，10 岁。确诊急性淋巴细胞白血病已 1 年，一直处于持续完全缓解状态。5 天前出现头痛，呕吐及视物模糊。查体：脑膜刺激征阳性。最可能的诊断是

A．化脓性脑膜炎　　B．结核性脑膜炎

C．中枢神经系统白血病复发　　D．颅内出血

E．电解质紊乱

107. 女孩，2 岁。低热，盗汗近 2 个月，精神、食欲差，PPD（+++），全身未找到结核灶，胸部 X 线检查未见异常，最可能的诊断为

A．结核感染　　B．继发性肺结核

C．原发性肺结核　　D．卡介苗反应

E．结核性脑膜炎

108. 男孩，6 岁。在夏季突发高热 5 小时，呕吐 1 次，抽搐 2 次，神志不清，面色苍白，心率加快，手足湿冷，BP 60/45 mmHg。为明确诊断，首选检查是

A．外周血白细胞计数及分类　　B．血培养

C．肛管取粪便，做常规检查　　D．脑脊液检查

E．头部 CT 检查

109. 新生儿，日龄 3 天。出现黄疸 2 天，并逐渐加重，1 天来嗜睡拒奶。查体：反应差，重度黄染，肝肋下 3 cm，肌张力低下，血红蛋白 120 g/L，网织红细胞 5%，胆红素 340 μmol/L。最可能的诊断为

A．先天性胆道闭锁　　B．新生儿败血症

C．新生儿溶血病　　D．新生儿肝炎

E．新生儿颅内出血

110. 患儿，5 岁。诊断为全身性结核病，经全面规则抗结核治疗 3 个月后出现肝功能严重损

害，黄疸，肝脏肋下 5 cm。出现上述情况最可能的原因是

A．抗结核药所致药物性肝炎　　B．甲型病毒性肝炎
C．乙型病毒性肝炎　　D．自身免疫性肝炎
E．巨细胞病毒性肝炎

111. 女婴，5 个月。发热 3 天，体温 39 ℃，查体：一般情况良好，咽充血，耳后淋巴结肿大，心肺无异常，肝脾未触及。若患儿热退后，伴皮疹出现，诊断可能是

A．猩红热　　B．麻疹
C．水痘　　D．风疹
E．幼儿急疹

112. 男孩，3 岁半。间断发热 20 天。查体：颈淋巴结肿大如蚕豆大，肝肋下 5 cm，脾肋下 4 cm。血红蛋白 89 g/L，白细胞 $23\times10^9$/L，血小板 $45\times10^9$/L。最可能的诊断是

A．传染性单核细胞增多症　　B．神经母细胞瘤
C．急性白血病　　D．慢性白血病
E．非霍奇金淋巴瘤

113. 男孩，16 个月。4 天前发热、咳嗽、流涕，今晨发现前额及耳后浅红色斑丘疹，两眼泪汪汪，体温仍高，咽充血，眼结膜充血，口腔黏膜斑，精神不振，双肺呼吸音粗。其诊断最可能是

A．风疹　　B．幼儿急疹
C．猩红热　　D．麻疹
E．川崎病

114. 患儿，10 个月。生后 6 个月内生长发育好，近 4 个月呆滞，面黄。查体：四肢及唇舌抖，舌炎，腱反射亢进，踝阵挛阳性。血象：Hb 65 g/L，RBC $1.5\times10^{12}$/L，WBC $4.5\times10^9$/L，N 0.15，L 0.80，M 0.05，中性粒细胞有核右移现象。患儿最可能的诊断是

A．脑性瘫痪　　B．营养性缺铁性贫血
C．呆小病　　D．婴儿痉挛症
E．营养性巨幼细胞贫血

115. 女婴，4 个月。咳嗽、喘憋 4 天。查体：体温 37 ℃，呼吸 70 次/分，有明显的鼻扇及三凹征，口唇周围发绀，两肺布满喘鸣音，底部有少许细湿啰音。胸部 X 线片可见肺纹理增强，小片阴影及肺气肿。诊断最可能是

A．革兰阴性杆菌肺炎　　B．金黄色葡萄球菌肺炎
C．肺炎支原体肺炎　　D．腺病毒肺炎
E．呼吸道合胞病毒肺炎

116. 女婴，3 个月。足月顺产，冬季出生，生后牛奶喂养，半月来烦躁多汗、夜间睡眠不好。为明确诊断，应做的实验室检查是

A．颅骨 X 线片　　B．腕骨 X 线片
C．测血糖　　D．骨扫描
E．脑 CT

117. 女婴，9 个月。生后一直牛奶喂养，未添加辅食。近一周来，患儿每天腹泻 5~6 次，为黄绿色稀水样大便，伴睡眠不安，爱哭闹，出汗多。未出牙，尚不能扶站。考虑诊断为

A．营养不良　　B．贫血

C. 维生素 D 缺乏性佝偻病　D. 生理性腹泻
E. 甲状腺功能亢进症

118. 女婴,6 个月。咳嗽 4 天,阵发性喘息发作 3 天,伴低热、流涕。查体:呼吸急促(65 次/分),肺内满布哮鸣音。胸部 X 线片示肺充气过度。以往无类似发作。最可能的诊断是
A. 毛细支气管炎　B. 间质性肺炎
C. 支气管炎　D. 支气管哮喘
E. 吸入性肺炎

119. 男婴,生后 20 小时出现黄疸,母亲血型为 O 型。有确诊意义的检查是
A. 胆红素测定　B. 血型测定
C. 网织红细胞计数　D. 抗体释放试验
E. 血清游离抗体测定

120. 男孩,6 岁。阵发性脐周疼痛 2 天,伴呕吐多次,体温 37.5℃,心肺正常,腹软,脐周触及条索状肿块,无固定压痛及反跳痛,腹部平片未见液平,既往有排蛔虫史。下列不妥当的处理是
A. 静脉补液　B. 口服枸橼酸哌嗪
C. 用解痉剂　D. 口服甲苯咪唑
E. 应考虑外科手术治疗

121. 早产儿,6 个月。出生体重 2 200 g,母乳喂养。现体重 8 kg,家长发现孩子多汗、夜惊。体检示患儿前囟大、方头、肋串珠。最可能的病因是
A. 生长过速　B. 日照不足
C. 药物影响　D. 慢性腹泻
E. 母乳喂养

122. 男婴,胎龄 291 天,出生体重 3 850 g,其体重位于同胎龄标准体重的第 80 百分位。下列诊断,最正确而全面的是
A. 过期产儿,巨大儿　B. 过期产儿,大于胎龄儿
C. 足月儿,适于胎龄儿　D. 足月儿,大于胎龄儿
E. 足月儿,巨大儿

123. 男孩,18 个月。咳嗽 5 天,发热、气喘 1 天。查体:T 38℃,咽红(+),呼吸急促,唇轻度发绀。诊断为急性支气管肺炎。对于诊断最有利的体征是
A. 肺间不固定的水泡音及哮鸣音
B. 呼吸急促,口周发绀
C. 鼻翼扇动及三凹征阳性,肺部固定中小水泡音
D. 呼气性呼吸困难
E. 三凹征阳性

124. 男孩,2 岁半。患有法洛四联症。每当哭闹后出现呼吸困难,即出现抽搐,这种现象是由于肺动脉漏斗部狭窄的基础上,突然发生该处肌肉的痉挛。出现上述缺氧发作时,最有效的抢救措施是
A. 身体取胸膝位　B. 加压面罩吸氧
C. 静脉注射普萘洛尔(心得安)　D. 静脉滴注碳酸氢钠

E．口服吲哚美辛

125. 男婴,9 个月。虚胖,头发稀疏,羊乳喂养。化验:白细胞中性粒细胞平均叶数超过 3~4 叶,骨髓中各期幼红细胞巨幼变。诊断为

A．溶血性贫血　　B．缺铁性贫血

C．缺乏叶酸所致的巨幼细胞贫血　　D．营养性混合性贫血

E．缺乏维生素 $B_{12}$ 所致的巨幼细胞贫血

126. 男孩,4 岁。因高热不退 4 天,皮肤出现皮疹来诊。查体:体温 40.5 ℃,呼吸急促,频繁咳嗽,眼睑水肿,结膜充血,分泌物较多,畏光;面、颈、胸、腹部有直径 2~4 mm 的充血性淡红色斑丘疹,疹间皮肤正常,肺部有少量大中水泡音。考虑诊断为

A．麻疹　　B．肺炎

C．急性结膜炎　　D．猩红热

E．幼儿急疹

127. 患儿,8 个月。母乳喂养,未添加辅食,近 1 个月来面色蜡黄、虚胖、手足抖动,肝肋下 2 cm, RBC $2.1\times10^{12}$/L, Hb 80 g/L。以下有关治疗,错误的是

A．维生素 $B_{12}$ 肌内注射　　B．镇静剂治疗

C．及时添加辅食　　D．改为羊奶喂养

E．加强护理,防治感染

128. 患儿,8 岁。反复腹痛 1 年多,为发作性剧痛,每天上午或晚上发作 1~2 次,每次持续 1~3 分钟,发作间隙无任何不适,不伴腹泻与便秘。查体:腹部无固定压痛。脑电图提示有异常。最可能的诊断是

A．慢性肠梗阻　　B．慢性胃炎

C．腹型癫痫　　D．消化性溃疡

E．慢性胰腺炎

129. 男孩,18 个月。自幼以人工喂养,食欲低下。半小时前突然面色苍白、神志模糊。查体:营养发育差,腹部皮脂消失,唤之无反应,呼吸间有暂停,脉搏每分钟 60 次。首要诊断考虑为

A．心力衰竭　　B．中毒性休克

C．低钾血症　　D．低钙血症

E．低血糖症

130. 足月新生儿,生后 2~3 天,巩膜、皮肤明显黄染。检查:血清总胆红素 170 μmol/L,结合胆红素 17 μmol/L,精神、食欲一般,肝右肋下 2 cm。可能的诊断是

A．新生儿败血症　　B．新生儿溶血病

C．新生儿胆汁淤积　　D．新生儿生理性黄疸

E．新生儿肝炎综合征

131. 2 个月婴儿,纯母乳喂养,突发消化道出血,肝肋下 2 cm,质软边锐,脾未触及,血红蛋白 80 g/L,血小板正常,凝血酶原时间延长。首先应考虑的诊断是

A．肠套叠　　B．血友病

C．过敏性紫癜　　D．血小板减少性紫癜

E．晚发性维生素 K 缺乏出血症

132. 男孩,7 岁半。乏力、腹胀半年。查体:贫血貌,肝右肋下 2 cm,脾于左肋下 12 cm 触及。

Hb 65 g/L, WBC $21\times10^9$/L,分类可见中、晚幼粒为主,PLT $400\times10^9$/L, NAP 积分降低。可能的诊断为

A. 骨髓纤维化
B. 脾功能亢进
C. 类白血病反应
D. 慢性髓系白血病
E. 黑热病

133. 男孩,9 岁。误服有机磷农药 4 小时来急诊室。查体:神志清醒,全身颤动,大汗,瞳孔缩小,双肺闻及大量湿啰音,心率 62 次/分,腹部未见异常。入院后首要的治疗是

A. 血液透析
B. 镇静剂
C. 洗胃
D. 导泻
E. 利尿剂

134. 足月新生儿,有宫内窘迫史,羊水为黄绿色,经产钳助产娩出。生后 1 分钟四肢青紫,心率每分钟 95 次,刺激时皱眉,呼吸浅弱,肌张力低。下列不正确的措施是

A. 擦干、保暖
B. 吸出污染的羊水,保持气道通畅
C. 给氧
D. 注射山梗茶碱刺激呼吸
E. 若心率每分钟<60 次,进行胸壁外心脏按压

135. 男孩,9 岁。发热伴皮肤出血点 20 天,右上肢痛 7 天。查体:贫血貌,皮肤散在瘀点,肝、脾均为肋下 3~4 cm,胸骨压痛。血红蛋白 50 g/L,白细胞 $25\times10^9$/L,血小板 $10\times10^9$/L。首先考虑的诊断是

A. 特发性血小板减少性紫癜
B. 儿童类风湿关节炎
C. 地中海贫血
D. 再生障碍性贫血
E. 急性白血病

136. 女婴,11 个月。高热 6 天,精神差,频繁咳嗽,阵发性喘憋。查体:鼻翼扇动,吸气性凹陷,两肺叩诊稍浊,呼吸音减低,双肺闻及少量中湿啰音。白细胞数 $9.0\times10^9$/L。胸部 X 线片示双肺片状密度较淡阴影。最可能的诊断为

A. 金黄色葡萄球菌肺炎
B. 呼吸道合胞病毒肺炎
C. 腺病毒肺炎
D. 肺炎支原体肺炎
E. 肺炎链球菌肺炎

137. 某健康儿,前囟 2.0 cm×2.0 cm,体重 7kg,能独坐一会、用手摇玩具,能认识熟人和陌生人,其月龄为

A. 3 个月
B. 6 个月
C. 8 个月
D. 10 个月
E. 12 个月

138. 患儿,2 岁。发热 3 天,伴咳嗽,呼吸较急促,50 次/分。心音正常,双肺可闻及较固定的中、细湿啰音,腹部平软,肝、脾不大。该患儿应诊断为

A. 哮喘性支气管炎
B. 急性支气管肺炎
C. 毛细支气管炎
D. 急性重症肺炎
E. 急性支气管炎

139. 男孩,2 岁。原患营养性缺铁性贫血,近 2 周来发热,咳嗽。查体:T 39.5 ℃,神萎,皮肤有猩红热样皮疹、气急、鼻翼扇动,三凹征较明显,两肺散在中细湿啰音,肝肋下 1.5 cm。血 Hb 60 g/L, RBC $2.68\times10^{12}$/L, WBC $20\times10^9$/L, N 90%, L 10%。胸片:右肺

有肺大疱形成。已用青霉素+丁胺卡那霉素，硫酸亚铁及维生素 C 等治疗。此时，最主要的治疗措施为

A．更换抗生素　　B．改用右旋糖酐铁肌内注射

C．加用叶酸与维生素 $B_{12}$　　D．输血

E．加强支持及对症治疗

140. 男孩，10 岁。近 1 个月自述左上肢阵发性有节律抽动，可自行缓解，发作时无意识改变，其癫痫发作类型属于

A．肌阵挛发作　　B．阵挛性发作

C．复杂部分性发作　　D．部分运动性发作

E．痉挛发作

141. 女婴，1 岁。腹泻 3 天，大便每天 10 余次，进食少，尿少，伴酸中毒，血钠 123 mmol/L。此患儿补充累积丢失量首选的液体是

A．1∶1 液　　B．2∶1 等张含钠液

C．4∶3∶2 溶液　　D．2∶3∶1 溶液

E．1/3 张液

142. 男婴，10 个月。高热 5 天伴喘憋，双肺满布哮鸣音，白细胞 $8\times10^9$/L，疑为毛细支气管炎，作病毒抗体测定阳性，该抗体 IgG 的亚类是

A．IgG1　　B．IgG2

C．IgG3　　D．IgG4

E．IgG3 及 IgG4

143. 男孩，4 岁。高热 2 周。查体：咽充血，颈部淋巴结肿大明显，最大达 2 cm×2.5 cm，肝肋下 3 cm，脾肋下 2 cm，皮肤可见少量充血性丘疹。Hb 78 g/L，WBC $19\times10^9$/L，PLT $50\times10^9$/L。可能的诊断是

A．类白血病反应　　B．川崎病

C．再生障碍性贫血　　D．急性白血病

E．传染性单核细胞增多症

144. 男孩，10 岁。反复水肿半年。尿常规：蛋白(+++～++++)，红细胞 8～18 个/HP，血尿素氮 10.8 mmol/L，白蛋白 15 g/L，BP 150/100 mmHg。诊断考虑为

A．急性链球菌感染后肾小球肾炎　　B．单纯型肾病

C．病毒性肾炎　　D．急进性肾炎

E．肾炎型肾病

145. 患儿，8 个月。患支气管肺炎及Ⅱ度营养不良，4 周前曾肌内注射丙种球蛋白 1 支，昨天接触了麻疹患儿，为预防麻疹，最合适的措施是

A．立即注射麻疹疫苗　　B．2 天内注射麻疹疫苗

C．立即注射丙种球蛋白　　D．1 周后注射丙种球蛋白

E．2 周后注射丙种球蛋白

146. 患儿，5 岁。发热 10 天，热型不定，伴刺激性咳嗽，咯出少量黏稠痰。查体：精神尚可，双肺呼吸音粗糙及少许喘鸣音。X 线片示肺门阴影明显的增浓。诊断最可能是

A．呼吸道合胞病毒肺炎　　B．腺病毒肺炎

C．葡萄球菌肺炎　　D．支原体肺炎

E．衣原体肺炎

147. 男孩,3 岁。近 3 天发热达 39℃,伴咳嗽,精神不振,间有哭叫不安。查体:咽部充血,颈有轻度抵抗,心肺正常。检查外周血 WBC $12.0\times10^9$/L,异型淋巴细胞 5%。即刻处理应包括

A．嗜异性凝集试验　　B．腰穿

C．咽分泌物培养　　D．口服青霉素 7 天

E．24 小时后复查白细胞计数

148. 女孩,5 岁。低热、乏力 2 周。查体:贫血貌,咽部充血,颈部淋巴结肿大,质硬,肝脾肿大。Hb 96 g/L, WBC $23\times10^9$/L,可见幼稚淋巴细胞。可能的诊断是

A．传染性单核细胞增多症　　B．类白血病反应

C．再生障碍性贫血　　D．急性白血病

E．川崎病

149. 足月新生儿,因脐带绕颈引起胎儿窘迫,娩出时 Apgar 评分 1 分钟 2 分,5 分钟 5 分,10 分钟 7 分。由于窒息可致下述病理状态,不可能出现的是

A．意识改变、惊厥　　B．急性肾小管坏死

C．溶血性贫血　　D．坏死性小肠结肠炎

E．心源性休克

150. 女孩,13 岁。咳嗽,发热 2 天,胸部 X 线片可见右肺上野有一 2 cm×2 cm 暗区,内有液平及透光区。最适合的治疗是

A．口服祛痰药　　B．青霉素

C．肺叶切除　　D．超声雾化吸入

E．胸腔穿刺和胸腔引流

151. 男孩,2 岁。因身材矮小就诊,10 个月会坐,近 1 岁 10 个月会走,平时少哭多睡,食欲差,常便秘。查体:头大,前囟未闭,乳牙 2 个,反应较迟钝,喜伸舌,皮肤较粗糙,有脐疝。心肺无特殊发现。对该病例,首先应做的检查是

A．染色体检查　　B．智商测定

C．脑 CT 检查　　D．$T_3$、$T_4$、TSH 测定

E．血钙,血磷测定

152. 男孩,4 岁。面色苍白 1 个月,发热 2 周,皮肤瘀斑 1 周。查体:皮肤黏膜苍白,双下肢可见瘀斑,双颈后各 2 个淋巴结花生米大;心、肺正常,肝肋下 3.5 cm,脾肋下 3 cm。血常规:WBC $20\times10^9$/L, RBC $3.5\times10^{12}$/L, Hb 85 g/L, PLT $30\times10^9$/L;外周血涂片可见幼稚细胞,血小板分布稀疏。最可能的诊断是

A．地中海贫血　　B．再生障碍性贫血

C．恶性淋巴瘤　　D．特发性血小板减少性紫癜

E．急性白血病

153. 男孩,8 岁。2 天前因“感冒诱发咳嗽,口服糖皮质激素无缓解”。3 岁至 8 岁类似喘息发作 10 余次,曾查肺功能明显降低,支气管舒张试验阳性。查体:呼吸困难,大汗淋漓,不能平卧,面色青灰,三凹征,双肺呼吸音降低,无哮鸣音,心音低钝。此时不合适的治疗是

A．使用吸入型速效 $\beta_2$ 受体激动剂　　B．必要时辅以机械通气

C. 使用吸入型糖皮质激素　　D. 氧疗
E. 补液,纠正酸中毒

154. 男孩,2 岁。从生后 2 周开始,面色及手足甲床出现青紫,并逐渐加重。1.5 岁会走后,常有蹲踞现象。查体:心前区隆凸,胸骨左缘第 2 肋间闻及 3 级喷射性收缩期杂音,$P_2$ 减弱。下述哪项病史对本例诊断最有参考价值
A. 经常发热、咳嗽　　B. 哭闹时常有昏厥和抽搐
C. 有时双膝关节痛　　D. 食欲差、逐渐消瘦
E. 剧烈活动受限,喜静

155. 男婴,3 个月。冬季出生,足月顺产,单纯牛奶喂养,未添加辅食。近半个月来较烦躁,夜间哭闹不安,多汗。查体:体重 6kg,有颅骨软化。最可能的诊断是
A. 营养不良　　B. 亚临床维生素 A 缺乏症
C. 维生素 D 缺乏性佝偻病　　D. 婴儿肠痉挛
E. 维生素 PP 缺乏

156. 女孩,8 岁。发热伴头痛及肌肉痛 4 天。查体:咽充血,扁桃体 I 度肿大。同学中有数人发病。最可能的诊断是
A. 急性上呼吸道感染　　B. 急性扁桃体炎
C. 疱疹性咽峡炎　　D. 流行性感冒
E. 川崎病

157. 男孩,9 岁。患急性淋巴细胞白血病已 2 年,以氨甲蝶呤与 6-巯基嘌呤为主进行维持治疗。近 3 个月来面色黄,血象及骨髓象提示巨幼细胞贫血。以下哪项是其首选疗法
A. 肌内注射甲酰四氢叶酸钙　　B. 输新鲜少浆血
C. 维生素 $B_{12}$+叶酸治疗　　D. 维生素 $B_{12}$ 肌内注射
E. 叶酸口服

158. 女婴,10 个月。3 天来高热不退,精神及食欲均可,无呕吐。今日体温降至正常,在腰、臀、颈部及上肢出现红色斑丘疹,压之褪色。自发病以来一般情况良好。查体:心、肺、腹正常。血白细胞 $6\times10^9$/L, N 20%, L 80%。诊断考虑
A. 风疹　　B. 幼儿急疹
C. 麻疹　　D. 猩红热
E. 败血症

159. 男孩,5 岁。反复咳嗽 3 个月,常于夜间咳醒,活动后加重,痰不多,无发热,使用抗生素无效。既往有湿疹史。查体:双肺呼吸音粗。最可能的诊断是
A. 咳嗽变异性哮喘　　B. 支气管异物
C. 慢性支气管炎　　D. 胃食管反流病
E. 急性喉炎

160. 患儿,4 岁。发热、咳嗽 2 天,昨天去某医院检查发现有心脏杂音,疑有心脏病。查体:发育、营养状态良好,胸骨左缘第 3~4 肋间有 3 级全收缩期杂音。心脏彩色二维多普勒超声显像示室间隔有 0.4 cm 大小回声失落,过膈征(+)。下列正确的处理是
A. 不能做预防注射　　B. 应用抗生素防治感染
C. 定期随诊观察　　D. 应严格限制活动
E. 需尽快手术矫治畸形

161. 14 天足月顺产新生儿,出生体重 4.4 kg,生后 2 天发现巩膜、皮肤黄疸,3 天来拒奶,呕吐 3 次,查体:体温不升,前囟平,全身皮肤黄染,肺清,心率 160 次/分,心音尚有力,腹稍胀,脐部有脓性分泌物,肝肋下 2.5 cm。下列对诊断最有帮助的检查是

A. 胸部 X 线片
B. 血常规
C. 血培养
D. 血清间接胆红素测定
E. 母子血型检查

162. 男孩,12 岁。间断上腹痛 2 月余,常于夜间发作,近 5 天来呕吐频繁,呕吐物为隔夜食。查体:上腹部有振水音。最可能的诊断是

A. 肠梗阻
B. 幽门梗阻
C. 胰腺炎
D. 胆囊炎
E. 急性胃炎

163. 39 周顺产新生儿,出生后立即出现呼吸增快,70 次/分,可见三凹征,唇周发绀,双肺可闻及湿啰音,未予特殊处理,1 小时后症状明显缓解,呼吸 45 次/分,肢端轻度发绀。该患儿最可能的诊断为

A. 新生儿湿肺
B. 宫内感染性肺炎
C. 产时感染性肺炎
D. 正常新生儿
E. 新生儿吸入性肺炎

164. 男孩,2 岁。发热、咳嗽 4 天,咳喘加重 1 天。查体:双肺可闻及散在中小水泡音。血白细胞 $10\times10^9$/L,中性 0.65,淋巴 0.35。最可能的诊断是

A. 支气管炎
B. 支气管肺炎
C. 毛细支气管炎
D. 上呼吸道感染
E. 支气管哮喘

165. 女孩,12 岁。1 年来老师和同学发现其写作业时铅笔常跌落,伴呆坐不动 10 秒左右,脑电图显示阵发性对称、同步的 3 Hz 棘-慢波发放。最可能的诊断是

A. 癫痫大发作
B. 癫痫小发作
C. 精神运动性发作
D. 局限性发作
E. 儿童良性中央回-颞叶癫痫

166. 女孩,6 岁。因上呼吸道感染服阿司匹林等药物,1 天后出现上腹痛、呕吐,呕吐物中带咖啡色样物,伴面色苍白、乏力,继而有少量黑便,大便隐血试验(+),既往体健,否认类似病史。为明确诊断,首选的辅助检查是

A. 血常规
B. 胃镜检查
C. 凝血因子
D. 骨髓穿刺
E. 肠镜检查

167. 女婴,10 个月。近 1 周先吐后泻,大便呈蛋花汤样,腥臭黏液但无脓血,精神萎靡,皮肤弹性较差,眼窝凹陷,唇樱红,呼气深快有丙酮味,尿量明显减少,四肢稍凉。需静脉补液

A. 第 1 天总量约 120~150 mL/kg
B. 第 1 天用等张含钠液
C. 开始的 30~60 分钟用 2∶1 等张含钠液 60 mL
D. 补充累积损失按 20 mL/(kg·h)

E．补充氯化钾 0.3%浓度，40 mL/(kg·d)

168. 患儿，1 岁。发热伴咳嗽，喘憋 4 天。经检查疑诊“金黄色葡萄球菌肺炎”。下列最不可能出现的并发症是

A．肺大疱形成　　B．自发性气胸

C．脓胸　　D．脓气胸

E．会厌炎

169. 女孩，14 岁。反复上腹痛 2 年。近期加重，并有反酸，上消化道钡餐造影显示十二指肠球部溃疡，以下不宜服用的药物是

A．奥美拉唑　　B．硫糖铝

C．胃蛋白酶合剂　　D．胶体次碳酸铋

E．西咪替丁

170. 女孩，1 岁半。腹泻、呕吐 5~6 天，14 小时无尿。查体：神志模糊、面色苍灰、口唇樱红、呼吸深快，前囟、眼窝深凹，哭无泪，皮肤弹性差、有花纹，四肢冰冷、脉细弱、心肺(-)、腹稍胀。紧急给予治疗为

A．1∶1 液 20 mL/kg，静脉注射　　B．2∶1 等张含钠液 20 mL/kg，静脉注射

C．3∶1 液 150 mL/kg，静脉滴注　　D．3∶2∶1 液 180 mL/kg，静脉滴注

E．1.4% $NaHCO_3$ 50 mL/kg，静脉注射

171. 患儿，4 岁。发热，体温 38 ℃，咳嗽，双睑结膜充血，1 天后出疹，由面部开始，1 天后遍及全身。3 天后皮疹消退，枕后、耳后淋巴结肿大。最可能的诊断是

A．幼儿急疹　　B．猩红热

C．过敏性皮炎　　D．麻疹

E．风疹

172. 女婴，7 个月。腹泻、呕吐 3 天，查体：神萎、面色苍灰、口唇樱红，前囟、眼窝凹陷，心肺(-)、腹软。入院给予补液、纠酸治疗后，患儿突然出现抽搐。该患儿最可能的并发症是

A．低血钾　　B．低血钠

C．低血糖　　D．中毒性脑病

E．低血钙

173. 女孩，7 岁。发热 1 天，腹泻 8 次，大便黏液脓血状，伴腹痛及里急后重，病前吃未清洗的番茄。大便常规检查：黏液(+++)，脓细胞满视野/HP，WBC 2~3 个/HP，吞噬细胞 2~3 个/HP。诊断为细菌性痢疾，其类型属于

A．普通型　　B．轻型

C．重型　　D．中毒型

E．慢性型

174. 女孩，2 岁。发热，腹泻、腹痛 1 天，大便 5~6 次，黏冻便，镜检示 RBC 25 个/HP，WBC 25~30 个/HP。下列不考虑的疾病是

A．细菌性痢疾　　B．产毒性大肠埃希菌肠炎

C．空肠弯曲菌肠炎　　D．金黄色葡萄球菌肠炎

E．侵袭性大肠埃希菌肠炎

175. 患儿，6 个月。发热、咳嗽 4 天，烦躁不安，气喘 2 小时。口周发绀，心率 185 次/分，心

律规整，心音低钝。双肺闻及密集湿啰音，肝肋下 3.5 cm，心电图示 T 波低平。可能的诊断是

A．上呼吸道感染合并脓气胸
B．肺炎合并脓气胸
C．肺炎合并心力衰竭
D．肺炎合并肺不张
E．上呼吸道感染合并心力衰竭

176. 男孩，1 岁半。咳嗽、发热 3 天，双肺闻及散在的固定的细湿啰音及广泛呼气时哮鸣音。血常规：白细胞 $15\times10^9$/L，中性粒细胞 0.6；胸部正位片：两下肺散在斑片影。诊断最可能是

A．呼吸道合胞病毒肺炎
B．支气管肺炎
C．支原体肺炎
D．腺病毒肺炎
E．金黄色葡萄球菌肺炎

177. 女孩，13 岁。餐后突发中上腹剧痛 4 小时，伴右下腹痛。查体：上腹及右下腹压痛，伴肌紧张。既往有空腹痛病史。可能诊断为

A．绞窄性肠梗阻
B．阑尾炎穿孔
C．胆道蛔虫症
D．溃疡病穿孔
E．急性出血性胰腺炎

178. 患儿腹泻 4 天，中度脱水。经 2 天补液后脱水基本纠正，但仍肢体软，心音稍钝。进食甚少。补液治疗过程中，下列补钾方案错误的是

A．治疗时注意到给钾前 6 小时内有尿
B．静脉钾盐滴注浓度不超过 0.3%
C．滴注时间不少于 6~8 小时
D．脱水纠正后第 2 天停止补钾
E．补钾量一般为 3~4 mmol/(kg·d)

179. 足月儿，生后第 7 天。娩出经过顺利，混合喂养，胃纳好。近 2 天偶有吮奶后溢乳，大便每天 5~6 次，较稀薄、色绿。其母说小儿食欲好，尿量多(经常湿尿布)。查体一般状态好。最可能的诊断是

A．坏死性小肠结肠炎
B．胃肠炎
C．肠旋转不良
D．短肠综合征
E．喂哺量过多

180. 患儿，3 岁。平时体弱，经常感冒发热。曾多次因患“肺炎”住院。实验室检查：血 IgG、IgM、IgA 总量为 300 mg/L。玫瑰花环形成试验、淋巴母细胞转化试验分别为 0.60、0.65。为减少反复感染，患儿最需要的处理是

A．给予丙种球蛋白 20 mL，肌注，每月 1 次，连用 3 次
B．口服左旋咪唑 25 mg，每周服 3 天，停 4 天，连用 3~6 个月
C．经常服用足量、敏感的抗生素，防治感染
D．胸腺肽按每次 1 mg/kg，每周 1 次，肌内注射，长期治疗
E．按时进行各种计划免疫

181. 男孩，10 岁。发作性抽搐 2 年，表现为意识丧失，四肢有节律地抽动，每次持续 5~10 分钟。查体无异常，脑电图示全导棘-慢波，诊为癫痫。其发作形式为

A．全身性强直发作
B．全身性阵挛发作
C．全身性强直－阵挛发作
D．肌阵挛发作
E．不典型失神发作

182. 某新生儿,出生时有窒息史,羊水Ⅲ度,生后 1 小时出现气促、发绀、呻吟、三凹征,双肺可闻及粗湿啰音,生后 12 小时病情恶化,听诊左肺呼吸音降低。考虑为
A. 胎粪吸入性肺炎伴气胸
B. 胎粪吸入性肺炎伴 PPHN
C. 胎粪吸入性肺炎伴肺不张
D. 胎粪吸入性肺炎伴心力衰竭
E. 胎粪吸入性肺炎伴肺出血

183. 患儿,10 个月。于 7 月份发病就诊,诉腹泻 5 天,排黄绿色稀便,近 2 天大便呈深绿色,伴脓血及黏液。查体:体温 38.5 ℃,精神差,皮肤弹性尚可,心、肺正常,腹部稍胀。大便镜检见大量红、白细胞。该患儿腹泻的主要原因是
A. 消化酶分泌少,活性低
B. 细菌侵袭肠黏膜
C. 肠绒毛破坏,肠道水、电解质吸收减少
D. cAMP、cGMP 生成增加
E. 双糖酶活性降低,导致高渗性腹泻

184. 女婴,11 个月,因腹泻 3 天入院。大便每天 10 次左右,为稀水状,起病后有发热,T 39 ℃左右(肛温)。今起烦躁,哭吵,面色红,口唇及舌干燥而烦渴。估计其情况为
A. 低渗性脱水
B. 等渗性脱水
C. 高渗性脱水
D. 无脱水
E. 接近休克状态

185. 患儿,5 个月。腹泻水样便 5 天,精神萎靡,眼窝及前囟明显凹陷,四肢稍凉,尿量明显减少,呼吸稍快,血清钠未测,应补给 0.9%氯化钠∶5%葡萄糖∶1.87%乳酸钠的溶液比例毫升(mL)数为
A. 450∶300∶150
B. 400∶300∶200
C. 300∶450∶150
D. 200∶600∶100
E. 500∶600∶200

186. 男婴,20 天。发热,气促,呼吸 80 次/分,伴少哭、少吃、少动,胸片可见双肺渗出性病变,肺大疱伴胸腔积液。该患儿最可能的诊断为
A. 湿肺
B. 金黄色葡萄球菌肺炎
C. 结核性胸膜炎
D. 支原体肺炎
E. 呼吸道合胞病毒肺炎

187. 男孩,1 岁。因发热、咳嗽 5 天,气急 2 天入院。查体:体温 38.5 ℃,鼻翼扇动,咽部充血,心率 130 次/分,律齐,呼吸 50 次/分,两肺有中、细水泡音,肝肋下 1.5 cm。胸部 X 线片:两肺散在小斑片状浸润影。诊断为支气管肺炎,如用抗生素治疗,停药时间为
A. 体温正常后 9~10 天,临床症状、体征基本消失后 5 天
B. 体温正常后 3~5 天,临床症状、体征基本消失后 2 天
C. 体温正常后 7~9 天,临床症状、体征基本消失后 5 天
D. 体温正常后 5~7 天,临床症状、体征基本消失后 3 天
E. 体温正常后 10~12 天,临床症状、体征基本消失后 7 天

188. 早产儿,胎龄 33 周,生后 4 小时出现呼吸困难、呻吟,胸片提示肺透明膜病早期,应先给予的处理是
A. 头罩吸氧
B. 给予地塞米松
C. 纠正酸中毒
D. 立即给予抗生素
E. 持续气道正压通气

189. 足月女婴,自然分娩,出生体重3kg,娩出时Apgar评分4分,抢救10分钟后评9分。生后2小时出现凝视,哭声单调,继而全身抽搐,肌张力偏高。为控制惊厥,应首先采用
A. 肌内注射呋塞米(速尿)3 mg
B. 肌内注射地塞米松1.5 mg
C. 20%甘露醇10 mL静脉注射
D. 苯巴比妥钠60 mg15~30分钟内静脉滴注
E. 肌内注射维生素$K_1$ 1 mg
190. 女婴,6个月。1天来无热抽搐3次,抽时双眼上翻,四肢抖动,每次持续数秒至2分钟自然缓解。抽后意识清,吃奶正常。询问病史,生后人工喂养,未添加辅食,近日夜惊多汗。查体:营养中等,枕秃明显,囟门2.5 cm×2.5 cm,颈软。入院后患儿再度抽搐,最恰当的处理原则是
A. 吸氧、止惊,然后用钙剂、维生素D
B. 先补充钙,同时止惊、吸氧
C. 先补钙,同时吸氧、止惊,然后用维生素D
D. 先止惊及缓慢静脉注射钙剂,再用维生素D
E. 先止惊、用维生素D,同时补充钙,再吸氧
191. 男孩,10个月。诊断为"化脓性脑膜炎",青霉素加氯霉素治疗10天,病情好转,体温正常,近3天又出现发热,抽搐,前囟饱满,颅缝分离。应首先考虑并发
A. 脑性低钠血症　　B. 脑水肿
C. 硬膜下积液　　D. 脑室管膜炎
E. 脑积水
192. 女孩,2岁。自幼牛乳喂养,未按要求添加辅食,有时腹泻,逐渐消瘦。查体:身高80 cm,体重7 000 g,皮下脂肪减少,腹壁皮下脂肪厚度<0.4 cm,皮肤干燥、苍白,肌张力明显减低,肌肉松弛,脉搏缓慢,心音较低钝。除立即给氧外,首先应采取的紧急抢救措施为
A. 给予呼吸兴奋剂　　B. 输液纠正脱水
C. 立即测血糖,静脉注射高渗葡萄糖　　D. 立即测血钙,补充钙剂
E. 立即给强心剂治疗
193. 女孩,2岁。发热3天,体温39 ℃,流涕,咳重。皮肤出现红色斑丘疹,体温升至40 ℃。颊黏膜粗糙,可见白色斑点。最可能的诊断是
A. 麻疹　　B. 风疹　　C. 水痘　　D. 猩红热　　E. 肺炎
194. 新生儿生后4天开始气促、发绀、口吐泡沫,体温不升,呼吸快而不规则,肺部听诊未闻及啰音,母体分娩早期破水24小时,最可能是
A. 新生儿窒息　　B. 新生儿呼吸窘迫综合征
C. 新生儿肺炎　　D. 新生儿湿肺
E. 新生儿颅内出血
195. 男孩,2岁。发热、流涕、咳嗽3天,今晨前额及耳后出现浅红色斑丘疹,球结膜充血,口腔黏膜粗糙,声音嘶哑,精神萎靡。两肺呼吸音粗。最可能的诊断是
A. 川崎病　　B. 风疹　　C. 猩红热　　D. 幼儿急疹　　E. 麻疹
196. 女婴,足月产,母乳喂养,生后3天因黄疸明显住院,血清总胆红素289 μmol/L,小儿血

型 A, Rh 阳性,母血型 O, Rh 阳性,小儿血直接抗人球蛋白试验弱阳性,已查血常规及网织红细胞计数。进一步做的检查是

A．血培养
B．肝功能检查
C．测 TORCH 抗体
D．抗体释放试验
E．血涂片找球形红细胞

197. 患儿,1 岁。因食欲差,母乳少,以米糊、稀饭喂养,未添加其他辅食,诊断为轻度营养不良。最先出现的症状是

A．身长低于正常
B．体重不增
C．皮肤干燥
D．皮下脂肪减少
E．肌张力低下

198. 患儿,6 个月。在家突发惊厥 2~3 次,每次发作仅持续 0.5~1 分钟,无发热,抽搐后神志清。一般情况好,智力发育正常。查体:头颅有乒乓球样感觉。如在门诊突发惊厥,首先采用的治疗方法是

A．用钙剂
B．用维生素 D
C．注射地西泮
D．抗癫痫药
E．补充维生素 $B_{12}$

199. 男婴,生后 4 天因“不吃、不哭、体温不升”2 天入院。查体:患儿反应差,气促,皮肤较红,躯干、四肢近端黄染,脐部红肿,有脓性分泌物。黄疸最可能的原因是

A．新生儿肺炎
B．新生儿溶血病
C．葡萄糖-6-磷酸酶缺陷症
D．败血症
E．红细胞增多症

200. 男婴,8 个月。间断抽搐 1 天,不伴发热,无咳嗽。查体:方颅,心肺无异常。检查血糖 3.3 mmol/L,血钙 1.5 mmol/L,血镁 0.64 mmol/L,血磷 2.5 mmol/L。最可能的诊断是

A．低血糖症
B．低镁血症
C．婴儿痉挛症
D．维生素 D 缺乏性佝偻病
E．维生素 D 缺乏性手足搐搦症

201. 女婴,10 个月。体重 10 kg,头围 45 cm,方颅,前囟 1.5 cm,平坦,今晨突然抽搐一次,持续 1~2 分钟缓解。当时测体温 38.5 ℃,抽搐后即入睡。醒后活动如常。查血钙 1.75 mmol/L,血磷 45 mmol/L。最可能的惊厥原因是

A．脑积水、脑发育不良
B．低血糖症发作
C．癫痫
D．低钙惊厥
E．高热惊厥

202. 男孩,5 岁。近日家长发现患儿阵发性意识模糊,答非所问,伴解衣扣、摸索行为,时有自言自语和冲动行为,其癫痫发作类型是

A．不典型失神发作
B．复杂部分性发作
C．部分性发作继发全身性发作
D．精神症状性发作
E．自主神经性发作

203. 女婴,1 岁。体重 7kg,生后母乳喂养,8 个月始添加辅食,因不能站立而就诊,查体:精神好,面稍苍白,消瘦,腹部皮下脂肪厚度减少,肌肉松弛。可能的诊断为

A．正常儿
B．软骨营养不良

C．营养不良　　D．先天性甲状腺功能减退症

E．佝偻病

204. 男孩，2岁半。生后发现左侧面部血管瘤，13个月开始出现右侧面部及右上肢阵挛性发作，意识无障碍。其癫痫发作类型是

A．复杂部分性癫痫状态　　B．简单部分性发作

C．强直-阵挛性发作　　D．失神癫痫状态

E．不典型失神癫痫状态

205. 患儿，10个月。方颅，多汗，胸骨肋膈沟，血钙正常，血磷低，X线片可见骨骺软骨增宽，干骺端临时钙化带模糊，并呈毛刷状改变。诊断为

A．佝偻病初期　　B．佝偻病激期

C．佝偻病恢复期　　D．佝偻病后遗症期

E．先天性佝偻病

206. 足月新生儿，因胎心率>160次/分，产钳分娩，第二产程延长，Apgar评分3分，出生时全身皮肤苍白，呼吸微弱，心率30次/分，肌张力松弛，首先应采取的紧急措施是

A．刺激呼吸　　B．清除气道分泌物

C．供给氧气　　D．人工呼吸，心脏按摩

E．纠正酸中毒

207. 男孩，2岁。自幼母乳喂养，经常腹泻。查体：体重6kg，身高75 cm，头围47 cm，精神萎靡，腹部皮脂消失。患儿最初的治疗方案应是

A．继续以母乳喂养　　B．高热量饮食

C．高蛋白质饮食　　D．开始给低热量饮食，逐渐增热量

E．静脉输入高张葡萄糖以补充热量

208. 男孩，2岁。诊断为化脓性脑膜炎，经抗生素治疗仍高热不退，反复惊厥，呼吸节律不整，前囟隆起，张力明显增高。以下处理哪项不妥

A．地塞米松静脉注射　　B．立即腰穿放脑脊液

C．地西泮缓慢静脉注射止惊　　D．物理降温

E．甘露醇静脉注射

209. 男孩，3岁。发育正常，体检时发现胸骨左缘第2肋间可闻及连续性机器样杂音，胸部X线检查：心脏大小正常，肺纹理增粗，有肺门“舞蹈”征。最可能的诊断是

A．Roger病　　B．肺动脉瓣狭窄

C．动脉导管未闭　　D．卵圆孔未闭

E．法洛四联症

210. 女孩，15个月。生后牛奶喂养，未添加辅食，近1天流涕，时有哭闹，无发热及咳嗽，不呕吐，二便正常，突然惊厥发作，查体：体温36.8℃，面色稍苍白，查体中抽搐再发作，双眼上翻，面部肌肉颤动，四肢抖动，前囟平坦，颈强(-)，心肺正常，枕部有乒乓球感。首选的急救措施为

A．立即给予维生素D肌内注射，然后给予葡萄糖酸钙

B．立即给予10%水合氯醛保留灌肠，然后给予葡萄糖酸钙静脉注射

C．立即给予10%葡萄糖酸钙5~10 mL，加10%的葡萄糖10~20 mL静脉注射

D．立即选择青霉素静脉滴注，同时给予苯巴比妥肌内注射

E．20%甘露醇静脉注射 0.5~1 g/(kg·次)，同时肌内注射苯巴比妥

211. 患儿，2 岁。发热 12 小时，体温 39℃，惊厥 1 次，表现为双目凝视，四肢抖动，呼之不应，持续 3~4 分钟。查体：体温 39 ℃，面色红润、精神好、咽充血、扁桃体Ⅰ度肿大，心率 120 次/分，律齐，心音有力。双肺呼吸音清，腹平软，肝脾未触及，脑膜刺激征阴性。最可能的诊断是

A．热性惊厥　　B．癫痫

C．中枢神经系统感染　　D．中毒性脑病

E．脑性瘫痪

212. 男孩，1 岁。因高热、惊厥 2 天而入院。查体：嗜睡，颈强直，克氏征及布氏征阳性。腰穿脑脊液检查示外观混浊，潘氏试验(+)，WBC $2\,000\times10^6$/L，多核细胞 0.80，糖 1.11 mmol/L，氯化物 110 mmol/L。考虑诊断为

A．结核性脑膜炎　　B．流行性乙型脑炎

C．病毒性脑膜炎　　D．隐球菌性脑膜炎

E．化脓性脑膜炎

213. 8 个月婴儿，牛奶喂养，近 2 个月来腹泻，肤色苍白，食欲减退，血红蛋白 70 g/L，红细胞 $2.8\times10^{12}$/L，为明确贫血原因，下列有早期诊断价值的检查是

A．血清铁测定　　B．总铁结合力测定

C．血清铁蛋白测定　　D．MCV，MCH，MCHC 测定

E．骨髓检查

214. 男婴，4 个月。疑为维生素 D 缺乏性手足搐搦症患儿，做陶瑟征检查时，袖带的压力应维持在

A．收缩压与舒张压之间　　B．舒张压以下

C．收缩压以下　　D．舒张压以上

E．收缩压以上

215. 患儿，2 岁。4 天前发热，流涕、咳嗽，结膜充血，畏光，今晨发现耳后及颈部有淡红色斑丘疹，体温 39 ℃，两颊黏膜充血。最可能的诊断是

A．风疹　　B．幼儿急疹

C．猩红热　　D．肠道病毒感染

E．麻疹

216. 女孩，2 岁。今晨开始频繁惊厥发作，每次持续约 5~10 分钟，在发作间歇期意识不清，来院时仍有发作。应首先给予的急诊处理是

A．10%水合氯醛 0.5 mL/kg+等量生理盐水灌肠

B．苯妥英钠 15~20 mg/kg 静脉注射

C．地西泮 0.3~0.5 mg/kg 静脉注射

D．苯巴比妥 15 mg/kg 肌内注射

E．地西泮 0.3~0.5 mg/kg 肌内注射

217. 男孩，7 岁。反复发作上腹部胀痛，烧灼感，饥饿时或夜间多发，经纤维胃镜检查诊断为十二指肠溃疡，下列哪项不是此病的并发症

A．出血　　B．穿孔

C．肠梗阻　　D．幽门梗阻

E．失血性休克

218. 患儿，1岁。晨起流涕，午后发热，晚上突然抽搐持续约1~2分钟，自行缓解，查体：T 39.5℃，神志清，咽充血，心肺无异常，颈无抵抗，克氏征(-)。可能的诊断及进一步检查是

A．中枢神经系统感染，腰穿查脑脊液

B．上呼吸道感染，高热惊厥，脑电图检查

C．婴儿手足抽搐症，查血钙

D．癫痫，脑电图

E．败血症，血常规、血培养

219. 患儿，7个月。发热、咳嗽5天，近2天呕吐，惊厥2次，曾注射青霉素5天，已种卡介苗。查体：嗜睡、呼吸略促、两肺少量中、小水泡音，前囟饱满，颈软，巴氏征阳性。胸部X线片示两肺散在小斑片阴影。血象：WBC $15\times10^9$/L，分叶0.65，淋巴0.35。脑脊液外观微混，WBC $860\times10^6$/L，中性0.75，糖1.11 mmol/L，蛋白2 g/L，涂片找菌阴性，结核菌素试验1∶2000，硬结0.5 cm×0.5 cm。考虑诊断为

A．粟粒性肺结核合并结核性脑膜炎

B．支气管肺炎合并化脓性脑膜炎

C．支气管肺炎合并中毒性脑病

D．病毒性肺炎合并病毒性脑膜炎

E．隐球菌性脑膜炎、支气管肺炎

**三、案例分析题：以下提供若干个案例，每个案例下设若干道考题。每道考题有多个备选答案，其中正确答案有1个或多个。选对一个答案给1个得分点，选错一个扣1个得分点，直至本题扣至0分。**

**(220~223题共用题干)**

女孩，4岁。发热伴咳嗽3~4天，今出皮疹，住外院拟诊药疹，口服阿司咪唑(息斯敏)，回家后病情变化，咳加剧，来院就诊。查体：体温39℃，气急，鼻扇动，唇周青紫，两睑结膜红，口腔黏膜粗糙，心率160次/分，心音低钝，两肺背部闻及细湿啰音，腹软，肝肋下3.5 cm，剑突下4 cm，头面和躯干可见红色斑丘疹。附近地区有类似出疹小儿。

220. 上述病例应考虑

A．中毒型猩红热

B．药疹

C．传染性单核细胞增多症

D．麻疹并发肺炎、心力衰竭

E．风疹并发心肌炎

F．荨麻疹并发肺炎

221. 下一步应采取的措施是

A．立即行胸部摄片

B．做心电图检查

C．做血常规检查

D．痰标本送细菌培养

E．立即住院进行抢救

F．居家观察

222. 此时最佳的处理是

A．口服中药，发表透疹

B．肌内注射退热剂

C．应用抗生素和洋地黄类强心剂

D．超声气雾止咳化痰

E．氧气吸入

F．居家观察

223. 若该患儿出疹时高热，伴有抽搐，下列除哪项外，应怀疑此患儿并发脑炎

A．头痛、呕吐

B．嗜睡，意识朦胧或昏迷

C．抽搐后呼吸节律不规则
D．瞳孔两侧等大，对光反应较迟钝
E．吸气性呼吸困难
F．四肢肌张力异常

（224~226 题共用题干）

女孩，5 岁。发热 10 天，体温波动于 38 ℃左右，伴连声顿咳，有时咳后呕吐。每天予青霉素、头孢噻肟钠静脉输液已 5 天，不见好转。查体：两肺无干、湿啰音。

224. OT 试验检查，结果硬结直径为 4 mm，说明可能
A．未受过结核感染
B．已感染结核，但尚未产生变态反应
C．机体免疫反应受到抑制
D．重症结核患者假阴性
E．未接种过卡介苗
F．接种过卡介苗
G．有活动结核病
H．结核菌素失效

225. 如该患儿母亲正患活动性肺结核。患儿胸片示两肺门影增大、增浓，肺上野有片影。外周血象：白细胞 $6.4\times10^9$/L，淋巴细胞 0.48。本病常见的演变结局是
A．经合理治疗后，病灶吸收痊愈
B．延误治疗可发生血行播散
C．治疗不当，病灶液化形成空洞
D．病灶残留，以后可致继发性肺结核
E．肿大的淋巴结，压迫支气管，导致肺不张
F．形成气胸
G．出现肺大疱

226. 应进行的治疗包括
A．注意营养，选用富含蛋白质和维生素的食物
B．每天服用 INH、RFP 和(或)EMB，疗程 9~12 个月
C．居住环境应阳光充足，空气流通
D．泼尼松 1~2 mg/(kg·d)，疗程 1~2 个月
E．INH、RFP、PZA 或 SM，2~3 个月后以 INH 巩固维持治疗
F．避免传染麻疹、百日咳等疾病
G．INH 每天 10 mg/kg(≤300 mg/d)，疗程 6~9 个月

（227~229 题共用题干）

男孩，6 岁。发热 3 天，体温 38.5 ℃左右，伴头痛、肌痛，左耳垂下肿大、疼痛，张口时疼痛加重。血常规检查 WBC $4\times10^9$/L，淋巴细胞 70%，约 3 周前曾探望有相同症状的表哥。

227. 本病可能的诊断是
A．手足口病
B．白血病
C．流行性腮腺炎
D．化脓性腮腺炎
E．结核病
F．左侧牙龈炎

228. 对本患儿需注意下列哪些并发症
A．脑膜炎
B．喉、气管、支气管炎
C．败血症
D．睾丸炎
E．心肌炎
F．支气管肺炎

229. 对于本病的健康指导不正确的是
A．只需要在儿童 1 岁时进行一次麻腮风三联疫苗免疫接种
B．使用腮腺炎减毒活疫苗进行常规接种
C．在流行季节，室内要经常通风换气，减少集体活动
D．定期开展对托幼园所、学校等集体单位的预防流行性腮腺炎知识宣传

E．所有患者均须在传染病医院隔离治疗
F．呼吸道隔离至病后7天

(230~232题共用题干)

患儿，8岁。因发热，头痛，皮疹3天入院。查体：急性病容，皮疹出现于躯干、头面部、四肢近端。可见红斑疹、丘疹、疱疹、脓疱疹不同形态的皮疹，个别皮疹已结痂。血象：白细胞总数为$4.2\times10^9$/L。患儿同学中有类似的患者。

230. 该患儿最可能患的疾病是
A．水痘
B．带状疱疹
C．麻疹
D．丘疹样荨麻疹
E．风疹
F．手足口病

231. 本病最常见的并发症是
A．继发皮肤感染
B．肺炎
C．脑炎
D．心肌炎
E．面神经瘫痪
F．Reye综合征

232. 相关疾病的防治措施，正确的是
A．首选青霉素治疗
B．立即给予免疫血清球蛋白
C．选用阿昔洛韦或阿糖腺苷抗病毒治疗
D．给镇痛药止痛
E．隔离患儿至皮疹全部结痂为止
F．无需隔离

(233~235题共用题干)

胎龄39周的足月儿，剖宫产，出生体重3850g，Apgar评分：1分钟1分，5分钟3分。生后不久出现呼吸困难，发绀。胸部X线片：双肺纹理增粗，可见斑片状致密影。立即给予机械通气治疗。第2天出现惊厥、嗜睡，肌张力低。

233. 患儿应诊断为
A．新生儿窒息
B．新生儿胎粪吸入综合征
C．新生儿呼吸窘迫综合征
D．气漏
E．缺氧缺血性脑病
F．湿肺

234. 应立即检查
A．胸部X线片
B．颅脑B超
C．监测血糖
D．血细菌培养
E．血气分析
F．视网膜病检查

235. 应采取的治疗措施包括
A．亚低温
B．第一代头孢菌素
C．机械通气
D．对症治疗
E．维持内环境稳定
F．保肝治疗

(236~238题共用题干)

女孩，2岁。流涕伴发热1天，发热38.5℃左右，今起出疹，由面颊迅速扩展到躯干四肢，到医院就诊，查体：T 37.8℃，P 112次/分，R 50次/分；皮疹为红色斑丘疹，颜面、四肢皮疹较稀疏，背部皮疹较密集，有部分融合；咽充血，扁桃体稍大，充血；耳后及颈部数个淋巴结黄豆大小，有压痛，活动；心肺腹无特殊；四肢，关节无异常，神经反射正常。

236. 最可能的诊断是

A．水痘　　B．麻疹
C．风疹　　D．幼儿急疹
E．风湿热　　F．传染性单核细胞增多症

237．查血常规多数提示
A．白细胞减少，淋巴细胞相对增高
B．白细胞增多，伴核左移
C．白细胞数降低，淋巴细胞可减少或增高，可有异型淋巴细胞和浆细胞
D．白细胞增多，伴核右移
E．白细胞增多，中性粒细胞比例增高
F．白细胞正常，中性粒细胞比例增高

238．该病的主要传播方式是
A．飞沫传播　　B．食物传播
C．粪便传播　　D．水源传播
E．昆虫媒介传播　　F．血液传播

**（239～245 题共用题干）**

男婴，3 个月。因发热、气促 3 天、加重 1 天入院。3 天前无明显诱因下，发热 39.6℃，伴轻咳、气促、唇周发绀、无寒战、无抽搐。曾在外院予青霉素、头孢噻肟钠抗感染等治疗。1 天前热稍退，但气促发绀明显加重，伴呼气性呻吟。起病以来，精神困倦、烦躁、睡眠差、胃食欲减退、间有腹胀、无呕吐、大便稀黄，1～2 次/天，量少，无脓血黏液，尿少。查体：T 38 ℃，P 200 次/分，R 60 次/分，BP 60/40 mmHg，体重 4.5 kg，神清、烦躁不安、颜面唇周发绀，前囟 1.5 cm×1.5 cm，平软，气管稍偏右、呼气性呻吟、鼻翼扇动、三凹征(+)，左侧胸廓较膨隆，左侧哭颤减弱，叩诊鼓音，左侧呼吸音明显减弱，右侧呼吸音粗，较多细小湿啰音，心率 200 次/分，律齐，第一心音低钝，未闻及杂音，腹稍胀，肝增大至右肋下 4 cm，质中，脾未触及。个人史：足月，在家产，混合喂养，未预防接种。

239．最可能的诊断是
A．毛细支气管炎　　B．支气管异物
C．败血症　　D．重症肺炎
E．金黄色葡萄球菌肺炎　　F．支气管哮喘

240．首先要急需采取的治疗措施是
A．行胸部 X 线片检查　　B．体格检查
C．吸氧　　D．静脉输液
E．静脉注射抗生素　　F．退热对症处理

241．最急需做的辅助检查是
A．血气分析　　B．电解质检查
C．心酶检查　　D．肝功能检查
E．胸部 X 线片　　F．肺功能检查

242．提示：胸部 X 线片示左肺野中外带透亮度增加，其内未见肺纹理，气管及纵隔向右移位，右肺野肺纹理增粗，伴有小点片状模糊密影，左肋膈角变钝，心胸比例 0.62。可考虑的病症是
A．支气管肺炎　　B．气管异物

C．气胸　　D．肺大疱
E．胸腔积液　　F．肺结核

243. 需要鉴别的病症有
A．先天性心脏病　　B．抗利尿激素异常分泌综合征
C．心肌炎　　D．心力衰竭
E．呼吸衰竭　　F．甲亢危象

244. 提示：血气分析示 pH 7.28，$PaO_2$ 40 mmHg，$PaCO_2$ 34 mmHg，$HCO_3^-$ 17.5 mmol/L，BE −5.3 mmol/L，$SO_2$ 80%。根据血气分析，可考虑
A．无呼吸衰竭　　B．代谢性酸中毒
C．低氧血症，代谢性酸中毒　　D．Ⅰ型呼吸衰竭，代谢性酸中毒
E．Ⅱ型呼吸衰竭，代谢性酸中毒　　F．Ⅱ型呼吸衰竭

245. 具有以下哪项可诊断为心力衰竭
A．心率突然>180 次/分
B．心音低钝，奔马律，颈静脉怒张
C．尿少或无尿，颜面眼睑或双下肢水肿
D．肝脏进行性增大
E．呼吸突然>60 次/分
F．突然烦躁不安，明显发绀，面色苍白或发灰

**（246～250 题共用题干）**

男孩，3 岁 6 个月。因咳嗽 4 天加重伴发热 1 天急诊入院。4 天前受凉后出现咳嗽，初为单声咳嗽，伴痰鸣，无犬吠样咳嗽及鸡鸣样回声。在当地医院诊断“肺炎”，给予“青霉素+头孢类抗生素”治疗。具体疗程与剂量不详。1 天前出现发热，最高达 39.0℃。用药后可降至正常，1～2 小时后发热复现，且咳嗽加重，遂转来我院治疗。查体：T 39.3℃，P 140 次/分，R 36 次/分，神清、气促，唇周发绀明显，咽充血，扁桃体Ⅱ度肿大，未见脓点，双肺可闻及中、细湿啰音及哮鸣音，心音有力、律齐，未闻及杂音。

246. 病史中还应补充询问什么重要内容
A．咳嗽加重时间和程度　　B．有无呼吸困难及程度
C．出生史　　D．吸入过敏原病史
E．遗传性疾病史　　F．免疫接种史

247. 提示：患儿于 1 天前咳嗽加重，呼吸困难明显，呈端坐呼吸，不能平卧，既往体格健康，无哮喘及先天性心脏病史。体格检查还应做哪些补充
A．肢端循环　　B．肝、脾大小
C．有无捻发感　　D．心脏听诊
E．颈有无抵抗　　F．下肢有无水肿

248. 提示：查体：气促明显，唇周发绀，肺部可闻及中、细湿啰音及哮鸣音，心音有力、律齐，未闻及杂音，肢端暖。胸骨上凹，颈部皮肤有捻发感，肝肋下 2 cm，质地软，剑突下未扪及，脾脏未扪及，双下肢无水肿。急诊重点进行哪些实验室检查项目
A．腰椎穿刺　　B．血气分析
C．胸部 X 线片　　D．胸穿
E．尿糖　　F．血常规+CRP

249. 提示：WBC $1.8\times10^9$/L，N 80%，L 20%，RBC $4.12\times10^{12}$/L。Hb 132 g/L，PLT $120\times10^9$/L，pH 7.41，$PaO_2$ 33 mmHg，$PaCO_2$ 66 mmHg，$SaO_2$ 70%。目前应急诊做什么判断

A．重症肺炎　　B．呼吸衰竭

C．纵隔积气　　D．皮下气肿

E．心力衰竭　　F．中毒性心肌炎

250. 提示：胸片：①肺炎，右肺门外透亮腔影；②明显纵隔气肿；③前上胸壁及双侧颈部皮下积气；④右侧肺组织被压迫 50%；⑤右侧少量胸腔积液。目前应进行的急诊处理是

A．抗感染　　B．毛花苷丙

C．胸腔闭式引流　　D．气管插管

E．呼吸机辅助呼吸　　F．纤维支气管镜检查

# 答案与解析

**答案**

| | | | | | | | | | |
|---|---|---|---|---|---|---|---|---|---|
| 1. D | 2. C | 3. D | 4. E | 5. A | 6. A | 7. D | 8. C | 9. A | 10. D |
| 11. D | 12. D | 13. B | 14. C | 15. C | 16. E | 17. A | 18. A | 19. C | 20. C |
| 21. C | 22. B | 23. B | 24. D | 25. E | 26. B | 27. E | 28. C | 29. B | 30. B |
| 31. E | 32. D | 33. D | 34. C | 35. B | 36. C | 37. B | 38. D | 39. E | 40. D |
| 31. E | 42. A | 43. B | 44. A | 45. B | 46. A | 47. C | 48. C | 49. E | 50. A |
| 51. D | 52. D | 53. E | 54. A | 55. C | 56. B | 57. C | 58. B | 59. B | 60. B |
| 61. B | 62. A | 63. C | 64. A | 65. B | 66. C | 67. A | 68. E | 69. D | 70. B |
| 71. A | 72. C | 73. C | 74. E | 75. E | 76. D | 77. B | 78. C | 79. A | 80. C |
| 81. A | 82. C | 83. B | 84. C | 85. D | 86. D | 87. C | 88. E | 89. C | 90. B |
| 91. B | 92. C | 93. A | 94. B | 95. C | 96. D | 97. D | 98. B | 99. D | 100. C |
| 101. A | 102. D | 103. C | 104. D | 105. E | 106. C | 107. A | 108. C | 109. C | 110. A |
| 111. E | 112. C | 113. D | 114. E | 115. E | 116. B | 117. C | 118. A | 119. D | 120. E |
| 121. A | 122. C | 123. C | 124. C | 125. C | 126. A | 127. D | 128. C | 129. E | 130. D |
| 131. E | 132. D | 133. C | 134. D | 135. E | 136. D | 137. B | 138. B | 139. A | 140. D |
| 141. C | 142. A | 143. D | 144. E | 145. C | 146. D | 147. B | 148. D | 149. C | 150. B |
| 151. D | 152. E | 153. C | 154. B | 155. C | 156. D | 157. A | 158. B | 159. A | 160. C |
| 161. C | 162. B | 163. D | 164. B | 165. B | 166. B | 167. A | 168. E | 169. C | 170. B |
| 171. E | 172. E | 173. A | 174. B | 175. C | 176. B | 177. D | 178. D | 179. E | 180. A |
| 181. B | 182. A | 183. B | 184. C | 185. C | 186. B | 187. D | 188. E | 189. D | 190. A |
| 191. C | 192. C | 193. A | 194. C | 195. E | 196. D | 197. B | 198. C | 199. D | 200. E |
| 201. D | 202. B | 203. C | 204. B | 205. B | 206. B | 207. D | 208. B | 209. C | 210. B |
| 211. A | 212. E | 213. C | 214. A | 215. E | 216. C | 217. C | 218. B | 219. B | |
| 220. D | | 221. E | | 222. C | | 223. E | | 224. ABCDEH | |
| 225. ABDE | | 226. ACEF | | 227. C | | 228. ADE | | 229. AEF | |
| 230. A | | 231. A | | 232. BCDE | | 233. ABE | | 234. ABCE | |

235. CDE 236. C 237. C 238. A 239. DE
240. C 241. AE 242. ACE 243. ABCDE 244. D
245. ABDEF 246. BDE 247. ABCF 248. BCF 249. ABCD
250. C

解析

13. 患儿生后22小时发现黄疸,逐渐加重,考虑病理性黄疸可能。生后4天出现双目凝视、呼吸暂停等表现,考虑可能并发胆红素脑病,即核黄疸。故本题选B。

14. 患儿考虑病理性黄疸可能,可首先测定血胆红素,如血清总胆红素>204 μmol/L,血清结合胆红素>25 μmol/L,可初步明确诊断。故本题选C。

18. 患儿脐部红肿,有脓性分泌物,提示脐部感染,结合黄疸表现,考虑脐部感染而致败血症可能。对怀疑败血症的患儿,应做细菌学检查,抽血培养时,要严格无菌操作,最好同时做厌氧菌培养。故本题选A。

19. 患儿考虑败血症可能,主要致病菌为葡萄球菌、大肠埃希菌,治疗时主要选用青霉素类和第一、二代头孢菌素;厌氧菌也可致病,可选择甲硝唑。故本题选C。

28. 蛋白质-热能营养不良最先出现的症状是体重不增,继之体重下降,皮下脂肪逐渐减少或消失,首先为腹部,其次为躯干、臀部、四肢,最后为面颊部。故本题选C。

29. 儿童各系统的发育快慢不同,各有先后。如神经系统发育是先快后慢,生殖系统发育是先慢后快,体格发育是先快后慢再快,淋巴系统发育在儿童期较迅速,青春期达高峰,以后降至成人水平。故本题选B。

30. 窒息的本质是缺氧,胎儿缺氧时,早期表现为胎动增多,胎心率增快,如缺氧持续则进入抑制期,胎心率减慢,肛门括约肌松弛,胎粪排出。故本题选B。

33. 出生时胸围比头围小1~2 cm,约32 cm;1周岁时胸围与头围相等,约46 cm;以后则超过头围(胸围≈头围+年龄-1 cm)。故本题选D。

34. 小儿重症腹泻纠正低钾时,按每天3~4 mmol/kg(相当于氯化钾200~300 mg/kg),缺钾症状明显者可增至4~6 mmol/kg(相当于氯化钾300~450 mg/kg)。氯化钾静脉滴注浓度不得超过0.3%(40 mmol/L)。故本题选C。

38. 光疗指征为应根据不同胎龄、出生体重、生后时间(时龄)的胆红素值而定,并非所有血清胆红素高于正常的黄疸均适用。故本题选D。

39. 麻疹的治疗包括一般治疗、对症治疗和并发症的治疗,无特异性治疗方法。故本题选E。

40. 风疹全身症状轻,皮疹为持续约3天的斑丘疹,发热第1~2天出疹并于1天内出齐。出疹顺序依次为面部、颈部、躯干、四肢,疹退时体温恢复正常。故本题选D。

47. 重症肺炎由于严重的缺氧及脓毒血症,除呼吸系统改变外,可发生心血管系统、神经系统和消化等功能障碍。故本题选C。

50. 麻疹有呼吸道卡他性炎症,结膜炎,发热第2~3天出现口腔黏膜斑,全身出红色斑丘疹,退疹后有色素沉着及细小脱屑。风疹全身症状轻,耳后、枕部淋巴结肿大并触痛,全身出现斑丘疹,疹间有正常皮肤,退疹后无色素沉着及脱屑。故本题选A。

53. 咳嗽变异性哮喘诊断的基本条件:①咳嗽持续>4周,常在夜间和(或)清晨发作或加剧,以干咳为主。②临床上无感染征象,或经较长时间抗生素治疗无效。③抗哮喘药物诊断治疗有效。④排除其他病因引起的咳嗽。故本题选E。

55. 生长发育在整个儿童时期不断进行,是一个连续不断的过程,但其发育速度又因年龄而异,如体格方面,婴儿期是第一个生长高峰,以后速度减慢,青春期出现第二个生长高峰。婴儿期是儿童生长发育最迅速的时期,身长在一年中增长50%,体重增加2倍。故本题选C。

57. 继发细菌感染是水痘的并发症,以继发皮肤化脓感染最为常见,如脓疱疮、丹毒、蜂窝织炎,严重时可播散为全身败血症。故本题选C。

58. 婴幼儿支气管哮喘临床表现为反复发作咳嗽、喘息、气促、胸闷等症状,常在夜间和(或)清晨发作或加剧。故本题选B。

60. 儿童各系统的发育快慢不同,各有先后;如神经系统发育是先快后慢,生殖系统发育是先慢后快,体格发育是先快后慢再快。故本题选B。

62. 水痘的皮疹开始于头皮、面部、躯干,继而扩展至四肢,远端较少,呈向心性分布。故本题选A。

67. Apgar评分法是评价新生儿出生时基本状况的主要方法,评分内容包括心率、呼吸、肌张力、对刺激的反应、皮肤颜色。故本题选A。

69. 对于轻度营养不良患儿,热量从60~80 kcal/(kg·d)、蛋白质3 g/(kg·d)开始,逐渐增至热量150 kcal/(kg·d)、蛋白质3.5~4.5 g/(kg·d),待体重接近正常后,再恢复至生理需要量。故本题选D。

71. 维生素D缺乏性佝偻病是由于儿童体内维生素D不足使钙、磷代谢紊乱,产生的一种以骨骼病变为特征的全身慢性营养性疾病,治疗的目的为控制活动期,防止骨骼畸形。故本题选A。

75. 麻疹患者是唯一的传染源,在出疹前、后5天均有传染性,如并发肺炎等并发症,则传染性可延至出疹后10天;通过患者的呼吸、喷嚏、咳嗽和说话等,由飞沫传播。故本题选E。

77. 接触麻疹患者后5天内立即肌内注射免疫血清球蛋白0.25 mL/kg,可预防麻疹;若5天后注射者,仅能减轻症状。被动免疫只能维持3~8周,以后应采取主动免疫。故本题选B。

78. 急性白血病患儿肾受损的机制包括白血病细胞浸润、继发性肾盂肾炎及尿酸性肾病,继发于急性高尿酸血症(白血病细胞大量破坏)的尿酸性肾病是引起肾衰竭最常见的原因。故本题选C。

81. 婴儿腹泻应强调继续进食,以预防水、电解质平衡紊乱和营养不良。有严重呕吐者可暂时禁食4~6小时(不禁水),待好转后继续喂食,由少到多,由稀到稠。以母乳喂养的婴儿继续哺乳,暂停辅食;人工喂养儿可喂以等量米汤或稀释的牛奶或其他代乳品,由米汤、粥、面条等逐渐过渡到正常饮食。病毒性肠炎多有继发性双糖酶(主要是乳糖酶)缺乏,可暂停乳类喂养,改为豆制代乳品,或发酵乳,或去乳糖配方奶粉以减轻腹泻,缩短病程。故本题选A。

83. 溶液中电解质溶液与非电解质溶液的比例应根据脱水性质分别选用,一般等渗性脱水用1/2张含钠液(2∶3∶1);低渗性脱水用2/3张含钠液(4∶3∶2);高渗性脱水用1/3张含钠液(2∶6∶1)。故本题选B。

84. 苯巴比妥为治疗新生儿惊厥的首选药物。地西泮主要用于焦虑、镇静催眠,还可用于抗癫痫和抗惊厥,多用于成人;水合氯醛主要用于癫痫持续状态的治疗,也可用于小儿高热、破伤风及子痫引起的惊厥;个别患者应用苯巴比妥不能控制惊厥时可选用苯妥英钠;氯丙嗪主要治疗精神病及镇吐等。故本题选C。

85. 补液总量包括补充累积损失量、继续损失量和生理需要量；一般轻度脱水为 90~120 mL/kg；中度脱水为 120~150 mL/kg；重度脱水为 150~180 mL/kg。故本题选 D。

88. 儿童肺炎若延误诊断或病原体致病力强者，可引起脓胸，多见于金黄色葡萄球菌肺炎。故本题选 E。

93. 吸入型糖皮质激素（ICS）是哮喘长期控制的首选药物，也是目前最有效的抗炎药物。优点是通过吸入，药物直接作用于气道黏膜，局部抗炎作用强，全身不良反应少。故本题选 A。

100. 维生素 D 缺乏性佝偻病激期（活动期）主要表现为骨骼改变和运动功能发育迟缓；下肢畸形见于站立、行走后儿童，可出现“O”形腿或“X”形腿；血生化改变为血钙稍降低，血磷明显降低，碱性磷酸酶明显增高。故本题选 C。

108. 儿童在夏季突然发病，有高热、抽搐、神志不清、休克等表现，首先考虑中毒型细菌性痢疾可能，首选粪便检查。镜检有大量脓（白）细胞，少量红细胞可临床诊断，确诊需依靠粪便细菌培养痢疾杆菌阳性。故本题选 C。

111. 幼儿急疹特征性临床表现为发热 3~5 天体温骤退，同时出现皮疹；发热期表现为咽峡部充血、头颈部浅表淋巴结轻度肿大、轻微腹泻。故本题选 E。

119. 新生儿出生后 20 小时有黄疸表现，且母亲血型为 O 型，考虑为新生儿溶血病。抗体释放试验是检测致敏红细胞的敏感试验，为确诊试验。游离抗体试验有助于估计是否继续溶血、换血后的效果，但不是确诊试验。故本题选 D。

122. 足月儿是指出生时胎龄满 $37 \sim 41^{+6}$ 周（259~293 天）的新生儿；适于胎龄儿是指出生体重在同胎龄平均体重的第 10~90 百分位的新生儿。巨大儿指出生体重大于 4 000 g 的新生儿。故本题选 C。

123. 儿童支气管肺炎可见呼吸加快，呼吸 40~80 次/分，严重者呼气时呻吟、鼻翼扇动、三凹征。肺部啰音早期不明显，可有呼吸音粗糙、减低，以后可闻及固定的中细湿啰音，以背部两侧下方及脊柱两旁较多，于深吸气末更为明显。故本题选 C。

130. 新生儿生理性黄疸在生后 2~3 天出现，4~6 天达高峰，生后 2 周内消退，血清总胆红素<204 μmol/L（12 mg/dL），血清结合胆红素<25 μmol/L（1.5 mg/dL）。故本题选 D。

136. 肺炎支原体肺炎的特点是体征与剧咳及发热等临床症状不一致。咳嗽为本病突出症状，初为干咳，后转为顽固性剧咳，常有黏稠痰液，偶带血丝，少数可类似百日咳样阵咳。婴幼儿起病急，病程长，病情较重，表现为呼吸困难、喘憋、喘鸣音较为突出，肺部啰音比年长儿多。故本题选 D。

137. 3~12 月龄的儿童体重（kg）=［年龄（月）+9］/2；依据儿童运动、语言发育进程，6 个月能独坐一会，用手摇玩具，能认识熟人和陌生人，自拉衣服。综合考虑，该儿童的月龄为 6 个月。故本题选 B。

138. 急性支气管肺炎多见于 2 岁以下的婴幼儿，起病多数较急，主要表现为发热、咳嗽、气促、肺部固定中细湿啰音等。故本题选 B。

140. 部分运动性发作指局部肢体的抽动，多见于一侧口角、眼睑、指和趾，也可涉及整个一侧面部或一个肢体的远端，有时表现为言语中断。如果发作自一侧开始后，按大脑皮质运动区的分布顺序缓慢地移动，例如自一侧拇指沿手指、腕部、肘部、肩部扩展，称为杰克逊癫痫，病灶在对侧中央前回运动区。故本题选 D。

141. 一般等渗性脱水用 1/2 张含钠液，低渗性脱水用 2/3 张含钠液，高渗性脱水用 1/3 张含钠液。该患儿血钠低于正常，为低渗性脱水，4∶3∶2 液的组成为 4 份 0.9%氯化钠、3 份 5%或 10%葡萄糖液、2 份 1.4%碳酸氢钠或 1.87%乳酸钠，为 2/3 张液。故本题选 C。

142. 毛细支气管炎主要由呼吸道合胞病毒引起，呼吸道合胞病毒抗体测定为 IgG。IgG 有 IgG1、IgG2、IgG3 和 IgG4 四个亚类。其在血清中的含量比例分别是 70%、20%、6%和 4%。IgG1 主要对病毒、细菌、外毒素等蛋白质抗原的抗体，IgG2 主要针对多糖抗原的抗体，如肺炎链球菌荚膜抗原、流感杆菌荚膜抗原，抗 Rh 常发生 IgG1 和 IgG2 抗体。故本题选 A。

144. 患儿水肿反复发作，蛋白尿突出，血清白蛋白低，可排除急性链球菌感染后肾小球肾炎、病毒性肾炎。血清尿素氮在正常高限，不符合急进性肾炎。因大量蛋白尿、低白蛋白血症及血尿，最可能的诊断是肾炎型肾病。故本题选 E。

146. 刺激性咳嗽是支原体肺炎的突出表现，X 线改变大体分为 4 种：①支气管肺炎改变。②间质性肺炎改变。③均一的片状阴影似大叶性肺炎改变。④肺门阴影增浓。故本题选 D。

152. 患儿有面色苍白、发热表现，血常规示白细胞升高、红细胞降低、血红蛋白降低，查体有肝脾肿大体征，外周血涂片可见幼稚细胞及血小板分布稀疏，考虑诊断为急性白血病。故本题选 E。

153. 哮喘危重状态指哮喘发作在合理应用常规缓解药物治疗后，仍有严重或进行性呼吸困难；表现为哮喘急性发作，出现咳嗽、喘息、呼吸困难、大汗淋漓和烦躁不安，甚至表现出端坐呼吸、语言不连贯、严重发绀、意识障碍及心肺功能不全的征象；必须及时、早期、全身应用较大剂量糖皮质激素。故本题选 C。

155. 患儿冬季出生，日照不足，单纯牛奶喂养，未及时添加辅食，说明存在维生素 D 不足。颅骨软化，烦躁，夜间哭闹不安，多汗是维生素 D 缺乏性佝偻病初期特点。故本题选 C。

158. 幼儿急疹的临床特征为热退疹出，皮疹呈红色斑疹或斑丘疹，很少融合，主要见于躯干、颈部、上肢。故本题选 B。

159. 咳嗽变异性哮喘是以慢性咳嗽为主要或唯一临床表现的一种特殊类型哮喘，多发生在夜间或凌晨。患儿有反复咳嗽表现，抗生素治疗无效，考虑为咳嗽变异性哮喘。故本题选 A。

165. 患儿表现为发作性失神，对自己的发作不能回忆。发作往往在活动时发生，而由旁人如老师、同学、家长发现，脑电图检查有典型的 3 Hz 棘-慢波发放，对称分布，可确诊为失神小发作，属于癫痫小发作的一种类型。故本题选 B。

170. 患儿有腹泻、呕吐、神志模糊、面色苍灰、口唇樱红、呼吸深快等表现，且 14 小时无尿，考虑重度脱水、代谢性酸中毒、低血容量性休克，紧急处理应扩充血容量和纠正酸中毒，选择静脉注射 2∶1 等张含钠液 20 mL/kg。故本题选 B。

174. 产毒性大肠埃希菌肠炎不侵袭肠黏膜，潜伏期为 1～2 天，起病可急可缓。临床表现类似霍乱，一般不发热或发低热，腹泻多呈水样或蛋花样，黏液量多，有腥臭味，镜检偶见少量白细胞，常有中、重度等渗或低渗性脱水。故本题选 B。

185. 患儿出现精神萎靡，眼窝及前囟明显凹陷，四肢稍凉，尿量明显较少表现，考虑为中度脱水，补充的含钠液应为 1/2 张溶液，即 0.9%氯化钠∶5%葡萄糖∶1.87%乳酸钠的比例为 2∶3∶1。故本题选 C。

190. 患儿生后人工喂养，未添加辅食，出现手足抽搐、惊厥等表现，考虑为维生素D缺乏性手足搐搦症。治疗要严格遵守用药顺序，应立即控制惊厥，解除喉痉挛，补充钙剂，然后补充维生素D。故本题选A。

191. 化脑治疗过程中体温不退，或热退数天后复升，应考虑合并硬膜下积液；病程中出现进行性前囟饱满、颅缝分离、头围增大、呕吐、惊厥、意识障碍，也应考虑硬膜下积液。故本题选C。

193. 典型麻疹出疹前期表现为发热、"上呼吸道感染"症状、麻疹黏膜斑，即开始时见于下磨牙相对的颊黏膜上，为直径约0.5~1 mm灰白色小点，外有红色晕圈，常在1~2天内迅速增多，可累及整个颊黏膜并蔓延至唇部黏膜，为早期诊断的重要依据。故本题选A。

195. 麻疹在出疹期全身中毒症状加重，体温骤然升高，咳嗽加剧，出现烦躁或嗜睡，重者有谵妄、抽搐（"疹出热盛"）；皮疹先见于耳后、发际，渐及额部、面部、颈部，然后自上而下延至躯干和四肢，最后达手掌和足底，初为红色斑丘疹，呈充血性，略高出皮面。故本题选E。

197. 体重不增是营养不良最先出现的症状，继之体重下降、皮下脂肪逐渐减少或消失，病久者身高也低于正常。故本题选B。

201. 患儿有维生素D缺乏性佝偻病的体征，血钙明显降低，考虑为低钙惊厥。高热惊厥发作前均有发热，发作多在发热初起体温上升时，体温多大于39 ℃。故本题选D。

203. 营养不良是因长期缺乏能量和（或）蛋白质所致的一种营养缺乏症，临床特征为体重下降，渐进性消瘦或水肿，皮下脂肪减少或消失。患儿生后母乳喂养，8个月才添加辅食，有消瘦、腹部脂肪减少，肌肉松弛表现，考虑诊断为营养不良。故本题选C。

205. 维生素D缺乏性佝偻病激期主要表现为颅骨软化、方颅、胸廓畸形等；血钙稍降低，血磷明显降低。X线检查见干骺端临时钙化带模糊或消失，呈毛刷样，并有杯口状改变；骺软骨明显增宽，骨骺与干骺端距离加大；骨质普遍稀疏，密度减低，可有骨干弯曲或骨折。故本题选B。

214. 维生素D缺乏性手足搐搦症患儿常见陶瑟征阳性。以血压计袖带包裹上臂，使血压维持在收缩压与舒张压之间，5分钟之内该手出现痉挛症状，属陶瑟征阳性。故本题选A。

215. 麻疹多在发热3~4天后出现皮疹，此时全身中毒症状加重，体温骤然升高，咳嗽加剧，出现烦躁或嗜睡，重者有谵妄、抽搐（"疹出热盛"），持续3~4天。皮疹先见于耳后、发际，渐及额部、面部、颈部，然后自上而下延至躯干和四肢，最后达手掌和足底。故本题选E。

220. 患儿在发热、咳嗽后3~4天出现皮疹，结膜炎及口腔黏膜斑，为麻疹的典型表现；患儿合并有气急、鼻翼扇动、发绀、双肺湿啰音表现，考虑并发肺炎；有心率快、心音低钝、肝大等心力衰竭的表现，故考虑诊断为麻疹并发肺炎、心力衰竭。故本题选D。

221. 患儿诊断为麻疹合并肺炎及心力衰竭，应立即住院治疗，给予抗感染、控制心衰等治疗。故本题选E。

222. 患儿诊断为麻疹合并肺炎及心力衰竭，故应用抗生素进行抗感染治疗，应用洋地黄类强心剂治疗心力衰竭。故本题选C。

223. 吸气性呼吸困难为呼吸系统疾病的表现，并非神经系统症状，其余选项均为神经系统症状，可在并发脑炎时出现。故本题选E。

230. 水痘的出疹顺序为皮疹呈向心性，开始为头皮、面部、躯干和腰部，四肢远端较少；由于演变快，故在皮肤上同时存在斑疹、丘疹、水疱疹和结痂疹（四种皮疹分批出现，高峰时

“四世同堂”)。故本题选 A。

231. 水痘最常见的并发症为继发皮肤感染,如脓疱疮、丹毒、蜂窝织炎、脓毒症等;水痘肺炎多见于免疫缺陷者和新生儿,多发生于患病后 1~5 天。故本题选 A。

232. 水痘的治疗:①抗病毒治疗,首选阿昔洛韦。②对症治疗,如剪短患儿指甲,戴手套以防抓伤,勤换内衣,可用消毒水洗浴等;必要时使用镇静剂。③防治继发细菌感染。预防包括①隔离患者:隔离患儿至皮疹全部结痂为止。②保护易感者:如注射水痘减毒活疫苗进行主动免疫,注射水痘-带状疱疹免疫球蛋白被动免疫等。故本题选 BCDE。

236. 风疹前驱期短或不明显,表现“上呼吸道感染”症状。发热第 2 天出疹并于一天内出齐。皮疹呈猩红热样斑疹,但形态多变。出疹顺序:面部→颈部→躯干→四肢,疹退时体温恢复正常。故本题选 C。

237. 患儿诊断为风疹,感染时白细胞数降低,淋巴细胞早期减少,晚期增高,可有异型淋巴细胞和浆细胞。故本题选 C。

238. 风疹是由风疹病毒引起的一种儿童常见的病毒性发疹性传染病。风疹病毒经飞沫传播或经胎盘传播。故本题选 A。

## 第五节　外科疾病

**一、共用题干单选题:每道考题以一个小案例的形式出现,其下面都有 A、B、C、D、E 五个备选答案。请从中选择一个最佳答案。**

**(1~4 题共用题干)**

男,32 岁。右手外伤于门诊急行清创缝合术。

1. 术前哪项可省略
   A. 测量血压　　B. 了解病史
   C. 进食情况　　D. 心肺听诊
   E. 常规实验室检查

2. 患者局部注射 1%普鲁卡因 10 mL 5 分钟后,感头痛、头晕、耳鸣、呼吸困难,继而出现烦躁,应考虑为
   A. 局麻药中毒　　B. 疼痛
   C. 局麻药过敏反应　　D. 失血性休克
   E. 中枢神经症状

3. 下列哪项处理不恰当
   A. 给氧　　B. 输液
   C. 给予镇静药　　D. 强心利尿
   E. 停止注射麻药

4. 预防最好的办法为
   A. 术前给予阿托品　　B. 镇静药的应用
   C. 给氧　　D. 普鲁卡因皮试
   E. 抗感染,纠正酸中毒

**(5~9 题共用题干)**

男,70 岁。进行性排尿困难 5 年,尿潴留留置导尿 4 次,1 年前曾测残余尿量 100 mL。

查体：下腹膨胀，浊音界在脐下 2 指，右侧腹股沟区有一包块，肿块突入阴囊可以还纳。

5. 该患者的主要诊断是
   A．尿道狭窄　　B．腹股沟疝
   C．膀胱结石　　D．前列腺增生
   E．神经源性膀胱功能障碍
6. 该患者右侧腹股沟区包块为并发症，其诊断为
   A．睾丸鞘膜积液　　B．腹股沟囊肿
   C．腹股沟直疝　　D．腹股沟斜疝
   E．右侧腹股沟区血肿
7. 首先的治疗措施是
   A．膀胱穿刺造瘘　　B．5α 还原酶抑制剂
   C．留置导尿　　D．将腹股沟包块还纳
   E．给予利尿剂
8. 若经检查患者需要手术，理想的治疗方法是
   A．经尿道前列腺电切术　　B．腹股沟疝修补术
   C．前列腺尿道支架　　D．前列腺摘除术
   E．前列腺高温治疗
9. 假设需做前列腺切除术，手术是在假包膜内切除前列腺的增生部分，关于假包膜形成的正确解释是
   A．增生的前列腺体将中央带腺体压扁形成
   B．增生的前列腺体将外周带腺体压扁形成
   C．正常前列腺周围即存在该包膜
   D．增生的前列腺体将移行带腺体压扁形成
   E．由周围脂肪组织形成

**（10～12 题共用题干）**

男，30 岁。电工，因操作不慎产生电火花，引起面、颈前部烧伤，创面有水疱，部分水疱破损，创面基底红白相间，有疼痛。

10. 根据病情判断烧伤严重程度为
    A．轻度烧伤　　B．中度烧伤
    C．重度烧伤　　D．特重度烧伤
    E．无法判断
11. 根据以上描述，对该患者烧伤深度的诊断为
    A．Ⅰ度　　B．浅Ⅱ度
    C．深Ⅱ度　　D．Ⅲ度
    E．无法判断
12. 该患者烧伤面积约为
    A．3%　　B．4%　　C．9%　　D．10%　　E．15%

**（13～14 题共用题干）**

男，56 岁。上腹部隐痛，进食后疼痛加重 25 年，此次进食后半小时突然上腹剧痛，迅速波及全腹，2 小时后来诊。查体：头出冷汗，面色苍白。P 96 次/分，BP 130/95 mmHg，R 28

次/分,T 35.8℃。全腹有压痛和肌紧张。WBC $9.5\times10^9$/L,中性 80%。

13. 下列哪种病可能性最大

A. 急性化脓性阑尾炎　　B. 肝脓肿穿破

C. 胃十二指肠溃疡穿孔　　D. 急性胆囊炎

E. 急性胆管炎

14. 最恰当的处理是

A. 腹穿置管引流术　　B. 急做腹部 B 超检查

C. 急做上消化道造影检查　　D. 急诊剖腹探查做胃大部切除术

E. 补液密切观察

**(15~16 题共用题干)**

女,38 岁。发现右乳包块 1 个月,查体:右乳外上一直径约 2.5 cm 包块,质硬,腋窝未触及肿大淋巴结。诊断为乳腺癌。

15. 患者按分期应属于

A. Ⅱ期　B. Ⅳ期　C. Ⅲa 期　D. Ⅲb 期　E. Ⅰ期

16. 如患者有淋巴结转移,行象限切除加腋窝清扫,术后病理为浸润性小叶癌,大小 2.5 cm×2 cm,ER、PR 均阴性,术后应采用

A. 放疗　　B. 内分泌治疗

C. 化疗　　D. 介入治疗

E. 免疫治疗

**(17~19 题共用题干)**

男,36 岁。右侧锁骨及桡骨骨折。拟行桡骨切开复位术。

17. 应立即采取以下措施,但不包括

A. 必要时静脉注射肌松药,行人工呼吸　　B. 静脉注射地西泮 10 mg

C. 必要时给予 2.5%硫喷妥钠 5 mL 静脉注射　　D. 呼吸兴奋剂

E. 维护血流动力学稳定

18. 麻醉后 5 分钟患者突然烦躁不安、多语、继而抽搐,最可能的诊断是

A. 气胸　　B. 局麻药中毒反应

C. 局麻药过敏　　D. 肾上腺素反应

E. 高平面硬膜外阻滞

19. 哪种麻醉方法较为适宜

A. 肌间沟法臂丛神经阻滞　　B. 腋路法臂丛神经阻滞

C. 锁骨上入路臂丛神经阻滞　　D. 全麻

E. 硬膜外麻醉

**(20~22 题共用题干)**

男,50 岁。上腹部持续性疼痛,向腰背部放射,伴呕吐 12 小时。既往有胆总管结石病史。查体:T 38℃。腹略膨隆,上腹正中压痛、反跳痛明显,轻度肌紧张,移动性浊音(+),肠鸣音减弱。实验室检查:WBC $20\times10^9$/L, N 87%,尿胆红素(-),血清钾 4 mmol/L,血清钠 135 mmol/L,血清氯 106 mmol/L。

20. 最可能的诊断是

A. 急性胃穿孔　　B. 急性胰腺炎

C．急性胆囊炎　　D．急性肠梗阻
E．急性胆管炎

21. 最有临床意义的检查是
A．血尿常规、血生化　　B．血淀粉酶
C．尿淀粉酶　　D．B 超检查
E．腹腔穿刺液淀粉酶检查

22. 提示病变严重的检查结果是
A．血淀粉酶 1 256 U/L　　B．尿淀粉酶>1 024 U/L
C．血 WBC $12 \times 10^9$/L　　D．血清脂肪酶 1.5 U/L
E．血钙 0.8 mmol/L

**（23~25 题共用题干）**

男，32 岁。餐后 1 小时突发上腹部剧痛，很快扩散至右下腹，疼痛呈持续性，无放射，伴有恶心、呕吐。发病 3 小时后来院就诊。查体：血压 120/70 mmHg，腹平，全腹压痛、反跳痛、肌紧张，以右上腹及中上腹为甚，肝浊音界不清，肠鸣音微弱。

23. 患者行立位腹部平片检查：膈下见游离气体，应考虑诊断为
A．肝破裂　　B．结肠肝曲肿瘤破裂
C．乙状结肠穿孔　　D．胆囊穿孔
E．胃、十二指肠溃疡穿孔

24. 患者腹膜炎的性质属于
A．细菌性腹膜炎　　B．化学性腹膜炎
C．渗出性腹膜炎　　D．毒素性腹膜炎
E．化脓性腹膜炎

25. 首选的治疗方案是
A．穿刺引流　　B．胃肠减压，补液观察
C．支持治疗　　D．镇静，止痛
E．立即行剖腹探查术

**（26~28 题共用题干）**

男，42 岁。3 小时前突发中上腹剧烈疼痛呈"刀割样"，查体发现全腹胀，全腹有压痛，反跳痛，以剑突下偏右以及右下腹最明显，全腹肌紧张。移动性浊音（±）。

26. 该患者初步考虑诊断为
A．急性胆囊炎　　B．急性肠炎
C．急性胃十二指肠溃疡穿孔　　D．急性阑尾炎
E．急性胰腺炎

27. 此时最具诊断价值的检查方法是
A．腹部 X 线平片　　B．腹腔穿刺，涂片检查
C．右下腹部 B 超　　D．右上腹部 B 超
E．血、尿淀粉酶测定

28. 如明确诊断，应采取以下哪项处理措施
A．给予抑制胃酸分泌的药物　　B．观察病情的变化
C．给予解痉止痛药物　　D．选择有针对性的抗菌药物

E．立即手术

**二、单选题：每道考题下面有 A、B、C、D、E 五个备选答案，请从中选择一个最佳答案。**

29. 下列预防手术切口感染的措施，不恰当的是
A．术后均应常规使用抗生素
B．仔细止血
C．估计术后感染机会大，应放置引流物
D．做好术前准备，纠正贫血及低蛋白血症
E．严格无菌操作

30. 乳房表浅脓肿切开引流，最佳切口应选择为
A．放射状切口
B．横切口
C．“+”字切口
D．“++”切口
E．竖切口

31. 最容易引起嵌顿的疝是
A．切口疝
B．股疝
C．脐疝
D．腹股沟直疝
E．腹股沟斜疝

32. 胃溃疡急性穿孔，彻底性的治疗方法是
A．非手术治疗(包括胃肠减压)
B．穿孔修补术
C．溃疡楔形切除术
D．胃大部切除术
E．迷走神经切断和穿孔修补术

33. 关于应激性溃疡出血的描述，错误的是
A．脑外伤患者易发生
B．低血容量休克后的应激性溃疡出血，穿孔的可能性大
C．严重烧伤患者易发生
D．长期服用吲哚美辛、阿司匹林的患者易发生
E．绝大多数可由非手术治疗止血

34. 关于气性坏疽的治疗，不正确的是
A．一经诊断，应急诊清创
B．伤口用 3%过氧化氢或 1∶1 000 高锰酸钾冲洗
C．营养支持治疗
D．高压氧治疗
E．首选氨基糖苷类抗生素

35. 常用于手术器械、物品及布类的灭菌方法是
A．紫外线消毒
B．乳酸消毒
C．84 消毒液消毒
D．熏蒸消毒法
E．高压蒸气灭菌

36. 心肺脑复苏的处理必须争分夺秒，主要目的是
A．尽快恢复自主呼吸
B．尽快恢复心脏搏动
C．尽早恢复患者神志
D．尽早恢复脑组织血供
E．尽早恢复患者尿量

37. 下列不一定要输血的情况是

A. 出血性疾病　　B. 肾衰竭
C. 大手术出血　　D. 严重烧伤
E. 脓毒血症

38. 下列关于乳房淋巴引流途径的描述,错误的是
A. 乳房大部分淋巴液引流至腋窝淋巴结
B. 腋区淋巴结通常以胸大肌为标志分为腋下组、腋中组和腋上组
C. 部分乳房内侧淋巴液引流至胸骨旁淋巴结
D. 两侧乳房之间有皮下交通淋巴管
E. 乳房深部淋巴网可经腹直肌鞘通向肝

39. 引起图示骨折的病因多为

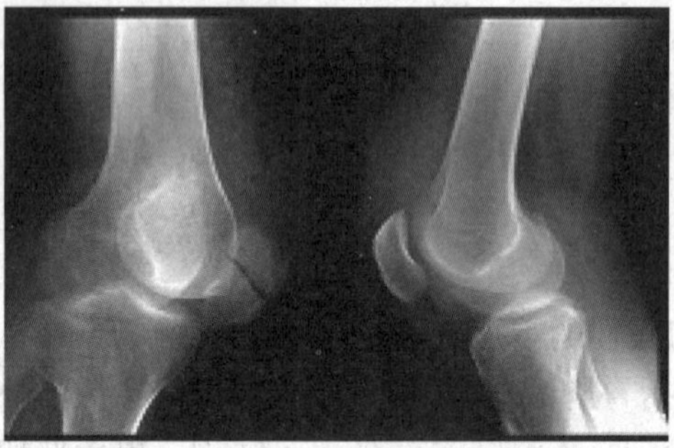

A. 肌肉的猛烈收缩　　B. 间接暴力
C. 积累性劳损　　D. 病理性骨折
E. 直接暴力

40. 较重肠梗阻的全身变化不包括
A. 脱水　　B. 低钾血症
C. 贫血　　D. 毒血症
E. 白细胞增多

41. 关于铺巾原则的叙述,错误的是
A. 未穿手术衣者先铺在术者同侧,最后铺术者的对侧或相对不洁区
B. 手术区外至少要有两层无菌单铺盖
C. 铺巾需用巾钳固定
D. 无菌巾铺下后,不可随意移动
E. 所铺的无菌单均需超过手术台边缘 30 cm

42. 术后假性肠梗阻区别于粘连性肠梗阻的表现是
A. 无明显腹胀　　B. X 线平片见小肠充气表现
C. 无急性腹部绞痛　　D. 无呕吐
E. 无贫血

43. 下肢静脉曲张可判断深、浅静脉交通支瓣膜功能障碍的依据是
A. 胫前外侧出现皮肤营养性变化　　B. 胫前内侧出现皮肤营养性变化
C. 胫前出现皮肤营养性变化　　D. 足靴区出现皮肤营养性变化
E. 踝部出现皮肤营养性变化

44. 关于术前准备,下列措施不正确的是

A．治疗呼吸道感染
B．控制血压
C．纠正心律失常
D．纠正水、电解质、酸碱失衡
E．口服阿司匹林

45. 下列胃大部切除术后并发症，再次手术治疗的适应证不包括
A．胃肠吻合口破裂
B．急性完全性输入段梗阻
C．十二指肠残端破裂
D．吻合口梗阻
E．输出段梗阻

46. 下列哪项是甲亢术后发生甲状腺危象最主要的原因
A．术中挤压甲状腺
B．术前准备不充分
C．精神紧张
D．术中补液不够
E．术后出血

47. 关于肺癌的转移方式，下列正确的是
A．鳞癌血行转移出现早
B．肺癌早期发生血行、淋巴转移
C．腺癌早期发生淋巴转移，血行转移较晚
D．小细胞癌早期出现血行、淋巴转移
E．淋巴转移只发生在肺癌同侧

48. 急性胰腺炎病情稳定后选用肠内营养，正确的途径是
A．鼻胃管途径
B．鼻十二指肠管途径
C．鼻空肠管途径
D．胃造口途径
E．十二指肠造口途径

49. 切口疝最常发生在哪种切口
A．麦氏切口
B．肋缘下切口
C．经腹直肌切口
D．正中切口
E．旁正中切口

50. 下述可用抗甲状腺药物治疗的情况是
A．甲状腺肿大伴有压迫症状
B．妊娠中期甲亢
C．原发甲亢基础代谢率为+20%～+30%
D．妊娠早期甲亢
E．胸骨后甲状腺肿并发甲亢

51. 腹外疝最重要的发病原因是
A．排尿困难
B．腹壁有薄弱点或腹壁缺损
C．长期便秘
D．慢性咳嗽
E．经常从事导致腹腔内压增高的工作

52. 关于急性前列腺炎的治疗措施，不正确的是
A．必要时使用退热药物
B．形成前列腺脓肿后，应切开引流
C．前列腺按摩，引流前列腺液
D．出现排尿困难，可行导尿或耻骨上膀胱穿刺造口术
E．多饮水，保持大便通畅

53. 最常出现发冷、发热的外科急腹症是
A．急性化脓性梗阻性胆管炎
B．急性胰腺炎
C．急性化脓性阑尾炎
D．绞窄性肠梗阻

E．溃疡病穿孔

54. 关于消化道穿孔的临床表现,不正确的是

A．突然剧烈腹痛,呕吐
B．必有胃十二指肠溃疡病史
C．压痛、反跳痛、腹肌紧张
D．肠鸣音减弱或消失
E．多数立位 X 线检查可见膈下游离气体

55. 下列哪项因素有利于创伤修复和伤口愈合

A．细菌感染
B．血流循环障碍
C．异物存留
D．局部制动
E．服用皮质激素类药物

56. 关于前臂双骨折治疗的叙述,错误的是

A．可采用手法复位外固定治疗
B．若一骨干为横形骨折,另一骨干为斜形骨折,手法复位时应先复位横形骨折
C．尺桡骨均为横形骨折,且骨折发生在中段,应先复位桡骨
D．应警惕骨筋膜室综合征的发生
E．X 线证实骨折愈合前,禁止前臂旋转活动

57. 急性单纯性胆囊炎一般不采用的治疗措施是

A．禁食
B．胆囊切除术
C．胃肠减压
D．抗感染
E．输液

58. 有关直肠癌扩散转移的叙述,错误的是

A．淋巴转移是直肠癌最主要的扩散途径
B．淋巴转移只有当肿瘤侵犯到黏膜下层时才可能发生
C．向上转移是淋巴转移的主要方向
D．癌栓通过肠系膜下静脉、门静脉转移到肝及肺
E．手术挤压易造成血行转移

59. 十二指肠球部前壁穿孔的临床表现不包括

A．上腹部阵发性绞痛
B．发病短期内患者处于虚脱状态
C．立即出现腹膜炎症状
D．腹肌呈板样紧张
E．立位 X 线片常有助于诊断

60. 周围静脉补充营养适用于下列哪种情况

A．肢体骨折术后
B．非胃肠道手术后使用机械通气的患者
C．不超过 4 周的全胃肠外营养
D．不超过 2 周的全胃肠外营养
E．长期需要胃肠道外营养的患者

61. 考虑诊断为下列哪种急腹症时,不应进行诊断性腹腔穿刺

A．腹部闭合性损伤
B．原发性腹膜炎
C．腹腔内出血
D．低位完全性机械性肠梗阻
E．继发性腹膜炎

62. 关于肩周炎临床特点的叙述,错误的是

A．病变的结果为关节外软组织粘连
B．体征以肩关节外展、外旋受限最明显
C．能自愈
D．是关节周围软组织的慢性炎症

E．疼痛、活动受限是其特征

63. 关于下肢静脉曲张的叙述，不恰当的是

A．病理改变在静脉壁中层的肌组织和弹力组织

B．静脉壁薄弱和静脉压增高为主要病因

C．主要发生在下肢浅静脉的大、小隐静脉

D．交通支瓣膜功能不全时，应在曲张静脉切除后将交通支结扎切断

E．曲张静脉内血的含氧量高

64. 关于外科重症患者的肠外营养，叙述错误的是

A．任何原因导致胃肠道不能用，应选择肠外营养支持

B．应用胰岛素治疗时注意避免低血糖

C．经中心静脉首选股静脉途径

D．全胃肠外营养患者应早期补充药理剂量谷氨酰胺

E．一旦胃肠可以使用，应尽早向肠内营养过渡

65. 关于急性乳腺炎的预防，叙述错误的是

A．避免乳汁淤积　　B．使用抗生素

C．防止乳头损伤　　D．正确的哺乳方法

E．经常清洗乳头

66. 术前血压 150/96 mmHg，下列正确的处理是

A．术前用降压药　　B．术前不用降压药

C．术前术后均用降压药　　D．术中用降压药

E．血压正常后手术

67. 有关水、电解质平衡紊乱的叙述，错误的是

A．重度等渗性脱水，大量输入 5%葡萄糖盐水或复方氯化钠液时，可发生血氯过高危险

B．高渗性脱水量超过体重 6%时，可发生谵妄、昏迷、休克

C．等渗性脱水多发生于高热、大汗

D．低渗性脱水时，口渴可不明显

E．高渗性脱水时，醛固酮可分泌增多，促进肾小管对水和钠的再吸收，使尿量减少，排 $Na^+$ 也减少

68. 腹部钝性损伤后，下列不属于剖腹探查适应证的是

A．输血后休克又出现　　B．腹腔穿刺抽出不凝血液

C．骨盆骨折伴腹膜后出血　　D．腹腔内有游离气体

E．有腹膜刺激征

69. 下列哪项不是急性肾衰竭少尿期的水、电解质、酸碱平衡紊乱的临床表现

A．水中毒　　B．高血钾、高血镁

C．高磷、高钙　　D．低钠、低氯

E．酸中毒

70. 患者大便变细，便意频繁，首先应行的检查是

A．X 线钡剂灌肠检查　　B．纤维结肠镜检查

C．粪便培养加药物敏感试验　　D．直肠指检

E．乙状结肠镜检查

71. 关于创伤愈合过程炎症期的描述,不正确的是
A. 损伤性炎症不利于局部防御和修复
B. 由于伤后变质、渗出、增生,可表现为局部红、肿、痛
C. 若炎症反应剧烈,伤口感染可使胶原纤维增多,瘢痕严重
D. 周围组织炎症反应活跃,伤后 2~3 天达高峰,若无继发感染随后减轻
E. 创口或组织裂隙,先为积血充满,而后凝固为血块

72. 骨折愈合的第三期是
A. 血肿机化演进期
B. 原始骨痂形成期
C. 骨痂改造塑形期
D. 膜内化骨吸收期
E. 软骨化骨吸收期

73. 结石性胆囊炎较常用且有效的检查方法是
A. 口服胆囊造影
B. 静脉胆囊造影
C. X 线腹部平片
D. CT 检查
E. B 超检查

74. 对于乳房肿块,不宜采用的检查方法是
A. 切取部分肿块活检
B. 穿刺肿块吸取组织活检
C. 液晶热图像
D. 切除肿块活检
E. 钼靶 X 线检查

75. 以下哪项属于恶性肿瘤的特异性免疫治疗
A. 接种卡介苗
B. 应用肿瘤免疫核糖核酸
C. 接种麻疹疫苗
D. 应用干扰素
E. 应用白细胞介素

76. 前列腺增生引起的膀胱出口梗阻症状不包括
A. 排尿迟缓
B. 尿急
C. 尿后滴沥
D. 射程变短
E. 尿线细而无力

77. 胃、十二指肠溃疡穿孔引起的急腹症早期症状不包括
A. 腹肌紧张
B. 呕吐
C. 早期出现休克症状
D. 发热
E. 肠鸣音消失

78. 图示脱位最常见的类型为
A. 外侧方脱位
B. 前脱位
C. 后脱位
D. 内侧方脱位
E. 骨折+脱位

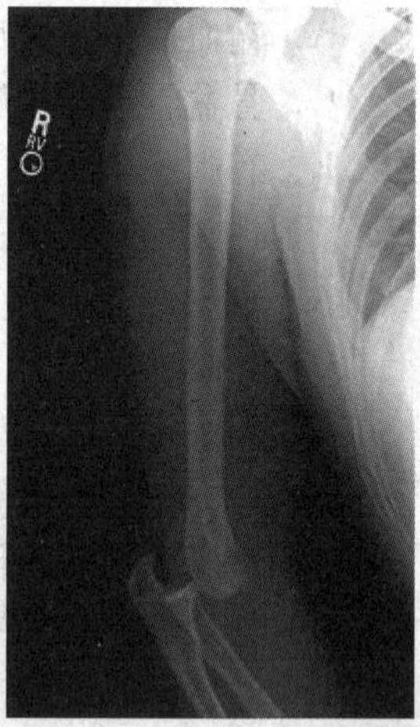

79. 生石灰烧伤后,以下哪种紧急处理方法最为妥当
A. 简单包扎后到专科医院治疗
B. 大量清水冲洗
C. 先去除表面石灰,再用大量清水冲洗

D．用酸性中和液冲洗
E．立即涂抹烧伤药

80. 颈椎病发生的基本原因是
A．颈椎间盘退行性变　　B．发育性颈椎管狭窄
C．急性颈部损伤　　D．颈部肌肉痉挛
E．颈椎不稳

81. 关于外科感染的叙述，不正确的是
A．疖是指一个毛囊及其皮脂腺的化脓性感染
B．痈是指多个不同部位散在的毛囊及其皮脂腺的化脓感染
C．急性蜂窝织炎是皮下筋膜下蜂窝组织的化脓性感染
D．甲沟炎是指甲沟及其周围组织的急性感染
E．脓性指头炎是指手指末节掌面皮下组织化脓性感染

82. 急性腰扭伤与腰椎间盘突出症均可有坐骨神经支配区疼痛，鉴别依靠的检查是
A．外伤史　　B．X 线片
C．局部痛点普鲁卡因封闭　　D．直腿抬高试验
E．股神经牵拉试验

83. 急性腹痛患者表现为持续性腹痛、阵发性加剧伴有休克，最可能是
A．输尿管结石　　B．急性阑尾炎
C．急性胆囊炎　　D．绞窄性肠梗阻
E．急性盆腔炎

84. 急性股动脉栓塞病程 4 小时应采用
A．肌筋膜间隔切开术　　B．内膜剥脱术
C．旁路转流术　　D．取栓术
E．截肢术

85. 直肠肛管周围脓肿最常见的是
A．肛周脓肿　　B．坐骨肛管间隙脓肿
C．骨盆直肠间隙脓肿　　D．直肠壁内脓肿
E．肛管括约肌间隙脓肿

86. 血栓闭塞性脉管炎营养障碍期最主要的临床表现是
A．静息痛　　B．干性坏疽
C．间歇性跛行　　D．经久不愈的溃疡
E．小腿酸痛

87. 存在多种水、电解质和酸碱平衡失调，应分轻重缓急，依次予以纠正调整，下列不需要首先进行的处理是
A．积极恢复患者的血容量　　B．积极纠正缺氧状态
C．纠正严重的酸中毒或碱中毒　　D．纠正低钙血症
E．高钾血症的治疗

88. 创伤抢救中，需首先处理
A．出血　　B．休克
C．窒息　　D．骨折

E. 内脏损伤

89. 下列关于良性前列腺增生的特点,不正确的是

A. 膀胱小梁和假性憩室是前列腺增生引起下尿路梗阻后膀胱内较多见的病理改变

B. 可导致老年患者发生尿失禁

C. 多在 50 岁以后出现症状

D. 症状的严重程度与前列腺增生后的体积呈正相关

E. 可并发腹股沟疝

90. 外科急腹症腹痛的特点是

A. 先发热、后腹痛
B. 先腹痛、后发热
C. 以呕吐、腹痛为主要症状
D. 腹部压痛一般不明显
E. 排便后腹痛好转

91. 急性阑尾炎腹痛发生的特点是

A. 左下腹痛转移到右下腹痛
B. 左上腹痛后右下腹痛
C. 腹痛一开始即出现在右下腹部
D. 先上腹痛,后右下腹痛
E. 没有明确的特点

92. 关于低钾血症的病因,下列哪项不确切

A. 碱中毒
B. 注射大量葡萄糖和胰岛素
C. 急性肾衰竭
D. 长期少食
E. 频繁呕吐,长期胃肠吸引

93. 有关Ⅲ度烧伤的描述,错误的是

A. 全层皮肤烧伤,皮肤坏死、脱水后形成焦痂

B. 创面蜡白或焦黄,甚至炭化

C. 烧伤深度深,渗液多,创面疼痛明显

D. 可见粗大栓塞的树枝状血管网

E. 愈合后常形成瘢痕,且常造成畸形

94. 消毒是消灭、清除停留在环境中的

A. 细菌
B. 芽孢
C. 细菌加病毒
D. 病原体
E. 微生物

95. 前列腺增生症最早出现的症状往往是

A. 尿频　B. 排尿困难　C. 血尿　D. 尿痛　E. 尿急

96. 肘关节脱位的特有体征是

A. 患肘肿痛、不能活动
B. 以健侧手托患侧前臂
C. 肘部功能障碍
D. 肘后三角关系异常
E. 肘关节处于半伸直位

97. 关于腹部损伤的分类,下列不正确的是

A. 根据伤道性质分为盲管伤、贯通伤

B. 根据腹壁有无伤口分为开放伤、闭合伤

C. 根据是否穿破腹膜分为贯通伤、非贯通伤

D. 闭合伤分为单纯腹壁伤和腹腔脏器伤

E．根据膈肌是否破裂分为复合伤和多发伤

98. 酸碱类化学烧伤，急救处理首选的方法是

A．碱性溶液冲洗　B．中和剂冲洗

C．酸性溶液冲洗　D．清水冲洗

E．消毒液冲洗

99. 局部化脓感染的典型临床表现是

A．局部溃烂　B．全身发热

C．全身不适，食欲差　D．红、肿、热、痛、功能障碍

E．畏寒、头痛

100. 老年人发生大肠梗阻时，首先应想到的病因是

A．蛔虫阻塞　B．肠粘连

C．嵌顿性腹外疝　D．肿瘤

E．肠系膜血管栓塞

101. 急性阑尾炎常见的最典型临床表现是

A．阵发性右下腹痛　B．腰大肌试验阳性

C．发热　D．转移性腹痛

E．恶心、呕吐

102. 对创伤的治疗过程中，应注意了解事项中哪项最不重要

A．致伤因素作用的性质强度　B．致伤因素作用的时间和速度

C．受伤部位的组织和功能状态　D．受伤者的年龄和全身状态

E．受伤者的性别

103. 下列急性胰腺炎的临床分型和分期，错误的是

A．轻症急性胰腺炎，相当于病理分类的水肿性胰腺炎

B．重症急性胰腺炎，相当于病理分类的急性出血坏死性胰腺炎

C．全身感染期

D．愈合期

E．急性反应期

104. 下列不属于绞窄性肠梗阻特点的是

A．持续性剧烈腹痛、阵发性加重　B．早期出现休克

C．明显腹膜刺激征　D．胃肠减压抽出液为血性

E．X 线检查示大、小肠充气扩张

105. 下列乳房肿块 6%~8%可能发生恶变的是

A．Paget 乳头病　B．乳腺囊性增生病

C．乳腺纤维腺瘤　D．乳管内乳头状瘤

E．乳瘘

106. 下列化学消毒灭菌剂杀菌能力最强的是

A．新洁尔灭　B．苯扎溴铵　C．碘伏　D．碘酊　E．乙醇

107. 有关肩周炎的描述，错误的是

A．女性多于男性　B．左侧多于右侧

C．青少年多于中老年　D．三角肌有轻度萎缩

E．肩关节外展、外旋、后伸受限

108．最常见的肛管及肛门周围恶性肿瘤是

A．鳞癌　　B．基底细胞癌

C．恶性黑色素瘤　　D．泄殖腔原癌

E．肛周 Paget 病

109．最常见的腹外疝是

A．切口疝　　B．腹股沟直疝

C．腹股沟斜疝　　D．股疝

E．脐疝

110．有关直肠淋巴引流的描述，正确的是

A．沿直肠上动脉到肠系膜上动脉旁淋巴结

B．经直肠上动脉旁淋巴结入髂内淋巴结

C．直肠上、下两组淋巴网之间无相互吻合支

D．经坐骨肛管间隙淋巴结入髂内淋巴结

E．经会阴部入腹股沟淋巴结，然后到髂内淋巴结

111．骨关节炎的主要病变是

A．关节内化脓性感染　　B．关节特异性炎症

C．关节软骨退变和继发性骨质增生　　D．关节骨质疏松

E．骨与关节慢性疼痛

112．关于外科感染的特点，错误的是

A．多为混合型感染　　B．有明显的局部症状

C．常需外科处理感染　　D．伴器质性病变

E．不会引起严重的全身性感染

113．有关胆囊结石的叙述，错误的是

A．可导致胆囊积脓

B．可继发感染，引起急性胆囊炎

C．可导致急性化脓性胆管炎和全身感染

D．结石较大者比小结石更易引起临床症状

E．静止性胆囊结石可无需处理

114．急腹症按病变性质分类不包括

A．炎症性急腹症　　B．穿孔性急腹症

C．肿瘤性急腹症　　D．脏器扭转性急腹症

E．损伤性急腹症

115．关于甲状腺癌的描述，恰当的是

A．未分化癌多见于儿童

B．滤泡状癌是恶性度最高的病理类型

C．出现可切除的淋巴结转移不影响乳头状癌的预后

D．同位素扫描均为“冷结节”

E．髓样癌的预后最好

116．前列腺增生在下列哪种情况下不宜手术治疗

A．伴有长期、反复的下尿路感染
B．伴有反复肉眼及镜下血尿
C．合并腹股沟斜疝
D．伴有急性尿潴留病史
E．伴有尿道括约肌功能障碍

117．下列哪种血尿应考虑为上尿路结石
A．无痛性血尿
B．活动后血尿
C．终末血尿
D．初期血尿
E．血尿伴血块

118．下列哪项不符合妊娠合并阑尾炎特点及处理原则
A．疼痛位置不典型
B．以保守治疗为主
C．炎症易扩散
D．可导致流产
E．腹膜刺激征不明显

119．粘连性肠梗阻多属于
A．绞窄性机械性肠梗阻
B．单纯性机械性肠梗阻
C．麻痹性肠梗阻
D．血运性肠梗阻
E．痉挛性肠梗阻

120．胰腺癌最好发于
A．胰腺尾部
B．各部分发生率基本相同
C．胰腺体部
D．胰头部
E．异位胰腺

121．关于急性胆囊炎的临床表现，不正确的是
A．右上腹持续性疼痛
B．常有发热，但一般无寒战
C．多数患者有明显黄疸
D．常能触及肿大有触痛的胆囊
E．Murphy 征（+）

122．骨关节炎患者首选的止痛药物是
A．吗啡
B．糖皮质激素
C．对乙酰氨基酚
D．透明质酸钠
E．氨基葡萄糖

123．胆囊结石最常见的并发症是
A．胆道蛔虫病
B．急性水肿性胰腺炎
C．化脓性梗阻性胆管炎
D．肝脓肿
E．急性化脓性胆囊炎

124．下列消毒皮肤的操作，错误的是
A．已接触污染部位的纱布，禁忌反擦清洁处
B．由手术区中心部向四周涂擦
C．有延长切口可能时，消毒范围应适当扩大
D．消毒范围为切口周围 10 cm 区域
E．消毒感染伤口或肛门，应从手术区外周涂向感染处或会阴肛门处

125．关于甲状腺手术治疗适应证的叙述，不正确的是
A．高功能腺瘤
B．中度以上原发性甲亢

C．甲状腺肿大有压迫症状

D．抗甲状腺药物或放射性$^{131}$I 治疗无效者

E．少年儿童

126. 下列哪项是判断急性化脓性腹膜炎的主要体征

A．腹胀加重

B．频繁呕吐

C．肠鸣音减弱

D．压痛和反跳痛

E．腹痛加重

127. 有关上尿路结石的叙述，错误的是

A．输尿管结石多位于下段输尿管

B．绝大部分为单侧性

C．辅以逆行输尿管肾盂造影主要目的是了解两侧肾功能

D．双侧输尿管结石，应先去除梗阻较重的一侧

E．感染性结石常在肾盂肾盏内形成，多为磷酸盐、碳酸盐结石

128. 以下不属于急性胰腺炎局部并发症的是

A．胰腺假性囊肿

B．急性胰周液体积聚

C．胸腔积液

D．消化道瘘

E．腹腔间隔室综合征

129. 下列对外科急腹症的概述，错误的是

A．是以急性腹痛为主要表现、需要紧急处理的腹部疾患的总称

B．腹部的疼痛感觉包括内脏痛、牵涉痛和躯体痛

C．炎症性急腹症起病较慢，腹痛呈持续性疼痛，腹膜刺激征较局限

D．穿孔性急腹症起病急，腹痛呈持续性剧痛，腹膜刺激征明显

E．出血性急腹症起病急，腹痛呈持续性剧痛，腹膜刺激征重

130. 某青年在运动过程中突发左腰部绞痛、血尿，最可能是

A．肾输尿管结石

B．肾炎

C．尿道结石

D．膀胱结石

E．腰扭伤

131. 男，55 岁。上腹部痛 4 天，加重 2 小时，伴恶心、呕吐、发热。有溃疡病史。查体：T 38.6℃，腹软，剑突下及右上腹均有压痛，有轻度肌紧张及反跳痛，肝区叩击痛阳性。白细胞 $13.9\times10^9$/L，中性粒细胞 89%。拟诊为

A．急性腹膜炎

B．急性消化性溃疡穿孔

C．急性肠系膜动脉栓塞

D．急性胆管炎

E．急性胆囊炎、胆石症

132. 女，18 岁。查体发现双侧甲状腺对称性肿大，质地软，无结节，无不适。弟弟也有类似症状。应进行的处理是

A．穿刺后决定治疗

B．手术行双侧甲状腺切除术

C．手术行双侧甲状腺部分切除术

D．可给予甲状腺素

E．放射性碘治疗

133. 男，50 岁。B 超发现右肝有直径 2 cm 实性占位病变，甲胎蛋白 1 000 μg/L，肝功能基本正常，无腹水。15 年前曾患乙型肝炎，最佳处理是

A．化学药物治疗　　B．放射治疗
C．肝动脉栓塞及介入治疗　　D．手术切除
E．中医中药治疗

134. 女，45 岁。严重骨盆骨折，24 小时尿量 200 mL，血钾 5.9 mmol/L，二氧化碳结合力 13 mmol/L，血尿素氮 27 mmol/L，下列治疗措施不正确的是
A．10%葡萄糖酸钙溶液 20 mL，缓慢静脉注射
B．11.2%乳酸钠溶液 60 mL，缓慢静脉注射
C．口服钠型树脂 10 g，每天 3 次
D．血液透析
E．输同型库存血 200 mL

135. 男，38 岁。在厂医务室发现颈前偏左有一肿物，怀疑来自甲状腺，转来门诊，门诊医生检查后确认，依据是
A．肿物质地　　B．肿物大
C．表面光滑程度　　D．边界清楚与否
E．肿物能否随吞咽上下移动

136. 男，50 岁。上腹痛 10 小时，腹部平片如图所示。最可能的诊断是

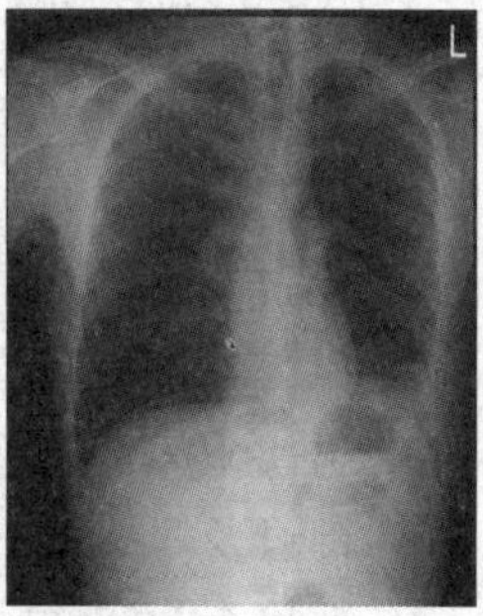


A．正常胸片
B．肺炎
C．消化道穿孔
D．气胸
E．急性胰腺炎

137. 男，55 岁。胆囊结石 7 年，曾胆绞痛发作 4 次，B 超示胆囊结石 6 枚，直径 1~2 cm。首选的治疗方法是
A．胆囊切除　　B．溶石治疗
C．体外冲击波碎石治疗　　D．抗感染治疗
E．胆囊造口

138. 男，32 岁。半年前上腹部曾受钝挫伤。2 个月前上腹部出现肿物，近来常有呕吐。但无腹痛及发热。检查：上腹部有巨大囊性肿物，无压痛。诊断为胰腺假性囊肿。最好的治疗方法是
A．继续观察　　B．穿刺抽吸囊肿内容物
C．手术切除囊肿　　D．囊肿外引流术
E．囊肿内引流术

139. 男，35 岁。体重 75 kg。因股骨干骨折入院手术。查体：P 85 次/分，BP 125/80 mmHg。一般状况良好，心肺无异常。实验室检查：Hb 130 g/L，凝血功能检查结果正常，肝肾功能正常。如果手术中出血，下列不应首选的输血方案是
A．术后回收式自身输血　　B．输注异体红细胞和新鲜冰冻血浆
C．急性等容血液稀释　　D．术前贮存式自身输血
E．术中回收式自身输血

140. 女，45 岁。因患甲状腺功能亢进行双侧甲状腺次全切除术。术后出现严重的呼吸困

难,考虑其原因可能是

A. 单侧喉上神经外支损伤
B. 单侧喉返神经损伤
C. 单侧喉上神经内支损伤
D. 双侧喉返神经损伤
E. 双侧喉上神经内支损伤

141. 男,58 岁。右上腹胀痛一月余,有乙型肝炎病史。检查:血红蛋白 60 g/L,白细胞 $1.8\times10^9$/L,血小板 $4.1\times10^9$/L,胆红素 102 μmol/L,碱性磷酸酶 18 U(布氏),甲胎蛋白 1 320 μg/L,大便隐血试验(+)。体检发现肝脏右肋下约 5 cm 少量腹腔积液,体重下降 8 kg。目前最可能的诊断为

A. 慢性胆囊炎急性发作
B. 慢性肝炎复发
C. 肝脓肿并胆道出血
D. 晚期肝癌
E. 胆石症并胆道感染

142. 男,44 岁。下肢静脉曲张 10 年,劳累后肢体肿胀,皮炎及溃疡经久不愈,首选的治疗是

A. 手术治疗
B. 局部药物治疗
C. 抗感染治疗
D. 弹性绷带包扎治疗
E. 物理治疗

143. 女,40 岁。腹痛伴恶心、呕吐 3 天,查体:腹胀,全腹有压痛,右侧卵圆窝处突起一直径 4 cm 半球形包块,压痛明显。最可能的诊断是

A. 急性盆腔炎
B. 嵌顿性直疝
C. 嵌顿性股疝
D. 急性肠梗阻
E. 急性肠扭转

144. 男,36 岁。发现颈前肿物 1 个月,近 1 周肿物增长较快,无声嘶。查体:右叶甲状腺中部可及 3 cm×3 cm 肿物,光滑,随吞咽上下活动,中等硬。周围未触及肿大淋巴结。B 超检查为实性肿物,放射性核素扫描为冷结节,术中处理是

A. 单纯肿物切除
B. 甲状腺次全切除
C. 右侧甲状腺大部切除
D. 右侧甲状腺全切除
E. 甲状腺次全切除送冷冻后再定手术方式

145. 男,34 岁。发现左侧阴囊内软性肿块 2 年,不痛,平卧不消失。透光试验(-)。结婚 5 年未育,检查精液常规提示弱精症。最可能诊断为

A. 腹股沟斜疝
B. 精索鞘膜积液
C. 睾丸肿瘤
D. 睾丸鞘膜积液
E. 左侧精索静脉曲张

146. 男,32 岁。因上消化道大出血入院。入院后输血 2 000 mL,突然出现全身抽搐。查体:BP 135/90 mmHg,两瞳孔等大等圆,对光反射正常。检查:血清钾 3.8 mmol/L,血清钠 150 mmol/L,动脉血 pH 7.4。最可能的诊断是

A. 高钾血症
B. 低钾血症
C. 高钙血症
D. 低钙血症
E. 高钠血症

147. 女,33 岁。发现右颈前部肿物 2 年,突然增大伴局部疼痛 3 天,无发热。查体:右甲状腺下极圆形结节,直径 5 cm,张力大,触痛。初步诊断是

A. 急性化脓性甲状腺炎
B. 亚急性甲状腺炎

C．慢性淋巴细胞性甲状腺炎　　D．慢性纤维性甲状腺炎
E．甲状腺腺瘤囊内出血

148. 男孩,7 岁。便血,排便时可见单个、鲜红色樱桃样肿物脱出,便后可自行回纳。应首先考虑的是
A．肛瘘　　B．内痔
C．直肠息肉　　D．血栓性外痔
E．肛管直肠周围脓肿

149. 男,30 岁。长期从事办公室工作,昨日弯腰取物时,突感腰部疼痛,放射到右臀部。查体:腰 3~4 右椎旁及右横突压痛明显,放射到臀部,腹部垫枕试验(-),右直腿抬高试验(+),加强(-)。应诊断为
A．腰椎管狭窄症　　B．急性腰椎间盘突出
C．急性腰扭伤　　D．腰椎管内肿瘤
E．腰椎滑脱

150. 女,44 岁。门静脉高压症引起食管胃底静脉曲张破裂出血,休克。经三腔管压迫后并发吸入性肺炎,已输血,应用抗生素。后出现鼻出血、瘀斑。检查:血小板 $50\times10^9$/L,纤维蛋白原 1 g/L,凝血酶原时间较正常延长 4 秒,副凝固试验阳性。应考虑的情况是
A．肝功能严重障碍　　B．弥散性血管内凝血
C．严重感染、毒血症　　D．血小板减少性紫癜
E．大量输血后体内凝血因子被稀释

151. 男,40 岁。因腹股沟可复性肿物 3 年,突然脱出并伴剧痛 10 小时,无法还纳,而行急诊手术治疗,术中发现疝囊内肠管发黑,而行肠切除、吻合术后,对于疝的治疗正确的是
A．单纯疝囊高位结扎术　　B．Ferguson 法疝修补术
C．McVay 法疝修补术　　D．Halsted 法疝修补术
E．Bassini 法疝修补术

152. 女,49 岁。十二指肠球部溃疡病史 5 年,近半个月来上腹胀痛,间断呕吐。上腹部膨隆,有振水音。宜选择的治疗是
A．补液,洗胃
B．补液,胃肠减压,留观
C．急诊胃大部切除
D．胃肠减压,补液,洗胃,择期行胃大部切除术
E．胃肠减压,补液,洗胃,择期胃空肠吻合术

153. 男,35 岁。农民。两小时前在劳动中无诱因突然出现上腹部剧烈刀割样疼痛,迅速遍及全腹,不敢直腰走路。肝浊音界消失,全腹有明显的腹膜刺激征,肠鸣音消失。最可能的诊断是
A．急性阑尾炎穿孔腹膜炎　　B．胆囊穿孔腹膜炎
C．胃十二指肠溃疡穿孔　　D．绞窄性肠梗阻
E．急性重症胰腺炎

154. 女,48 岁。被汽车撞伤腹部后 2 小时入院。查体:左季肋区疼痛,有移动性浊音,BP 75/45 mmHg。血常规:Hb 50 g/L。入院后立即输血,当输入 20 mL 时,出现寒战、高热、腰背酸痛、血红蛋白尿。应立即采取的措施是

A. 停止输血
B. 减慢输血速度
C. 物理降温
D. 止痛
E. 给予异丙嗪

155. 男,32 岁。腹部撞击伤后 3 小时,腹痛。血压 75/45 mmHg,心率 102 次/分,血红蛋白 110 g/L。目前最恰当的诊断措施为
A. X 线腹部立位平片
B. 腹部 B 超
C. 诊断性腹腔穿刺
D. 选择性动脉造影
E. 血淀粉酶

156. 男,65 岁。右上腹痛,寒战、高热 3 天入院,既往有胆结石病史。入院检查:体温 39.5 ℃,血压 80/50 mmHg,神志淡漠,巩膜黄染,右上腹压痛(+),未及包块,肠鸣音正常。该患者初步诊断为
A. 革兰染色阳性球菌败血症
B. 革兰染色阴性杆菌败血症
C. 毒血症
D. 菌血症
E. 脓血症

157. 男,65 岁。胆囊切除术后,术中输血 200 mL,术后第 11 天无明显诱因体温升高至 38.6 ℃,血压 95/55 mmHg,查体见皮肤、巩膜黄染,实验室检查发现贫血和血红蛋白尿。该患者采取的治疗原则,错误的是
A. 抗休克治疗
B. 静脉滴注碳酸氢钠碱化尿液
C. 不得再进行输血治疗
D. 防治 DIC
E. 必要时采用血浆置换治疗

158. 男孩,3 岁。右腹股沟部出现可复性包块 1 年余。此次因哭闹伴呕吐 6 小时就诊。查体:右侧阴囊内肿块,肿块呈蒂状延至腹股沟部,有触痛,不能回纳。此患儿诊断首先考虑
A. 腹股沟直疝
B. 腹股沟斜疝嵌顿
C. 股疝
D. 滑动性疝
E. 右侧睾丸扭转

159. 男,57 岁。右颈肩痛 1 年,伴右手麻木 3 个月。查体:颈椎生理弧度消失,颈 5~6 棘突间压痛,右颈肩部肌肉紧张,右手掌桡侧皮肤感觉减退,右肱二头肌反射亢进,霍夫曼征(+)。诊断为颈椎病,下列对确诊最可靠的依据是
A. 颈肩部疼痛
B. X 线片示有骨刺
C. 患侧霍夫曼征(+)
D. 手指麻木
E. 颈部活动受限

160. 男,41 岁。胸背部多处被刀刺伤。查体:左前胸见一 3 cm×1.5 cm 伤口,可听见气体进出声;背后右侧肩胛骨处两处 2 cm 长的伤口,可探及骨质。首要的处理措施是
A. 迅速封闭前胸伤口
B. 清创术
C. 胸腔穿刺排气
D. 剖胸探查
E. 吸氧,X 线检查

161. 女,55 岁。终末期肝病行肝移植术后进行性少尿,以至无尿、氮质血症伴代谢性酸中毒,针对其可能出现的最紧急并发症,应首先考虑
A. 大剂量利尿药物冲击利尿
B. 严格限制入量,宁少勿多

C．静脉营养支持，高蛋白质、高热量、高维生素　D．应用蛋白合成激素
E．防止并及时纠正高钾血症

162．男，52 岁。车祸致腹部闭合性损伤。血压 75/45 mmHg，心率 132 次/分，尿量 20 mL/h。选用最适宜的血管活性药物是
A．多巴胺　B．去甲肾上腺素
C．异丙肾上腺素　D．肾上腺素
E．去氧肾上腺素

163．男，45 岁。右上腹痛 2 天，伴恶心、呕吐，今起疼痛阵发性加剧，伴畏寒发热。查体：体温 38 ℃，巩膜无黄染，右上腹有压痛。诊断首先考虑
A．急性阑尾炎　B．急性胆囊炎
C．急性胰腺炎　D．胃十二指肠溃疡
E．胆囊癌

164．男孩，5 岁。腹部外伤，手术探查发现脾下极有一 3 cm 裂伤，深 1.0 cm。手术方式宜采取
A．脾下极切除术　B．脾切除术
C．脾修补术　D．脾动脉结扎术
E．明胶海绵充填术

165．男，34 岁。腹部刀伤 2 小时。剖腹探查发现肝部分破裂，胃、肠破裂，横结肠破裂，膀胱破裂，首先应行
A．小肠破裂修补术　B．胃破裂修补术
C．横结肠造瘘术　D．膀胱破裂修补术
E．肝破裂修补术

166．女，48 岁。发现右乳内上象限肿物 1 周。检查：局部可及 2 cm 大小肿物，表面皮肤凹陷，肿物质硬，表面不光滑，活动。右腋下可及 1 cm 大淋巴结，质较硬，既往患者有肺结核病史。最可能的诊断是
A．乳腺癌　B．乳腺纤维腺瘤
C．乳房结核　D．乳腺囊性增生病
E．乳管内乳头状瘤

167．男，26 岁。阑尾炎穿孔术后持续发热半个月。右上腹及右肋缘下疼痛，并向右肩部放射，胸部 X 线片示右侧胸腔积液。诊断考虑为
A．腹腔感染　B．右膈下脓肿
C．右肺部感染　D．右膈上脓肿
E．高位肠间脓肿

168．女，48 岁。右腹股沟下方有一半球形肿物，平卧时肿物缩小，站立时肿块复出且局部有胀感。此患者首先考虑为
A．腹股沟斜疝　B．脂肪瘤
C．腹股沟直疝　D．股疝
E．大隐静脉曲张结节样膨大

169．男，52 岁。5 小时前右上腹部挤压伤。查体：中上腹及背部压痛。尿检查正常。X 线检查见脊柱正常，膈下未见游离气体，腹膜后有少量积气。诊断可能是

A. 小肠损伤、穿孔
B. 十二指肠穿孔
C. 胃挫伤
D. 胆道损伤
E. 横结肠损伤、穿孔

170. 女,65 岁。洗澡时发现右乳外上近乳头处有一肿物。既往体健。查体:右乳外上近乳头处 2 cm×1.5 cm 质硬肿物,肿物局部皮肤稍凹陷,无压痛,边界尚清,腋窝未触及明显肿大淋巴结。针吸病理证实为浸润性导管癌。目前最恰当的术式是

A. 乳房单纯切除术
B. 肿块局部切除术
C. 乳腺癌根治术
D. 乳腺区段切除+腋窝淋巴结清扫术
E. 乳腺癌改良根治术

171. 男,40 岁。既往健康,有烟酒嗜好。1 年余前发现左下肢浅静脉红肿、硬、压痛。踝部凹陷性水肿。5 个月前感患肢凉、怕冷、麻木,活动时小腿肌肉有抽搐。检查:血压 130/85 mmHg,左股动脉弹性好,踝部静脉稍扩张,足背部动脉搏动减弱。胆固醇 5.0 mmol/L。诊断应考虑为

A. 象皮腿
B. 动脉硬化闭塞症
C. 血栓闭塞性脉管炎
D. 下肢静脉血栓曲张
E. 左下肢深静脉血栓

172. 男,52 岁。肝硬化病史 10 余年,5 天前曾有上呼吸道感染,近 2 天感上腹部痛,为全腹痛,伴恶心、呕吐,大便次数增多,伴里急后重,发热,体温 38.5~39 ℃。查体:腹膨隆,全膜压痛,反跳痛,伴腹肌紧张,肠鸣音稍弱。实验室检查:WBC $18×10^9$/L, N 96%,大便常规(-)。腹腔穿刺抽出稀薄、无味脓性液,革兰染色为阳性球菌。诊断应考虑

A. 上消化道穿孔
B. 急性阑尾炎穿孔
C. 原发性腹膜炎
D. 继发性腹膜炎
E. 肠间隙感染

173. 男,52 岁。胆囊结石,拟行胆囊切除术,以往有慢性乙肝病史。如果选择全身麻醉,错误的措施是

A. 术前用药可选用阿托品
B. 吸入麻醉剂可选用氟烷
C. 术中防止低血压发生
D. 插管动作轻,防止损伤出血
E. 肌松剂最好选用阿曲库铵

174. 男,23 岁。转移性右下腹痛 12 小时,怀疑急性阑尾炎,查体发现闭孔内肌试验阳性,其临床意义是

A. 提示阑尾位置较深
B. 提示阑尾位置较低
C. 确诊阑尾炎
D. 提示异位阑尾
E. 提示盆腔阑尾

175. 男,73 岁。患慢性冠状动脉供血不足 30 余年,伴心房颤动 10 年。2 小时前突然出现左下肢剧烈疼痛,开始时为大腿上部急袭性痛,触痛明显,足背动脉搏动消失,检查发现在大腿上部可触及一较明显变温带,足趾活动困难。最可能病变部位在

A. 股总动脉
B. 腹主动脉
C. 髂总动脉
D. 髂股静脉
E. 股深静脉

176. 女,28 岁。诊断为左膝关节单纯滑膜结核,已行滑膜切除术后 3 周,病情恢复平稳,此

时对膝关节的处理原则是

A．用石膏管型固定于功能位促其骨性强直　B．待病情稳定后施关节融合术

C．继续皮牵引 3 个月，避免关节活动　D．逐渐开始练习不负重关节活动

E．必须大运动量加强练习关节活动

177. 男，66 岁。以急性结石性胆囊炎收入院，寒战，体温 39.6 ℃，WBC $21\times10^9$/L，心肺功能基本正常，目前首选的治疗是

A．解痉止痛　B．应用抗生素控制感染

C．大量补液　D．补充营养

E．急症手术

178. 男，27 岁。腹部被刺刀穿透，有大网膜及肠管部分脱出。现场正确的处理措施是

A．用清洁纱布或碗覆盖保护，妥善包扎后送医院

B．迅速将肠管还纳于腹腔，用干净衣物包扎

C．用自来水清洁后，暂时包扎

D．紧急送医院处理

E．将肠管还纳用消毒棉垫加压包扎

179. 男，20 岁。从马上摔下，头后枕部着地，颈部活动受限，下颈椎压痛明显，四肢弛缓性瘫痪，胸骨柄平面以下痛、温觉消失，不能自主排尿。诊断首先考虑

A．颈椎间盘突出

B．颈椎骨折脱位并颈髓损伤

C．颈部软组织损伤

D．颈椎骨折脱位并臂丛神经及腰骶丛神经损伤

E．胸椎骨折并脊髓损伤

180. 女，52 岁。发现右乳外上象限肿块 3 个月，约 3 cm×2.5 cm 大小，同侧腋窝触及肿大、质硬淋巴结，全身情况良好。为确诊肿块性质，最好采用

A．红外线摄影　B．钼靶 X 线摄影

C．B 超检查　D．切除活检

E．切取活检

181. 男，40 岁。呕血 2 小时急诊。面色苍白，口渴，脉搏快但有力。既往胃十二指肠溃疡病史 10 年，在急诊室抢救胃镜止血未成功，24 小时输血量达到 1 600 mL 仍未改善症状。应采取的进一步措施是

A．静脉应用止血药　B．双静脉通道晶体、胶体同时输入

C．加用成分输血　D．急症剖腹探查

E．冰盐水加去甲肾上腺素洗胃

182. 患者腰背部皮肤撕脱伤清创术后第 7 天，体温 38.7 ℃，部分创面出现淡绿色分泌物，可能的原因是

A．清创不彻底　B．创面渗出液

C．草绿色链球菌感染　D．铜绿假单胞菌感染

E．大肠埃希菌感染

183. 女，55 岁。突发右上腹痛伴高热 18 小时。既往胆总管结石 2 年，查体：T 39.4 ℃，P 124 次/分，BP 60/40 mmHg，一般情况差，皮肤巩膜黄染，四肢湿冷，心肺(－)，右上腹有

压痛、反跳痛，肌紧张(+)，Murphy 征(+)。首选的治疗方案是
A．急诊胆囊造瘘引流
B．抗休克治疗观察
C．大剂量广谱抗生素治疗观察
D．急诊胆管减压，T 管引流
E．急诊胆囊切除术

184. 男，56 岁。健康查体发现胆囊内一约 1.5 cm×0.8 cm 结石，无明显自觉症状，目前首选的治疗方法是
A．胆囊切开取石术
B．胆囊切除术
C．口服鹅脱氧胆酸
D．体外冲击波碎石
E．观察

185. 女，33 岁。被确诊为类风湿关节炎，药物治疗 7 个月，效果不明显，双膝关节肿胀明显，查体：双膝关节肿胀，触之肥厚感，皮温稍高，关节活动度 0～120°。X 线片可见关节轻度骨质破坏。正确的治疗方法为
A．关节穿刺抽液
B．滑膜切除术
C．人工膝关节置换
D．继续内科治疗
E．理疗

186. 男，35 岁。右下腹痛 5 天，伴发热 3 天入院。查体：右下腹可触及 6 cm×6 cm 包块。初步诊断为
A．回肠憩室伴感染
B．盲肠癌
C．肠结核
D．阑尾周围脓肿
E．克罗恩病

187. 男，25 岁。阵发性腹痛，腹胀、呕吐、肛门停止排便排气 4 天。5 年前曾做阑尾切除术，右侧腹部较左侧膨隆，具有明显压痛、反跳痛和肌紧张，肠鸣音减弱，可诊断为
A．麻痹性肠梗阻
B．粘连性肠梗阻
C．粘连性绞窄性肠梗阻
D．粘连性高位梗阻
E．低位单纯性肠梗阻

188. 男孩，10 岁。左髋疼痛 2 个月，向膝部放射。查体：消瘦，左髋关节屈曲内收畸形，外展外旋受限。X 线片示关节间隙变窄。对挽救关节的功能最具有重要意义的治疗措施是
A．及时行病灶清除术
B．局部穿刺抽脓
C．患肢持续皮牵引以防止关节畸形
D．全身药物治疗
E．积极的支持治疗

189. 男，50 岁。近 1 周间断性便血，伴肛门坠胀感。首先应进行的检查是
A．直肠指诊
B．乙状结肠镜检查
C．大便潜血试验
D．纤维结肠镜检查
E．肛门镜检查

190. 男，50 岁。确诊为急性胰腺炎，内科正规治疗 2 周后体温仍在 38～39 ℃，左上腹部压痛明显，尿淀粉酶 256 U/L，血白细胞 $16×10^9$/L。最可能的诊断是
A．并发胰腺假性囊肿
B．并发胰腺脓肿
C．病情迁延未愈
D．败血症
E．合并急性胆囊炎

191. 男，45 岁。左胸于 4 小时前被自行车把手撞击，出现胸痛、胸闷、呼吸困难。查体：左肺

呼吸音减弱。胸片：左肺压缩 50%，左侧肋膈角锐利。为其进行胸腔穿刺时，下列叙述错误的是

A．一般选择锁骨中线第 2 肋间为穿刺点

B．紧贴着肋骨下缘进针

C．穿刺时需防止空气进入胸膜腔

D．如经反复吸引，左肺仍未复张，需置胸腔引流

E．如经一次抽吸，胸腔内气体减少后又复增加，应作胸腔引流

192. 男，50 岁。右腹股沟疝修补术后第 5 天，卧床，既往有脑血栓病史，体温 38℃，右下肢皮温升高，自股部以下较左下肢明显增粗肿胀，无明显触痛。最可能的诊断是

A．右下肢蜂窝织炎　　B．右下肢丹毒

C．右下肢深静脉血栓　　D．切口感染

E．右股动脉栓塞

193. 男，40 岁。右腹股沟区可回复性肿块 1 年半，不可回纳 7 小时，触痛，行急诊手术。在判断嵌顿肠管是否发展成绞窄性疝时，下列错误的依据是

A．肠壁失去弹性　　B．肠壁失去光泽

C．肠壁失去完整性　　D．肠壁失去蠕动

E．肠系膜动脉搏动消失

194. 男，16 岁。车祸致右上肢皮肤撕脱伤，行清创术后 5 天，创面皮肤发黑坏死，出现铜绿假单胞菌感染，下列处理方法错误的是

A．4%硼酸溶液清洗　　B．1%苯氧乙醇湿敷

C．3%冰醋酸清洗　　D．10%醋酸磺胺米隆湿敷

E．10%硝酸银清洗

195. 女，45 岁。颈部不适，右肩及上肢放射痛伴感觉障碍，考虑为神经根型颈椎病，以下治疗措施，不宜采用的是

A．反复发作考虑手术　　B．局部理疗

C．颈肩部痛点局部封闭　　D．颈椎牵引

E．手法推拿

196. 女，22 岁。乳房内有多个分界不清的结节，月经来潮时疼痛，月经后缓解，提示

A．乳腺囊性增生病　　B．急性乳腺炎

C．乳腺癌　　D．乳管内乳头状瘤

E．乳腺纤维腺瘤

197. 女，40 岁。反复发作性上腹疼痛 4 年，多次于夜间痛醒，进食后疼痛可暂时缓解。突发上腹剧痛 2 小时，查体：体温 37.9℃，全腹压痛，腹肌紧张，移动性浊音（±），肠鸣音消失。实验室检查：WBC $11\times10^9$/L，血清淀粉酶 160 U/L（Somogyi 法）。最可能的诊断是

A．高位急性阑尾炎　　B．溃疡病穿孔

C．急性胰腺炎　　D．急性胆囊炎

E．绞窄性肠梗阻

198. 男孩，10 岁。从高处不慎跌下时，上肢外展，手掌先着地，跌伤后肘部肿痛，功能障碍。检查：肘部明显畸形，肘关节固定于半伸位，肘后隆起，皮下青紫，压痛明显。最可能的诊断是

A. 尺骨鹰嘴骨折　　B. 肘关节后脱位
C. 肘关节前脱位　　D. 伸直型肱骨髁上骨折
E. 肘部挫伤

199. 男,45 岁。上腹痛伴恶心、呕吐 12 小时,吐后疼痛不减轻。查体:体温 38 ℃,上腹部压痛。白细胞 $15\times10^9$/L,血淀粉酶 560 U/L,尿淀粉酶 256 U/L。可考虑为
A. 急性胰腺炎　　B. 急性胆囊炎
C. 急性胃炎　　D. 急性肠系膜淋巴结炎
E. 溃疡病穿孔

200. 男,28 岁。搬重物后腰痛,检查发现腰部活动明显受限,右侧骶棘肌痉挛伴压痛,右直腿抬高 45°时,诉腰痛,加强试验(-),感觉肌力反射均正常。诊断应最先考虑
A. 腰椎间盘突出症　　B. 腰扭伤
C. 髋关节扭伤　　D. 梨状肌综合征
E. 第三腰椎横突综合征

201. 男,18 岁。患者右下腹疼痛 15 天。查体:扪及右下腹包块约 10 cm×8 cm 大小,压痛。诊断:阑尾周围脓肿。手术切开引流出 100 mL 有恶臭的脓液。考虑感染的致病菌为
A. 大肠埃希菌　　B. 铜绿假单胞菌
C. 大肠埃希菌和粪链球菌　　D. 铜绿假单胞菌和类杆菌
E. 变形杆菌和大肠埃希菌

202. 男,36 岁。颈前肿块 5 年,近 2 个月肿块生长迅速,并出现声音嘶哑,颈前可触及 3 cm×2 cm 肿块,质地较硬,表面欠光滑。首先考虑的诊断是
A. 甲状舌管囊肿　　B. 结节性甲状腺肿单发结节
C. 甲状腺腺瘤　　D. 甲状腺癌
E. 慢性甲状腺炎

203. 男,75 岁。左下肢深静脉血栓。准备行非手术治疗,下列措施不恰当的是
A. 使用右旋糖酐、双嘧达莫等进行祛聚治疗
B. 抗凝治疗,使用肝素和华法林维持 2 个月左右
C. 卧床休息 1 周后,可给予尿激酶溶栓治疗
D. 卧床休息 10 天左右,抬高患肢
E. 起床活动时,穿弹力袜或用弹力绷带

204. 男,32 岁。2 天前突然出现尿频、尿急、尿痛,伴有发热、全身乏力、厌食等症状。直肠指检发现前列腺增大,压痛明显,有明显波动感。血常规检查见白细胞明显增高。该患者应该诊断为
A. 前列腺癌　　B. 急性膀胱炎
C. 急性前列腺炎伴脓肿形成　　D. 慢性前列腺炎
E. 急性精囊炎

205. 男,36 岁。肛门右侧胀痛、排便时疼痛加剧伴发热 4 天。查体:肛门右侧红肿,指压痕(+)。应采取的处理是
A. 静脉滴注抗生素　　B. 减少活动,卧床休息
C. 坐浴热敷　　D. 镇痛
E. 穿刺有脓后切开引流

206. 男,45 岁。间断腹泻 5 年,加重 3 个月。粪便 4~5 次/天,脓血便,食欲减退,体重减轻 6kg。口服左氧氟沙星治疗 2 周后,复查粪便常规:白细胞、红细胞满视野/HP,隐血(+)。血常规:Hb 100 g/L, WBC $4.5\times10^9$/L, PLT $215\times10^9$/L。最可能的诊断是

A．肠道菌群失调　　B．溃疡性结肠炎
C．肠易激综合征　　D．细菌性痢疾
E．结肠癌

207. 女,22 岁。乳房外上象限肿块 2 年,表面光滑,边缘清楚,无自觉症状,可能诊断为

A．乳腺囊性增生病　　B．乳房炎性肿块
C．乳腺纤维腺瘤　　D．乳管内乳头状瘤
E．乳房结核

208. 男,48 岁。大便带血 3 个月,排便有下坠感,里急后重,直肠镜检查距肛门 12 cm 处 3 cm×3 cm 肿块,菜花状,质脆,易出血,病理诊断为直肠腺癌。若选择手术,最佳术式为

A．经腹会阴直肠癌根治术
B．经腹腔直肠癌切除术
C．经腹直肠癌切除、人工肛门、远端封闭手术
D．拉下式直肠癌切除术
E．局部切除加放疗术

209. 男,26 岁。工作时不慎擦破右小腿皮肤,2 天后突然畏寒,发热,伤肢疼痛明显。查体:体温 38 ℃。右下肢轻度肿胀,小腿及大腿中下段出现一红线,压痛明显。正确的诊断是

A．网状淋巴管炎　　B．急性浅静脉炎
C．深层淋巴管炎　　D．浅层淋巴管炎
E．急性蜂窝织炎

210. 男,31 岁。腰骶部大面积皮肤撕脱伤清创术后,持续使用抗生素 15 天,出现发热,体温 38.8 ℃,此时应考虑

A．更换抗生素　　B．二重感染
C．脓毒症　　D．MODS
E．感染性休克

211. 男,48 岁。左侧阴囊可复性肿块 6 年,无呕吐和腹痛史,来院检查诊断为腹股沟疝,下列叙述错误的是

A．手指探入外环口有咳嗽时冲击感　　B．肿大阴囊经透光试验为阳性
C．疝块还纳后可探知外环口扩大　　D．阴囊肿胀可手术复位
E．疝内容物还纳后,压迫内环,阴囊不再肿大

212. 某患者,右胸被撞伤 2 小时,胸痛,右胸呼吸幅度小,呼吸音弱,胸部 X 线检查见右胸 5~8 后肋单处骨折,无血气胸。治疗应选择

A．吸氧　　B．输液
C．切开内固定　　D．大量抗生素预防感染
E．多头胸带固定胸部

213. 男孩,7 岁。患有髋关节早期滑膜结核,有低热、盗汗,消瘦,右膝轻压痛,右髋关节半屈

曲畸形，轻度跛行。首先应鉴别的疾病是

A. 股骨头骨软骨病　　B. 一过性髋关节滑膜炎

C. 风湿性关节炎　　D. 类风湿关节炎

E. 早期化脓性关节炎

214. 男，18岁。右手背部深Ⅱ度烧伤10天，近一天出现乏力、头痛及张口困难，不恰当的诊治措施是

A. 手背部烧伤部位清创　　B. TAT 2万U静脉注射

C. 腰穿脑脊液检查　　D. 青霉素肌内注射

E. 10%水合氯醛30 mL保留灌肠

215. 女，70岁。患高血压、冠心病，行右乳腺癌改良根治术，分期为$T_2N_0M_0$，雌、孕激素受体均为阴性，手术后2年发现右胸壁结节，经手术切除证实为乳腺癌复发，此时应选择的治疗是

A. 化学治疗　　B. 放射治疗

C. 内分泌治疗　　D. 扩大切除右胸壁复发结节范围

E. 不再继续治疗，临床密切观察

216. 男，37岁。右腹股沟区可回复性肿块2年，渐增大，诊断为右腹股沟斜疝，决定手术治疗。疝囊高位结扎，手术中必须解剖出

A. 疝囊颈　　B. 全部疝囊　　C. 疝囊体　　D. 疝囊底　　E. 腹膜

217. 女，31岁。7天前出现臀部疼痛，近2天来局部红肿热痛加重，面积约5 cm×5 cm，边界清楚，波动感明显，该患者最可能的诊断为

A. 急性蜂窝织炎　　B. 脓肿

C. 疖　　D. 痈

E. 急性淋巴管炎

218. 女，26岁。体重60 kg，双上肢、躯干烧伤，按国内通用补液公式，第一个24小时初步补入量为

A. 4 050 mL　　B. 5 050 mL　　C. 6 050 mL　　D. 9 050 mL　　E. 2 050 mL

219. 女，20岁。高处坠落伤致双下肢不全瘫而急诊入院。X线及CT证实T椎体爆裂骨折，碎骨片挤入椎管内并压迫脊髓，$T_{12}$椎板骨折、轻度移位。下述治疗方案最合理的是

A. 立即脱水、给予神经营养药物，3周后根据神经恢复情况再考虑是否手术

B. 除给予脱水及营养神经药物外，立即行大重量复位牵引

C. 行椎板切除并摘除挤入椎管内的碎骨片、脊柱植骨内固定

D. 经椎弓根外固定架复位及固定

E. 行椎关节前外侧减压，切除挤入椎管内的碎骨片，脊柱植骨、内固定

220. 男，36岁。阵发性上腹痛7天，B超示胆囊结石，首选的治疗是

A. 胆囊切开取石术　　B. 胆囊切除术

C. 口服鹅脱氧胆酸　　D. 体外冲击波碎石

E. 观察

221. 男，21岁。因头部外伤，形成约6 cm×6 cm的头皮及颅骨膜缺损，离体的头皮保存完好。下列治疗原则最正确的是

A. 将离体的头皮回植　　B. 将离体头皮修薄后回植

C. 自身他处取皮修复缺损创面　　D. 局部头皮瓣修复缺损创面
E. 缺损创面换药,待肉芽成熟后,创面植皮

222. 男,60 岁。6 小时前双大腿中段被汽车撞伤。查体:脉率 120 次/分,血压 70/50 mmHg,双大腿中段严重肿胀,有骨擦音及反常活动,足背动脉可扪及。X 线片示双股骨中段斜行骨折。此患者危及生命的、需要立即处理的问题是
A. 失血性休克　　B. 挤压综合征
C. 坐骨神经损伤　　D. 骨筋膜室综合征
E. 缺血性骨坏死

223. 男,50 岁。近日出现尿频、排尿困难,直肠指检发现前列腺有结节,为进一步明确诊断,需采取的检查
A. 血清 PSA　　B. 前列腺穿刺活检
C. MRI　　D. CT
E. B 超

224. 男,16 岁。颈部肿大 1 年,无怕热、多食、易激动。查体:脉率、血压正常,甲状腺弥漫性肿大,质地柔软,未触及结节,表面光滑。采用的最佳治疗措施是
A. 多吃含碘丰富的食物　　B. 小剂量甲状腺素治疗
C. 口服甲硫氧嘧啶治疗　　D. 注射 $^{131}$I 治疗
E. 甲状腺大部切除术

225. 男,16 岁。6 小时前被自行车撞伤左上腹部,当时除左腹部疼痛外无其他症状。回家后逐渐出现全腹疼痛,来医院检查,血压 75/45 mmHg,神志清楚,有全腹压痛和腹膜刺激现象,有可疑移动性浊音,但腹部穿刺未抽出血性液体。不妥当的处理是
A. 给予哌替啶止痛　　B. 留院观察
C. 静脉输液　　D. 可再次腹腔穿刺
E. B 超观察肝脾变化

226. 女,52 岁。颈椎病患者,颈肩臂痛 1 个月,夜间加重,左臂无力,手指麻木。检查:颈活动受限,左侧冈上肌肩胛区压痛明显,左臂丛牵拉试验(+),左肱二头肌反射活跃,左手指感觉略减退。首选治疗为
A. 中频电或低频电疗　　B. 红外线治疗
C. 药物治疗　　D. 卧床休息
E. 作业治疗

227. 男,58 岁。因胆总管结石并发急性化脓性胆管炎,8 小时前做胆总管切开取石、T 管引流术。血压 86/66 mmHg,脉搏 118 次/分。患者应取的体位是
A. 头低足高位　　B. 平卧位
C. 右侧卧位　　D. 头部水平位,下肢抬高 10°
E. 头部和躯干抬高 30°,下肢抬高 20°

228. 男,52 岁。右中上腹疼痛伴恶心、呕吐 1 天,加重伴腹胀 12 小时。查体:肥胖,体温 38.9 ℃,呼吸 30 次/分,心率 120 次/分,血压 110/80 mmHg,全腹胀,伴压痛,反跳痛及肌紧张,移动性浊音阳性。血淀粉酶 1000 U/L,白细胞 $20\times10^9$/L,血钙降低。最可能的诊断为
A. 急性水肿性胰腺炎　　B. 急性腹膜炎

C．急性胃肠炎　　D．出血坏死性胰腺炎
E．胃溃疡穿孔

229. 男,32 岁。右上腹撞伤致剧烈腹痛半小时。检查:血压 82/45 mmHg,脉率 130 次/分,呼吸 25 次/分。神志清,面色苍白,胸廓无畸形,呼吸音清,心律齐,无病理性杂音,腹膨隆,腹式呼吸减弱,全腹压痛,以右上腹为甚,伴肌紧张反跳痛,肝区叩痛(+),肝浊音界无缩小,肠鸣音减弱,腹穿见不凝固血。Hb 81 g/L, WBC $105\times10^9$/L,中性粒细胞 0.81。该患者最可能的诊断是
A．肾破裂　　B．胃十二指肠穿孔
C．肝破裂　　D．脾破裂
E．小肠破裂

230. 男,38 岁。餐后 2 小时突然腹痛、恶心、呕吐,伴发热,次日出现黄疸,检查血淀粉酶及胆红素明显增高。其发生黄疸的最可能原因是
A．肿大的胰腺压迫胆管所致　　B．肝细胞性黄疸
C．胆结石并胰腺炎　　D．胆总管下端狭窄
E．胆囊炎所致

231. 男,36 岁。反复上腹烧灼样痛 5 年,近 1 个月来上腹胀痛,恶心,呕吐胃内容物,吐后胀痛可缓解。最可能的诊断是
A．急性胰腺炎　　B．幽门梗阻
C．胰腺癌　　D．慢性胆囊炎
E．胃黏膜脱垂

232. 男,40 岁。腰扭伤后腰痛向右下肢放射 2 周,大小便正常。查体:腰椎右凸畸形,腰 4、5 椎左侧压痛并放射至左小腿,左下肢直腿抬高试验阳性,左小腿外侧皮肤感觉迟钝,第 1 足趾背伸力弱。腰椎平片示腰椎右凸畸形,余无异常。CT 扫描示腰 4、5 椎间隙,椎体左后软组织阴影 1.0 cm×0.6 cm,左侧神经根受压。目前最佳的治疗是
A．平卧硬板床,理疗,药物治疗　　B．立即手术治疗
C．加强腰椎被动活动锻炼　　D．应用抗生素
E．应用抗结核药物

233. 男,72 岁。右腹股沟区可复性肿块 4 年,不能回纳 8 小时,伴腹痛,诊断为右腹股沟斜疝嵌顿。急诊手术发现嵌顿段小肠色暗,无蠕动,行部分肠切除。此时在高位结扎疝囊的同时行疝修补术,易导致修补失败,其主要原因是
A．术前准备不充分　　B．术后患者过早起床活动
C．患者高龄,低蛋白血症影响伤口愈合　　D．术后易发生上呼吸道感染
E．术后易发生切口感染

234. 女,36 岁。腹部胀痛、呕吐、停止排气排便 6 天,1 年前曾行阑尾切除术,腹部立位平片示右下腹可见 2 个气液平面。应诊断为
A．粘连性肠梗阻　　B．溃疡性结肠炎
C．克罗恩病　　D．阑尾残株炎
E．胆囊炎

235. 女,30 岁。左腰部剧痛 1 天,尿常规示红细胞(+),B 超示左肾积水。肾积水的原因最可能是

A．左肾结核　　B．左肾肿瘤
C．左输尿管结石　　D．左输尿管狭窄
E．左输尿管肿瘤

236. 男，38 岁。肛门持续性剧烈疼痛 3 天，局部有肿物突出，无便血。查体：体温 36.5℃，肛门齿状线旁有 0.7 cm 直径的肿物，稍硬，呈暗紫色，触痛。最可能的诊断是
A．肛门周围皮下脓肿　　B．肛裂
C．直肠息肉　　D．内痔脱出
E．血栓性外痔

237. 男，38 岁。3 天来咽喉部疼痛波及右侧颈部及耳后，伴有发热，查体：体温 38.4℃，右侧甲状腺肿大，质地中等，有触痛，无结节。诊断为亚急性甲状腺炎，较为合适的治疗方案是
A．抗生素+甲状腺干制剂　　B．抗生素+肾上腺皮质激素
C．抗生素+肾上腺皮质激素+甲状腺干制剂　　D．肾上腺皮质激素+甲状腺干制剂
E．碘剂+肾上腺皮质激素+甲状腺干制剂

238. 男孩，10 岁。有外伤，影像学检查如图所示，最可能的诊断是

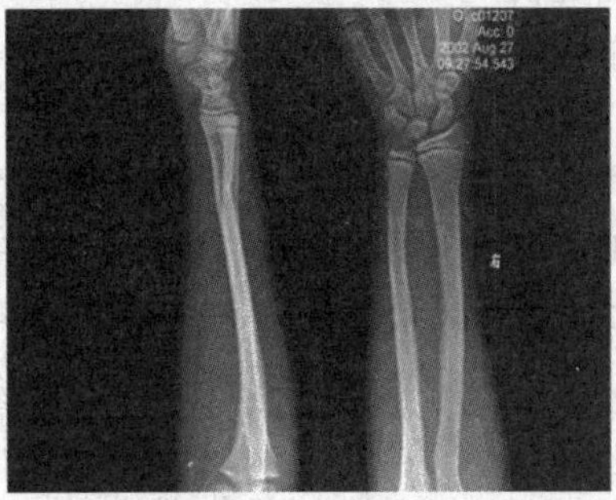

A．未见异常　　B．骺离骨折
C．青枝骨折　　D．腕关节脱位
E．踝关节脱位

239. 男，30 岁。车库修车时不慎汽油燃烧，导致头面颈部、双手烧伤，来医院就诊时，检查发现患者声音嘶哑，面部肿胀明显，此时应考虑烧伤合并
A．休克　　B．神经损伤
C．脑水肿　　D．吸入性损伤
E．毒性反应

240. 女，38 岁。右侧血性乳头溢液，右侧乳晕区 1 点钟位近乳头处可触及小肿物，约黄豆大小，伴压痛，质中，界限不清，压迫时可见乳头溢出血性液体。最可能的诊断是
A．乳腺导管内增生　　B．乳管内乳头状瘤
C．乳腺囊性增生病　　D．Paget 病
E．乳腺脓肿

241. 男，40 岁。临床诊断为等渗性脱水、低钾血症。经补液、补充钾盐后，出现脉率缓慢，手足感觉异常，肌无力，恶心、呕吐等症状。查体：血压 90/60 mmHg，脉搏 50 次/分。神志淡漠，心音减弱。ECG 检查：T 波高而尖，QT 时间延长。临床判断为高钾血症，下列紧

急治疗措施,不宜采取的是

A．立即停止钾盐的输入,静脉注射5%碳酸氢钠60~100 mL

B．25%葡萄糖溶液100~200 mL,按每5 g糖加入1 U胰岛素进行静脉滴注

C．硫酸镁1 g加入5%葡萄糖液或生理盐水500 mL中静脉滴注

D．呋塞米20~60 mg加入50%葡萄糖40 mL静脉注射

E．10%葡萄糖酸钙20 mL静脉注射

242. 女,24岁。无意中发现右乳腺上方无痛性肿物,诊断为乳腺纤维腺瘤,应采取的治疗方法是

A．限期手术 B．择期手术

C．中药治疗 D．立即手术

E．口服他莫昔芬治疗

243. 男,28岁。被火焰烧伤右上肢2小时。查体:整个右上肢表皮下积薄液,水疱较小,去表皮后创面微湿,发白,水肿明显。创面感觉迟钝。其诊断应是

A．烧伤面积9%,深Ⅱ度

B．烧伤面积4.5%,浅Ⅱ度

C．烧伤面积6%,Ⅱ度烧伤

D．烧伤面积9%,介于Ⅰ度、Ⅱ度烧伤之间

E．烧伤面积10%,浅Ⅱ度

244. 男,64岁。突发上腹痛3小时,持续性,由上腹扩展到全腹,伴恶心、呕吐。查体:P 110次/分,BP 138/98 mmHg,呼吸浅快,腹胀,腹肌紧张,压痛和反跳痛阳性,肝浊音界消失,肠鸣音消失。下列最重要的术前处理措施是

A．补液 B．胃肠减压

C．应用抗生素 D．半卧位

E．吸氧

245. 男,64岁。阵发性脐周痛12小时,加重2小时就诊,查体:BP 160/90 mmHg, HR 86次/分,T 37.3℃,全腹稍胀、有散在轻压痛,但右脐旁和右下腹的压痛较明显、反跳痛(±)、无肌紧张,肠鸣音亢进。腹部X线平片示小肠有积气伴多个散在液平面。追述病史,1年前有胃癌手术史。最可能的诊断是

A．急性阑尾炎 B．急性胆囊炎

C．肠梗阻 D．急性胰腺炎

E．胃癌复发

246. 女,68岁。因大便带血并便形改变半年入院,诊断为直肠癌,为确定治疗方案,应行的最适宜检查是

A．钡剂灌肠 B．腹部CT

C．全消化道钡餐 D．腹部超声

E．腹部MRI

247. 男,30岁。在锅炉爆炸中被烧伤,烧伤部位有面部、颈部、双手、双前臂、双足及双小腿,该患者烧伤面积为

A．24% B．30% C．40% D．37% E．47%

248. 男,27岁。因车祸致左胫腓骨下1/3以下部位毁损伤,拟行截肢术。为最大限度保留

功能，适宜的截肢选择平面是

A．小腿下 1/3 处　　B．小腿中 1/3 处

C．髌韧带附着点以下　　D．胫骨结节以下

E．膝关节平面

249. 男，35 岁。脐周阵发性腹痛 3 天伴呕吐，肠鸣音亢进，有气过水声，诊断为急性肠梗阻。如为机械性肠梗阻，最常见的病因是

A．狭窄　B．嵌顿疝　C．肠扭转　D．肠粘连　E．肠套叠

250. 女，64 岁。右上腹痛 4 天，体温 40 ℃，皮肤、巩膜无黄染，右上腹有压痛、反跳痛，胆囊肿大，墨菲征(+)，血白细胞 $20\times10^9$/L。最可能的诊断为

A．胆道蛔虫症　　B．急性胰腺炎

C．胆总管结石　　D．肝脓肿

E．急性胆囊炎

251. 男，20 岁。急性阑尾炎术后第 1 天禁食，下列哪种溶液不应静脉补充

A．水 2 000～2 500 mL　　B．5%碳酸氢钠 1 000 mL

C．氯化钾 3 g　　D．氯化钠 4 g

E．葡萄糖 150 g

252. 男，45 岁。近 4 天来上腹部间歇性隐痛不适，伴食欲缺乏，口苦，喜甜食。今日出现腹胀、恶心、四肢无力。查体：精神萎靡不振。腹部明显膨隆，软，无压痛，肠鸣音细弱。腱反射减弱。ECG 检查：T 波降低、变宽、QT 间期延长。最可能的诊断是

A．低钾血症　　B．低钙血症

C．低磷血症　　D．低钠血症

E．低镁血症

253. 男，49 岁。急性发作腹痛 5 天，高热，上腹部可扪及压痛的肿块。B 超检查示液性肿物。尿淀粉酶 2 048 U/L。首先考虑诊断为

A．腹腔脓肿　　B．胰腺囊肿并发感染

C．溃疡病穿孔膈下脓肿　　D．肝脓肿

E．胆囊积脓

254. 女，30 岁。因右肾结石行体外冲击波碎石 3 天后排出结石，2 周复查右肾结石已排净，结石成分分析为磷酸盐结石，其预防方法是

A．口服维生素 $B_{12}$ 或氧化镁　　B．口服别嘌呤醇

C．碱化尿液，服卡托普利　　D．碱化尿液，少食动物内脏

E．控制感染，服氯化铵

255. 男，25 岁。发现颈前肿块半年，但无任何症状。查体：右颈前扪及 3 cm×2 cm 肿块，质地偏硬，表面不光滑，但肿块可随吞咽上下移动，同时在右锁骨上区触及一个质硬淋巴结。首先应考虑

A．颈淋巴结核　　B．颈部淋巴结转移癌

C．甲状腺癌　　D．结节性甲状腺肿

E．慢性淋巴细胞性甲状腺炎

256. 女，54 岁。主诉劳累后左腰部不适 5 年，无血尿、尿频、尿急和尿痛病史。B 超示左肾盂积水，同侧输尿管未见扩张。IVP 示左肾盂中度积水，未见充盈缺损，肾盂输尿管连

接部略狭窄，右肾及输尿管正常。该患者最合理的治疗为

A．永久性左肾穿刺造瘘保护肾功能　　B．随访观察

C．行左肾盂输尿管连接部成形术　　D．行左肾切除术

E．留置输尿管支架管并定期更换

257. 女，27 岁。活动后突感右下腹放散痛，伴恶心，1 个月前有同样发作史，查体：右肾区叩痛，腹软，右下腹有深压痛，无肌紧张。尿检：白细胞 3～4 个/HP，红细胞 20～30 个/HP。腹部平片示右输尿管上段有阴影 0.8 cm，B 超示右肾轻度积水。目前最好的治疗方法是

A．体外冲击波碎石　　B．输尿管切开取石

C．肾镜取石　　D．解痉止痛后体外冲击波碎石

E．非手术排石

258. 女，58 岁。因进食油腻食物后 3 小时出现上腹部疼痛，向两侧腰部放射，12 小时后就诊。查体：体温 37.6℃，血压 150/90 mmHg，腹平软，中上腹部偏左压痛，无反跳痛。血淀粉酶 600 U/L，腹腔穿刺阴性。诊断为急性胰腺炎。此时最适宜治疗的是

A．禁食、胃肠减压、抗炎补液　　B．禁食、抗炎补液、中药

C．抗炎补液、中药、抑肽酶　　D．低脂半流食、胃肠减压、抑肽酶

E．手术治疗

259. 男，45 岁。不慎跌倒摔伤右肩，以左手托右肘部来诊。查体见头向右倾，右肩下沉，右上肢功能障碍；胸骨柄至右肩峰连线中点隆起，并有压痛。其可能的诊断是

A．肩胛骨骨折　　B．肱骨外科颈骨折

C．锁骨骨折　　D．肱骨解剖颈骨折

E．肩关节脱位

260. 女，50 岁。中腹部疼痛 12 小时、扩散至全腹 2 小时，查右下腹部有压痛，反跳痛及肌紧张，腹透(－)。实验室检查：WBC $21.0\times10^9$/L，N 87%，尿中红细胞 2～4 个/HP。最可能的诊断为

A．急性胰腺炎　　B．右侧输卵管妊娠破裂

C．急性胆囊炎　　D．右侧输尿管结石

E．急性阑尾炎穿孔

261. 男，76 岁。尿频、尿不尽感 5 年余。近 1 年来有明显的排尿困难，门诊查血清前列腺特异性抗原(PSA)明显增高，该患者的诊断首先考虑

A．前列腺增生　　B．前列腺癌

C．细菌性前列腺炎　　D．前列腺结核

E．非细菌性前列腺炎

262. 男，50 岁。间断性夜间上腹不适 2 年余。2 天前突发右上腹绞痛，无他处放射，伴恶心。查体：体温 39.0℃，巩膜稍黄染，右上腹肌紧张，压痛，肠鸣音减弱。WBC $20\times10^9$/L，血清淀粉酶 120 U/L。最可能的诊断为

A．急性胰腺炎　　B．高位急性阑尾炎

C．胆道蛔虫症　　D．急性化脓性胆囊炎

E．溃疡病穿孔

263. 男，42 岁。因进油腻食物并饮白酒 500 g 后 4 小时，剧烈上腹痛来就诊。上腹部及左上

腹仅有轻度深压痛。此时应对患者做的最合适的实验室检查是

A．血淀粉酶测定　　B．尿淀粉酶测定
C．血常规　　D．尿三胆及胆红素
E．谷丙转氨酶测定

264. 男，33 岁。急性肠梗阻施行剖腹探查术后 2 年 3 个月，腹痛、腹胀伴恶心、呕吐，无肛门排气排便，在外院保守治疗 7 天转院。查体：体温 37.8 ℃，脉搏 110 次/分，呼吸 110 次/分，血压 86/60 mmHg。眼窝凹陷，舌干燥，皮肤弹性差、松弛，四肢凉。实验室检查：RBC $6.2\times10^{12}$/L，Hb 165 g/L，HCT 63%。血清 $Na^{+}$ 138 mmol/L，血清 $Cl^{-}$ 97 mmol/L，血浆渗透压 298 mOsm/L。尿比重 1.027。患者目前存在的体液代谢失调是

A．低渗性脱水　　B．高渗性脱水
C．等渗性脱水　　D．继发性脱水
E．稀释性脱水

265. 男，42 岁。右颈前气管三角区可及多发肿大淋巴结，质硬，较固定。最常见的病因是

A．肺结核　　B．甲状腺癌
C．乳腺癌　　D．急性扁桃体炎
E．肺癌

266. 男，45 岁。乘长途汽车因急刹车跌倒，面部皮肤被行李链搭扣划伤 12 小时，检查：左面颊皮肤全层裂开约 3 cm，有血痂形成。该患者应如何处理

A．清创后一期缝合　　B．清创后延期缝合
C．伤口清创不缝合　　D．伤口内应用抗生素
E．不清创，伤口包扎后换药

267. 男，67 岁。患胆囊结石 10 年，突然上腹部疼痛，伴恶心、呕吐、发热，体温 37.8 ℃，查体：墨菲征(-)，中上腹部压痛。血尿淀粉酶升高。最可能的诊断为

A．急性胆囊炎　　B．胆囊结石
C．急性腹膜炎　　D．急性胰腺炎
E．急性胃炎

268. 男，68 岁。右腹股沟可复性球形包块 3 年。查体：站立时右耻骨结节外上方可见一球形包块，未进入阴囊，平卧时可自行回纳，压迫腹股沟韧带中点上方 2 cm 处站立时包块复出。应诊断为

A．右侧股疝　　B．右侧腹股沟直疝
C．右腹股沟斜疝　　D．右侧精索鞘膜积液
E．交通性鞘膜积液

269. 女，36 岁。反复发作右上腹疼痛 3 年。1 天前进食油腻食物后腹痛，继之高热 39.3 ℃，疼痛向右肩背部放射，无黄疸。查体：右上腹压痛、反跳痛。为迅速作出诊断，最有价值的检查是

A．肝功能检查　　B．急查血尿淀粉酶
C．血培养+药敏　　D．B 超检查
E．腹腔穿刺

270. 男孩，11 岁。左髂部疼痛 3 个月，向膝部放射。查体：消瘦，左髂关节屈曲内收，畸形，外展，外旋受限。X 线片示关节间隙变窄。最可能的诊断是

A．类风湿关节炎
B．髋关节结核
C．一过性滑膜炎
D．股骨头缺血性坏死
E．化脓性髋关节炎

271. 男，45 岁。双下肢大隐静脉曲张 12 年，近 2 年出现左下肢瘙痒，足靴区色素沉着、皮下硬结、湿疹，有时出现轻度下肢肿胀。下列临床表现，不属于由皮肤营养性变化引起的是

A．皮下硬节
B．湿疹
C．瘙痒
D．下肢肿胀
E．色素沉着

272. 男，48 岁。KUB 及 IVP 证实左输尿管上段结石，直径 1 cm，左肾中度积水，试行体外冲击波治疗 3 次。无结石排出，复查 KUB，结石无变化，下一步考虑进行

A．左输尿管切开取石术
B．输尿管镜取石术
C．左肾和输尿管切除术
D．反复进行体外冲击波治疗
E．保守治疗

273. 女，45 岁。胃大部切除术后第 7 天由流质饮食改为半流质饮食，进食后出现上腹部膨胀感和溢出性呕吐，胃肠减压引出大量液体后症状缓解。引起此症状可能的原因不包括

A．吻合时胃肠壁翻入过多
B．胃切除范围不够
C．逆行套叠堵塞吻合口
D．胃肠吻合口开口过小
E．胃肠黏膜水肿较重

274. 女，32 岁。近 20 天来一直在用皮质类固醇激素治疗，拟在近 3~5 天内做阑尾切除术，对于激素应采取

A．逐渐减量
B．减半给药
C．立刻停药
D．术前 3 天开始每天给 50 mg，肌内注射，手术日给 100 mg，肌内注射
E．术前 3 天开始每天给 100 mg，肌内注射，手术日给 200 mg，肌内注射

275. 女，46 岁。反复发作右上腹疼痛半年，多为餐后发生，并向右肩部放射。查体：肥胖，血压 110/80 mmHg，心率 90 次/分，右上腹轻度压痛，无腹肌紧张。此患者最可能的诊断是

A．高位急性阑尾炎
B．胆囊息肉
C．十二指肠溃疡
D．急性胃炎
E．慢性胆囊炎，胆石症

276. 男，68 岁。间歇性上腹部隐痛伴反酸、嗳气、消瘦 15 年，进食后恶心、频繁呕吐 3 天，呼吸困难 1 天就诊。实验室检查：血 pH 7.55，$PaCO_2$ 57 mmHg，$PaO_2$ 63.9 mmHg，$HCO_3^-$ 52.6 mmol/L。$Na^+$ 141 mmol/L，$K^+$ 2.5 mmol/L，$Cl^-$ 72 mmol/L。临床首先要考虑的电解质、酸碱代谢失调是

A．低钾、低氯血症，呼吸性酸中毒
B．低钾、低氯血症，代谢性酸中毒
C．低钾、低氯血症，呼吸性碱中毒
D．低钾、低氯血症，代谢性碱中毒
E．低钾、低氯血症，混合型酸碱失衡

277. 男，72 岁。排尿困难 2 年，尿线无力，伴夜尿、尿频。最可能诊断为

A．膀胱结石　　B．前列腺癌
C．膀胱颈部肿瘤　　D．尿道狭窄
E．前列腺增生

278. 女，47岁。入院诊断为急性胰腺炎。治疗2周后体温仍在38~39℃，左上腹部压痛，且能扪及一包块，局部触痛明显。尿淀粉酶256 U/L，血白细胞$20\times10^9$/L。下列情况可能性大的是
A．急性胰腺炎并发假性囊肿　　B．急性胰腺炎并发脓肿
C．急性胰腺炎迁延不愈　　D．急性胰腺炎合并局限性腹膜炎
E．急性胰腺炎合并急性胆囊炎

279. 男，60岁。患胃溃疡多年，近年来上腹痛发作频繁，出现无规律，体重减轻，营养不良，胃钡餐透视见有龛影，该患者最需要进行的检查是
A．腹部B超　　B．胃酸测定
C．胃镜和病理学检查　　D．粪便潜血试验
E．ERCP

280. 男，40岁。因肠梗阻入院。查体：血钠140 mmol/L，血氯70 mmol/L，血钾2.6 mmol/L，血pH 7.55。该患者患有
A．低钾血症　　B．低钠血症
C．低氯血症　　D．低氯、低钾血症
E．低氯、低钾血症，碱中毒

281. 女，45岁。急性阑尾炎并发门静脉炎，患者除腹痛、高热外，还可有下列哪项表现
A．贫血　　B．神志不清
C．腹水　　D．黄疸
E．呕血

282. 男，35岁。半年来尿频，会阴部隐痛不适，拟诊慢性前列腺炎，下列有诊断意义的检查结果是
A．尿常规：WBC 2~4个/HP
B．B超：前列腺被膜增厚
C．前列腺液常规：WBC 20~30个/HP，磷脂小体减少
D．前列腺液培养：阴性
E．直肠指诊可及前列腺结节

283. 男，25岁。腹痛伴频繁呕吐4天，以肠梗阻收入院。血$Na^+$ 133 mmol/L，血$K^+$ 3 mmol/L，$HCO_3^-$ 8 mmol/L，血压80/60 mmHg。应首先采取的治疗措施为
A．纠正酸中毒　　B．纠正低血钾
C．纠正低血钠　　D．急诊手术，解除肠梗阻
E．纠正低血容量

284. 男，13岁。脐周痛12小时，伴恶心，无呕吐，转移至右下腹4小时。查体：体温38℃，右下腹明显压痛、反跳痛。白细胞$18\times10^9$/L。首选的治疗是
A．给予抗生素，继续观察　　B．给予镇痛药
C．物理降温　　D．急诊手术
E．口服肠道抗生素

285. 男,45 岁。在骑车时不慎摔倒,起来时腰部有撕裂感,随后疼痛加剧,回家休息一天后,感觉疼痛向左下肢放射,查体:腰部运动受限,左侧棘突旁有压痛,左下肢抬高及加强试验阳性。最可能的诊断是

A. 急性腰扭伤　　B. 腰肌劳损
C. 腰椎间盘突出症　　D. 腰椎骨折
E. 急性肌筋膜炎

286. 女孩,6 岁。腹痛 4 天,脐周疼痛,逐渐加重。伴呕吐 6 次,为胃内容物,中量。初起低热,后为高热达 39 ℃。腹泻,每天 4~5 次,为黄色黏液便。查体:腹胀,双下腹肌紧张(+),压痛(+),肠鸣音活跃。B 超检查示右下腹低回声至无回声区域,范围 6 cm×8 cm×8 cm 大小。最可能的诊断是

A. 阑尾脓肿　　B. 卵巢肿瘤
C. 脐尿管囊肿　　D. 肠系膜囊肿
E. 卵黄管囊肿

287. 男,48 岁。经胃镜和病理活检确诊为胃癌。术中探查发现胃窦部直径 4 cm 的肿块,肿物已经侵出浆膜层,并与肝左外叶及横结肠形成局部浸润,胃大弯和胃小弯侧淋巴结肿大。此时最适合的手术方式是

A. 立即关腹,术后应用联合化疗　　B. 行联合脏器切除术
C. 行单纯胃大部切除术　　D. 行全胃切除术
E. 行横结肠切除术

288. 男,28 岁。突然上腹剧痛,不能直腰,于发病 30 分钟后来诊,查体:BP 110/80 mmHg, P 110 次/分,痛苦面容,全腹压痛、反跳痛和肌紧张,以剑突下为著,肝浊音界位于右锁骨中线第 6 肋间,肠鸣音消失。血 Hb 120 g/L, WBC $7.0\times10^9$/L,尿淀粉酶 128 U/L。进一步有意义的首选检查方法是

A. 腹部 CT　　B. 腹部立位平片
C. 腹部 B 超　　D. 腹腔灌洗
E. 生化检查

289. 女,25 岁。被自行车撞伤右胸,因胸痛不能深呼吸,一天后来门诊。体检发现右锁骨中线第 5 肋压痛。为明确有无肋骨骨折,在病史或体检方面最需补充

A. 双手挤压前后胸,是否引起局部疼痛
B. 受伤时意识是否清楚
C. 局部是否有血肿
D. 受伤后有无呕吐
E. 是否有血痰

290. 女,55 岁。3 个月前开始自觉消瘦、乏力,大便不规律,无脓血;查体:贫血貌,心肺(-),腹平软,未及包块。检查:血红蛋白 60 g/L,大便隐血(+)。如拟诊为肠癌,其部位最可能是

A. 盲肠　　B. 肛管
C. 降结肠　　D. 乙状结肠
E. 直肠

291. 男孩,8 岁。突发剑突下阵发性剧烈绞痛 5 小时。每次腹痛发作时辗转哭闹,伴恶心、

呕吐,间歇期一切如常。查体:体温正常,无黄疸,腹部无肿物,血象正常。该患者最可能的诊断是

A. 先天性胆管扩张症
B. 胆道蛔虫病
C. 肠套叠
D. 肝外胆管结石
E. 急性胃炎

292. 女,34岁。具有典型的 Charcot 三联征,最可能的诊断是

A. 急性胰腺炎
B. 急性胆囊炎
C. 胆总管结石
D. 肝脓肿
E. 急性胃炎

293. 男,35岁。稍长距离步行后感右小腿疼痛,肌肉抽搐而跛行,稍休息后症状消失,平时感右足发凉,怕冷,有麻木感。右足背动脉搏动减弱。应考虑

A. 血栓性静脉炎
B. 深静脉血栓形成
C. 动脉粥样硬化症
D. 血栓闭塞性脉管炎
E. 下肢静脉曲张

294. 男,30岁。突发右腰部剧痛2小时,疼痛放射致左侧睾丸及大腿内侧,伴有恶心、呕吐,尿常规:红细胞(++)。其原因可能是

A. 左肾动脉栓塞
B. 左输尿管结石
C. 左肾盏结石
D. 左肾衰竭
E. 左肾自发性破裂

295. 女,52岁。半年前因急性上腹痛住院,诊断为急性胰腺炎,经治疗后痊愈,近2个月上腹部逐渐隆起,无腹痛和发热,进食后有腹胀。查体:上腹部可以摸到拳头大小肿物,表面光滑,活动度差。初步考虑诊断为

A. 胰腺假性囊肿
B. 肝包虫病
C. 胰腺寄生虫性囊肿
D. 胰腺囊腺瘤
E. 胰腺滞留性囊肿

296. 男,32岁。无溃疡病史,饱食后劳动时突发剑突下撕裂样疼痛,逐渐发展至右下腹,仍以剑突下为重。查体:T 37.3℃, P 88次/分,半卧屈曲位,面色苍白,腹部"板样"硬,压痛、反跳痛(+)。下列最可能的诊断是

A. 急性阑尾炎
B. 输尿管结石
C. 胃溃疡恶变
D. 胃溃疡穿孔
E. 原发性腹膜炎

297. 女,25岁。2小时前出现上腹部疼痛,伴恶心,无呕吐。在诊断急性阑尾炎上具有重要意义的表现是

A. 脐周有压痛
B. 压痛固定在右下腹
C. 发热
D. 白细胞升高
E. 脐周与右下腹均有压痛

298. 某患者,盆腔手术后卧床第8天下床,觉左小腿后方疼痛,足部、踝部有水肿,用手压迫小腿肌肉两侧,同时将足部向背侧屈曲,引起腓肠肌疼痛,应考虑

A. 大隐静脉血栓性静脉炎
B. 小腿肌肉的静脉血栓形成
C. 髂静脉血栓形成
D. 血栓闭塞性脉管炎

E. 下肢静脉、动脉反应性痉挛

299. 女,48 岁。右中上腹持续性腹痛伴背部放射痛 2 天就诊,查体:右中上腹部有明显压痛,右下腹部也有轻度压痛,体温 38 ℃,B 超提示胆囊肿大,内有许多细小光点,胆囊壁半厚、毛糙,胆总管 6 mm。自诉有胃病史多年,多年来饮食不当常有中上腹不适和胀痛。最可能诊断是

A. 急性阑尾炎　　B. 急性胰腺炎
C. 急性胆囊炎　　D. 胃十二指肠溃疡并发穿孔
E. 急性胆管炎

**三、案例分析题:以下提供若干个案例,每个案例下设若干道考题。每道考题有多个备选答案,其中正确答案有 1 个或多个。选对一个答案给 1 个得分点,选错一个扣 1 个得分点,直至本题扣至 0 分。**

**(300~302 题共用题干)**

男,52 岁。肝区持续性钝痛 2 个月就诊。疼痛可牵涉右肩部,伴乏力,消瘦明显,食欲减退,有恶心、低热症状。查体发现右肋下可扪及肿大肝脏,质地坚硬。

300. 根据病史及初步体检结果,最可能诊断为

A. 原发性肝癌　　B. 肝包虫病
C. 肝炎后肝硬化　　D. 病毒性肝炎
E. 慢性胆囊炎,胆石症　　F. 肝囊肿

301. 下列哪种实验室检查最有诊断价值

A. 测定血清 γ-谷氨酰转肽酶　　B. 测定血清碱性磷酸酶
C. 甲胎蛋白测定　　D. 测定 AST 和 ALT
E. 乳酸脱氢酶和同工酶测定　　F. 测定血常规

302. 下列哪项检查阳性有确定诊断意义

A. B 超　　B. 放射性核素肝扫描
C. CT 检查　　D. X 线上消化道造影检查
E. 肝穿刺针吸细胞学检查　　F. MRI 检查

**(303~308 题共用题干)**

男,25 岁。不慎从 4 m 高处跌下,半小时后被送入急诊室。查体:血压 70/45 mmHg,神清,气促,面色苍白,四肢发凉,脉细弱,左侧胸压痛明显、胸廓塌陷、有骨擦感及反常呼吸,左胸见一 2 cm×2.5 cm 创口,可听到气体出入创口响声,左侧呼吸音消失,右侧呼吸音减低。

303. 询问伤情时还应重点了解哪些情况

A. 受伤体位　　B. 搬动方式
C. 咯血　　D. 小便
E. 伤前健康状况　　F. 呕吐
G. 昏迷　　H. 家族遗传病史

304. 体格检查时,还应重点检查哪些项目

A. 瞳孔　　B. 气管
C. 胸壁　　D. 心、肺
E. 肝、脾　　F. 脊柱

G. 四肢　　H. 膝腱反射

305. "反常呼吸征"的胸廓改变是

A. 吸气时受伤胸廓塌陷　　B. 吸气时受伤胸廓隆起

C. 吸气时受伤胸廓无改变　　D. 呼气时受伤胸廓塌陷

E. 呼气时受伤胸廓隆起　　F. 呼气时受伤胸廓无改变

306. 患者考虑的诊断有

A. 多发性肋骨骨折　　B. 张力性气胸

C. 血胸　　D. 外伤性膈疝

E. 开放性气胸　　F. 心脏压塞

G. 创伤性休克　　H. 颅脑损伤

307. 最紧急的处理应该是

A. 气管切开　　B. 给氧

C. 快速输血、输液　　D. 开胸探查

E. 左胸闭式引流　　F. "浮动胸壁"加压包扎

G. 半坐卧位　　H. 左胸封闭开放性伤口

308. 开放性气胸时纵隔的位置变化是

A. 吸气时偏向患侧　　B. 吸气时偏向健侧

C. 吸气时回至原位　　D. 呼气时偏向患侧

E. 呼气时偏向健侧　　F. 呼气时回至原位

G. 吸气与呼气时均偏向健侧　　H. 吸气与呼气时均偏向患侧

**(309~311 题共用题干)**

女,32 岁。无明显诱因出现下腹部疼痛 14 小时,呈持续性、阵发性加重,伴恶心,无呕吐、腹泻、发热等。曾在门诊化验白细胞 $12.2\times10^9$/L,中性粒细胞 0.85。自发病以来,精神尚可,无血尿、有少量排气,排黄色稀便 2 次,量不多。6 个月前曾有类似发作史,经抗炎对症治疗后好转。末次月经为 10 天前。体温 36.8 ℃,脉搏 88 次/分,呼吸 20 次/分,血压 130/70 mmHg。腹部平坦,腹式呼吸存在,未见手术瘢痕,未见胃肠型、蠕动波。右下腹压痛,轻度肌紧张,轻度反跳痛,未及明显肿物。肝脾肋缘下未触及,肝肾区无叩痛,移动性浊音(-)。肠鸣音 4~5 次/分。结肠充气试验(+),闭孔内肌试验(-),腰大肌试验(-)。血 WBC $15.2\times10^9$/L,中性粒细胞 0.83。

309. 初步临床诊断最可能是

A. 急性胆囊炎　　B. 回盲部肿瘤

C. 急性肠系膜淋巴结炎　　D. 胃十二指肠溃疡穿孔

E. 右侧输尿管结石　　F. 慢性阑尾炎急性发作

G. 宫外孕破裂出血

310. 若行手术治疗,切口应选择

A. 上腹正中切口　　B. 左下腹经腹直肌切口

C. 右下腹经腹直肌探查切口　　D. 下腹正中切口

E. 右下腹麦氏点切口　　F. 右侧肋缘下切口

311. 手术常见的并发症有

A. 吻合口瘘　　B. 肠瘘

C．肾衰竭　　D．腹腔脓肿
E．阑尾残株炎　　F．呼吸衰竭
G．应激性溃疡出血　　H．切口感染

**(312~314 题共用题干)**

女,16 岁。主因上腹部突发剧烈钻顶样疼痛 2 小时,疼痛向肩背部放射,伴恶心、呕吐,无发热或黄疸。既往无消化性溃疡病史。

312. 提示:腹部无明显压痛,Murphy 征阴性,未触及肿物,肠鸣音 4 次/分。为明确诊断,应紧急检查的项目包括
A．血常规　　B．血清淀粉酶
C．总胆红素、直接胆红素等生化检查　　D．B 超检查
E．腹部 X 线平片　　F．心电图

313. 提示:患者白细胞计数正常,嗜酸性粒细胞计数升高,血淀粉酶正常,B 超检查发现胆总管内平行双边形条状影。急诊应尽快做的处理包括
A．胃肠减压　　B．解痉治疗
C．广谱抗生素治疗　　D．药物驱蛔治疗
E．纤维十二指肠镜　　F．急诊手术

314. 提示:纤维十二指肠镜提示"胆道蛔虫症",试行纤维十二指肠镜取虫,但未成功。患者腹痛持续不缓解,并逐渐出现高热、上腹部压痛和肌紧张,WBC 升至 $14.8\times10^9$/L。进一步治疗是
A．保守治疗　　B．立即予药物驱蛔治疗
C．PTCD　　D．胆总管切开取虫、T 管引流术
E．结合生长抑素治疗　　F．手术治疗后定期驱蛔治疗

**(315~317 题共用题干)**

女,55 岁。4 天前突发剑突下顶胀样痛,巩膜黄染,伴恶心、呕吐,精神差。体温 40 ℃,脉搏 135 次/分,血压 85/50 mmHg。肝区叩痛,可触及肿大胆囊,Murphy 征(+)。血常规:WBC $23\times10^9$/L, N 0.94。

315. 在时间和病情许可的前提下,应进行的利于诊断的检查有
A．肝胆 B 超　　B．血生化及电解质检测
C．血 AFP 测定　　D．血 CA19－9 测定
E．食管钡餐检查　　F．腹部 X 线平片

316. 下列不可能发生的情况是
A．脱水　　B．凝血酶原时间缩短
C．代谢性酸中毒　　D．昏迷
E．休克　　F．低钠血症
G．$PaO_2$<60 mmHg

317. 对该患者应做的处理有
A．联合使用足量有效的广谱抗生素
B．保守观察治疗
C．应用升压药物
D．完善术前准备,急诊行胆道减压引流术

E．补充血容量

F．ERCP 检查,明确诊断

**(318~322 题共用题干)**

男,36 岁。发现颈部肿大 6 天,有隐痛,查体:体温 37.5℃,右侧甲状腺肿大,质地中等,有触痛,无明显结节。

318. 在病史方面还应侧重哪些情况

A．有无怕热、心慌、性情急躁
B．有无呼吸、吞咽困难
C．有无低热、盗汗
D．有无近期感冒
E．有无咽喉部疼痛
F．有无甲状腺家族病史

319. 应行哪些辅助检查

A．胸片
B．心电图检查
C．甲状腺 B 超检查
D．血常规
E．甲状腺功能七项
F．颈部 CT 检查
G．全身骨扫描
H．甲状腺细针穿刺活检

320. 如果基础代谢率升高,$T_3$、$T_4$ 升高,可能的诊断是

A．单纯性甲状腺肿
B．原发性甲状腺功能亢进
C．结节性甲状腺肿
D．结节性甲状腺肿继发高功能腺瘤
E．急性甲状腺炎
F．亚急性甲状腺炎

321. 如果需进一步明确诊断,需行哪项检查

A．颈部 CT
B．全身骨扫描
C．甲状腺同位素扫描
D．甲状腺细针穿刺活检
E．促甲状腺激素受体抗体检测
F．颈部 MRI

322. 如果甲状腺同位素扫描提示甲状腺摄取率下降,应考虑诊断为

A．单纯性甲状腺肿
B．原发性甲状腺功能亢进
C．结节性甲状腺肿
D．结节性甲状腺肿继发高功能腺瘤
E．急性甲状腺炎
F．亚急性甲状腺炎

**(323~328 题共用题干)**

男,34 岁。主因“呕吐咖啡样物、黑便 2 小时”入院。患者入院前 2 小时无明显诱因呕咖啡样物,量约 300 mL,同时排柏油样便 2 次,量约 200 mL,伴有头晕、心悸,全身乏力。既往反复发作上腹痛伴反酸病史 3 年,春秋季发作频繁,自行口服“胃药”有缓解。查体:脉搏 120 次/分,血压 70/55 mmHg,面色苍白,皮肤湿冷,腹部软,上腹部有轻压痛,无反跳痛及肌紧张,腹部叩诊鼓音,肠鸣音活跃,双下肢略有水肿。

323. 患者出血的原因最可能是

A．胃癌
B．门静脉高压症,食管胃底静脉曲张
C．消化性溃疡伴出血
D．胃壁动脉瘤
E．应激性溃疡
F．胆道出血

324. 为进一步明确诊断,首选的检查是

A．纤维胃镜
B．上消化道造影
C．选择性腹腔动脉造影
D．腹部 B 超
E．腹部 CT
F．放射性核素扫描

G. 肝功能检查

325. 此患者目前的主要治疗措施有

A. 快速补液,必要时输血

B. 监测血压、脉搏、尿量和周围循环状况

C. 胃肠减压,去甲肾上腺素+0.9%氯化钠溶液胃管冲洗

D. 急诊纤维胃镜检查、止血

E. 急诊腹腔血管造影

F. 静脉应用止血、生长抑素等药物

G. 输注 $H_2$ 受体拮抗剂或质子泵抑制剂

H. 立即手术

326. 提示:该患者接受剖腹探查、胃大部切除术(毕Ⅱ式吻合),术后第 2 天突发右上腹剧痛。查体:心率 120 次/分,血压 130/70 mmHg,腹肌紧张,全腹压痛,以右上腹为甚。最可能的诊断是

A. 绞窄性肠梗阻

B. 胃肠吻合口排空障碍

C. 十二指肠残端破裂

D. 输入段肠袢梗阻

E. 腹内疝

F. 输出段肠袢梗阻

G. 急性弥漫性腹膜炎

327. 此时的治疗应选择

A. 快速补液

B. 输血、应用止血药

C. 胃肠减压、胃管内注药、冰氯化钠溶液洗胃

D. 准备急诊手术

E. 抗休克治疗、观察病情变化

F. 胃镜下局部止血治疗

G. 全身应用抗生素治疗

328. 合适的治疗方法是

A. 急诊手术,行手术止血

B. 急诊手术,再次缝合十二指肠残端

C. 急诊手术,充分引流腹腔

D. 急诊手术,行 Whipple 术

E. 急诊手术,行十二指肠残端缝合加引流术

F. 急诊手术,行残胃空肠 Roux-en-Y 吻合术

**(329~331 题共用题干)**

男,56 岁。双下肢浅静脉迂曲扩张多年,近 1 年来足踝部皮肤颜色发黑,伴瘙痒。

329. 为明确诊断,应首先进行的检查是

A. 下肢静脉彩色超声多普勒检查

B. 静脉造影

C. MRI 深静脉成像

D. Pratt 试验

E. 双下肢动脉无创血管检查

F. 下肢静脉无创血管检查

G. 超声心动图

330. 超声检查显示患者双下肢深静脉回流通畅,双股浅静脉重度反流,怀疑为原发性下肢深静脉瓣膜功能不全。为进一步明确诊断并制订手术治疗方案,最可靠的检查方法为

A. 下肢静脉超声多普勒检查

B. 静脉造影

C. MRI 深静脉成像

D. Perthes 试验

E．下肢静脉核素显像　　F．Pratt 试验

331. 静脉造影结果支持原发性下肢深静脉瓣膜功能不全的诊断。可行的手术方式为
A．单纯股浅静脉瓣手术
B．单纯大隐静脉剥脱术
C．单纯交通支静脉结扎术
D．股浅静脉瓣手术+大隐静脉剥脱+交通支静脉结扎术
E．自体大隐静脉耻骨上转流术
F．股浅静脉瓣手术+大隐静脉剥脱术
G．股浅静脉瓣手术+交通支静脉结扎术

**(332~336 题共用题干)**

男,36 岁。因右侧腹股沟区可复性肿物 1 周入院,患者 1 周前腹股沟出现一肿物,肿物多在站立时出现,咳嗽或步行时,可出现疼痛感,当时未予以重视,未行处理,1 周来患者症状无改善。

332. 根据病史和查体,患者的诊断可能为
A．腹股沟直疝　　B．腹股沟斜疝
C．睾丸鞘膜积液　　D．睾丸肿物
E．精索鞘膜积液　　F．股疝

333. 患者应予以哪些检查
A．透光试验　　B．腹部立位平片
C．腹部 B 超　　D．CT
E．体格检查　　F．穿刺活检

334. 提示:患者进一步行透光试验及疝囊造影提示为腹股沟斜疝。腹股沟斜疝与睾丸鞘膜积液的鉴别要点是
A．睾丸鞘膜积液所形成肿块完全局限在阴囊内
B．睾丸鞘膜积液做透光试验多为(+)
C．睾丸鞘膜积液难以扪及实质性睾丸
D．睾丸鞘膜积液站立时肿物出现,平卧后消失
E．腹股沟斜疝多伴疼痛
F．腹股沟斜疝多见于儿童及青少年

335. 关于斜疝的说法,正确的是
A．由腹股沟管突出,可进入阴囊　　B．回纳后压住深环,肿物可不突出
C．精索在疝囊后方　　D．疝囊颈在腹壁下动脉外侧
E．斜疝嵌顿机会多　　F．回纳疝后压住浅环,疝可不突出

336. 行疝囊修补术的禁忌证有
A．长期咳嗽　　B．大量腹水
C．心力衰竭　　D．全身急性感染
E．急性肝炎　　F．小于一岁的小孩
G．嵌顿疝

**(337~339 题共用题干)**

女,28 岁。产后 20 天,左乳房胀痛伴发热。查体:T 38.5 ℃,左乳房肿胀,皮肤潮红,有

触痛。

337. 最可能的诊断是

A. 炎性乳癌
B. 乳腺脓肿
C. 急性乳腺炎
D. 积乳症
E. 乳房脂肪液化
F. 乳腺结核

338. 该病形成的主要原因为

A. 乳汁淤积
B. 细菌主要沿淋巴管入侵
C. 乳汁分泌过多
D. 乳汁分泌过少
E. 哺乳期过久
F. 哺乳期过短

339. 可以选用的药物有

A. 青霉素
B. 红霉素
C. 甲硝唑
D. 头孢菌素
E. 外敷中药
F. 他莫昔芬

# 答案与解析

## 答案

| | | | | | | | | | |
|---|---|---|---|---|---|---|---|---|---|
| 1. E | 2. C | 3. D | 4. D | 5. D | 6. D | 7. C | 8. A | 9. B | 10. A |
| 11. C | 12. B | 13. C | 14. D | 15. A | 16. C | 17. D | 18. B | 19. B | 20. B |
| 21. E | 22. E | 23. E | 24. B | 25. E | 26. C | 27. A | 28. E | 29. A | 30. A |
| 31. B | 32. D | 33. B | 34. E | 35. E | 36. D | 37. B | 38. B | 39. A | 40. C |
| 41. A | 42. B | 43. D | 44. E | 45. D | 46. B | 47. D | 48. C | 49. C | 50. C |
| 51. B | 52. C | 53. A | 54. B | 55. D | 56. C | 57. B | 58. D | 59. A | 60. D |
| 61. D | 62. A | 63. E | 64. C | 65. B | 66. B | 67. C | 68. C | 69. C | 70. D |
| 71. A | 72. C | 73. E | 74. A | 75. B | 76. B | 77. D | 78. C | 79. C | 80. A |
| 81. B | 82. C | 83. D | 84. D | 85. A | 86. A | 87. D | 88. C | 89. D | 90. B |
| 91. D | 92. C | 93. C | 94. D | 95. A | 96. D | 97. E | 98. D | 99. D | 100. D |
| 101. D | 102. E | 103. D | 104. E | 105. D | 106. D | 107. C | 108. A | 109. C | 110. D |
| 111. C | 112. E | 113. D | 114. C | 115. C | 116. E | 117. B | 118. B | 119. B | 120. D |
| 121. C | 122. C | 123. E | 124. D | 125. E | 126. D | 127. C | 128. E | 129. E | 130. A |
| 131. E | 132. D | 133. D | 134. E | 135. E | 136. C | 137. A | 138. E | 139. B | 140. D |
| 141. D | 142. A | 143. C | 144. E | 145. E | 146. D | 147. E | 148. C | 149. C | 150. B |
| 151. A | 152. D | 153. C | 154. A | 155. C | 156. B | 157. C | 158. B | 159. C | 160. A |
| 161. E | 162. A | 163. B | 164. C | 165. E | 166. A | 167. B | 168. D | 169. B | 170. E |
| 171. C | 172. C | 173. B | 174. B | 175. C | 176. D | 177. E | 178. A | 179. B | 180. D |
| 181. D | 182. D | 183. D | 184. E | 185. B | 186. D | 187. C | 188. A | 189. A | 190. B |
| 191. B | 192. C | 193. C | 194. E | 195. C | 196. A | 197. B | 198. B | 199. A | 200. B |
| 201. C | 202. D | 203. C | 204. C | 205. E | 206. B | 207. C | 208. B | 209. D | 210. B |
| 211. B | 212. E | 213. B | 214. C | 215. A | 216. A | 217. B | 218. C | 219. E | 220. B |
| 221. D | 222. A | 223. B | 224. A | 225. A | 226. A | 227. E | 228. D | 229. C | 230. C |

| | | | | | | | | | |
|---|---|---|---|---|---|---|---|---|---|
| 231. B | 232. A | 233. E | 234. A | 235. C | 236. E | 237. D | 238. C | 239. D | 240. B |
| 241. C | 242. B | 243. A | 244. D | 245. C | 246. B | 247. D | 248. B | 249. D | 250. E |
| 251. B | 252. A | 253. B | 254. E | 255. C | 256. C | 257. D | 258. A | 259. C | 260. E |
| 261. B | 262. D | 263. A | 264. C | 265. B | 266. A | 267. D | 268. B | 269. D | 270. B |
| 271. D | 272. A | 273. B | 274. D | 275. E | 276. D | 277. E | 278. B | 279. C | 280. E |
| 281. D | 282. C | 283. E | 284. D | 285. C | 286. A | 287. B | 288. B | 289. A | 290. A |
| 291. B | 292. C | 293. D | 294. B | 295. A | 296. D | 297. B | 298. B | 299. C | |

| | | | | |
|---|---|---|---|---|
| 300. A | 301. C | 302. E | 303. CDFG | 304. BCDEFG |
| 305. AE | 306. AEG | 307. BCFH | 308. BD | 309. F |
| 310. CE | 311. BDEH | 312. ABCDE | 313. BE | 314. DF |
| 315. AB | 316. B | 317. ACDE | 318. ABCDE | 319. ABCDE |
| 320. F | 321. C | 322. F | 323. C | 324. A |
| 325. ABCDFG | 326. CG | 327. ADG | 328. E | 329. AF |
| 330. B | 331. D | 332. ABEF | 333. AE | 334. ABC |
| 335. ABCDE | 336. ABCDE | 337. C | 338. AB | 339. ABDE |

**解析**

5. 老年男性患者有进行性排尿困难、尿潴留留置导尿表现,考虑前列腺增生可能。腹股沟疝常常由前列腺增生诱发。故本题选 D。
6. 腹股沟斜疝是最常见的腹外疝,可进入阴囊,患者平卧或用手推送,疝内容物容易回纳入腹腔。腹股沟直疝一般不进入阴囊。故本题选 D。
7. 前列腺增生患者查体有下腹膨胀,浊音界在脐下 2 指表现,提示尿潴留,应首先留置导尿。故本题选 C。
8. 经尿道前列腺电切术效果较确切,创伤小,适用于绝大多数前列腺增生患者。故本题选 A。
9. 增生的前列腺将外周的腺体压扁形成假包膜,称外科包膜,与增生的腺体有明显的界线。故本题选 B。
15. 患者肿块直径>2 cm,<5 cm 为 $T_2$;无淋巴结转移为 $N_0$;无远处转移为 $M_0$, TNM 分期为 $T_2N_0M_0$,临床分期属于Ⅱ期。故本题选 A。
16. 患者雌孕激素受体阴性,不符合内分泌治疗指征;乳腺癌是术后化疗最有效的肿瘤之一,应于术后早期使用(不超过 1 个月),浸润性肿瘤直径大于 2 cm、淋巴结转移是化疗的指征。故本题选 C。
23. 患者临床表现为突发、持续性剧烈上腹痛,迅速扩散至全腹,查体有腹膜炎体征;立位腹部平片显示膈下游离气体,考虑为消化道穿孔,最常见于胃、十二指肠溃疡穿孔。故本题选 E。
24. 消化性溃疡穿孔患者急性起病,高度酸性的胃液进入腹腔,刺激腹膜引起化学性腹膜炎,导致腹痛。故本题选 B。
25. 消化性溃疡穿孔的手术治疗适用于饱食后穿孔、顽固性溃疡穿孔和伴有幽门梗阻、穿孔导致大出血、恶变等的患者。目前患者考虑诊断为消化性溃疡穿孔,需立即行剖腹探查术。故本题选 E。
26. 患者突发中上腹刀割样剧烈疼痛,查体有全腹压痛、反跳痛、肌紧张的腹膜炎体征,且移动性浊音可疑阳性,故考虑诊断为急性胃十二指肠溃疡穿孔。故本题选 C。

27. 目前考虑诊断为急性胃十二指肠溃疡穿孔,若 X 线检查示膈下游离气体,可以确定诊断。故本题选 A。

28. 患者诊断为急性胃十二指肠溃疡穿孔,有弥漫性腹膜炎的体征,无其他手术禁忌证,故应选择立即手术,以穿孔缝合术为主要术式,穿孔缝合术后仍需正规的抗溃疡药物治疗。故本题选 E。

30. 乳腺脓肿形成后,主要治疗措施是及时作脓肿切开引流。为避免损伤乳管而形成乳瘘,应作放射状切开,乳晕下脓肿应沿乳晕边缘作弧形切口。故本题选 A。

34. 气性坏疽应用抗生素治疗首选青霉素,常见产气荚膜梭菌多对青霉素敏感,但剂量需大。氨基糖苷类抗生素已证实无效。故本题选 E。

37. 输血适应证:①大量失血,主要是补充血容量。②贫血或低蛋白血症,常因慢性失血、烧伤、红细胞破坏增加或清蛋白(白蛋白)合成不足所致。③重症感染,如全身性严重感染或脓毒症、恶性肿瘤化疗后致严重骨髓抑制继发难治性感染者。④凝血异常。故本题选 B。

40. 严重的肠梗阻患者会出现频繁呕吐和严重腹胀,导致脱水和低血钾;绞窄性肠梗阻患者可出现全身中毒症状及休克;肠梗阻患者由于失水和血液浓缩,白细胞计数、血红蛋白和血细胞比容都可增高,一般不出现贫血。故本题选 C。

45. 吻合口梗阻多见于吻合口过小或吻合时内翻过多,加上术后吻合口水肿所致;处理方法是胃肠减压,消除水肿,经保守治疗后症状通常可以缓解。故本题选 D。

46. 甲亢术后发生甲状腺危象与术前准备不够、甲亢症状未能很好控制及手术应激有关,充分的术前准备和轻柔的手术操作是预防的关键。故本题选 B。

47. 小细胞癌为神经内分泌起源,恶性程度高,生长快,很早可出现淋巴和血行转移。鳞癌通常先经淋巴转移,血行转移发生相对较晚。腺癌一般生长较慢,但有时在早期即发生血行转移,淋巴转移相对较晚。肺癌的纵隔、锁骨上以及颈部淋巴结转移一般发生在原发灶同侧,但也可以在对侧,即交叉转移。故本题选 D。

48. 鼻空肠管喂养是将喂养管放置入空肠内,减少了反流风险,此途径越过了胃十二指肠段,肠内营养液直接进入空肠,避免了刺激胃泌素、胰泌素和胆囊收缩素释放导致的胰液分泌增加,适用于急性胰腺炎患者。故本题选 C。

49. 切口疝是发生于腹壁手术切口处的疝。在各种常用的腹部切口中,最常发生切口疝的是经腹直肌切口;下腹部因腹直肌后鞘不完整,切口疝更多见。故本题选 C。

50. 抗甲状腺药物治疗甲亢的适应证:①轻、中度病情。②甲状腺轻、中度肿大。③孕妇、高龄或由于其他严重疾病不适宜手术者。④手术前和 $^{131}$I 治疗前的准备。⑤手术后复发且不适宜 $^{131}$I 治疗者。⑥中至重度活动的 GO 患者。基础代谢率为+20%~+30%为轻度甲亢,可选用抗甲状腺药物治疗。故本题选 C。

53. 急性化脓性梗阻性胆管炎是常见外科急腹症中最易出现发冷、发热的疾病;其典型临床表现为 Reynolds 五联征,即腹痛、寒战高热、黄疸、休克、神经中枢系统受抑制表现。故本题选 A。

56. 在双骨折中,若其中一骨干骨折线为横形稳定骨折,另一骨干为不稳定的斜形或螺旋形骨折时,应先复位稳定的骨折。若尺、桡骨骨折均为不稳定型,发生在上 1/3 的骨折,先复位尺骨;发生在下 1/3 的骨折先复位桡骨。发生在中段的骨折,一般先复位尺骨。故本题选 C。

58. 直肠癌的癌肿侵入静脉后沿门静脉转移至肝；也可由髂静脉转移至肺、骨和脑等。故本题选 D。

59. 十二指肠球部急性穿孔临床表现为突发持续性剧烈腹痛，呈“刀割样”，腹痛迅速波及全腹。上腹部阵发性绞痛是消化性溃疡的临床表现。故本题选 A。

60. 周围静脉途径具有应用方便、安全性高、并发症少而轻等优点，适用于只需短期（$<2$ 周）肠外营养者。故本题选 D。

61. 低位完全性机械性肠梗阻时，由于大部分肠管梗阻，肠内容物充盈，肠内压增高导致肠壁缺血、水肿，若进行诊断性腹腔穿刺易导致肠壁损伤。故本题选 D。

64. 临床上常用的中心静脉途径：①颈内静脉途径。②锁骨下静脉途径。③经头静脉或贵要静脉插入中心静脉导管（PICC）途径。故本题选 C。

65. 急性乳腺炎的预防关键在于避免乳汁淤积，防止乳头损伤，并保持其清洁。每次哺乳应将乳汁吸空，如有淤积，可按摩或用吸乳器排尽乳汁。哺乳后应清洗乳头。乳头有破损或破裂要及时治疗。注意婴儿口腔卫生。故本题选 B。

66. 血压在 160/100 mmHg 以下，可不必做特殊准备。血压过高者，术前应选用降压药物，使血压维持在一定水平，但不要求降至正常后才做手术。故本题选 B。

68. 重度骨盆骨折送入外科监护室治疗。血流动力学不稳定的应积极抗休克治疗，各种危及生命的合并症应首先处理。对腹膜后出血，应密切观察，进行输血、补液。故本题选 C。

69. 急性肾衰竭少尿期的水、电解质和酸碱平衡紊乱多表现为水过多、代谢性酸中毒、高钾血症、低钠血症、低钙和高磷血症等。故本题选 C。

70. 直肠指检是简单而重要的临床检查方法，对及早发现肛管、直肠癌意义重大。对于排便习惯及大便性状改变的患者，首选直肠指检，初步了解病变部位与性质。故本题选 D。

72. 骨折的愈合分为三个阶段，即血肿炎症机化期、原始骨痂形成期、骨痂改造塑形期。骨痂改造塑形期需 1~2 年，原始骨痂中新生骨小梁逐渐增粗，排列逐渐规则和致密。故本题选 C。

75. 恶性肿瘤的特异性免疫治疗有接种瘤苗和应用肿瘤免疫核糖核酸。故本题选 B。

80. 颈椎功能单位由两个相邻椎体、椎间盘、关节突关节和钩椎关节构成。颈椎由于活动度较大，因而容易退变。颈椎间盘退行性变是颈椎病发生和发展的最基本原因。故本题选 A。

81. 痈是多个相邻毛囊及其周围组织同时发生的急性化脓性炎症，或由多个相邻疖融合而成。故本题选 B。

83. 如果腹痛的间歇期不断缩短，以致成为剧烈的持续性腹痛，则应该警惕可能是绞窄性肠梗阻的表现。绞窄性肠梗阻患者可出现全身中毒症状及休克。故本题选 D。

85. 直肠肛管周围脓肿最常见的是肛周脓肿；常位于肛门后方或侧方皮下间隙，又称肛周皮下间隙，脓肿范围一般不大。故本题选 A。

89. 前列腺增生多在 50 岁以后出现症状，60 岁左右症状更加明显。症状与前列腺体积大小之间并不一致，而取决于引起梗阻的程度、病变发展速度以及是否合并感染等，症状可时轻时重。故本题选 D。

94. 灭菌是指杀灭一切活的微生物，包括芽孢。消毒是指杀灭病原微生物和其他有害微生物，但并不要求清除或杀灭所有微生物。故本题选 D。

95. 尿频是前列腺增生最常见的早期症状,夜间更为明显。尿频的原因,早期是因增生的前列腺充血刺激引起。随着病情发展,梗阻加重,残余尿量增多,膀胱有效容量减少,尿频逐渐加重。故本题选 A。

101. 急性阑尾炎典型的腹痛发作始于上腹,逐渐移向脐部,数小时(6~8 小时)后转移并局限在右下腹。多数患者具有这种典型的转移性腹痛的特点。故本题选 D。

106. 新洁尔灭、苯扎溴铵属于低效消毒剂,乙醇、碘伏属于中效消毒剂,碘酊、戊二醛、甲醛属于高效消毒剂。故本题选 D。

107. 粘连性肩关节囊炎(又称肩周炎)多发生在 50 岁左右的人,软组织退行性变,对各种外力的承受能力减弱是基本因素。女性多于男性,左侧多于右侧。故本题选 C。

110. 直肠肛管的淋巴引流以齿状线为界,分上、下两组。上组在齿状线以上,有三个引流方向:向上沿直肠上动脉到肠系膜下动脉旁淋巴结,是直肠最主要的淋巴引流途径;向两侧经直肠下动脉旁淋巴结引流到盆腔侧壁的髂内淋巴结;向下穿过肛提肌至坐骨肛管间隙,沿肛管动脉、阴部内动脉旁淋巴结到达髂内淋巴结。故本题选 D。

112. 外科感染的发生与病原体的数量与毒力有关,局部或全身免疫力的下降亦是引发感染的条件。近年来,肠道细菌移位与外科感染的关联引起了广泛关注,严重者可导致脓毒症,甚至脓毒性休克(感染性休克)。故本题选 E。

115. 甲状腺乳头状癌是成人甲状腺癌的最主要类型和儿童甲状腺癌的全部,多见于 30~45 岁女性。此型分化好,恶性程度较低;虽常有多中心病灶,约 1/3 累及双侧甲状腺,且较早便出现颈淋巴结转移,但预后较好。故本题选 C。

118. 妊娠期急性阑尾炎较常见,压痛、肌紧张和反跳痛均不明显,炎症发展易致流产或早产,威胁母子生命安全;治疗以早期阑尾切除术为主,妊娠后期的腹腔感染难以控制,更应早期手术。故本题选 B。

120. 胰腺癌包括胰头癌和胰体尾部癌,其中胰头癌占 70%~80%。故本题选 D。

124. 手术区皮肤消毒范围要包括手术切口周围 15 cm 的区域。如切口有延长的可能,应相应扩大皮肤消毒范围。故本题选 D。

125. 甲状腺手术治疗的适应证:①继发性甲亢或高功能腺瘤。②中度以上的原发性甲亢。③腺体较大,伴有压迫症状,或胸骨后甲状腺肿等类型甲亢。④抗甲状腺药物或 $^{131}I$ 治疗后复发者或坚持长期用药有困难者。⑤妊娠早、中期的甲亢患者凡具有上述指征者,应考虑手术治疗,并可以不终止妊娠。少年儿童甲亢是手术禁忌证。故本题选 E。

126. 腹部压痛、肌紧张和反跳痛(即腹膜刺激征),是急性腹膜炎的最典型体征,尤以原发病灶所在部位最为明显。故本题选 D。

128. 急性胰腺炎的局部并发症:①急性胰周液体积聚。②胰腺假性囊肿。③急性坏死物积聚。④包裹性坏死。⑤其他如胸腔积液、胃流出道梗阻、消化道瘘、门静脉血栓等。腹腔间隔室综合征属于急性胰腺炎的全身并发症。故本题选 E。

130. 肾输尿管结石为上尿路结石,主要症状是疼痛和血尿。输尿管结石可引起肾绞痛或输尿管绞痛,典型的表现为疼痛剧烈难忍,阵发性发作,位于腰部或上腹部,并沿输尿管行径放射至同侧腹股沟,还可放射到同侧睾丸或阴唇。与活动有关的疼痛和血尿,有助于肾输尿管结石的诊断,尤其是典型的肾绞痛。故本题选 A。

132. 患者为青年女性,双侧甲状腺对称性肿大,质地软,亲属也有类似表现,最可能为缺碘引起的单纯性甲状腺肿。对 20 岁以下的单纯性甲状腺肿患者可给予小剂量甲状腺素，以抑制腺垂体 TSH 分泌，缓解甲状腺的增生和肿大。故本题选 D。

133. 患者有多年乙型肝炎病史，B 超发现实性占位病变，甲胎蛋白（AFP）明显升高，考虑为原发性小肝癌，治疗首选手术切除。故本题选 D。

134. 正常血钾浓度为 3.5～5.5 mmol/L，此患者血钾 5.9 mmol/L，诊断为高钾血症。因同型库存血内含有大量钾离子，会加重高钾血症，不能输库存血。故本题选 E。

137. 对于有症状和（或）并发症的胆囊结石，首选胆囊切除术治疗。下列情况应考虑手术治疗：①结石数量多及结石直径≥2～3 cm。②胆囊壁钙化或瓷性胆囊。③伴有胆囊息肉≥1 cm。④胆囊壁增厚（>3 mm）即伴有慢性胆囊炎。故本题选 A。

138. 胰腺假性囊肿囊壁成熟后（6 周以上）可作内引流术。常用囊肿空肠 Roux-en-Y 吻合术，若囊肿位于胃后壁，可直接将囊肿与胃后壁吻合，目前可用腹腔镜或胃镜完成此类手术。故本题选 E。

139. 该患者血红蛋白正常，血压正常，一般状况良好，无输血指征；自体输血既可节约库存血，又可减少输血反应和疾病传播，且不需要检测血型和交叉配合试验。输注异体红细胞和新鲜冰冻血浆不作首选。故本题选 B。

140. 甲亢术后呼吸困难和窒息的常见原因：①出血及血肿压迫气管。②喉头水肿。③气管塌陷。④双侧喉返神经损伤。喉上神经外支损伤会使环甲肌瘫痪，引起声带松弛、音调降低；喉上神经内支损伤，喉部黏膜感觉丧失，进食特别是饮水时，容易误咽发生呛咳。故本题选 D。

141. 患者有乙型肝炎病史，检查有肝功能异常表现，甲胎蛋白（AFP）明显升高，考虑肝癌诊断。故本题选 D。

142. 非手术治疗仅能改善症状，适应证：①症状轻微又不愿手术者。②妊娠期发病。③手术耐受力极差者。手术治疗是治疗下肢静脉曲张最根本的方式，诊断明确且无禁忌证者都可施行手术治疗。故本题选 A。

146. 大量输血后可出现低体温、碱中毒、低钙血症、高钾血症及凝血异常等；患者有突发全身抽搐表现，考虑为低钙血症。故本题选 D。

151. 凡施行肠切除吻合术的患者，因手术区污染，在高位结扎疝囊后，一般不宜作疝修补术，以免因感染而致修补失败。故本题选 A。

153. 胃十二指肠溃疡穿孔常表现为突发上腹部剧痛，呈“刀割样”，腹痛迅速波及全腹；体检见患者表情痛苦，取屈曲体位，不敢移动；腹肌紧张呈“板状腹”，反跳痛明显；肠鸣音减弱或消失；叩诊肝浊音界缩小或消失，可闻及移动性浊音。故本题选 C。

154. 溶血反应是最严重的输血并发症，典型的症状为输入十几毫升血型不合的血后，立即出现沿输血静脉的红肿及疼痛，寒战、高热、呼吸困难、腰背酸痛、头痛、胸闷、心率加快乃至血压下降、休克，随之出现血红蛋白尿和溶血性黄疸；当怀疑有溶血反应时应立即停止输血，核对受血者与供血者姓名和血型，并抽取静脉血离心后观察血浆色泽，若为粉红色即证明有溶血。故本题选 A。

155. 患者有明确的腹部外伤史，血压明显降低，心率快，血红蛋白下降，考虑为腹腔实质性脏器破裂出血，应行腹腔穿刺，如抽出不凝血，则诊断明确。故本题选 C。

158. 患儿右腹股沟部出现可复性包块，可降入阴囊内，考虑为斜疝；疝块突然肿大，有触痛，不能回纳，考虑腹股沟斜疝嵌顿。故本题选 B。

163. 患者右上腹痛，呈阵发性加剧，伴恶心、呕吐、畏寒发热，查体有右上腹压痛，初步考虑诊断为急性胆囊炎。故本题选 B。

165. 剖腹探查原则上应先处理出血性损伤,后处理空腔器官破裂伤;对于空腔器官破裂伤,应先处理污染重的损伤,后处理污染轻的损伤。肝脏破裂时出血量较大,短期内会导致休克,应紧急处理。故本题选 E。

166. 患者发现乳腺肿物质硬,表面不光滑,表面皮肤凹陷,提示乳腺癌已累及 Cooper 韧带,同时右腋下可触及质硬、肿大淋巴结,提示乳腺癌伴同侧腋下淋巴结转移。故本题选 A。

168. 股疝的疝块往往不大,常在腹股沟韧带下方卵圆窝处表现为一半球形的突起;平卧回纳内容物后,疝块有时不能完全消失,部分患者可在久站或咳嗽时感到患处胀痛,并有可复性肿块。故本题选 D。

169. 患者有右上腹部明确外伤史,十二指肠为腹膜后空腔脏器,其损伤穿孔可引起腹膜后积气,X 线腹部平片可见腰大肌轮廓模糊,有时可见腹膜后呈花斑状改变(积气)并逐渐扩展。故本题选 B。

170. 患者诊断为乳腺浸润性导管癌,不伴远处转移,应行根治性手术治疗。乳腺癌改良根治术有两种术式,一是保留胸大肌,切除胸小肌;一是保留胸大、小肌,Ⅰ、Ⅱ期乳腺癌应用根治术及改良根治术的生存率无明显差异,且该术式保留了胸肌,术后外观效果较好,是目前常用的手术方式。故本题选 E。

172. 原发性腹膜炎又称自发性腹膜炎,即腹腔内无原发病灶。致病菌多为溶血性链球菌、肺炎链球菌或大肠埃希菌。正常情况下,肠腔内细菌不能通过肠壁,但在某些情况下,如肝硬化并发腹水、肾病、猩红热或营养不良等机体抵抗力低下时,肠腔内细菌即有可能通过肠壁进入腹膜腔,发生细菌移位导致腹膜炎。溶血性链球菌性腹膜炎的脓液稀薄,无臭味。故本题选 C。

173. 氟烷对肝有急性损害作用,可使肝脏血流减少,在缺氧时产生对肝脏有毒性的代谢产物。故本题选 B。

178. 穿透性损伤如伴腹内脏器或组织自腹壁伤口突出,可用消毒碗覆盖保护,勿予强行回纳,以免加重腹腔污染。故本题选 A。

180. 患者出现右乳外上象限肿块,伴同侧腋窝淋巴结肿大,考虑为乳腺癌;对疑为乳腺癌者,可将肿块连同周围乳腺组织一并切除,作术中冰冻活检或快速病理检查,一般不宜作切取活检。故本题选 D。

183. 患者有胆总管结石病史,现突发右上腹痛伴高热、黄疸,腹膜刺激征阳性、Murphy 征阳性,考虑诊断为急性梗阻性化脓性胆管炎(AOSC)。只有使胆道压力降低,才有可能中止胆汁或细菌向血液的反流,阻断病情的恶化,方法:①胆总管切开减压、T 管引流。②ENBD。③PTCD。胆囊造口术常难以达到有效的引流,一般不宜采用。故本题选 D。

184. 儿童胆囊结石以及无症状的成人胆囊结石,一般不做预防性胆囊切除术,可观察和随诊。故本题选 E。

185. 类风湿关节炎治疗目的在于控制炎症,减轻症状,延缓病情进展,保持关节功能和防止畸形。早期可作受累关节滑膜切除术,以减少关节液渗出,防止血管翳形成,保护软骨和软骨下骨组织,改善关节功能;也可在关节镜下行关节清理、滑膜切除术。患者药物治疗效果不明显,X 线片可见关节轻度骨质破坏,可行滑膜切除术。故本题选 B。

188. 髋关节结核多见于儿童,常诉膝部疼痛,患肢出现屈曲、外展、外旋畸形,X 线平片检查对诊断十分重要，局限性的骨质疏松通常是最早的放射学表现，如有关节间隙轻度狭窄更应引起注意。早期髋关节结核，为挽救关节，如无手术禁忌证，应及时行病灶清除手术。故本题选 A。

192. 患者既往有脑血栓病史，现右下肢明显增粗肿胀，皮温及体温均升高，最可能为右侧下肢深静脉血栓形成。故本题选 C。

193. 肠管嵌顿如不及时解除，肠壁及其系膜受压情况不断加重可使动脉血流减少，最后导致完全阻断，即为绞窄性疝。此时肠系膜动脉搏动消失，肠壁逐渐失去其光泽、弹性和蠕动能力，最终变黑坏死。故本题选 C。

196. 乳腺囊性增生病主要表现为一侧或双侧乳房胀痛和肿块，一般于月经前明显，月经后减轻，严重者整个月经周期都有疼痛。体检发现一侧或双侧乳房内可有大小不一，质韧的单个或多个结节，可有触痛，与周围分界不清，亦可表现为弥漫性增厚。故本题选 A。

197. 患者有长期反复发作性上腹疼痛，表现为夜间痛、饥饿痛，考虑消化性溃疡可能；突发上腹剧痛，腹膜刺激征阳性、肠鸣音消失，考虑为消化性溃疡穿孔所致腹膜炎。故本题选 B。

199. 患者有上腹痛伴恶心、呕吐，吐后疼痛不缓解，肠鸣音消失，白细胞增高，血淀粉酶及尿淀粉酶高于正常值，最可能为急性胰腺炎。故本题选 A。

202. 若甲状腺肿块质硬、固定，颈淋巴结肿大，或有压迫症状者，或存在多年的甲状腺肿块，在短期内迅速增大者，均应怀疑为甲状腺癌。故本题选 D。

204. 患肢突发尿频、尿急、尿痛表现，直肠指检发现前列腺增大，有明显压痛，白细胞明显增高，考虑为急性前列腺炎；直肠指检可触及波动感，提示形成脓肿。故本题选 C。

205. 患者有肛门右侧胀痛、排便时疼痛加剧伴发热表现，肛门右侧红肿，指压痕(+)提示脓肿形成，考虑为直肠肛管周围脓肿。脓肿切开引流是治疗直肠肛管周围脓肿的主要方法，一旦诊断明确，即应切开引流。故本题选 E。

208. 经腹腔直肠癌切除术(Dixon 手术)是目前应用最多的直肠癌根治术，只要肛门外括约肌和肛提肌未受累，保证环周切缘阴性的前提下，均可行结肠-直肠低位吻合或结肠-肛管超低位吻合。故本题选 B。

211. 用透光试验检查肿块，鞘膜积液多为透光(阳性)，而疝块则不能透光。故本题选 B。

213. 一过性髋关节滑膜炎多见于 8 岁以下儿童，主诉为髋或膝关节疼痛、跛行或不愿走路，髋关节活动轻度受限，患儿发病前一般有上呼吸道感染病史，卧床休息及患肢皮肤牵引数周后即愈。故本题选 B。

214. 患者右手背部深Ⅱ度烧伤后，出现乏力、头痛及张口困难表现，考虑为破伤风感染；治疗：①伤口处理，在麻醉并控制痉挛下进行清创。②应用抗毒素，常用破伤风抗毒素(TAT)，一般用量是 10 000~60 000 U。③抗生素治疗，首选青霉素，肌内注射，每 4~6 小时 1 次或大剂量静脉滴注。④支持对症治疗，减少患者痉挛和痛苦可选用 10%水合氯醛，保留灌肠量每次 20~40 mL，苯巴比妥钠肌内注射等。⑤治疗并发症。故本题选 C。

215. 老年患者，乳腺癌改良根治术后乳腺癌复发，雌、孕激素受体均为阴性，不适用内分泌治疗；结合患者年龄，不适合放疗及再次手术，选择化学治疗。故本题选 A。

216. 疝囊高位结扎术是指显露疝囊颈，予以高位结扎、贯穿缝扎或荷包缝合，然后切去疝囊;手术中必须解剖出疝囊颈结构,才能完成疝囊颈处的高位结扎。故本题选 A。

218. 烧伤后第 1 个 24 小时补液量:成人每 1% Ⅱ度、Ⅲ度烧伤面积每千克体重补充电解质液 1 mL 和胶体液 0.5 mL,另加基础水分 2 000 mL,即烧伤面积×体重×1.5+基础需要量。患者双上肢、躯干烧伤,烧伤面积为 45%,其第 1 个 24 小时补液量为 45×60×1.5+2 000=6 050 mL。故本题选 C。

220. 对于有症状和(或)并发症的胆囊结石,首选胆囊切除术。腹腔镜胆囊切除术已是常规手术,具有损伤小、恢复快、疼痛轻、瘢痕不易发现等优点。故本题选 B。

225. 患者有明确的外伤史,血压较低,腹膜刺激征阳性,腹部穿刺未抽出血性液体,目前不能排除内脏出血,给予哌替啶止痛会掩盖病情,延误治疗。故本题选 A。

228. 肥胖患者有右中上腹疼痛伴恶心、呕吐、腹胀等表现,血淀粉酶及白细胞明显升高,考虑为急性胰腺炎;血钙降低(正常值为 2.25~2.75 mmol/L),全腹腹膜刺激征阳性,移动性浊音阳性,提示重症急性胰腺炎,考虑诊断为出血坏死性胰腺炎。故本题选 D。

229. 患者有明确的右上腹外伤史,血压下降,血红蛋白显著偏低,伴全腹压痛,肌紧张,反跳痛,腹穿见不凝血,考虑为内脏破裂出血。肝和脾组织结构脆弱,血供丰富,位置比较固定,受到暴力打击容易导致破裂。患者右上腹撞伤,最可能为肝破裂。故本题选 C。

232. 患者左下肢直腿抬高试验阳性,腰椎平片示腰椎右凸畸形,CT 扫描示腰 4、5 椎间隙,椎体左后软组织阴影,左侧神经根受压,最可能为腰椎间盘突出症。手术治疗适应证:①腰腿痛症状严重,反复发作,经半年以上非手术治疗无效,且病情逐渐加重,影响工作和生活者。②中央型突出有马尾神经综合征,括约肌功能障碍者,应按急诊进行手术;③有明显的神经受累表现者。患者无手术指征,应行非手术治疗,常用手段为硬板床卧床休息,牵引,理疗与按摩等使痉挛肌肉松弛,减轻椎间盘压力。故本题选 A。

233. 右腹股沟斜疝嵌顿患者,术中发现嵌顿段小肠色暗,无蠕动,考虑为绞窄性斜疝,常伴有小肠坏死,易发生局部严重感染。若在高位结扎疝囊的同时行修补术,常因感染导致修补失败。故本题选 E。

234. 患者有典型的痛、吐、胀、闭表现,腹部立位平片示右下腹可见 2 个气液平面,考虑肠梗阻可能;结合腹部手术史,最可能为粘连性肠梗阻。故本题选 A。

239. 患者烧伤部位包含头面部,出现声音嘶哑的症状,考虑合并吸入性损伤可能。故本题选 D。

240. 乳管内乳头状瘤一般无自觉症状,常因乳头溢液污染内衣而引起注意,溢液可为血性、暗棕色或黄色液体。肿瘤小,常不能触及肿块。大乳管乳头状瘤可在乳晕区扪及直径为数毫米的小结节,多呈圆形、质软、可推动,轻压此肿块,常可从乳头溢出液体。故本题选 B。

242. 手术切除是目前治疗乳腺纤维腺瘤唯一有效的方法,应进一步完善相关检查后,行择期手术。故本题选 B。

243. 成年男性右上肢面积为 9%。深Ⅱ度烧伤伤及真皮乳头层以下,但仍残留部分网状层,深浅不尽一致,也可有水疱,但去水疱皮后,创面微湿,红白相间,痛觉较迟钝。故本题选 A。

244. 患者腹痛由上腹扩展到全腹,腹膜刺激征阳性,肝浊音界消失,肠鸣音消失,考虑为急性腹膜炎;取半卧位以促使腹腔渗出液流向盆腔,减少吸收并减轻中毒症状,有利于局限和引流,且可促使腹内脏器下移,腹肌松弛,减轻因腹胀挤压膈肌而影响呼吸和循环。故本题选 D。

246. 患者已经确诊为直肠癌，行 CT 影像学检查可评估其分期、有无淋巴转移以及肠外侵犯等。故本题选 B。

247. 根据体表面积新九分法，患者烧伤面积=面部 3%+颈部 3%+双手 5%+双前臂 6%+双足 7%+双小腿 13%。共计 37%。故本题选 D。

251. 阑尾炎术后不会出现代谢性酸中毒，不需要静脉补充碳酸氢钠。故本题选 B。

253. 胰腺囊肿可在上腹部触及半球形、光滑、不移动、囊性感的肿物，如合并感染，有发热和腹部压痛。患者急性腹痛伴尿淀粉酶明显升高，考虑急性胰腺炎；伴有高热，腹部肿块有压痛，B 超见一液性肿物，考虑为胰腺囊肿并发感染。故本题选 B。

258. 非手术治疗适应于轻症胰腺炎及尚无外科干预指征的中度重症和重症急性胰腺炎，包括禁食、胃肠减压；补液、防治休克；镇痛解痉；抑制胰腺分泌；营养支持；应用抗生素；中药治疗。中药治疗应在呕吐基本控制后进行，此时不适宜，患者目前无手术指征，患者禁食期主要靠完全肠外营养，不可进低脂半流食。故本题选 A。

259. 锁骨位于皮下，位置表浅，一旦发生骨折，即出现局部肿胀、瘀斑，肩关节活动时疼痛加剧。患者常用健手托住肘部，减少肩部活动引起的骨折端移动而导致的疼痛，头部向患侧偏斜，以减轻因胸锁乳突肌牵拉骨折近端而导致疼痛。检查时，可扪及骨折端，有局限性压痛，骨擦感。故本题选 C。

262. 患者有腹痛、高热、黄疸等胆道感染的典型症状，首先考虑诊断为急性化脓性胆囊炎。故本题选 D。

263. 患者进油腻食物并饮酒后出现剧烈上腹痛，考虑急性胰腺炎可能；血、尿淀粉酶测定是最常用的诊断方法。血清淀粉酶在发病数小时开始升高，24 小时达高峰，4~5 天后逐渐降至正常；尿淀粉酶在 24 小时才开始升高，48 小时到高峰，下降缓慢，1~2 周后恢复正常。故本题选 A。

268. 腹股沟直疝常见于年老体弱者，主要表现为患者直立时，在腹股沟内侧端、耻骨结节上外方出现一半球形肿块，不伴疼痛或其他症状。直疝从直疝三角发出，不进入阴囊，极少发生嵌顿，回纳疝块后压住深环，疝块仍可突出。故本题选 B。

269. 患者进食油腻食物后出现腹痛，有高热、右肩背部放射痛症状，查体有右上腹压痛、反跳痛，考虑胆道疾病可能，首选 B 超检查，简单快捷，其诊断胆囊结石的阳性率高。故本题选 D。

273. 术后胃瘫是胃手术后以胃排空障碍为主的综合征，多发生在饮食由禁食改为流质或流质改为半流质时，可能原因有胃肠吻合口开口过小、逆行套叠堵塞吻合口、吻合时胃肠壁翻入过多、胃肠黏膜水肿较重等，并非由于胃切除范围不足所致。故本题选 B。

275. 慢性胆囊炎患者常在饱餐、进食油腻食物后出现腹胀、腹痛，疼痛程度不一，多在上腹部，可牵涉到右肩背部。慢性胆囊炎常合并胆囊结石。故本题选 E。

276. 患者血清 $K^+$、$Cl^-$ 降低，诊断为低钾、低氯血症；血 pH 及 $HCO_3^-$ 增高，提示碱中毒；碱中毒时呼吸中枢受抑制，有呼吸困难表现，血中 $CO_2$ 潴留导致 $PaCO_2$ 增高和 $PaO_2$ 下降，患者因消化系统疾病致酸碱代谢失调，考虑为代谢性碱中毒。故本题选 D。

278. 急性胰腺炎患者出现左上腹压痛，可扪及一触痛明显的包块，伴持续发热、血白细胞明显升高，考虑为胰腺组织和胰周组织坏死液化继发感染，即急性胰腺炎并发脓肿。故本题选 B。

279. 患者有胃溃疡病史，近期发作频繁且无规律，有体重减轻表现，胃钡餐透视见有龛影，考虑胃溃疡癌变可能。胃镜能够直接观察胃黏膜病变的部位和范围，并可以对可疑病灶钳取小块组织作病理学检查，是诊断胃癌的最有效方法。故本题选C。

283. 现患者血压80/60 mmHg，明显降低，考虑体液大量丢失所致血容量不足，应立即补液纠正低血容量。故本题选E。

284. 患儿有转移性右下腹痛表现，右下腹压痛、反跳痛，白细胞明显升高，考虑诊断为急性阑尾炎。一旦确诊，应早期行阑尾切除术；早期手术系指阑尾炎症还处于管腔阻塞或仅有充血水肿时就手术切除，此时手术操作较简易，术后并发症少。故本题选D。

286. 患儿有脐周疼痛表现，伴呕吐胃内容物、腹泻、发热，双下腹肌紧张、压痛，肠鸣音活跃，考虑诊断为急性阑尾炎；结合B超提示右下腹低回声至无回声，考虑阑尾脓肿形成。故本题选A。

287. 患者肿块已侵出浆膜层，并局部浸润肝左外叶及横结肠，胃大弯和胃小弯侧淋巴结肿大，考虑为胃癌晚期伴转移。胃癌根治性手术原则为彻底切除胃癌原发灶，按临床分期标准清除胃周围的淋巴结，重建消化道；当胃癌侵犯周围脏器时，在肿瘤可以切除的情况下，应行肿瘤扩大根治术，该患者可行联合脏器切除术。故本题选B。

288. 患者突发上腹痛，查体有剑突下压痛，肝浊音界缩小，肠鸣音消失，腹膜刺激征阳性等体征，考虑上消化道穿孔可能；应选择腹部立位平片，如膈下见新月状游离气体影可确诊。故本题选B。

290. 右侧结肠癌常以消瘦、乏力、贫血为主要症状，左侧结肠癌以肠梗阻、便秘、腹泻、便血为主要症状。患者以大便隐血、消瘦为主要表现，考虑右侧结肠癌，包括盲肠癌、升结肠癌等。故本题选A。

291. 胆道蛔虫病特点是剧烈的腹痛与较轻的腹部体征不相称，所谓"症征不符"；常突发剑突下钻顶样剧烈绞痛，阵发性加剧，痛时辗转不安、呻吟不止、大汗淋漓，可伴有恶心、呕吐；腹痛可骤然缓解，间歇期可全无症状。故本题选B。

292. 胆总管结石是指位于胆总管内的结石，属于肝外胆管结石，一般无症状或仅有上腹部不适，当结石造成胆管梗阻时可出现反复腹痛或黄疸；如继发胆管炎，可出现典型的Charcot三联征，即腹痛、寒战高热和黄疸。故本题选C。

295. 胰腺假性囊肿是最常见的胰腺囊性病变，多继发于急、慢性胰腺炎。临床表现为胰腺炎或上腹部外伤后，上腹逐渐膨隆，腹胀，压迫胃、十二指肠引起恶心、呕吐，影响进食；体检在上腹部触及半球形、光滑、不移动、囊性感的肿物。故本题选A。

297. 右下腹压痛是急性阑尾炎最常见的重要体征。压痛点通常位于麦氏点，可随阑尾位置的变异而改变，但压痛点始终在一个固定的位置上。发病早期腹痛尚未转移至右下腹时，右下腹便可出现固定压痛。故本题选B。

298. 患者盆腔手术后出现左小腿后方疼痛，足部、踝部有水肿，考虑下肢静脉血栓形成。局限在小腿部的深静脉血栓形成，临床特点为突然出现小腿剧痛，患足不能着地踏平，行走时症状加重；小腿肿胀且有深压痛，作踝关节过度背屈试验可致小腿剧痛（Homans征阳性）。故本题选B。

300. 原发性肝癌的临床表现：①肝区疼痛，多呈右上腹持续性胀痛或钝痛，可牵涉右肩或右背部。②肝脏进行性增大，质地坚硬，表面凹凸不平。③黄疸，一般出现在肝癌晚期。④肝硬化征象。⑤进行性消瘦、发热、食欲缺乏、乏力等全身性表现。根据患者有肝区钝痛、消瘦、肝大且质地坚硬等表现，考虑肝癌的可能性大。故本题选 A。

301. 甲胎蛋白(AFP)是诊断肝细胞癌特异性的标志物，广泛用于肝癌的普查、诊断、判断治疗效果及预测复发。诊断时注意排除妊娠和生殖腺胚胎瘤。故本题选 C。

302. 超声或 CT 引导下细针穿刺行组织学检查是确诊肝癌的可靠方法。故本题选 E。

303. 患者胸部外伤史明确，症状明显，问诊需重点了解是否有咯血，小便情况，是否有呕吐、昏迷，疼痛部位、程度等。故本题选 CDFG。

304. 体格检查是指对人体形态结构和机能发展水平进行检测和计量。其内容：①运动史和疾病史。②形态指标测量。③生理机能测试，如器官、胸壁、心、肺、肝、脾、脊柱、四肢等。④身体成分测定。⑤特殊检查，如实验室检查、X 线、心电图、脑电图、肌电图、超声心动图、肌肉针刺活检等。故本题选 BCDEFG。

305. 反常呼吸征主要表现为吸气时胸廓扩张，浮动的胸壁下陷；呼气时肋骨下降，浮动的胸壁向外凸出。故本题选 AE。

306. 患者有明确高处摔伤史，左侧胸明显压痛，胸廓塌陷、有骨擦感，提示多发性肋骨骨折；患者左胸有创口，可听到气体出入响声，左侧呼吸音消失，右侧呼吸音减低，提示开放性气胸；患者血压明显降低，有面色苍白，四肢发凉，脉细弱等休克表现，提示创伤性休克。故本题选 AEG。

307. 胸部损伤患者应常规给氧；患者处于休克状态，应立即快速补液抗休克治疗；多发性肋骨骨折的患者，可在软化胸壁处垫以厚敷料后胸带加压固定；开放性气胸急救处理要点为立即将开放性气胸变为闭合性气胸。故本题选 BCFH。

308. 开放性气胸呼、吸气时，出现两侧胸膜腔压力不均衡的周期性变化，使纵隔在吸气时移向健侧，呼气时移向伤侧，称为纵隔扑动。故本题选 BD。

310. 阑尾炎手术切口常规选择右下腹经腹直肌探查切口、右下腹麦氏点切口。故本题选 CE。

311. 阑尾切除术后常见并发症主要有肠瘘、腹腔脓肿、阑尾残株炎、切口感染。故本题选 BDEH。

312. 患者有上腹疼痛、恶心呕吐等急腹症表现，血常规、血清淀粉酶、总胆红素、直接胆红素等生化检查、B 超、腹部 X 线平片均是检测腹部疾病的相关检查。心电图不属于腹部疾病紧急检查的项目。故本题选 ABCDE。

313. 患者上腹部突发剧烈钻顶样疼痛且 B 超检查发现胆总管内平行双边形条状影，考虑胆总管梗阻病变，应给予解痉止痛，同时纤维十二指肠镜解除胆道梗阻。故本题选 BE。

314. 患者行纤维十二指肠镜取虫失败，出现高热、上腹部压痛和肌紧张，考虑急性梗阻性化脓性胆管炎，应急诊行胆总管切开取虫、T 管引流术，术后进行驱蛔治疗。故本题选 DF。

315. 患者有腹痛、高热、黄疸、休克、神经中枢系统受抑制表现，即 Reynolds 五联征，最可能为急性梗阻性化脓性胆管炎(AOSC)。应根据病情选择简单、实用、方便的检查方法，首选 B 超检查，可了解胆道梗阻部位、肝内外胆管扩张情况及病变性质，对诊断很有帮助。血生化和电解质检测，可了解全身情况。故本题选 AB。

316. AOSC 的神经系统症状主要表现为神情淡漠、嗜睡、神志不清，甚至昏迷。肝功能有不同程度的损害，凝血酶原时间延长。动脉血气分析可有 $PaO_2$ 下降、饱和度降低。常见有代谢性酸中毒及脱水、低钠血症等电解质紊乱。故本题选 B。

317. AOSC 的治疗包括非手术治疗和紧急胆管减压引流。非手术治疗既是治疗手段，也是术前准备，主要内容：①维持有效的输液通道，尽快恢复血容量。②联合应用足量抗生素。③纠正水、电解质紊乱和酸碱平衡。④对症治疗如降温等。⑤应用血管活性药物提高血压等。胆道减压方法：①胆总管切开减压、T 管引流。②经内镜鼻胆管引流术。③经皮经肝胆管引流。故本题选 ACDE。

323. 患者反复发作上腹痛伴反酸，且呈季节性，口服“胃药”可缓解，考虑有消化性溃疡病史。现突发呕吐咖啡样物、黑便，伴有头晕、心悸、乏力，查体见脉快、血压低、面色苍白、皮肤湿冷等休克表现，肠鸣音活跃，考虑消化性溃疡出血的可能性大。故本题选 C。

324. 纤维胃镜检查有助于明确出血的部位和性质，并可同时进行止血（双极电凝、激光、套扎和注射硬化剂等）。内镜检查应早期（出血后 24 小时内）进行。故本题选 A。

325. 消化性溃疡出血的治疗：①补充血容量，快速补液，监测生命体征包括心率、血压、尿量、周围循环等。②放置胃管，可经胃管注入 200 mL 含 8 mg 去甲肾上腺素的生理盐水溶液，并夹管约 30 分钟。③药物治疗，静脉输注 $H_2$ 受体拮抗剂或质子泵抑制剂抑制胃酸、静脉应用生长抑素类制剂、静脉应用或肌内注射血凝酶。④胃镜治疗，在胃镜下明确出血部位后，可通过电凝、喷洒止血粉、上血管夹等措施止血。⑤手术治疗，部分胃十二指肠溃疡出血患者经保守治疗无效，需行手术，但须严格把握手术指征。故本题选 ABCDFG。

326. 患者行胃大部切除术（毕Ⅱ式吻合）的术后第 2 天突发右上腹剧痛，有腹膜炎体征，考虑十二指肠残端破裂的可能性大。患者腹肌紧张、全腹压痛，提示存在急性弥漫性腹膜炎。急性完全性输入袢梗阻常表现为呕吐物量少，不含胆汁。输出段肠袢梗阻常表现为上腹部饱胀，呕吐含胆汁的胃内容物。故本题选 CG。

327. 患者考虑为毕Ⅱ式吻合术后发生十二指肠残端破裂的可能性大，一旦确诊应立即手术。应立即放置胃管进行胃肠减压，在补液、抗感染等治疗的基础上准备急诊手术探查。故本题选 ADG。

328. 患者考虑为胃大部切除术（毕Ⅱ式吻合术）术后十二指肠残端破裂，应立即行急诊手术，术中尽量关闭十二指肠残端，并行十二指肠造瘘和腹腔引流。故本题选 E。

330. 患者考虑原发性下肢深静脉瓣膜功能不全，应行静脉造影，在下肢静脉逆行造影中，根据造影剂向远侧逆流的范围可临床分级，以明确病变性质及严重程度，有利于制定手术方案。故本题选 B。

331. 凡诊断明确，瓣膜功能不全Ⅱ级以上者，结合临床表现的严重程度，应考虑施行深静脉瓣膜重建术，具体手术方式包括股浅静脉瓣手术、大隐静脉剥脱、交通支静脉结扎术。故本题选 D。

332. 睾丸鞘膜积液、睾丸肿物所呈现的肿块完全局限在阴囊内。腹股沟疝、股疝、精索鞘膜积液均可出现腹股沟肿物。故本题选 ABEF。

333. 鞘膜积液透光试验阳性，体格检查可明确腹股沟疝分型。故本题选 AE。

334. 睾丸鞘膜积液所形成肿块完全局限在阴囊内，透光试验多为（+），难以扪及实质性睾丸。交通性鞘膜积液站立时肿物出现，平卧后消失。易复性斜疝除腹股沟区有肿块和偶有胀痛外，并无其他症状。故本题选 ABC。

335. 疝囊经过腹壁下动脉外侧的腹股沟管深环（内环）突出，向内、向下、向前斜行经过腹股沟管，再穿出腹股沟管浅环（皮下环），并可进入阴囊，称为腹股沟斜疝，回纳疝块后压住内环口,斜疝的疝块不再突出。精索在斜疝疝囊后方。嵌顿性疝通常发生在斜疝,强力劳动或排便等腹内压骤增是其主要原因。故本题选 ABCDE。

336. 长期咳嗽、大量腹水会导致腹压升高,不宜行疝囊修补术。心力衰竭、全身急性感染、急性肝炎患者全身情况较差,不宜行手术治疗。故本题选 ABCDE。

337. 急性乳腺炎是乳腺的急性化脓性感染,主要病因为乳汁淤积和细菌入侵。患者为产后哺乳期妇女,短期内出现乳房红肿伴发热、疼痛,首先考虑急性乳腺炎。故本题选 C。

338. 急性乳腺炎是乳腺的急性化脓性感染,主要病因为乳汁淤积和细菌入侵。乳汁是理想的培养基,乳汁淤积将有利于入侵细菌的生长繁殖。乳头破损或皲裂,使细菌沿淋巴管入侵是感染的主要途径。故本题选 AB。

339. 急性乳腺炎的治疗原则是消除感染、排空乳汁,其主要病原菌为金黄色葡萄球菌,可不必等待细菌培养的结果,应用青霉素治疗,或用耐青霉素酶的苯唑西林钠,或头孢菌素。对青霉素过敏者,则应用红霉素。也可外敷中药治疗。甲硝唑主要用于厌氧菌的感染。他莫昔芬是非甾体激素的抗雌激素药物,主要用于治疗乳腺癌和症状较重的乳腺囊性增生病。故本题选 ABDE。

## 第六节　妇产科疾病

**一、共用题干单选题:每道考题以一个小案例的形式出现,其下面都有 A、B、C、D、E 五个备选答案。请从中选择一个最佳答案。**

**(1~2 题共用题干)**

女,27 岁。已婚,停经 78 天,阴道中等量流血 5 天伴发热。2 天前阴道排出一块肉样组织,今晨突然大量阴道流血。查体:血压 80/60 mmHg,体温 38.2 ℃,脉搏 116 次/分,子宫如妊娠 2 个月大、有压痛,宫口通过一指松,阴道分泌物明显臭味。血白细胞总数 $20.5×10^9$/L,血红蛋白 68 g/L。

1. 应诊断为感染合并

A. 先兆流产　　B. 难免流产
C. 不全流产　　D. 稽留流产
E. 完全流产

2. 除抗休克外,还需进行的紧急处理是

A. 大量输血、输液　　B. 注射子宫收缩药
C. 抗生素大剂量静脉滴注　　D. 钳夹出宫腔内妊娠产物
E. 立即进行彻底清宫

**(3~4 题共用题干)**

女,28 岁。闭经 4 个月,下腹坠痛 1 周,阴道少许出血 2 天。妇科检查:宫颈外科口闭,子宫如孕 5 周大小,双附件未及肿物。于闭经 40 天时,曾在外院查尿 hCG 试验阳性。

3. 以下最无价值的病史是

A. 既往月经不规则 7 天/2~3 月
B. 曾放避孕环 2 年
C. 约 3 个月前曾自觉恶心、呕吐、被疑为肝炎
D. 爱人已出差 2 个月

E. 2年前曾有一次人工流产

4. 首先应采取的辅助检查是

A. 诊断性刮宫术　　B. 血清β-hCG测定

C. B超明确宫腔内有无胎儿及是否存活　　D. 多普勒超声检查

E. 尿妊娠试验

**(5~8题共用题干)**

女,30岁。停经56天,4天前开始有少量阴道流血,昨日开始右下腹轻痛,今晨突发剧痛,并呕吐2次就诊。妇科检查:后穹隆饱满,触痛,宫颈举痛(+),宫体前倾前屈,较正常稍大,软,子宫右侧可触及拇指大小的块状物。

5. 该患者最可能的诊断是

A. 输卵管妊娠流产　　B. 输卵管妊娠破裂

C. 急性附件炎　　D. 急性阑尾炎

E. 右侧卵巢肿瘤蒂扭转

6. 该患者目前最恰当的检查方法是

A. 宫腔镜检查　　B. B超检查

C. 诊断性刮宫　　D. 尿妊娠试验

E. 阴道后穹隆穿刺

7. 如果该患者后穹隆穿刺抽到10 mL不凝血,血象:白细胞$10\times10^9$/L,中性80%,血红蛋白75 g/L。体温37.5℃,血压75/45 mmHg。最合理的处理方式是

A. 输液、输血,观察病情进展　　B. 立即行刮宫术

C. 立即行剖腹探查术　　D. 输液、输血,同时行剖腹探查术

E. 纠正休克后行剖腹探查术

8. 该患者的手术原则是

A. 尽量吸出腹腔血液做自体输血　　B. 切除子宫

C. 进行对侧输卵管整形手术　　D. 尽快钳夹出血处,切除患侧输卵管

E. 切除患侧附件

**(9~11题共用题干)**

女,39岁。淋漓阴道出血3个月。平素月经规律,经量多,经期长,今为脓血性分泌物3天。$G_3P_1$,无宫内节育器。

9. 下列最可能的诊断是

A. 子宫内膜癌　　B. 卵巢颗粒细胞瘤

C. 黏膜下子宫肌瘤　　D. 功血

E. 宫颈息肉

10. 为明确诊断,应首先采取的措施是

A. 诊刮+病理　　B. 性激素止血

C. 行宫腔镜检查　　D. 消毒后妇科检查

E. 抗生素治疗后妇科检查

11. 如妇科检查发现宫颈口脱出一直径约3 cm球形质硬肿块,表面局部溃疡状,根部有蒂细长,来自宫腔,正确的处理是

A. 抗生素治疗后再处理　　B. 雌激素止血+抗生素抗感染

C．行宫腔镜检查　　D．取活检+病理检查
E．经阴道切除肿物+病理检查

**（12~13题共用题干）**

女，23岁。哺乳期，停经44天，B超检查于宫腔内探及妊娠囊。准备行人工流产负压吸宫术，术前探宫腔11 cm未感到底。一般情况好，阴道流血不多，无腹痛，无压痛及反跳痛，血压100/70 mmHg，心率86次/分。

12. 最可能的诊断应是
A．漏吸　　B．人工流产综合反应
C．子宫穿孔　　D．羊水栓塞
E．仰卧位低血压综合征

13. 不恰当的处理措施是
A．暂停人工流产　　B．严密观察患者的生命体征
C．给予静脉抗生素预防感染　　D．肌内注射缩宫素20 U
E．立即行剖腹探查术

**二、单选题：每道考题下面有A、B、C、D、E五个备选答案，请从中选择一个最佳答案。**

14. 青春期功能失调性子宫出血的治疗原则是
A．减少月经量　　B．促进子宫发育
C．止血、调整月经周期、促排卵　　D．抗生素治疗
E．防止子宫内膜病变

15. 下列哪项提示胎儿宫内窘迫
A．胎心率130次/分
B．妊娠近足月时，胎动大于20次/24小时
C．孕妇尿雌三醇为15 mg/24小时
D．头位，羊水胎粪污染Ⅲ度
E．雌激素/肌苷（E/C）比值大于15

16. 关于妊娠期母体血液的变化，正确的是
A．血液浓缩　　B．血液处于高凝状态
C．红细胞增加多于血浆增加　　D．血浆蛋白增多
E．白细胞稍减小

17. 有关妊娠期糖尿病的说法，错误的是
A．包括两种情况：妊娠初期发现糖尿病和糖尿病患者再妊娠
B．在妊娠期间需要使用胰岛素将血糖控制在正常范围
C．妊娠36~38周主张进行引产，要注意产后新生儿低血糖的预防
D．妊娠期糖尿病妇女分娩后血糖可恢复正常，但仍然有发生糖尿病的风险
E．妊娠期糖尿病在产后6周应进一步复查血糖，明确糖尿病类型

18. 围绝经期保健的内容不包括
A．注意锻炼身体　　B．保持外阴清洁
C．定期体检　　D．进食低蛋白质、高维生素食物
E．进行肛提肌锻炼

19. 引起早产最常见的原因是
A. 胎膜早破
B. 重度子痫前期
C. 宫颈内口松弛
D. 下生殖道感染
E. 羊水过少
20. 妊娠时维持妊娠黄体功能的主要物质为
A. 卵泡刺激素
B. 孕激素
C. 黄体生成素
D. 雌激素
E. 人绒毛膜促性腺激素
21. 对于输卵管结扎术的适应证,哪项是不恰当的
A. 心脏病患者心功能Ⅱ~Ⅲ级
B. 已婚妇女计划生育要求绝育
C. 有慢性盆腔炎者
D. 第2次剖宫产时
E. 滞产后
22. 以下不属于围生保健的是
A. 孕前期保健
B. 产时保健
C. 新生儿保健
D. 产褥期保健
E. 孕期保健
23. 有关月经初潮,以下叙述错误的是
A. 初潮年龄与人民生活水平有关
B. 月经初潮是女孩性成熟过程中的一项生理标志
C. 初潮后月经不规律,因此不可能受孕
D. 第一次月经叫月经初潮
E. 初潮年龄在13~15岁
24. 判断胎儿的成熟度,应测的指标是
A. 尿中雌二醇值
B. 血清中胎盘生乳素值
C. 血中甲胎蛋白值
D. 尿中雌三醇值
E. 羊水中肌酐值
25. 目前我国采用的围产期是
A. 妊娠满20周到产后4周
B. 妊娠满28周到产后1周
C. 妊娠满20周到产后1周
D. 妊娠满28周到产后4周
E. 胚胎形成到产后1周
26. 青春期保健的三级预防指
A. 对女青年疾病的治疗和康复
B. 营养膳食指导
C. 体格锻炼
D. 学校保健
E. 疾病普查
27. 关于围生期保健,以下哪项错误
A. 围生期保健是指围绕妇女妊娠、分娩后产后阶段的保健
B. 孕前期保健的目的是选择最佳的受孕时机
C. 哺乳期一般不宜采用药物避孕
D. 妊娠全过程可分为妊娠早期、妊娠中期、妊娠晚期
E. 孕期各阶段保健的内容完全一样

28. 人工流产时发生子宫穿孔,下列不恰当的做法是
   A. 手术器械深度明显超过检查时子宫大小,即可诊断子宫穿孔
   B. 停止手术,给予缩宫素和抗生素
   C. 如需继续清宫,应在 B 超监护下进行
   D. 尚未行吸宫操作者,保守性治疗后再清宫
   E. 更换大号吸管尽快将宫腔内组织吸净
29. 安全、有效、简便、经济而广泛使用的避孕方法为
   A. 运用安全期　　B. 使用阴道隔膜
   C. 使用避孕套　　D. 放置宫内节育器
   E. 口服短效避孕药
30. 关于更年期病理生理变化,下列哪项是错误的
   A. 卵巢功能开始衰退　　B. 胆固醇水平升高
   C. 促性腺激素水平暂时升高　　D. 骨质疏松
   E. 冠心病发生率降低
31. 关于围绝经期保健,不恰当的是
   A. 重视蛋白质、维生素、微量元素等营养物质的摄入
   B. 定期进行体检
   C. 防治围绝经期综合征
   D. 绝经后出血应及时就诊
   E. 如无自觉症状,不必保健
32. 关于孕前期保健,不正确的是
   A. 戒除烟酒嗜好　　B. 协调夫妻感情
   C. 避免接触毒物及放射线　　D. 治疗对妊娠有影响的疾病
   E. 选择最佳受孕时机
33. 新婚夫妇欲婚后 2 年要孩子,最恰当的避孕方法是
   A. 安全期避孕　　B. 长效口服避孕药
   C. 放置宫内节育器　　D. 皮下埋植剂
   E. 阴茎套
34. 关于功血大出血患者给予性激素药物止血的原则:6 小时内见效,24~48 小时内出血基本停止,若几小时仍不止血,应考虑器质性病变存在
   A. 48 小时　　B. 96 小时
   C. 72 小时　　D. 120 小时
   E. 60 小时
35. 关于前置胎盘出现阴道流血,正确的是
   A. 常发生在妊娠中期
   B. 伴有明显腹痛
   C. 贫血程度与出血量不成正比
   D. 妊娠 37~40 周出现阴道流血多为边缘性前置胎盘
   E. 妊娠 28 周出现阴道流血多为完全性前置胎盘
36. 出现围绝经期症状的病因,以下哪项错误

A．与卵巢功能衰退有关
B．内分泌平衡的改变
C．与个体体质和健康状况有关
D．文化程度越低，围绝经期症状发生率越高
E．月经周期过密或不规则者围绝经期症状发生率高

37. 有关复方短效口服避孕药不良反应的叙述，正确的是
A．类早孕反应系孕激素刺激胃黏膜所致
B．服药期间出现阴道流血，多发生在漏服药物之后
C．能使经血量多，不适用于经量多的妇女
D．白带增多系孕激素作用的结果
E．体重减轻系因进食少，恶心所致

38. 关于滴虫阴道炎的叙述，恰当的是
A．病原体为比多核白细胞小的阴道毛滴虫
B．病原体最适宜的 pH 为 3.4
C．主要是垂直传染
D．白带增多，灰白稀薄泡沫状
E．患病后不影响受孕率

39. 下列哪项不是陈旧性宫外孕的表现
A．晕厥和休克
B．少量阴道出血
C．一侧盆腔包块，有压痛
D．子宫大小正常，不活动
E．停经后反复发作的下腹剧痛

40. 关于胎膜破裂，正确的是
A．破膜超过 24 小时未分娩要使用抗生素预防感染
B．胎膜多在宫口开到 5~6 cm 时破裂
C．破膜后羊水清，胎头未入盆，可以让产妇起床活动
D．一旦发现胎膜破裂立即听胎心
E．破膜后发现羊水混浊立即剖宫产终止妊娠

41. 关于治疗围绝经期症状的激素替代治疗的适应证，以下哪项不正确
A．人工绝经和早期绝经症状明显者
B．老年阴道炎、尿道炎经一般治疗无效者
C．症状严重影响到正常工作生活，并经一般治疗无效者
D．不明原因的子宫不规则出血者
E．骨质疏松症患者

42. 有关盆腔脓肿的治疗，错误的是
A．脓肿较大时，须手术治疗
B．不可采用经腹腔排脓
C．小脓肿可采用非手术治疗
D．已婚妇女可采用后穹隆途径排脓
E．盆腔脓肿未形成时，应以药物为主，辅以物理疗法

43. 对妇女更年期的描述，不正确的是
A．通常发生在 45~55 岁
B．卵巢功能逐渐衰退到丧失
C．为每位妇女必经的过程
D．为正常的生理过程
E．均会出现更年期综合征

44. 下列不能用妊娠期心血管系统变化解释的症状是

A．心率稍增快而且有心悸　　B．心浊音界稍向左扩大
C．心尖区闻及收缩期吹风样杂音　　D．下肢水肿，卧床休息后不消退
E．上楼时呼吸增快，气促

45. 初产妇，25 岁。孕 1 产 0，妊娠 34 周，因胎动胎心消失 1 周入院，经依沙吖啶引产后娩出一死女婴，之后阴道即开始不断地出血，人工完整剥离胎盘并使用宫缩剂后仍无效果，出血不止，无凝血块。产后出血的原因可能是
A．宫缩乏力致产后出血　　B．凝血功能障碍
C．子宫破裂　　D．宫内感染
E．宫颈裂伤

46. 初产妇，24 岁。妊娠 27 周，门诊检查诊断为胎儿生长受限，则下一步的处理为
A．缩宫素引产　　B．依沙吖啶引产
C．立即剖宫产　　D．米索前列醇引产
E．加强营养及其他处理后复查

47. 初产妇，26 岁。孕 30 周，产前检查确诊为妊娠合并甲状腺功能亢进，首选治疗药物为
A．碘剂　　B．丙硫氧嘧啶
C．甲巯咪唑　　D．中成药
E．氧化剂

48. 女，31 岁。产后第 5 天，3 小时前突然出现呼吸困难、胸痛、咳嗽、咯血。最可能的诊断是
A．支气管炎　　B．支气管哮喘
C．肺血栓栓塞症　　D．急性心肌梗死
E．肺炎

49. 女，38 岁。上环 10 年，腹痛、发热 1 周。查体：T 38.5 ℃，子宫正常大，子宫左侧可触及一 9 cm 的包块，触痛明显，活动差。曾用抗生素治疗 1 周，症状不缓解。正确的处理是
A．血培养加药物敏感试验，更换抗生素继续治疗
B．激素退热，加大抗生素的剂量并联合用药
C．应用抗生素的同时取环，加中药治疗降温
D．经阴道穿刺包块，明确诊断
E．应用抗生素的同时剖腹探查，术前取环

50. 女，30 岁。孕 20 周，因大量白色阴道分泌物前来就诊，显微镜检查发现假菌丝。最适合的治疗是
A．青霉素 G　　B．多西环素
C．特康唑阴道乳膏　　D．甲硝唑
E．局部用阿昔洛韦

51. 初孕妇，33 岁。现妊娠 8 周。近 2 天感心悸，夜间常因胸闷需起床。检查：心率 118 次/分，呼吸 23 次/分，心界向左扩大，心尖部闻及舒张期杂音。肺底部有湿啰音，双下肢水肿。下列诊断不正确的是
A．早期妊娠　　B．心力衰竭
C．妊娠合并心脏病　　D．正常妊娠经过
E．非正常妊娠

52. 女，45 岁。患慢性肾炎 2 年，放置宫内节育器 11 年，因近 3 年月经量多而取环。认为已快绝经，未采取任何避孕措施，于取环后第 2 个月便怀孕而行人流术。要求采取避孕措施，以下哪种措施最合适
A. 绝育术
B. 口服避孕药
C. 皮下埋植避孕
D. 工具避孕
E. 安全期避孕

53. 女，33 岁。下腹痛伴肛门坠胀感 5 天，发热 1 天。查体：阴道分泌物增多，后穹隆饱满、触痛，宫颈举痛明显，子宫直肠陷凹可触及直径 5 cm 包块，不活动。首选的治疗是
A. 口服抗生素
B. 静脉滴注抗生素
C. 手术探查
D. 中药灌肠
E. 经阴道切开排脓，同时注入抗生素

54. 女，50 岁。绝经后 1 年，接触性出血 2 个月，宫颈涂片Ⅳ级来诊，确诊首选的辅助检查是
A. 宫腔细胞学检查
B. 阴道镜检查
C. 碘试验
D. 宫颈锥形切除
E. 宫颈和宫颈管活组织检查

55. 女，27 岁。停经 36 周，少量阴道出血 3 天，今大量阴道出血半小时，无腹痛。查体：子宫大小符合孕周，张力稍大，胎心率 144 次/分。最可能的诊断是
A. 先兆早产
B. 胎盘早剥
C. 阴道静脉曲张破裂
D. 妊娠合并宫颈癌
E. 前置胎盘

56. 女，32 岁。已婚，结婚 3 年不孕，月经血量少 1 年，闭经已 10 个月。妇科检查：子宫稍小，活动差，双侧宫旁组织增厚，附件可及黄豆大小不等的结节数个，压痛轻微，诊断性刮宫无组织物刮出。输卵管碘油造影见输卵管呈串珠样，输卵管不通。最可能的诊断是
A. 慢性盆腔炎
B. 子宫内膜异位症
C. 输卵管癌
D. 生殖器结核
E. 子宫内膜炎

57. 女，25 岁。初产妇，40 周妊娠，有规律宫缩 1 小时来诊，当时宫口扩张 4 cm，因宫缩强，宫口迅速开全后 15 分钟顺利娩出一男婴，当即有鲜血流出，检查胎盘完整，子宫收缩良好，但有持续性鲜红色阴道流血少量，会阴无裂伤。分析其出血原因为
A. 子宫收缩乏力出血
B. 羊水栓塞
C. 胎膜残留
D. 宫颈裂伤
E. 凝血功能障碍

58. 女，26 岁。妊娠 38 周，妊娠期高血压疾病，因胎膜早破入院，入院时血压 160/110 mmHg，尿蛋白(+)，宫缩强，总产程 2 小时 50 分钟。产后检查胎盘胎膜完整，阴道与宫颈裂伤处经修补阴道内仍有阵阵暗红色血流出，伴有血块，子宫时软时硬，失血量已超过 300 mL。此产妇产后出血原因可能是
A. 产道损伤
B. 凝血功能障碍
C. 胎盘残留
D. 子宫收缩不良
E. 胎盘滞留

59. 女，24 岁。人流术后 1 周，突然阴道流血增多，伴腹痛，无发热。查体：子宫稍大、软、压

痛(±),附件正常。为确诊,应行的检查是

A．三合诊　　B．宫腔镜

C．B超　　D．腹部平片

E．子宫造影

60. 女,52岁。阴道口膨出一肿物已1年,休息时能还纳,近半个月来经休息亦不能还纳,大笑、咳嗽时有尿液流出,有腰酸及下坠感,绝经3年,以往有3次足月生产史。妇科检查:会阴Ⅱ度陈旧裂伤,阴道前壁有球形膨出,宫颈脱出于阴道外,肥大,12点处有10 cm直径的溃疡,有渗血,子宫略小水平位,活动,两侧附件阴性。诊断为子宫脱垂。应采取的治疗措施是

A．宫颈溃疡愈合后阴道中隔成形术

B．子宫托

C．宫颈溃疡愈合后阴道前后壁修补术

D．阴道前后壁修补术,缩短圆韧带+切除部分宫颈

E．溃疡愈合后,经阴道子宫切除+阴道前后壁修补术

61. 女,14岁。阴道不规则出血1月余,量多,面色苍白,乏力。盆腔检查正常,Hb 55 g/L,血小板正常。应采取的止血方法为

A．三合激素止血　　B．苯甲酸雌二醇止血

C．黄体酮+丙酸睾丸酮撤退止血　　D．中药治疗止血

E．氯米芬止血治疗

62. 女,56岁。绝经4年,水样白带半年,阴道少量不规则出血6天。检查:宫颈光滑,宫体正常大小,附件未触及肿物。诊断性分段刮宫,宫颈未刮出组织,宫腔8 cm,刮出较厚白色有脆性的内膜,病理为子宫内膜腺癌,$G_1$。正确的处理是

A．筋膜外子宫切除术+双附件切除　　B．孕酮治疗

C．子宫全切术　　D．子宫广泛性切除,盆腔淋巴结清除术

E．放射治疗

63. 女,29岁。停经50天后出现阴道大量流血伴右下腹痛,今日突然右下腹剧痛难忍,来院就诊。查体:血压80/60 mmHg。患者面青唇白,腹部稍膨隆,右下腹压痛显著。妇科检查:子宫稍大,较软,右附件区触及一压痛之包块,阴道后穹隆穿刺为不凝血。最可能的诊断是

A．输卵管妊娠流产　　B．先兆流产

C．黄体破碎　　D．急性阑尾炎

E．急性输卵管炎

64. 经产妇,53岁。绝经半年后阴道出血2个月,初出血量如月经,以后时多时少。盆腔检查:宫颈糜烂,子宫稍大于正常,双侧附件阴性。采用下列哪项措施可确诊

A．宫颈刮片,细胞涂片检查

B．宫颈活检及分段诊刮,刮出物送病理检查

C．阴道镜检查,取活组织做病理检查

D．后穹隆涂片及宫颈活检

E．腹腔镜检查,并取活组织做病理检查

65. 女,56岁。绝经5年,近3个月阴道不规则流血;妇科检查:宫颈光滑,子宫如孕40天

大,质软,无压痛,探宫腔7 cm;分段诊刮:宫颈管未刮出组织,内膜质脆。入院后应首选的治疗原则是

A. 放射治疗
B. 孕酮类药物治疗
C. 化学治疗
D. 免疫治疗
E. 手术治疗

66. 女,25岁。已婚,停经50天,阴道少许出血3天,今晨突发右下腹剧痛伴明显肛坠,血压80/50 mmHg,脉搏120次/分,下腹部有压痛,反跳痛,移动性浊音(+)。妇科检查:宫颈举痛,子宫略大,稍软,右附件增厚,有压痛。为明确诊断,应首选的辅助检查是

A. 尿hCG
B. 诊断性刮宫
C. B超检查
D. 阴道后穹隆穿刺
E. 腹腔镜检查

67. 女,28岁。人流术后42天,下腹坠痛2天,不伴发热。检查:子宫增大,触痛明显。可能的诊断是

A. 子宫复旧不良
B. 月经不调
C. 宫颈粘连
D. 吸宫不全
E. 子宫内膜炎

68. 女,30岁。停经50天,阴道流血淋漓不断,5天后突然感左下腹剧烈疼痛,面色苍白,血压75/45 mmHg,盆腔检查左侧附件区触及一软性包块,约7 cm×4 cm×4 cm大小,有明显压痛。下列不应出现的体征是

A. 腹部叩诊有移动性浊音
B. 下腹部有显压痛,反跳痛
C. 子宫如2个月妊娠大小
D. 阴道后穹隆饱满,有触痛
E. 阴道后穹隆抽出2 mL不凝血液

69. 女,28岁,月经周期规则为28天。现因停经2个月,少量阴道出血1天就诊。尿妊娠试验(+)。为了解胎儿情况给予B超检查。如胚胎发育正常,B超显像图可观察到

A. 可辨认胎盘及脐带
B. 初具人形,可见心脏搏动
C. 能分辨五官和性别
D. 能看到胎动
E. 能看到胎儿的呼吸

70. 女,49岁。患无排卵型功血。停经50天后,阴道大量流血。妇科检查:子宫稍大而软,双附件未见异常。下列哪项处理不妥

A. 刮宫止血
B. 以丙酸睾丸酮止血
C. 以黄体酮止血
D. 以黄体酮与丙酸睾丸酮合并使用
E. 药物治疗无效行子宫切除术

71. 女,48岁。5个月前开始月经紊乱,并且出现潮热、潮红,易激动,她现在处于生命中的

A. 青春期
B. 生育期
C. 性成熟期
D. 围绝经期
E. 老年期

72. 初孕妇,孕41周,临产12小时入院,宫高39 cm,估计胎儿3 800 g,LOA,胎心好,宫缩强,阴道检查:宫颈已展平,开大5 cm,胎膜已破,头先露,S=-1,产瘤5.0 cm×5.0 cm×1.0 cm,宫缩时先露下降不明显。应采取的处理是

A. 等待自然分娩
B. 观察经过

C．剖宫产术　　D．静脉滴注缩宫素
E．下床活动

73. 女，32岁。足月妊娠剖宫产术后半年，不哺乳，月经已复潮，但周期不规则，平素经量多，有贫血史。首选的避孕方法为
A．安全套　　B．口服短效避孕药
C．输卵管绝育术　　D．宫内节育器
E．安全期避孕

74. 女，23岁。已婚，停经3个月，阴道出血1周，量少，无腹痛。尿hCG(-)，超声可见液平段，未见胎心及胎动。妇科检查：子宫如孕40天大小。恰当的处理是
A．继续观察2周　　B．吸宫术
C．进一步检查hCG以明确诊断　　D．肌内注射黄体酮注射液
E．口服安宫黄体酮片

75. 女，28岁。孕37周，合并妊娠期高血压疾病，突感腹部剧痛，阴道少量流血，血压83/53 mmHg，头晕，贫血貌。子宫硬，有压痛，先露头，胎心听不清，宫口未开。最为妥当的处理是
A．B超诊断　　B．人工破膜引产
C．输血、补液、家属谈话　　D．立即行剖宫产术
E．胎儿监护仪监测有无胎心

76. 女，30岁。妊娠31周，少量阴道流血，以往曾有3次早产史。主要处理应是
A．抑制宫缩，促进胎儿肺成熟　　B．氧气吸入，给予止血剂
C．注意休息，并给予镇静剂　　D．任其自然
E．左侧卧位

77. 女，33岁。$G_2P_1$。因阴道大量流血，呈休克状态急诊入院。妇科检查：阴道内有胚胎样组织，宫体6周妊娠大小，两侧附件(-)。首先应补充的病史是
A．有无早孕反应　　B．有无停经史
C．有无性生活及腹痛史　　D．有无外伤史
E．生育史

78. 女，26岁。初孕妇，妊娠40周，因胎膜早破入院。不久出现规律宫缩，因宫缩乏力曾静脉滴注缩宫素，随后宫缩增强，经2小时发现胎心不规律，随后产妇自述下腹剧痛伴少量阴道流血。腹部检查：腹壁紧张，超声多普勒未听及胎心，宫口开大4 cm，先露胎头高浮，阴道内手指向上推动时流出多量血性液体。诊断应是
A．胎盘早剥　　B．前置胎盘
C．宫颈裂伤　　D．子宫破裂
E．胎盘边缘静脉窦破裂

79. 女，60岁。绝经4年，白带增多2个月，性交后白带带血2次就诊。妇科检查阴道无充血，宫颈上唇10~12点处呈乳头状糜烂，易出血，下唇滑腻，内诊(-)，B超(-)。可能的出血原因是
A．萎缩性阴道炎　　B．子宫内膜癌
C．宫颈息肉　　D．宫颈癌
E．宫颈尖锐湿疣

80. 女,27 岁。39 周妊娠,初产妇,胎儿娩出后阴道立即有鲜血流出,呈持续性,宫缩好,应考虑为

A. 宫缩乏力
B. 胎盘剥离不全
C. 软产道裂伤
D. 胎盘滞留
E. 完全性植入胎盘

81. 女,48 岁。因不规则阴道流血前来就诊。合适的初步处理措施为

A. 子宫内膜活检
B. 口服避孕药试验
C. 注射甲羟孕酮
D. 转外科
E. 骨盆检查和巴氏涂片检查

82. 女,47 岁。放置宫内节育器 8 年,因不规则阴道出血半年就诊。查宫颈光滑,宫颈防癌涂片检查无异常。首选的治疗为

A. 人工周期治疗
B. 取出宫内节育器
C. 一般止血药治疗
D. 取出宫内节育器+诊刮
E. 抗生素治疗

83. 女,34 岁。4 年前已生育 1 个孩子,最近妇科普查,发现患小型子宫肌瘤需定期复诊,前来咨询避孕措施,应建议其选择

A. 安全期避孕
B. 体外排精
C. 口服避孕药
D. 使用避孕套
E. 放置宫内节育器

84. 女,32 岁。因经期腹痛并逐渐加剧前来就诊,检查子宫后倾,粘连固定,子宫峡部后壁可触及多个小结节,触痛明显,右附件区增厚,在附件区触及直径约 6 cm 的囊性粘连包块。最可能的诊断是

A. 多发性浆膜下肌瘤
B. 子宫内膜异位症
C. 盆腔结核
D. 卵巢癌
E. 慢性盆腔炎

85. 女,28 岁。产后 8 天,发热、腹痛 5 天入院。体温 39.2℃,血压 90/60 mmHg,急性痛苦病容,下腹压痛。妇科检查:子宫如妊娠 4 个月大,触痛明显。子宫左侧触及超手拳大、有压痛实性肿块。诊断为

A. 急性盆腔结缔组织炎
B. 急性盆腔腹膜炎
C. 急性子宫肌炎
D. 弥漫性腹膜炎
E. 急性子宫内膜炎

86. 女,30 岁。2 年前因中央性前置胎盘行剖宫产术。现妊娠 7 个月,6 小时前突感剧烈腹痛,伴头晕,大汗淋漓。胎动停止,胎心音消失,胎体漂浮感,左下腹可扪及妊娠 4 个月子宫大小硬块,移动性浊音阳性。最可能的诊断为

A. 先兆子宫破裂
B. 腹腔妊娠
C. 子宫破裂
D. 胎盘早剥
E. 子宫不完全破裂

87. 女,39 岁。已婚。月经周期正常,经期延长,经量增多 3 个月。现月经周期第 5 天因经量多就诊。妇科检查:宫颈光滑,子宫大小正常。双附件未见异常,立即诊刮,最可能的病理结果是

A．增生期子宫内膜　　B．子宫内膜增生过长
C．分泌期子宫内膜　　D．子宫内膜增生与分泌共有现象
E．子宫内膜分泌不良

88．女,30岁,婚后3年未孕,经多方检查和治疗,病理状态已经纠正,要求医师给予预测排卵指导受孕,下列措施中哪项不宜采用
A．基础体温预测排卵　　B．宫颈黏液结晶检查预测排卵
C．诊断性刮宫预测排卵　　D．尿或血LH测定预测排卵
E．超声观察卵泡发育预测排卵

89．女,42岁。阴道间断出血4个月,妇科检查:阴道黏膜正常,宫颈光滑,子宫稍大,药物治疗后出血停止。最可能的诊断是
A．黏膜下子宫肌瘤　　B．萎缩性阴道炎
C．子宫内膜结核　　D．功能性子宫出血
E．子宫内膜癌

90．胎儿娩出后3分钟,产妇出现多量阴道活动性流血,暗红色有血块,最可能是
A．宫颈裂伤　　B．宫缩乏力
C．阴道静脉破裂　　D．凝血功能障碍
E．胎盘部分剥离

91．女,49岁。因不规则阴道出血3周,干咳2周,胸部X线片示有阴影,尿妊娠试验(+),行刮宫术,未刮出组织,行子宫切除,病理检查见子宫肌层中有大片滋养细胞浸润,未见到绒毛。诊断应是
A．不全流产　　B．合体细胞子宫内膜炎
C．葡萄胎　　D．侵蚀性葡萄胎
E．绒癌

92．女,61岁。绝经4年,近期阴道白带增多,偶尔白带带血,诊断为萎缩性阴道炎,除局部抗感染治疗外,可加用少量
A．雄激素　　B．孕激素
C．雌激素　　D．糖皮质激素
E．维生素

93．女,40岁。因月经周期紊乱、经量增多半年余,本次月经已达10天,出血不止,伴头晕急诊来院。妇科检查:子宫增大如孕3个月大,前壁突出,质地硬,活动尚可。B超示子宫前壁底部见约8 cm×6 cm×5 cm强光团。血WBC $5.1\times10^9$/L。该患者出血原因,下列可能性最小的是
A．子宫内膜感染　　B．子宫内膜增生过长
C．子宫内膜面积增大　　D．肌瘤变性
E．宫缩不良

94．女,26岁。初产妇,40孕周临产,宫颈口已开全3小时,头盆不称,持续下腹痛、血尿,子宫下段压痛,缩复环高达脐平面,胎心率160次/分,不规则,首选措施是
A．静脉滴注缩宫素　　B．胎头吸引助产
C．产钳助产　　D．剖宫产
E．肌内注射阿托品

95. 女,36 岁。已婚,早孕药物流产后反复下腹坠痛 5 个月,B 超检查发现盆腔包块 1 个月。妇科检查:子宫后位,正常大小,活动度差,左附件区可扪及一直径约 6 cm 的包块,囊实性,与子宫分界不清、不活动、压痛。最可能的诊断为

A. 盆腔脓肿　　B. 左附件炎性包块
C. 卵巢恶性肿瘤　　D. 左卵巢良性肿瘤
E. 左卵巢囊肿蒂扭转

96. 女,28 岁。停经 80 天,3 天前阴道流血少量,不伴腹痛。今日流血骤然增加,量多,下腹阵痛难忍。检查:子宫口开一指,胎膜突在宫口稍下方。下列不正确的处理是

A. 输液　　B. 备血待用
C. 立即刮宫　　D. 手术时出现多不能用宫缩剂
E. 刮宫术后预防感染

97. 女,26 岁。初产妇,因宫缩乏力致第二产程延长行产钳助娩,产后阴道流血量约 800 mL,诊断为宫缩乏力所致,其主要临床表现应为

A. 胎盘娩出后阵发性出血量多　　B. 胎盘未娩出时出血不止
C. 胎儿娩出后立即出血不止　　D. 胎盘剥离延缓而出血
E. 胎盘娩出后出血无血块

98. 女,24 岁。一周前因停经 41 天,妊娠试验阳性,行吸宫流产术,今晨突然晕倒在地,体温 37.5 ℃,血压 75/52.5 mmHg,脉搏 100 次/分,下腹压痛及反跳痛明显,外阴少量流血,宫颈举痛明显,宫口闭,子宫稍大,稍软,右侧似有一包块边缘不清,压痛。查 WBC $10\times10^9$/L, N 0.70。最准确的诊断是

A. 人工流产不全　　B. 宫颈粘连
C. 急性阑尾炎　　D. 流产后右附件炎
E. 右输卵管妊娠破裂

99. 初孕妇,30 岁。孕 34 周,检查:BP 180/112 mmHg,拒绝住院治疗,3 小时前突然腹痛伴阴道流血,BP 75/30 mmHg, P 120 次/分,宫底剑突下 2 指,板状腹,胎位不清,胎心音消失,宫颈未消失。最正确的处理是

A. 立即剖宫产终止妊娠
B. 抢救休克,滴注缩宫素引产
C. 人工破膜,滴注缩宫素引产
D. 抢救休克,因胎死宫内不急于引产
E. 抢救休克,尽快剖宫产,终止妊娠

100. 女,48 岁。糖尿病史 7 年,外阴痒 2 月余,白带无异味。妇科检查:阴道黏膜充血,白带多,呈凝乳块状。最可能的诊断是

A. 外阴硬化性苔藓　　B. 非特异性外阴炎
C. 萎缩性阴道炎　　D. 外阴阴道假丝酵母菌病
E. 细菌性阴道病

101. 女,56 岁。绝经 5 年,阴道出血 1 个月,检查:子宫略大,右附件区可触及囊实相间肿块 6 cm×7 cm×7 cm。入院后诊刮,报告为子宫内膜增生过长。最可能的诊断为

A. 卵巢转移性肿瘤　　B. 卵巢生殖细胞瘤
C. 卵巢性索间质肿瘤　　D. 卵巢上皮性肿瘤

E．卵巢瘤样病变

102. 经产妇，36 岁。妊娠 40 周，规律性下腹痛 4 小时入院，B 超提示单胎头位，双顶径 9.8 cm，胎盘前壁附着，羊水适量。入院后产程进展尚顺利，宫口开全 1 小时胎头拨露，右枕后位，胎心频发减速，遂给予会阴侧切术助产接生，宫缩时于腹部加压，随后产妇自述下腹剧痛后腹痛消失，之后全腹疼痛。腹部检查：腹壁紧张，超声多普勒未听及胎心，先露回缩，阴道内手指向上推动时流出多量血性液体。诊断应是

A．胎盘边缘静脉窦破裂　　B．宫颈裂伤
C．胎盘早剥　　D．前置胎盘
E．子宫破裂

103. 初产妇，28 岁。临产 16 小时，宫口开全 2 小时，先露头达坐骨棘下 2 cm，骨产道正常，枕后位，胎心 122 次/分。此时最恰当的分娩方式是

A．即刻剖宫产术　　B．行会阴侧切术，产钳助娩
C．静脉滴注缩宫素　　D．等待胎头自然旋转后阴道助产
E．静脉给予高营养，等待阴道自娩

104. 女，27 岁。已婚，停经 2 个月，下腹阵发性疼痛伴大量阴道流血，查体：贫血貌，脉率 120 次/分，细弱，血压 80/50 mmHg。妇科检查：宫颈口已开，可见组织物堵塞宫口，子宫约 50 天妊娠大小，双侧附件阴性。恰当的处理为

A．边纠正休克边刮宫　　B．纠正休克后再行刮宫
C．输血，静脉内滴入缩宫素　　D．即刻刮宫
E．肌内注射缩宫素后刮宫

105. 女，56 岁。外阴痒 1 周，白带乳块状，镜检发现真菌菌丝。合理的处理是

A．阴道内放置已烯雌酚栓　　B．外阴应用氢化可的松软膏
C．阴道内放置甲硝唑栓　　D．外阴应用 0.5%醋酸液清洗
E．阴道内放置咪康唑栓

106. 女，28 岁。停经 2 个月，阴道少量出血 10 天。检查：子宫增大如孕 3 个月大小。B 超示落雪状图像。刮宫病理检查结果最可能是

A．绒毛中有血管，其内可见有核红细胞　　B．绒毛水肿变性，无滋养细胞增生
C．滋养细胞增生，绒毛间质水肿，血管消失　　D．滋养细胞增生，无绒毛结构
E．子宫肌层有滋养细胞浸润

107. 某孕妇，入院处理后 24 小时，阵发性腹痛频繁，宫缩 35 秒，间隔 3～5 分钟，胎心率 140 次/分，先露棘上 1 cm，宫口开大 1 cm。下列不恰当的处理是

A．每 4 小时做 1 次肛查　　B．入待产室待产
C．静脉滴注缩宫素　　D．肥皂水灌肠
E．每隔 1～2 小时听胎心 1 次

108. 女，32 岁。白带多，脓性，妇科检查：宫颈充血，分泌物脓性，宫颈呈颗粒型糜烂。诊断为宫颈中度颗粒型糜烂，其最后治疗方案应是

A．局部药物治疗　　B．物理治疗
C．局部药物治疗+全身消炎治疗　　D．局部消炎治疗后物理治疗
E．宫颈锥形切除术

**三、案例分析题：以下提供若干个案例，每个案例下设若干道考题。每道考题有多个备选答案，其中正确答案有1个或多个。选对一个答案给1个得分点，选错一个扣1个得分点，直至本题扣至0分。**

**（109~112题共用题干）**

女，22岁。未婚处女，13岁月经初潮，周期基本规律。近半年来月经期延长，淋漓不尽。肛门指诊：子宫右侧可触及与子宫相连的囊实性不活动肿块，直径约7 cm，轻度压痛，未触及痛性结节。

109. 最可能的诊断是
A．多囊卵巢综合征
B．卵巢浆液性囊腺瘤
C．卵巢黏液性囊腺瘤
D．卵巢畸胎瘤
E．原发性痛经
F．子宫内膜异位症
G．子宫腺肌病

110. 为进一步诊断，首选的方便经济的辅助检查有
A．宫腔镜检查
B．盆腔B超
C．盆腔CT
D．血CA125测定
E．内分泌激素测定
F．腹腔镜检查

111. 该患者宜选用的治疗方法包括
A．腹腔镜切除右卵巢，快速病理
B．经腹切除右附件，快速病理
C．腹腔镜切除囊性肿块，快速病理
D．口服避孕药调经
E．术后随访观察
F．抗生素治疗

112. 若术后病理显示为子宫内膜异位囊肿，建议患者
A．3~6个月随访
B．经期最好侧俯卧位休息
C．大剂量孕激素假孕治疗
D．坚持口服避孕药至婚后
E．GnRH-a假绝经疗法
F．抗生素预防感染

**（113~116题共用题干）**

女，23岁。未孕，月经规律，曾有盆腔炎史，现停经34天，阴道出血淋漓7天，下腹痛3小时就诊。

113. 为确诊，首先应做的检查是
A．B超了解子宫及双附件情况
B．妇科检查
C．尿妊娠试验
D．血hCG
E．腹部平片
F．CT
G．宫腔镜

114. 应与下列哪些疾病鉴别
A．异常子宫出血
B．不全流产
C．子宫肌瘤
D．盆腔炎复发
E．异位妊娠
F．先兆流产
G．宫颈癌

115. 提示：B超示附件区包块直径约8.0 cm，盆腔液性暗区4.0 cm。最可能的诊断是
A．先兆流产
B．异位妊娠
C．不全流产
D．子宫肌瘤

E．功血　　F．难免流产

G．稽留流产

116. 下一步应做的处理是

A．保胎治疗　　B．立即行剖腹探查术

C．行吸刮宫术，将刮出物送病理　　D．绝对卧床休息观察

E．输抗炎止血药物　　F．口服叶酸及维生素 E

G．如患者病情平稳继续观察

**（117~121 题共用题干）**

女，30 岁，葡萄胎刮宫术后 3 个月，阴道流血 20 余天，术后一直无月经来潮。2 天前突然下腹剧痛，出冷汗，昏倒，检查：贫血貌，血压 80/50 mmHg，心率 108 次/分，体温 36.8℃，腹部移动性浊音阳性，阴道左侧壁有 1.5 cm 紫蓝结节，子宫大小不清，双侧附件有 6~8 cm 直径囊性包块，尚活动，下腹有压痛及反跳痛。

117. 诊断是

A．卵巢囊肿蒂扭转　　B．卵巢囊肿破裂

C．黄体囊肿破裂　　D．输卵管妊娠破裂

E．侵蚀性葡萄胎并发子宫穿孔　　F．异常子宫出血

G．子宫肌瘤变性

118. 患者 3 个月前的葡萄胎治疗有哪项缺憾，以至现在的严重后果

A．未行 2 次清宫　　B．葡萄胎清宫后未定期随访

C．未抗感染治疗　　D．未行全子宫切除

E．未纠正贫血　　F．未行预防性化疗

119. 紧急处理不包括

A．诊刮

B．测定静脉血 hCG 水平，留给日后疗效比较

C．立即给予化疗

D．建立静脉通道，补充血容量及输血

E．B 超或腹腔穿刺进一步明确诊断

F．开腹探查

120. 病理可有哪些表现

A．可见胚胎组织　　B．可见绒毛组织

C．子宫表面可见紫蓝色结节　　D．滋养细胞增生和分化不良

E．水泡状组织侵入肌层　　F．未见绒毛组织

121. 该病的主要转移途径为

A．淋巴转移　　B．血行转移

C．血行转移和淋巴转移　　D．直接蔓延和淋巴转移

E．直接蔓延和种植　　F．直接蔓延

**（122~124 题共用题干）**

女，23 岁。已婚，平素月经规律，停经 3 个月，半个月前有间断阴道少量出血 4 天，2 小时前患者突然出现右下腹部撕裂样疼痛，当时出现晕厥，腹痛逐渐加剧，放射到右上腹，伴有心慌、口渴，阴道出血，少于月经量。孕 1 产 0，人工流产 1 次。

122. 提示:T 36.7 ℃, P 110 次/分,R 21 次/分,BP 95/62 mmHg,心肺未见异常,无胃肠型及蠕动波,全腹有压痛,反跳痛,移动性浊音阳性。妇科检查:外阴少量流血,宫颈光滑,宫口闭,后穹隆饱满,宫颈举痛,子宫增大如孕 4 个月大小,质软,右侧角突出,压痛,双附件区有压痛。此时应做哪些处理

A. 立即建立静脉通路　　B. 收住院
C. 急查血常规　　D. B 超检查
E. 腹部 CT　　F. 后穹隆穿刺

123. 提示:患者诉腹痛加剧,心慌、口渴。查体:T 36.7 ℃, P 123 次/分,R 25 次/分,BP 86/45 mmHg,血红蛋白 75 g/L,红细胞 $2.34\times10^{12}$/L,白细胞 $8.7\times10^{9}$/L,中性粒细胞 0.74,血小板 $214\times10^{9}$/L。超声提示子宫不规则,右侧增大,肌层回声不均,其内可见强回声团及低回声区,右附件区胎芽,未见胎心闪动,两侧髂窝及后穹隆可见液性暗区,最深处 6.3 cm。后穹隆穿刺抽出不凝血。目前确切的诊断是

A. 失血性贫血　　B. 宫内孕难免流产
C. 右侧宫角妊娠破裂　　D. 胎盘早剥
E. 失血性休克　　F. 心律失常窦性心动过速

124. 需采取哪项治疗措施

A. 立即行钳刮术　　B. 立即行剖腹探查术
C. 输液止血治疗　　D. 行子宫切除术
E. 介入治疗　　F. 解痉、止痛

**(125~129 题共用题干)**

*初孕妇,26 岁。妊娠 39 周,不规律宫缩有 2 天,阴道少许血性黏液。血压 136/96 mmHg,子宫长度 38 cm,腹围 106 cm,胎心 158 次/分,宫缩持续 32 秒,间隔 6 分钟,肛查见宫口未开,缩宫素激惹试验出现早期减速。*

125. 本例不恰当的诊断是

A. 宫内足月妊娠　　B. 巨大胎儿
C. 足月活胎　　D. 临产
E. 胎儿窘迫　　F. 先兆临产

126. 产妇入院后行温肥皂水灌肠,1 小时后阵缩频发,宫缩持续 40 秒,间隔 2~3 分钟,胎心 140 次/分,宫口开大 2 cm,血压 130/88 mmHg。此时不恰当的处理是

A. 鼓励进食,增加营养　　B. 每隔 1 小时听胎心
C. 检查有无头盆不称　　D. 左侧卧位
E. 静脉滴注缩宫素加速产程　　F. 行人工破膜

127. 临产 18 小时再查宫缩减弱变稀,胎心 150 次/分,肛查见宫口开大 2 cm,先露为 0,血压 120/90 mmHg,尿蛋白(±),无自觉症状。此时恰当诊断是

A. 第一产程潜伏期延长　　B. 第一产程活跃期延长
C. 原发性子宫收缩乏力　　D. 胎儿窘迫
E. 妊娠期高血压　　F. 正常产程
G. 活跃期阻滞

128. 根据上述病情,此时不恰当的处理是

A. 急查胎盘功能　　B. 左侧卧位

C．间断吸氧　　　　　　　　　　D．阴道检查了解头盆关系
E．静脉滴注肼屈嗪　　　　　　　F．给予产妇精神安慰及鼓励

129. 临产已 20 小时再检查，宫缩 45 秒，间隔 3 分钟，胎心监护显示胎心 168 次/分，频繁出现晚期减速，胎膜已破，羊水黄绿色，血压 144/90 mmHg，阴道检查宫口开全，先露+4。此时紧急处理应是
A．静脉滴注肼屈嗪　　　　　　　B．静脉滴注硫酸镁
C．行产钳术　　　　　　　　　　D．立即行剖宫产术
E．静脉注射葡萄糖液+维生素 C　　F．静脉滴注乌拉地尔

# 答案与解析

**答案**

| | | | | | | | | | |
|---|---|---|---|---|---|---|---|---|---|
| 1. C | 2. D | 3. D | 4. C | 5. B | 6. E | 7. D | 8. D | 9. C | 10. D |
| 11. E | 12. C | 13. E | 14. C | 15. D | 16. B | 17. A | 18. D | 19. D | 20. E |
| 21. C | 22. C | 23. C | 24. E | 25. B | 26. A | 27. E | 28. E | 29. D | 30. E |
| 31. E | 32. B | 33. E | 34. B | 35. E | 36. D | 37. B | 38. D | 39. A | 40. D |
| 41. D | 42. B | 43. E | 44. D | 45. B | 46. E | 47. B | 48. C | 49. E | 50. C |
| 51. D | 52. D | 53. B | 54. E | 55. E | 56. D | 57. D | 58. D | 59. C | 60. E |
| 61. B | 62. A | 63. A | 64. B | 65. E | 66. D | 67. C | 68. C | 69. B | 70. C |
| 71. D | 72. C | 73. B | 74. D | 75. D | 76. A | 77. B | 78. D | 79. D | 80. C |
| 81. A | 82. D | 83. D | 84. B | 85. A | 86. C | 87. D | 88. C | 89. D | 90. E |
| 91. E | 92. C | 93. D | 94. D | 95. B | 96. D | 97. A | 98. E | 99. E | 100. D |
| 101. C | 102. E | 103. B | 104. A | 105. E | 106. C | 107. C | 108. D | | |

| | | | | |
|---|---|---|---|---|
| 109. BCDF | 110. BDE | 111. AC | 112. AB | 113. ABCD |
| 114. ABF | 115. B | 116. B | 117. E | 118. B |
| 119. AC | 120. DF | 121. B | 122. ABCDF | 123. ACE |
| 124. B | 125. EF | 126. EF | 127. A | 128. E |
| 129. C | | | | |

**解析**

3. 患者闭经 4 个月，下腹坠痛 1 周，阴道少许出血 2 天，曾查尿妊娠试验阳性，子宫大小较闭经周数小，可能为过期流产，与其爱人已出差 2 个月无关。故本题选 D。

13. 患者生命体征正常，应严密观察病情变化。暂不考虑剖腹探查。故本题选 E。

16. 妊娠期血液处于高凝状态，为防止围产期出血做好准备。妊娠期血浆量增加多于红细胞增加，出现生理性血液稀释；血浆蛋白降低，主要是白蛋白减少；白细胞计数轻度增加，主要是中性粒细胞增多。故本题选 B。

17. 妊娠期糖尿病只包括妊娠期初次发现的任何程度的糖耐量异常，不包括已知糖尿病患者再妊娠。对于妊娠期糖尿病患者只能选择胰岛素治疗，禁用口服降糖药。因孕 36 周之前的早产儿死亡率较高，孕 38 周后的胎儿宫内死亡率较高，因此选择在孕 36~38 周期间行引产或剖宫产，且胎儿娩出后，多种胰岛素抗激素迅速消失，对胰岛素敏感性突然增加，易发生低血糖症，应及时预防。故本题选 A。

18. 围绝经期保健内容:①合理安排生活,重视蛋白质、维生素及微量元素的摄入,保持心情舒畅,注意锻炼身体;②保持外阴部清洁,预防萎缩的生殖器发生感染;防治绝经过渡期月经失调,重视绝经后阴道流血;③体内支持组织及韧带松弛,容易发生子宫脱垂及压力性尿失禁,应行肛提肌锻炼,即用力做收缩肛门括约肌的动作,以加强盆底组织的支持力;④此期是妇科肿瘤的好发年龄,应每年定期体检;⑤在医师指导下,采用激素替代治疗、补充钙剂等方法防治围绝经期综合征、骨质疏松、心血管疾病等发生;⑥虽然此期生育能力下降,仍应避孕至月经停止 12 个月以后。故本题选 D。

20. 月经黄体转变为妊娠黄体并持续分泌雌激素和孕激素,主要是由于妊娠早期绒毛膜分泌的人绒毛膜促性腺激素(hCG)的刺激作用。故本题选 E。

21. 输卵管结扎术的适应证:要求接受绝育手术且无禁忌证者;患严重全身疾病不宜生育者。禁忌证:①24 小时内两次体温达 37.5 ℃或以上;②全身状况不佳,如心力衰竭、血液病等,不能胜任手术;③患严重的神经官能症;④各种疾病急性期;⑤腹部皮肤有感染灶或患有急、慢性盆腔炎。故本题选 C。

28. 子宫穿孔应立即停止手术。穿孔小,无脏器损伤或内出血,手术已完成,可注射子宫收缩剂保守治疗,并给予抗生素预防感染,同时密切观察血压、脉搏等生命体征。若宫内组织未吸净,应由有经验医师避开穿孔部位,也可在超声引导下或腹腔镜下完成手术。破口大、有内出血或怀疑脏器损伤,应剖腹探查或腹腔镜检查,根据情况做相应处理。故本题选 E。

29. 宫内节育器是一种放置于子宫腔内的避孕装置,作用于局部,对全身功能干扰较少,一次放置后可持续使用多年,具有安全、经济、有效、简便的优点。故本题选 D。

34. 功血大出血患者给予性激素药物止血,应在治疗的 6 小时内见效,24~48 小时内出血基本停止,若 96 小时仍不止血,应考虑器质性病变存在的可能。故本题选 B。

38. 阴道毛滴虫比多核白细胞大 2~3 倍。病原体最适宜 pH 为 5。经性交直接传播是滴虫阴道炎主要传播方式。也可通过间接传染。滴虫阴道炎表现为白带增多,灰白稀薄泡沫状。滴虫能吞噬精子影响受孕率。故本题选 D。

42. 盆腔脓肿可经腹或后穹隆穿刺或切开引流,若盆腔脓肿位置低、突向阴道后穹隆时,还可经阴道切开排脓,同时注入抗生素。故本题选 B。

45. 死胎可导致凝血功能障碍,出血不止,无凝血块是凝血功能障碍所致产后出血的特点。使用宫缩剂后仍无效果,可排除宫缩乏力致产后出血的可能。故本题选 B。

47. 丙硫氧嘧啶能够阻止甲状腺激素合成,并能阻断 $T_4$ 转化为 $T_3$,能较快地控制甲亢,且通过胎盘极少,为首选药物。故本题选 B。

48. 支气管炎多表现为咳嗽、咳痰,可有发热。支气管哮喘可出现突发呼吸困难,一般无胸痛、咳嗽、咯血,且有反复发作特点。急性心肌梗死一般无咳嗽、咯血,且一般有心血管相关病史。肺炎可有呼吸困难、胸痛、咳嗽、咯血,但一般以发热、咳嗽、咳痰为主,肺炎控制不好,影响氧合可渐出现呼吸困难。肺血栓栓塞症的常见危险因素包括妊娠和产褥期,典型表现为呼吸困难、胸痛及咯血。故本题选 C。

50. 外阴阴道假丝酵母菌病由白色念珠菌感染导致,易感因素包括近期使用广谱抗生素,使用口服避孕药,怀孕,月经期间,糖尿病等。症状为强烈外阴刺激,瘙痒,阴道不适,红斑通常出现于外阴、阴道壁内层和宫颈,阴道往往分泌大量白色干奶酪状分泌物。诊断需要对阴道分泌物进行氢氧化钾玻片检查和显微镜检查以确定,芽生孢子及假菌丝是其典型特征,阴道 pH 低于 4.5。治疗为每晚局部用抗真菌阴道霜剂(咪康唑,特康唑等)。故本题选 C。

55. 孕晚期无痛性阴道出血,胎心正常,首先考虑前置胎盘可能。故本题选 E。

58. 产道损伤的特点是胎儿娩出后立即出现阴道流血,色鲜红。凝血功能障碍时,表现为持续性阴道流血,血液不凝固。产后检查胎盘胎膜完整,可排除胎盘残留和胎盘滞留。患者有妊娠期高血压疾病,阴道流血量多,考虑子宫收缩不良的可能性大。故本题选 D。

59. 人流术后 1 周,突然阴道流血增多,伴腹痛,子宫稍大软、压痛,无发热,考虑吸宫不全可能性大。血或尿 hCG 检测和超声检查有助于诊断,B 超可确诊。故本题选 C。

66. 患者有典型的停经、腹痛、阴道流血症状,宫颈举痛,出现肛门坠胀感;血压降低,心率加快。提示存在休克,最可能是输卵管妊娠破裂腹腔内出血。经阴道后穹隆穿刺是一种简单可靠的诊断方法,适用于疑有腹腔内出血的患者。腹腔内出血最易积聚于直肠子宫陷凹,即使血量不多,也能经阴道后穹隆穿刺抽出血液。故本题选 D。

71. 该妇女月经紊乱,出现一系列与雌激素水平降低有关的症状,是卵巢功能逐渐衰退的结果,属于围绝经期,又称更年期。故本题选 D。

72. 临产 12 小时,胎儿估计较大,宫缩良好;宫口开大 5 cm 时,胎头应在+2,核查产程记录,应诊为活跃期停止,原因是头盆不称,需要剖宫产结束分娩。故本题选 C。

73. 患者无哺乳情况,口服短效避孕药适合经量多的妇女。故本题选 B。

76. 该产妇既往有流产史,妊娠 31 周出现流产征兆,应积极治疗,抑制宫缩,减少疼痛,避免胎盘剥离,制止继续阴道流血,促进胎儿肺成熟。左侧卧位、注意休息,并给以镇静剂、氧气吸入,给予止血剂,均为辅助治疗措施。故本题选 A。

78. 子宫破裂时,产妇突感下腹一阵撕裂样剧痛,子宫收缩骤然停止。全腹压痛明显、有反跳痛,腹壁下可清楚扪及胎体,子宫位于侧方,胎心胎动消失。阴道检查可有鲜血流出,胎先露部升高,开大的宫颈口缩小,若破口位置较低,部分产妇可扪及子宫下段裂口。故本题选 D。

81. 生殖系统成熟的女性出现不规则阴道流血,应进行子宫内膜活检来排除子宫内膜增生症或癌症;也应考虑其他检查来排除甲状腺功能不全和出血性疾病。故本题选 A。

82. 子宫不规则出血者,应取出宫内节育器,同时需行诊断性刮宫,刮出组织送病理检查,排除子宫内膜病变。故本题选 D。

85. 急性盆腔结缔组织炎表现为下腹痛伴肛门坠胀,可伴寒战、高热、脉速、头痛等全身症状。下腹明显压痛、反跳痛、肌紧张;宫旁一侧或两侧结缔组织增厚、压痛和触及炎性包块,严重者整个盆腔形成“冰冻骨盆”。盆腹腔形成脓肿后,高热不退,白细胞持续增高,中性粒细胞明显增多。故本题选 A。

90. 胎儿娩出后胎盘未娩出,阴道大量流血,应考虑胎盘因素。胎盘部分剥离、嵌顿、胎盘部分粘连或植入、胎盘残留等是引起产后出血的常见原因。故本题选 E。

91. 高龄妇女妊娠、不规则阴道出血,伴干咳,胸部 X 线片见有阴影,首先应考虑恶性妊娠滋养细胞疾病。刮宫未刮出组织,子宫肌层有滋养细胞浸润,未见绒毛,最可能为绒癌。故本题选 E。

92. 老年妇女萎缩性阴道炎治疗原则为补充雌激素,增加阴道抵抗力;使用抗生素抑制细菌生长。故本题选 C。

97. 胎儿胎盘娩出后,子宫肌纤维收缩和缩复使胎盘剥离面迅速缩小,血窦关闭,出血控制。若存在宫缩乏力,则引起阵发性出血量多。故本题选 A。

99. 患者存在高血压,突发阴道流血、腹痛,板状腹,胎位不清,考虑胎盘早剥可能;血压降低,心率加快,提示存在休克,应在抗休克同时尽快剖宫产结束分娩,防止 DIC 发生。故本题选 E。

100. 外阴阴道假丝酵母菌病的常见诱因有长期应用广谱抗生素、妊娠、糖尿病、大量应用免疫抑制剂等,主要表现为外阴阴道瘙痒、阴道分泌物增多。外阴阴道瘙痒症状明显,持续时间长,以夜晚更加明显。阴道分泌物白色稠厚,呈凝乳状或豆腐渣样。妇科检查可见外阴红斑、水肿,可伴有抓痕。阴道黏膜红肿、小阴唇内侧及阴道黏膜附有白色块状物,擦除后露出红肿黏膜面。故本题选 D。

105. 患者外阴瘙痒,白带呈乳块状,镜检发现真菌菌丝,考虑外阴阴道假丝酵母菌病可能性大,治疗应在阴道内放置咪康唑栓。故本题选 E。

108. 慢性宫颈炎通常针对病因给予全身治疗。对病原体不清者,尚无有效治疗方法。对宫颈呈糜烂样改变、有接触性出血且反复药物治疗无效者,可试用局部消炎及物理治疗。故本题选 D。

## 第七节　传染科疾病

**一、共用题干单选题:每道考题以一个小案例的形式出现,其下面都有 A、B、C、D、E 五个备选答案。请从中选择一个最佳答案。**

**(1~3 题共用题干)**

男,23 岁。因急性吐泻半小时来院急诊。午餐曾进食海鲜饭。晚上出现呕吐腹泻。大便初为黄色稀水便,量多,进而变为水样便、米泔样便,无里急后重。查体:T 36.7 ℃, P 100 次/分,BP 90/60 mmHg, R 20 次/分,脉搏细速,皮肤干燥,双肺未闻及啰音,心律齐,腹平软,肝脾未触及,粪便悬滴镜检可见到运动力强、呈穿梭状运动的细菌,革兰染色阴性。

1. 最可能的诊断是
   A. 肠炎　　B. 细菌性痢疾
   C. 伤寒　　D. 阿米巴痢疾
   E. 霍乱
2. 治疗的关键环节是
   A. 尽快补充液体及电解质,扩容治疗
   B. 大量应用缩血管药物是升血压的关键
   C. 用止泻药治疗
   D. 尽快应用抗菌药物治疗
   E. 应用激素
3. 确诊后应几小时内进行网络报告
   A. 2 小时　B. 6 小时　C. 12 小时　D. 24 小时　E. 48 小时

**(4~7 题共用题干)**

男,45 岁。因食欲不振、恶心呕吐,伴乏力及尿黄近 10 天就诊。10 年前因外伤手术治疗,术中曾输血 800 mL。检查:巩膜黄染;可见肝掌和数枚蜘蛛痣;肝肋下未触及,脾肋下

1.0 cm。生化检查：ALT 470 U/L，AST 340 U/L、总胆红素(TBil) 186.5 μmol/L，ALB 35 g/L，GLB 32 g/L，抗-HAV IgG 阳性，抗-HAV IgM 阴性，抗-HEV IgM 阳性，乙肝五项指标全为阴性。

4. 了解病原首先应做的检查是
A．B超检查了解肝脏情况
B．抗-HCV，HCV-RNA
C．胸片检查
D．HBV标志物
E．胃镜检查

5. 对病情作全面评估，下列哪项检查不必要
A．B超检查了解肝脏情况
B．肝纤维化指标
C．胃镜检查
D．胸部CT扫描
E．肝脏穿刺检查

6. 根据目前资料明确的诊断应考虑
A．急性甲型肝炎
B．慢性乙型肝炎
C．丙型肝炎
D．急性戊型肝炎
E．急性乙型肝炎

7. 下列治疗哪项不合适
A．卧床休息，清淡饮食
B．支持治疗
C．抗病毒治疗
D．保护肝细胞
E．降低转氨酶治疗

**(8~10题共用题干)**

患儿，2岁。因发热半天，呕吐2次，半小时前突然面色发灰，四肢发冷，来院急诊。查体：体温40℃，精神萎靡，重病容，血压60/40 mmHg，心率160次/分，腹软，巴氏征、布氏征均阴性。肛拭大便常规：白细胞10~20个/HP，红细胞0~1个/HP，吞噬细胞0~1个/HP。临床诊断为中毒型细菌性痢疾。

8. 在中毒型细菌性痢疾的发病中，最主要的毒素是
A．肠毒素
B．内毒素
C．外毒素
D．细胞毒素
E．溶血毒素

9. 关于细菌性痢疾，主要病变部位在
A．回肠末端
B．结肠远端
C．横结肠
D．小肠和结肠
E．乙状结肠和直肠

10. 急性细菌性痢疾的基本病变应为
A．弥漫性纤维蛋白渗出性炎症
B．结肠黏膜呈干酪样坏死
C．肠黏膜呈节段性、坏死性炎症
D．肠黏膜呈点状坏死和溶解
E．肠黏膜组织溶解性坏死形成溃疡

**(11~13题共用题干)**

男孩，9岁。春天，突起发热、头痛、呕吐、咳嗽3天，烦躁不安1天入院。查体：体温39.5℃，血压98/60 mmHg，精神萎靡，瞳孔等大，光反应好，颈有抵抗感，胸腹部可见散在性出血点，克氏征阳性，布氏征阴性，巴氏征阴性，血象：WBC $15.0\times10^9$/L，N 0.90，L 0.10。

11. 本例最可能的诊断是
A. 乙型脑炎
B. 革兰阴性杆菌败血症
C. 流感嗜血杆菌脑膜炎
D. 结核性脑膜炎
E. 流行性脑脊髓膜炎
12. 及时明确诊断,最重要的检查是
A. 脑脊液常规+涂片革兰染色
B. 脑脊液常规+生化
C. 血培养
D. 脑脊液培养
E. 咽拭子培养
13. 此例患者病原治疗应首选
A. 庆大霉素
B. 大剂量青霉素
C. 氯霉素
D. 红霉素
E. 环丙沙星

**二、单选题:每道考题下面有 A、B、C、D、E 五个备选答案,请从中选择一个最佳答案。**

14. 霍乱的典型临床表现是
A. 先泻后吐,大量米汤样便
B. 多有腹痛及里急后重
C. 无明显脱水
D. 早期发热伴全身中毒症状
E. 腓肠肌痉挛及循环衰竭不明显
15. 抢救霍乱患者最紧急的措施是
A. 给止泻止吐药物
B. 应用抗生素
C. 应用升压药
D. 补液
E. 给肾上腺皮质激素
16. 艾滋病常见并发症不包括
A. 肺炎
B. 脑膜炎
C. 弓形虫感染
D. 急性肾炎
E. 慢性腹泻
17. 对肾综合征出血热典型皮肤出血点特征的描述,正确的是
A. 淡红色斑丘疹,疹间皮肤正常
B. 红色斑丘疹,皮肤皱褶部位皮疹密集出血,呈紫色线状
C. 致密簇状,沿肋间隙排列
D. 玫瑰红色皮疹,分批出现于前胸和腹部
E. 针头帽大小,条索状或搔抓样排列
18. 关于霍乱临床表现的叙述,不正确的是
A. 大便初为黄稀水便,后转为米泔水样或血水便
B. 恢复期部分患者因大量肠毒素吸收引起反应性发热,需抗生素治疗
C. 潜伏期可短至数小时
D. 急性起病,先泻后吐,无里急后重感
E. 呕吐物初为胃内容物,后转为与大便相似的米泔水样
19. 关于艾滋病的说法,错误的是
A. HIV 属于逆转录病毒科
B. HIV 为单链 RNA 病毒

C．抗-HIV 的出现说明传染性已经减小　　D．可经输血传播
E．约 1/2 的 AIDS 患者死于卡氏肺孢子菌肺炎

20. 关于急性痢疾的临床表现,叙述错误的是
A．起病急,常有恶寒发热　　B．脓血便,大便量少
C．全腹有压痛,以右下腹为重　　D．常伴有里急后重
E．酸中毒、电解质平衡紊乱、循环衰竭等临床表现

21. 人群结核杆菌感染率高而发病率低的主要原因是
A．人有先天免疫力　　B．接种过卡介苗
C．入侵细菌数量少、毒力小　　D．抗结核药有效
E．初次感染后获得免疫力

22. 关于病毒性肝炎流行病学资料的叙述,错误的是
A．甲型肝炎最重要的传染源是急性肝炎患者
B．乙型肝炎最主要的传染源是慢性患者和携带者
C．医疗物品污染会传播病毒性肝炎
D．甲、戊型肝炎的主要传播途径是粪-口传播
E．乙、丙、丁型肝炎的主要传播途径是体液和血液传播

23. 霍乱患者最早出现的病理生理改变是
A．急性肾衰竭　　B．急性肾上腺皮质功能不全
C．急性心功能不全　　D．脑功能障碍
E．大量水分及电解质丢失

24. 关于原发性肺结核的叙述,正确的是
A．好发生于双肺锁骨上下　　B．多发生明显结核中毒症状
C．极少发生血行播散　　D．原发灶及淋巴结不会发生干酪坏死
E．肺门淋巴结结核较原发综合征更为常见

25. 病毒性肝炎的临床类型不包括
A．肝炎肝硬化　　B．慢性肝炎
C．重型肝炎　　D．淤胆型肝炎
E．药物性肝损害

26. 关于肾综合征出血热实验室检查的叙述,正确的是
A．血液白细胞总数增高,分类中淋巴细胞增多,并出现异常淋巴细胞
B．血小板于发病早期即可减少
C．尿蛋白阳性
D．特异性 IgM 阳性有助确诊
E．发病早期和恢复期两次血清特异性 IgG 抗体效价递增 3 倍以上有确诊价值

27. 对于浸润性肺结核,下列叙述不恰当的是
A．多为内源性感染　　B．是最常见的继发性肺结核
C．病灶常位于肺尖　　D．包括结核球
E．不包括干酪性肺炎

28. 艾滋病的表现不包括
A．机体免疫能力降低　　B．神经系统症状

C. 免疫缺陷所致感染　　D. 免疫缺陷所致肿瘤
E. 顽固性休克

29. 预防细菌性痢疾的主要措施是
A. 药物预防　　B. 搞好饮食、饮水卫生
C. 彻底治疗患者　　D. 积极发现及治疗带菌者
E. 口服痢疾活菌苗

30. 关于普通型急性细菌性痢疾,下列哪项是错误的
A. 高热伴头痛　　B. 腹痛、腹泻、里急后重
C. 左下腹痛　　D. 神志昏迷
E. 食欲不振

31. 预防肾综合征出血热的关键措施是
A. 防止皮肤破损　　B. 预防接种
C. 防鼠、灭鼠　　D. 防螨、灭螨
E. 接触鼠类后可试用胎盘球蛋白注射

32. 下列哪项不是艾滋病急性期的临床表现
A. 发热　　B. 口腔真菌感染
C. 咽痛　　D. 淋巴结肿大
E. 恶心

33. 对乙肝病毒感染具有保护作用的是
A. 抗核抗体　　B. 抗-HBe
C. 抗-HBs　　D. 抗-HBc
E. DNA 聚合酶

34. 男,32 岁。1 月 20 日发病,主诉发热 3 天,伴恶心、呕吐、不思饮食、全身肌肉酸痛、头痛、腰痛。查体:重病容、颜面潮红,球结膜充血,咽充血,软腭及腋下可见出血点。心肺无异常发现,肝、脾未触及,肾区叩击痛明显。最可能诊断为
A. 败血症　　B. 伤寒、副伤寒
C. 流行性脑脊髓膜炎　　D. 钩端螺旋体病
E. 肾综合征出血热

35. 患儿,6 岁。8 月 2 日突然高热,发病 5 小时后反复抽搐,四肢凉,血压下降,颈强(±),血白细胞 $21\times10^9$/L。最可能的诊断为
A. 流行性脑脊髓膜炎　　B. 恶性疟疾
C. 流行性乙型脑炎　　D. 病毒性脑膜炎
E. 中毒性菌痢

36. 男,35 岁。归侨,曾在非洲生活多年,不否认冶游史。1 周来发热、头痛及周身不适,食欲差,全身多处浅表淋巴结肿大,不伴疼痛。实验室检查:白细胞偏低,$CD4^+/CD8^+$T 淋巴细胞为 1.0,其余无特别异常。应首先考虑为
A. 艾滋病　　B. 传染性单核细胞增多症
C. 霍奇金淋巴瘤　　D. 钩端螺旋体病
E. 急性淋巴结炎

37. 患儿,10 岁。因发热 3 天,少尿 1 天诊断为肾综合征出血热入院。入院当天尿量

400 mL，给予 1 000 mL 补液治疗后，尿量无明显增加。此时最适当的处理是

A．大量补液　　B．入量为出量+500 mL

C．积极补钾　　D．立即血液透析

E．高蛋白质饮食

38. 男，50 岁。发热 3 天后，高度乏力、腹胀，黄疸进行性加深，病程第 10 天出现躁动，神志不清，中度黄疸，肝界缩小，考虑是

A．中毒性肝炎　　B．急性黄疸型肝炎

C．亚急性重型肝炎　　D．慢性重型肝炎

E．急性重型肝炎

39. 男，45 岁。1 周前因进食不洁饮食出现腹泻、腹痛，自行服药后腹泻减轻。近 3 天出现发热，腹痛、腹胀明显；尿黄；尿量明显减少。有慢性乙肝病史 15 年。近 1 年来自感体力下降，时感腹胀，消瘦。入院查体：意识尚清，但烦躁多语；肝病面容，巩膜轻度黄染，明显肝掌，可见蜘蛛痣；心肺未见明显异常；腹部膨隆，下腹压痛，轻度反跳痛，腹水征阳性。急诊实验室检查：WBC $10.5\times10^9$/L，中性 0.89；$K^+$ 3.4 mmol/L，$Na^+$ 137 mmol/L，$Cl^-$ 98 mmol/L，血氨 96 μmol/L。该患者目前的并发症不包括

A．自发性腹膜炎　　B．肝肾综合征

C．结核性腹膜炎　　D．腹水

E．肝性脑病

40. 男，45 岁。HBsAg(+)，抗-HBs(-)，抗-HBcIgM(-)，抗-HBcIgG(-)，说明是

A．急性乙肝

B．中和抗体

C．既往感染过乙肝

D．急性乙肝感染阶段或是慢性乙肝表面抗原携带者

E．急性乙肝窗口期

41. 男，22 岁。乏力、咳嗽、盗汗、低热 2 月余，近 1 周来有咯血及痰中带血。查体：心肺未闻及异常。WBC $6.8\times10^9$/L，中性 68%，ESR 36 mm/h。胸部 X 线片：右上肺片状阴影，边缘模糊。最可能的诊断是

A．肺脓肿　　B．肺囊肿并感染

C．浸润性肺结核　　D．支气管扩张并感染

E．肺炎链球菌肺炎

42. 患儿，6 岁。3 天来发热，T 38.2 ℃，伴食欲减退，恶心，呕吐，尿黄，卧床不愿动。查血 ALT 1 260 U/L，TBil 60 μmol/L，出生时已接种过乙肝疫苗。患者最可能的诊断是

A．丁型病毒性肝炎　　B．丙型病毒性肝炎

C．乙型病毒性肝炎　　D．甲型病毒性肝炎

E．戊型病毒性肝炎

43. 男，30 岁。因咳嗽 1 个月余，伴低热、痰中带血 7 天就诊。肾移植术后 1 年。胸片示左肺上叶尖段炎症，伴有空洞形成。最可能的诊断是

A．癌性空洞伴感染　　B．浸润性肺结核

C．支气管扩张　　D．肺脓肿

E．金黄色葡萄球菌肺炎

44. 男,18 岁。3 天来发热、头痛、呕吐,入院后脑脊液检查:颅压 220 $mmH_2O$,外观混浊,WBC 4 500×$10^6$/L,多核 90%,蛋白 2.0 g/L,糖及氯化物降低。诊断首先考虑
A. 流行型乙型脑炎
B. 结核性脑膜炎
C. 中毒性脑病
D. 脑型疟疾
E. 流行性脑脊髓膜炎

45. 男,28 岁。上腹部不适,腹泻伴消瘦半年,无发热。近 2 年有静脉吸毒史。胃镜检查见食管上覆白膜,慢性浅表性胃炎。实验室检查:血 WBC 3.8×$10^9$/L。最有助于明确诊断的检查是
A. 血糖
B. $CD4^+$T 细胞计数
C. 抗-HIV
D. 血免疫球蛋白水平
E. 血沉

46. 男,30 岁。干部。突起畏寒、高热、剧烈腹痛腹泻、呕吐 12 小时。起病时在外出差,常在外用餐。查体:体温 39.5 ℃,脉搏 100 次/分,血压 85/60 mmHg,急性病面容,轻度失水貌,皮肤弹性稍差,脐周及左下腹轻压痛,肠鸣音亢进。血常规:Hb 160 g/L, WBC 15×$10^9$/L, N 0.85. L 0.15;便常规:RBC 0~5 个/HP,脓细胞(+)/HP, WBC(++)/HP。下列正确的叙述是
A. 可以确诊为细菌性痢疾
B. 可以排除细菌性痢疾
C. 最后确诊取决于大便培养
D. 最后确诊取决于诊断性治疗结果
E. 如果荧光免疫染色阳性即可确诊

47. 男,30 岁。发热,头痛,恶心、呕吐 3 天。查体:T 38 ℃, BP 70/40 mmHg,脉搏细速,躯干有瘀点,双肾区叩击痛。血常规:WBC 30×$10^9$/L,中性 0.80,血小板 50×$10^9$/L。尿蛋白(++)。该患者最可能的诊断为
A. 流行性脑脊髓膜炎
B. 感染性休克
C. 肾综合征出血热
D. 钩端螺旋体病
E. 流行性乙型脑炎

48. 患者,持续发热 5 天,伴意识障碍,颈硬,克氏征、布氏征可疑。脑脊液检查:压力 220 $mmH_2O$,白细胞 4 500×$10^6$/L,多核 0.60,单核 0.40,糖 4.0 mmol/L,氯化物 120 mmol/L,脑脊液蛋白 0.60 g/L。上述病症最可能支持的诊断是
A. 流行性乙型脑炎
B. 结核性脑膜炎
C. 化脓性脑膜脑炎
D. 流行性脑脊髓膜炎
E. 隐球菌性脑膜炎

49. 男,50 岁。因反复腹痛、腹泻 9 个月,加重 3 天入院。每天排黏液便 9 次。查体:T 37.8 ℃, BP 135/70 mmHg,无明显脱水貌。心肺(-),腹软,肝脾未及。左下腹压痛(+),反跳痛(-),化验:血 WBC 11.9×$10^9$/L,淋巴细胞 21%,中性粒细胞 79%。大便镜检:WBC 25 个/HP, RBC 10 个/HP。最可能的诊断是
A. 慢性细菌性痢疾迁延型
B. 肠炎
C. 伤寒
D. 阿米巴痢疾
E. 直肠癌

50. 患儿,8 岁。发热腹痛 1 天,腹泻 10 次,嗜睡,抽搐 2 次入院,查体:T 40℃,昏迷,面色苍白,BP 90/60 mmHg,瞳孔直径左>右,光反应迟钝,呼吸不均;实验室结果:白细胞计数 $15\times10^9$/L, N 84%, L 16%。最可能的诊断是
A. 暴发型流行性脑脊髓膜炎
B. 中毒型细菌性痢疾
C. 暴发型伤寒
D. 极重型流行性乙型脑炎
E. 脑型疟疾

51. 男,39 岁。商人,有冶游史,1 周来发热,头痛,全身不适,无食欲,全身淋巴结均肿大,无痛。白细胞 $3.5\times10^9$/L, $CD4^+/CD8^+$ 为 1.0,其他无特殊。下列哪种疾病可能性大
A. 传染性单核细胞增多症
B. 急性淋巴结炎
C. 艾滋病
D. 霍奇金病
E. 钩端螺旋体病

52. 男,65 岁。因腹痛、腿抽筋而急诊。患者午餐曾进食较多海鲜。傍晚出现呕吐腹泻,大便初为黄色稀水便,量多,进而变为水样便;无里急后重;一直无尿。1 小时前出现腹直肌和腓肠肌痉挛。体温 37.7 ℃, P 100 次/分,BP 75/45 mmHg,脉搏细速,皮肤极干燥。粪便悬滴镜检可见到运动力强、呈穿梭状运动的细菌,革兰染色阴性。确诊为霍乱,其临床分期应是
A. 泻吐期
B. 脱水虚脱期
C. 少尿期
D. 多尿期
E. 恢复期

53. 男,28 岁。农民,10 月 30 日高热、头痛、腰痛、呕吐、腹泻,连续发热 4 天,鼻出血 1 次。用对乙酰氨基酚后热退,但出现头晕、尿少、排尿痛。血象:白细胞 $18\times10^9$/L,中性粒细胞 60%,形态不正常的单核细胞 12%,淋巴细胞 23%,血小板 $50\times10^9$/L。尿中有膜状物。热退后患者出现尿量少,24 小时尿量<500 mL。应首先采用的措施是
A. 山莨菪碱静脉注射
B. 甘露醇加硫酸镁口服导泻
C. 20%甘露醇静脉滴注
D. 血管扩张剂酚妥拉明静脉注射
E. 高渗葡萄糖液静脉注射

54. 男,16 岁。发热 10 天伴食欲减退,软弱。查体:体温 39.6 ℃,脉搏 74 次/分,肝肋下 2.0 cm,脾肋下 1.0 cm。WBC $2.6\times10^9$/L,嗜酸性粒细胞 0.01。临床上拟诊为伤寒,为确定诊断,该患者应选用的检查是
A. 粪便培养
B. 血培养
C. 尿液培养
D. 胆汁培养
E. 玫瑰疹刮取物培养

55. 女,48 岁。发热 6 天,头痛、乏力 4 天,尿少 1 天,于 1 月 2 日来诊。查体:T 39 ℃, BP 80/50 mmHg,面部潮红,结膜充血,眼睑水肿,腋下有出血点。实验室检查:血 WBC $19\times10^9$/L,尿蛋白(+++)。最可能的诊断是
A. 流行性脑脊髓膜炎
B. 肾综合征出血热
C. 急性肾小球肾炎
D. 钩端螺旋体病
E. 败血症

56. 男,30 岁。旅游时在外用餐,突起畏寒,高热、剧烈腹痛、腹泻、呕吐 12 小时,伴脐周阵发性绞痛。患者腹泻原因可能性最小的是

A．细菌性痢疾　　B．细菌性食物中毒
C．霍乱　　D．病毒性肠炎
E．弯曲菌肠炎

57. 女，21 岁。近 1 个月午后低热，乏力，食欲不振，咳嗽，少量白痰。查体：听诊肩胛间区可闻及少量湿啰音。为便于发现病变，首选的检查是
A．血沉、白细胞总数及分类　　B．结核菌素试验
C．痰涂片找结核菌　　D．胸部 X 线检查
E．痰菌培养+药敏试验

58. 男，30 岁。2 天前曾与剧烈腹泻米泔水样物患者共同进餐。1 天前突然剧烈腹泻，呕吐，清水样，无腹痛。查体：BP 90/60 mmHg，P 100 次/分，体温 36.8 ℃。脱水外观，腓肠肌痉挛性痛，化验见血液浓缩，便常规：少量黏液和白细胞。最可能的诊断是
A．食物中毒　　B．霍乱
C．菌痢　　D．病毒性胃肠炎
E．腹泻病

59. 女，55 岁，体检发现肝功能异常 1 周，于 2010 年 9 月入院。1988 年曾因易感冒注射丙种球蛋白。查体：神清，皮肤巩膜无黄染，胸前有一蜘蛛痣，肝掌（+），肝、脾未扪及。实验室检查：血 ALT 120 U/L，AST 80 U/L，Alb 34 g/L，GLB38 g/L，TBil 18 μmol/L。最可能的临床诊断是
A．药物性肝炎　　B．慢性丙型肝炎
C．自身免疫性肝炎　　D．肝吸虫病
E．慢性乙型肝炎

60. 女，26 岁。妊娠 6 个月，患浸润性肺结核，突然咯血。选用下列哪种药物是不正确的
A．普鲁卡因　　B．6-氨基己酸
C．止血敏　　D．止血芳酸
E．血管加压素（垂体后叶素）

61. 女，28 岁。产后 1 天出现高热寒战，经头孢三代抗生素抗炎治疗后无明显好转，WBC 正常，胸片见双肺野透光度降低，胸部 CT 示双肺间质均匀弥漫阴影。该患者最可能的诊断是
A．肺炎链球菌肺炎　　B．血行播散性肺结核
C．产褥热　　D．金黄色葡萄球菌肺炎
E．肺间质纤维化伴急性感染

62. 男，37 岁。突然大咯血，从口鼻涌出，随即出现烦躁不安，极度呼吸困难，颜面青紫，挣扎。应立即采取的抢救措施是
A．高浓度吸氧　　B．进行人工呼吸
C．应用呼吸兴奋剂　　D．负压吸引清除血块或气管切开
E．止血芳酸静脉滴注

63. 男，45 岁。因反复机会性感染入院，检查发现患者伴发卡波西肉瘤，诊断应首先考虑
A．先天性胸腺发育不全　　B．腺苷脱氨酶缺乏症
C．X-连锁低丙种球蛋白血症　　D．艾滋病
E．选择性 IgA 缺乏症

64. 某家庭共有 3 位成员先后出现腹泻、呕吐,腹泻 10~30 次/天不等。3 人大便均表现为初起黄色稀水便,量多,进而变为水样便,无黏液脓血便;无发热、无腹痛、无里急后重;均有脱水表现。发病前 1 天晚餐吃海贝。最可能的诊断是

A. 肝炎
B. 病毒性肠炎
C. 细菌性痢疾
D. 霍乱
E. 肠伤寒

65. 男,15 岁。因发热伴剧烈头痛、频繁呕吐、抽搐 2 天,于 8 月 15 日来诊。家中住平房,蚊子多,周围有类似患者。查体:T 39.8 ℃, P 120 次/分,BP 150/90 mmHg,意识不清,皮肤无皮疹,瞳孔等大等圆,对光反射存在,颈无抵抗,Kernig 征及 Babinski 征(+)。实验室检查:血 WBC $15\times10^9$/L, N 0.75。CSF 检查:压力 230 $mmH_2O$,外观清亮,有核细胞数 $200\times10^6$/L,单核 0.9,脑脊液蛋白轻度升高,糖、氯化物正常。首先考虑的诊断是

A. 钩端螺旋体病
B. 肾综合征出血热
C. 流行性脑脊髓膜炎
D. 流行性乙型脑炎
E. 结核性脑膜炎

66. 患儿,9 岁。1 天前进食简单冲洗后的瓜果。今日出现腹痛、腹泻,伴里急后重,体温 38.7 ℃。血常规:白细胞 $11\times10^9$/L, N 0.90, L 0.10。大便常规:脓液(++),红细胞 8 个/HP,白细胞 12 个/HP。最可能的诊断是

A. 阿米巴痢疾
B. 病毒性肠炎
C. 细菌性痢疾
D. 霍乱
E. 肠伤寒

67. 男,21 岁。腹泻 2 天,黏液便,每天十余次,伴腹痛及里急后重感。查体:体温 38.5 ℃,血压 110/75 mmHg。粪便常规:外观为黄色黏液便,镜检 RBC 2~4 个/HP, WBC 16~22 个/HP。其诊断是

A. 细菌性痢疾
B. 细菌性食物中毒
C. 霍乱
D. 伤寒
E. 阿米巴痢疾

68. 男,32 岁。来自农村,发病 5 天,主要表现发热、出血、少尿,若怀疑肾综合征出血热,最应做的实验室检查是

A. 出凝血时间
B. 血常规
C. 尿常规
D. 便常规
E. 血、尿常规

69. 女,46 岁。患慢性乙型肝炎 15 年,血化验:HBsAg(+), HBeAg(+),抗-HBcIgG(+)。其 3 岁女儿体检时血清抗-HBs(+),追问病史,无任何临床症状,未注射乙型肝炎疫苗。其女儿属于

A. 垂直感染
B. 潜伏性感染
C. 病毒携带状态
D. 显性感染
E. 隐性感染

70. 女,38 岁。术后 2 个月出现腹胀、乏力,ALT 200 U/L,手术时输血 800 mL,化验:甲肝抗体(-),HBsAg(-),抗-HBc(+),抗-HBs(+),抗-HCV(+)。可能的诊断是

A. 甲型肝炎
B. 乙型肝炎

C．术后引起中毒性肝炎　　D．输血后肝炎
E．急性丙型肝炎，输血所致

71. 男，45岁。12周前无明显原因腹泻腹痛。大便呈脓血样，10余次/天。经当地用黄连素、痢特灵治疗后症状好转。现因外伤入院。查体：轻度贫血，巩膜无明显黄染，肝脾未触及，左下腹轻压痛。大便常规：红细胞40个/HP，白细胞20个/HP。最可能的诊断是
A．伤寒　　B．急性阿米巴痢疾
C．慢性菌痢　　D．急性菌痢
E．慢性溃疡性结肠炎

72. 女，35岁。确诊为自身免疫性肝炎，ALT 200 U/L，肝炎病毒指标(-)，治疗首先考虑应用
A．保肝药物　　B．胸腺肽
C．皮质激素　　D．综合治疗
E．对症治疗

73. 女，18岁。急起剧烈腹泻、呕吐7小时，共吐泻20余次，开始为黄色稀便，后转为清水样便，入院时呈米泔水样。查体：体温36.5℃，脉搏160次/分，血压68/46 mmHg。小腿痉挛，尿量减少。大便常规：米泔水样，RBC 0~2个/HP，WBC 0~3个/HP。大便悬滴可见穿梭状快速运动的细菌。最可能的诊断是
A．病毒性肝炎　　B．化学性食物中毒
C．中毒性痢疾　　D．细菌性食物中毒
E．霍乱

74. 患儿，5岁。发热1天，腹泻6~7次，为黏液脓血便，腹痛伴里急后重，病前吃过未洗的黄瓜，大便常规检查：黏液便，红、白细胞满视野/HP。诊断为细菌性痢疾。其类型属于
A．普通型　　B．轻型
C．重型　　D．中毒型
E．慢性型

75. 女，19岁。农民。12月在水利工地上突起发热，伴头痛、眼眶痛、腰痛。病程第4天就诊时热已退，血压偏低，球结膜水肿，出血，胸、背部见条索点状瘀点。前1天24小时尿量340 mL。该病例最可能的诊断是
A．败血症　　B．血小板减少性紫癜
C．肾综合征出血热　　D．钩体病
E．急性肾小球肾炎

76. 女，20岁。发热、腹痛、腹泻伴里急后重2天。查体：T 39℃，BP 120/80 mmHg。神志清，腹软，脐周压痛(+)，无反跳痛。实验室检查：血WBC $20.1\times10^9$/L，N 0.89，L 0.11。粪镜检WBC 20~30个/HP，RBC 10~15个/HP。最可能的诊断是
A．霍乱　　B．急性肠炎
C．伤寒　　D．急性细菌性痢疾
E．肾综合征出血热

77. 慢性乙肝患者，HBsAg(+)、抗-HBc(+)、HBeAg(+)，ALT 120 U/L，其意义最可能为
A．病毒有复制，肝脏有损伤　　B．病毒无复制，无传染性
C．有传染性　　D．肝脏有损伤，无传染性
E．病毒有复制，有传染性，肝脏有损害

78. 男,20岁。在一次体检中发现HBsAg阳性,当时无自觉症状及体征,肝功能正常。次年5月,因突然乏力、恶心、厌食、尿黄而入院。化验:ALT 500 U/L,血清总胆红素85 μmol/L,抗-HAV IgM(+)。该患者的诊断可能为
A. 乙型肝炎、慢性迁延性,既往感染过甲型肝炎
B. 乙型肝炎、慢性活动型、既往感染过甲型肝炎
C. 急性甲型黄疸型肝炎,乙型肝炎病毒携带者
D. 急性乙型肝炎,合并甲型肝炎
E. 急性黄疸型肝炎,甲、乙型肝炎病毒混合感染

79. 男,20岁。农民,4天前突然发冷、发热,最高体温达39 ℃以上,伴头痛,检查:T 39 ℃,结膜充血,皮肤散在充血性斑丘疹,肝脾大,外斐变形杆菌OX19,凝集试验阳性,出血热抗体试验阴性。最可能的诊断是
A. 肾综合征出血热
B. 地方性斑疹伤寒
C. 伤寒
D. 钩端螺旋体病
E. 恙虫病

80. 患儿,3岁。发热3天,有头痛,呕吐,查体:皮肤有瘀点、瘀斑,脑膜刺激症状(+)。脑脊液检查:脑压升高,外观混浊,细胞数$2\,000\times10^6$/L,糖和氯化物明显降低,蛋白含量明显升高。脑脊液直接涂片检菌阳性。临床诊断为
A. 肺炎链球菌性脑膜炎
B. 普通型流脑
C. 结核性脑膜炎
D. 脑膜脑炎型流脑
E. 病毒性脑膜炎

81. 男,30岁。因半日来腹泻,2小时前出现烦躁不安,于8月5日入院。腹泻次数频繁,约20余次,量较多,呈水样,伴呕吐。2天前从有腹泻患者的农村回来,在农村常喝生水。进城后曾与同伴6人共同进餐,吃过变质蛋白类食品,同食者未发病。查体:BP 70/50 mmHg,脉弱,重度脱水貌。外周血白细胞$16.0\times10^9$/L,中性粒细胞76%,粪便白细胞0~1个/HP。诊断应首选考虑
A. 中毒性痢疾
B. 病毒性肠炎
C. 沙门菌感染
D. 嗜盐菌感染
E. 霍乱

82. 男,30岁。近2个月来发热、咳嗽、血痰、消瘦,X线片示肺部有炎症浸润及空洞性病变。最可能的诊断是
A. 肺癌
B. 肺脓肿
C. 肺结核
D. 肺囊肿合并感染
E. 肺大疱合并感染

83. 患儿,10岁。学生,1月底因突起高热、剧烈头痛、恶心伴非喷射性呕吐1次入院。查体:神清,全身皮肤散在瘀点、瘀斑,颈项抵抗,心率120次/分,两肺无异常,腹软无压痛。实验室检查:血白细胞计数$20\times10^9$/L,中性粒细胞0.89,淋巴细胞0.05,单核细胞0.06。首先考虑的诊断是
A. 流行性脑脊髓膜炎
B. 流行性乙型脑炎
C. 病毒性脑炎
D. 伤寒
E. 结核性脑膜炎

**三、案例分析题：以下提供若干个案例，每个案例下设若干道考题。每道考题有多个备选答案，其中正确答案有1个或多个。选对一个答案给1个得分点，选错一个扣1个得分点，直至本题扣至0分。**

**（84~88 题共用题干）**

男，26 岁。因腹痛、腹泻、呕吐 1 天来诊，病前一天曾吃海鲜。腹痛；不伴里急后重，排便 1 天 10 余次，水样。既往体健，无慢性腹泻史，无药物过敏史，无疫区接触史。查体：T 36.7 ℃，P 105 次/分左右，脉弱、细速，BP 75/50 mmHg，神志清楚，眼眶凹陷，无皮疹及出血点，巩膜不黄，下腹轻压痛，无反跳痛，无肌紧张，肠鸣音活跃。24 小时尿量 400 mL。

84. 该患者急诊应做哪些检查

A．血常规　B．尿常规
C．电解质　D．肝肾功能
E．大便常规　F．直肠指检
G．大便培养　H．大便悬滴

85. 检查结果：WBC $18 \times 10^9$/L，中性 85%，RBC $4.8 \times 10^{12}$/L，血浆比重 1.036，电解质 $K^+$ 3.3 mmol/L，$Na^+$ 137 mmol/L，$Cl^-$ 98 mmol/L，粪便常规检查 WBC 1~2 个/HP，RBC 0~1 个/HP。粪便悬滴检查可见穿梭状快速运动的细菌。初诊为霍乱，其治疗原则是

A．立即使用肾上腺皮质激素　B．静脉及口服补液并纠正电解质
C．按肠道传染病隔离　D．血管活性药物维持血压
E．大剂量使用抗生素　F．必要时手术治疗
G．对症治疗，辅以抑制肠道分泌药物

86. 根据症状及血浆比重、尿量，24 小时的补液方案为

A．口服补液 3 000~4 000 mL　B．静脉补液 3 000~4 000 mL
C．口服补液 4 000~8 000 mL　D．静脉补液 4 000~8 000 mL
E．静脉补液 8 000~12 000 mL　F．口服补液 8 000~12 000 mL

87. 经积极补液、纠正电解质等治疗后，患者血压逐渐恢复至正常，为减轻症状，缩短病程，可采用针对病原的药物是

A．四环素　B．强力霉素
C．青霉素　D．氯霉素
E．庆大霉素　F．多西环素
G．诺氟沙星　H．利巴韦林

88. 有关霍乱的叙述，正确的是

A．对患者、带菌者及疑似患者应按规定进行隔离治疗
B．对于患者及带菌者，连续大便培养 3 次阴性方可解除隔离
C．对于接触者，隔离 3 天并进行 3 次粪便镜检
D．霍乱的致病毒素是内毒素
E．霍乱的主要传染源是患者和带菌者
F．食物传播是霍乱的主要传播途径
G．肾衰竭是霍乱最常见的严重并发症

**（89~94 题共用题干）**

男，54 岁。工人，因“乏力、腹胀 1 周”来诊。反复肝功能异常 7 年。肝炎病史及家族史

不详。查体：慢性肝病面容，可见肝掌、蜘蛛痣，皮肤、巩膜无黄染；心、肺无异常；腹稍膨隆，轻度腹壁静脉曲张，肝肋下未及，脾肋下 2 cm，移动性浊音(－)。实验室检查：血 WBC $3.5\times10^9$/L，PLT $70\times10^9$/L；PT 13 秒；ALT 45 U/L，AST 46 U/L，TBil 30 μmol/L，ALB 32 g/L，GLB 35 g/L；HBsAg(＋)，HBeAb(＋)，HBcAb(＋)，HBV DNA $2.5\times10^4$ copies/mL。腹部 B 超：结节性肝硬化，脾大。肝活检：$G_2S_4$。

89. 目前的诊断是
   A．乙型肝炎病毒携带者
   B．病毒性肝炎肝硬化乙型肝炎活动肝功能代偿期
   C．病毒性肝炎肝硬化乙型肝炎活动肝功能失代偿期
   D．病毒性肝炎慢性乙型重度
   E．病毒性肝炎慢性乙型中度
   F．病毒性肝炎慢性乙型轻度
   G．淤胆型肝炎
90. 当前的治疗措施正确的是
   A．不需要处理，定期随访　　B．保肝、对症治疗
   C．脾栓塞或脾切除　　D．抗病毒治疗
   E．肝移植治疗　　F．介入治疗
91. 提示：患者拉米夫定治疗 2 年，病情稳定。复查：HBsAg(＋)，HBeAb(＋)，HBcAb(＋)，HBV DNA(－)；ALT 45 U/L。下一步治疗方案是
   A．继续拉米夫定单药治疗　　B．加用阿德福韦 10 mg/d
   C．换用恩替卡韦 0.5 mg/d　　D．换用恩替卡韦 1.0 mg/d
   E．换用替比夫定 600 mg/d　　F．换用阿德福韦 10 mg/d
   G．加用干扰素
92. 下一步治疗方案是
   A．停药，定期随访　　B．继续抗病毒治疗
   C．脾栓塞或脾切除　　D．中药治疗
   E．肝移植治疗　　F．行食管静脉套扎术
93. 该患者抗病毒治疗的最终目标是
   A．最大限度地长期抑制或消除 HBV
   B．达到停药标准
   C．使 ALT 保持正常
   D．延缓和阻止肝疾病的进展
   E．HBeAg 血清学转换
   F．减少和防止肝功能失代偿、肝硬化、肝细胞癌及其并发症的发生
   G．改善生活质量和延长存活时间
   H．减轻肝细胞炎症坏死及肝纤维化
94. 患者主要预防的并发症包括
   A．肝性昏迷　　B．上消化道出血
   C．自发性腹膜炎　　D．原发性肝癌
   E．肝炎活动　　F．水、电解质紊乱

G．肝肾综合征

**（95～99 题共用题干）**

男孩，2 岁。因“发热、头痛、呕吐、咳嗽 3 天，烦躁不安 1 天”来诊。查体：T 39.5 ℃，BP 98/60 mmHg；精神萎靡；瞳孔等大，对光反射存在；颈强直；胸、腹部可见散在出血点；克尼格征（+），布鲁津斯基征（-），巴宾斯基征（-）。血常规：WBC $21.0\times10^9$/L，N 0.85，L0.15。

95．最可能的诊断是

A．流行性乙型脑炎
B．中毒型细菌性痢疾
C．流感嗜血杆菌脑膜炎
D．结核性脑膜炎
E．流行性脑脊髓膜炎
F．肾综合征出血热

96．为及时明确诊断，最快速的检查是

A．瘀点、瘀斑涂片
B．脑脊液常规+生化
C．血培养
D．脑脊液培养
E．咽拭子培养
F．血清抗体效价
G．粪或肛拭子涂片+培养

97．针对病原治疗应首选

A．庆大霉素
B．大剂量青霉素
C．氯霉素
D．红霉素
E．环丙沙星
F．第三代头孢菌素
G．磺胺类抗生素

98．提示：次日患者头痛加剧，频繁呕吐。查体：BP 120/90 mmHg；颈强直；克尼格征（+）。腰椎穿刺检查：脑脊液蛋白 2.0 g/L，氯化物 112 mmol/L，葡萄糖 0.55 mmol/L。除病原治疗外，最重要的治疗措施是

A．输新鲜血
B．肝素抗凝
C．肾上腺皮质激素
D．20%甘露醇脱水
E．应用降压药物
F．纠正酸中毒

99．患儿目前的临床分型应为

A．普通型败血症期
B．普通型脑膜脑期
C．暴发-休克型
D．暴发型-脑膜脑炎型
E．暴发型-混合型
F．慢性型

# 答 案 与 解 析

**答案**

| | | | | | | | | | |
|---|---|---|---|---|---|---|---|---|---|
| 1. E | 2. A | 3. A | 4. B | 5. D | 6. D | 7. C | 8. B | 9. E | 10. A |
| 11. E | 12. A | 13. B | 14. A | 15. D | 16. D | 17. E | 18. B | 19. C | 20. C |
| 21. E | 22. A | 23. E | 24. E | 25. E | 26. D | 27. E | 28. E | 29. B | 30. D |
| 31. C | 32. B | 33. C | 34. E | 35. E | 36. A | 37. B | 38. E | 39. C | 40. D |
| 41. C | 42. D | 43. B | 44. E | 45. C | 46. C | 47. C | 48. A | 49. A | 50. B |
| 51. C | 52. B | 53. C | 54. B | 55. B | 56. C | 57. D | 58. B | 59. B | 60. E |
| 61. B | 62. D | 63. D | 64. D | 65. D | 66. C | 67. A | 68. E | 69. E | 70. E |

71. C　72. C　73. E　74. A　75. C　76. D　77. E　78. C　79. B　80. B
81. E　82. C　83. A
84. ACEH　85. BCG　86. D　87. ABFG　88. ABEG
89. C　90. BD　91. BD　92. B　93. ADFGH
94. ABCDFG　95. E　96. A　97. B　98. D
99. D

解析

1. 患者有进食海产品史,有腹泻、呕吐,腹泻次数多,大便初为黄色稀水便,量多,进而变为水样便,无黏液脓血便,无发热,无腹痛,无里急后重,有脱水表现,粪便悬滴镜检可见到运动力强、呈穿梭状运动的细菌,革兰氏染色阴性,其临床表现和检查均符合霍乱。故本题选 E。
2. 早期、足量、快速补充液体和电解质是治疗霍乱的关键。故本题选 A。
3. 霍乱属于甲类传染病,应于确诊后 2 小时内进行网络报告。故本题选 A。
8. 中毒型痢疾的发生机制尚不十分清楚,可能和机体对细菌毒素产生异常强烈的过敏反应(全身炎症反应综合征)有关。志贺菌内毒素从肠壁吸收入血后,引起发热、毒血症及急性微循环障碍。故本题选 B。
9. 细菌性痢疾病变主要发生在大肠,尤以直肠和乙状结肠为主。故本题选 E。
10. 细菌性痢疾急性期的病理变化为弥漫性纤维蛋白渗出性炎症,肠黏膜弥漫性充血、水肿,分泌大量渗出物,间有微小脓肿。故本题选 A。
16. 艾滋病的常见并发症包括肺炎、脑膜炎、弓形虫感染、慢性腹泻、溃疡、视网膜炎等,不包括急性肾炎。故本题选 D。
18. 霍乱恢复期,纠正脱水后患者症状消失,逐渐恢复,部分患者因大量肠毒素吸收引起反应性发热,体温达 38~39 ℃,持续 1~3 天自行消退。故本题选 B。
19. 抗-HIV 的出现表明感染 HIV,不能说明传染性已经减小。故本题选 C。
22. 甲型肝炎的传染源为急性肝炎患者和亚临床型感染者。患者在发病前 2 周和起病后 1 周,从粪便里排出的病毒数量最多,传染性最强。亚临床型感染者因数量多、不易识别,是重要的传染源。故本题选 A。
23. 霍乱弧菌由口入胃,如未被胃酸杀死则进入小肠,靠活泼的鞭毛动力,穿过小肠黏膜表面的黏液层并黏附于上皮细胞刷状缘的微绒毛上,并在这里大量繁殖并产生强烈的外毒素(霍乱肠毒素)。霍乱肠毒素与宿主肠黏膜上皮细胞受体结合,使细胞分泌功能增强,大量分泌水及电解质,导致水及电解质大量丧失,可引起血液浓缩,低血容量性休克,水及电解质紊乱,代谢性酸中毒。由于胆汁分泌减少及肠液分泌量大,严重者出现米泔水样排泄物。故本题选 E。
24. 继发性肺结核好发生于双肺锁骨上下。原发性肺结核多数患者无症状,或仅有轻微类似感冒症状。结核菌容易经血行播散。原发灶及淋巴结可发生干酪坏死。原发性肺结核包括肺门淋巴结核及原发综合征,以前者最多见。故本题选 E。
25. 病毒性肝炎分为急性肝炎、慢性肝炎、重型肝炎、淤胆型肝炎、肝炎肝硬化五型。药物性肝损害不属病毒性肝炎分型。故本题选 E。
26. 特异性 IgM 阳性或发病早期和恢复期两次血清特异性 IgG 抗体效价递增 4 倍以上,对肾综合征出血热均有确诊价值。故本题选 D。

28. 艾滋病没有顽固性休克的临床表现。艾滋病是由一种逆转录病毒即人类免疫缺陷病毒(HIV)感染引起,其特征为全身严重免疫功能缺陷伴机会性感染和(或)继发性肿瘤。病变主要表现为全身淋巴组织的变化、机会性感染和恶性肿瘤三个方面。临床表现为发热、乏力、体重下降、全身淋巴结肿大及神经系统症状。故本题选E。

32. 艾滋病急性期通常发生在初次感染HIV后2~4周左右,临床主要表现为发热、咽痛、盗汗、恶心、呕吐、腹泻、皮疹、关节痛、淋巴结肿大及神经系统症状。故本题选B。

34. 肾综合征出血热主要临床特点为发热、出血、蛋白尿、三痛(头痛、腰痛、眼眶痛)、三红(颜面、颈部、上胸部潮红)。败血症多有感染灶,虽有发热但没有出血热的典型症状。伤寒的特点为持续发热、皮疹、肝脾大、特异性的实验室检查。流行性脑脊髓膜炎的流行季节为冬春季,突然高热、剧烈头痛、喷射性呕吐,皮肤、黏膜出血点或瘀斑,脑膜刺激征阳性等。钩端螺旋体病有流行病学资料,早期有三症状(寒热、全身酸痛、身软)和三体征(眼红、腿痛、淋巴结肿大),血痰和中期出现的明显内脏器官损伤表现。故本题选E。

35. 中毒性菌痢多夏秋季节发病,起病急骤,发展迅速,于发病24小时内出现高热惊厥、昏迷、休克甚至呼吸衰竭。此时,临床上尚未出现腹泻及脓血便等肠道症状,易与乙脑相混淆。患者可有全身明显毒血症状,外周血白细胞可增高。故本题选E。

36. 患者有冶游史,以低热、全身多处浅表淋巴结肿大为主要表现,$CD4^+/CD8^+$T淋巴细胞的比例倒置,首先考虑为艾滋病。故本题选A。

37. 经补液后,尿量无增加,提示为肾实质性损害所致,应限制入量,并给予高碳水化合物、低蛋白质饮食以降低蛋白质分解,控制氮质血症,此时应视生化情况决定是否需要适量补充。患者未达到血液透析指标。故本题选B。

39. 患者有慢性乙肝病史,近年来自感体力下降,时感腹胀、消瘦,明显肝掌,可见蜘蛛痣,支持肝硬化诊断。1周前因不洁饮食出现腹泻、腹痛,服药后腹泻好转,为诱因;近3天出现发热,明显腹痛、腹胀,小便发黄,尿量明显减少,有感染症状、肾功能损害症状。腹部膨隆,下腹有压痛,轻度反跳痛,腹水征阳性,有腹膜炎、肝肾综合征可能。患者意识尚清,烦躁多语,血氨高,支持肝性脑病。患者无结核病症状,暂不支持结核性腹膜炎诊断。故本题选C。

42. 6岁患儿急性起病,血ALT显著升高,伴有食欲减退,恶心,呕吐,尿黄等肝脏功能损害症状,出生时接种过乙肝疫苗,可排除乙肝,符合甲型病毒性肝炎的临床表现。故本题选D。

43. 肾移植术后接受免疫抑制剂治疗患者,咳嗽2~3周以上,有咯血、发热等肺结核临床症状;胸片示左肺上叶尖段炎症,伴有空洞形成,符合肺结核的影像学检查表现。故本题选B。

45. 静脉吸毒是艾滋病的高危因素。胃镜示食管上覆白膜,提示真菌性食管炎。患者为青年男性,上腹部不适,长期腹泻,体重减轻,真菌性食管炎,白细胞计数降低,应考虑为艾滋病。为明确诊断,首选血清抗-HIV检测,$CD4^+$T细胞计数仅有辅助诊断价值。故本题选C。

47. 发热、休克、躯干有瘀点、尿蛋白阳性等符合肾综合征出血热表现。流行性脑脊髓膜炎多见于5岁以下儿童,主要临床表现为突发高热、剧烈头痛、频繁呕吐、皮肤黏膜瘀点、瘀斑及脑膜刺激征,严重者可有败血症休克和脑实质损害。感染性休克患者有前驱感染史,脓毒血症表现明显。钩端螺旋体病不会出现尿蛋白。流行性乙型脑炎多发于10岁以下儿童,以高热、意识障碍、抽搐、病理反射及脑膜刺激征为特征,病死率高。故本题选C。

51. 该患者有冶游史,首先要考虑性传播疾病。患者近期发热,全身淋巴结肿大,$CD4^+/CD8^+$值下降,考虑艾滋病可能性大。故本题选C。

52. 霍乱脱水虚脱期,由于持续而频繁的腹泻和呕吐,患者迅速出现失水和循环衰竭。常有腹直肌和腓肠肌痉挛,可出现少尿、无尿等肾功能障碍的表现。故本题选B。

53. 患者为青壮年男性农民,主要表现为高热、头痛、腰痛、胃肠道症状、鼻出血,退热后出现头晕、尿少、排尿痛,血白细胞升高,异型单核细胞升高,血小板减少,尿中见膜状物是由于大量尿蛋白与红细胞和脱落上皮细胞相混合的凝聚物,目前热退,出现少尿,最可能为肾综合征出血热少尿期。少尿原因之一是肾间质水肿压迫肾小管。初期可应用20%甘露醇静脉注射,以减轻肾间质水肿,用后若利尿效果明显者可重复应用1次,若效果不明显,应停止应用。故本题选C。

54. 粪便培养自潜伏期开始便可获得阳性,第3~4周阳性率最高,达80%;尿液培养初期为阴性,第3~4周为25%,需排除粪便污染;玫瑰疹刮取物培养也可获阳性结果,但不作为常规检查;血培养第1周阳性率可达80%~90%,第3周降为30%~40%。故本题选B。

55. 肾综合征出血热病情危急,并发症多,病死率高。其主要病理变化是全身广泛性的小血管和毛细血管的损害。临床上以发热、出血、肾脏损害为三大主症,典型病例表现为五期经过,即发热期、低血压休克期、少尿期、多尿期和恢复期。患者发热,少尿,腋下有出血点,尿蛋白(+++),最可能为肾综合征出血热。故本题选B。

58. 霍乱患者以剧烈腹泻突然起病,可呈米泔水样大便,继而出现喷射性呕吐,为胃内容物或米泔水样,不伴恶心。病初多无发热。因剧烈泻吐导致大量体液及电解质丢失,使血容量骤减、血液浓缩,导致周围循环衰竭。电解质紊乱时,低钠可导致腓肠肌痉挛疼痛,或因腹直肌痉挛引起腹痛。故本题选B。

62. 大咯血时,若患者出现呼吸急促、面色苍白、口唇发绀、烦躁不安等症状,常为咯血窒息,应及时抢救。置患者头低足高位45°俯卧位,同时拍击健侧背部,保持充分体位引流,尽快使积血和血块由气管排出,或直接刺激咽部咯出血块。有条件时可进行气管插管,硬质支气管镜吸引或气管切开。故本题选D。

63. 艾滋病是由人类免疫缺陷病毒(HIV)引起的慢性传染病,HIV 主要侵犯、破坏$CD4^+$T淋巴细胞,导致机体出现明显的获得性免疫功能受损乃至缺陷,最终并发严重机会性感染及恶性肿瘤。肿瘤以卡波西肉瘤和恶性淋巴瘤常见。故本题选D。

65. 流行性乙型脑炎多为夏秋季发病,蚊子为其传播媒介,临床上以高热、意识障碍、抽搐、病理反射及脑膜刺激征为特征,无瘀点、瘀斑。脑脊液压力增高,外观无色透明或微混浊,白细胞计数多在$(50 \sim 500) \times 10^6/L$,糖正常或偏高,氯化物正常。故本题选D。

66. 细菌性痢疾以儿童发病率最高,有不洁食物进食史。患儿急性起病,有发热、腹痛、腹泻、里急后重、排脓血样大便等症状。血白细胞及中性粒细胞增高,大便镜检可见大量脓细胞及少量红细胞。故本题选C。

69. 抗-HBs为保护性抗体,阳性表示对HBV有免疫力,见于乙型肝炎恢复期,过去感染和乙型肝炎疫苗接种后。该患儿未注射乙型肝炎疫苗,且没有临床症状,母亲有慢性乙型肝炎,考虑为隐性感染。故本题选 E。

71. 临床有腹痛、腹泻、排脓血样大便等菌痢临床症状。大便常规见大量白细胞和红细胞,病程超过 2 个月,考虑为慢性菌痢。故本题选 C。

73. 剧烈腹泻、呈水样便、米泔样便是霍乱典型表现;新鲜粪便悬滴在暗视野镜检,可见快速运动的弧菌,提示动力试验阳性,最可能为霍乱。故本题选 E。

74. 细菌性痢疾普通型(典型)起病急,高热伴畏寒、寒战,继之出现腹痛、腹泻和里急后重,大便每天 10 多次到数十次,量少,失水不明显,开始为稀便,可迅速转为黏液脓血便。患者符合以上特点。轻型有黏液但无脓血。细菌性痢疾无重型分类。中毒型以严重的脓毒血症、休克和中毒性脑病为主要表现。慢性型指菌痢病史超过 2 个月而未愈者,患者为急性病程。故本题选 A。

75. 肾综合征出血热有发热期、低血压休克期、少尿期、多尿期和恢复期五期。发热期有恶寒、高热,伴全身中毒症状,以头痛、腰痛和眼眶痛(三痛)最为突出,2~3 天后重者出现眼睑、球结膜、颜面水肿,出血点常见于软腭、腋下及胸背部,呈条索状或抓痕状。发病早期即可出现尿量减少。故本题选 C。

76. 细菌性痢疾多发于夏秋季,急性期临床表现为发热、腹痛、腹泻、里急后重及黏液血便,左下腹明显压痛等。大便镜检有大量白细胞、脓细胞和红细胞,即可诊断。大便培养检出痢疾杆菌为确诊依据。故本题选 D。

77. ①HBsAg 阳性反映 HBV 感染,阴性不能排除 HBV 感染。②HBeAg 的存在表示病毒复制活跃且有较强的传染性。③抗-HBe 阳转后病毒多处于静止状态。长期抗-HBe 阳性并不代表病毒复制停止或无传染性。④HBcAg 阳性表示血清中存在 Dane 颗粒,HBV 处于复制状态,有传染性。⑤HBV DNA 是病毒复制和传染性的直接标志。ALT 升高,提示肝损害。故本题选 E。

78. 该患者既往 HBsAg 阳性,但肝功能正常且无症状体征,考虑为乙型肝炎病毒携带者。此次急性起病,肝酶升高伴黄疸,考虑为急性黄疸型肝炎。抗-HAVIgM(+),提示现症感染,此次急性肝炎系急性感染甲型肝炎病毒引起,诊断为急性甲型黄疸型肝炎。故本题选 C。

79. 出血热抗体试验阴性排除肾综合征出血热。钩端螺旋体病除发热、皮疹等临床表现外,还有浅表淋巴结肿大。外斐变形杆菌 OX19、凝集试验阳性,支持地方性斑疹伤寒。故本题选 B。

83. 流行性脑脊髓膜炎流行季节多为冬春季,儿童多见,临床表现为高热、剧烈头痛、频繁呕吐、皮肤黏膜瘀点、瘀斑及脑膜刺激征。白细胞计数及中性粒细胞明显增高。故本题选 A。

## 第八节　神经科疾病

**一、共用题干单选题:每道考题以一个小案例的形式出现,其下面都有 A、B、C、D、E 五个备选答案。请从中选择一个最佳答案。**

**(1~4 题共用题干)**

男,71 岁。2 年来无诱因逐渐出现行动缓慢,行走时上肢无摆动,前倾屈曲体态。双手有震颤,双侧肢体肌张力增高。无智能和感觉障碍,无锥体束损害征。

1. 最可能的诊断是

A．帕金森病　　B．扭转痉挛

C．阿尔茨海默病　　D．肝豆状核变性

E．脑动脉硬化

2. 最应该采用的治疗方法是

A．手术治疗　　B．药物治疗

C．功能锻炼　　D．理疗

E．中药治疗

3. 选用上述治疗的目的是

A．治愈疾病　　B．阻止疾病的进展

C．增强体质　　D．预防并发症

E．改善症状

4. 选择最适当的治疗药物是

A．苯海索(安坦)　　B．复方左旋多巴

C．司来吉兰　　D．溴隐亭

E．维生素 E

**(5~7 题共用题干)**

男,24 岁。突然意识不清,跌倒,全身强直数秒钟后抽搐,咬破舌 2 分钟后抽搐停止。醒后活动自如。

5. 首先应考虑的疾病是

A．脑出血　　B．脑血栓

C．蛛网膜下腔出血　　D．癫痫

E．脑栓塞

6. 应进一步做的检查是

A．头颅 X 线片　　B．脑电图

C．脑脊液检查　　D．脑血管造影

E．经颅超声多普勒(TCD)

7. 治疗的首选药物是

A．降颅压药　　B．溶栓治疗

C．止血药　　D．扩血管药

E．抗癫痫药

**(8~10 题共用题干)**

男,58 岁。1 小时前打麻将时突然出现言语困难,右侧肢体无力,血压 180/90 mmHg,右侧鼻唇沟浅,右上肢肌力 2 级,右下肢肌力 3 级,右侧巴氏征阳性,心电图示心房颤动。

8. 该患者最可能的诊断是

A．脑血栓形成　　B．腔隙性脑梗死

C．脑栓塞　　D．蛛网膜下腔出血

E．脑膜炎

9. 为尽早明确诊断,最有价值的检查是

A．DSA　　B．MRI　　C．TCD　　D．SEPCT　　E．脑电图

10. 对该患者进行二级预防应首选
A．阿司匹林
B．氯吡格雷
C．华法林
D．阿司匹林+氯吡格雷
E．阿司匹林+氯吡格雷+华法林

**（11~13 题共用题干）**

男，68 岁。高血压 20 年，不规则服药。晨起锻炼身体时突然头痛，意识不清，半小时后送到医院。查体：昏迷，血压 200/120 mmHg，双眼向右侧凝视，左足外旋位。

11. 最可能的诊断为
A．心肌梗死
B．蛛网膜下腔出血
C．脑血栓形成
D．脑出血
E．晕厥

12. 最可能的病变部位为
A．右侧半球表面
B．右侧半球深部
C．左侧半球表面
D．左侧半球深部
E．右侧脑干

13. 为进一步明确诊断，最有价值的辅助检查为
A．腰穿检查
B．脑超声检查
C．头颅 CT 检查
D．开颅检查
E．脑电图检查

**二、单选题：每道考题下面有 A、B、C、D、E 五个备选答案，请从中选择一个最佳答案。**

14. 脑栓塞的特点不包括
A．年龄相对较轻
B．起病急骤
C．多有心房颤动
D．常见局限性抽搐、偏瘫及失语
E．多有脑膜刺激征

15. 帕金森病常伴发非运动症状，不包括
A．嗅觉减退
B．便秘
C．顽固性呃逆
D．抑郁
E．睡眠障碍

16. 铅管样强直是下列哪种疾病的表现
A．有机磷中毒
B．周围神经炎
C．强直性脊柱炎
D．脑膜炎
E．帕金森病

17. 抗癫痫药物治疗后癫痫没有再发作，停止药物治疗，下列叙述不正确的是
A．全面性强直-阵挛性发作在完全控制 2~5 年后
B．单纯部分性发作在完全控制 2~5 年后
C．失神发作在完全控制 6 个月后
D．复杂部分性发作完全控制 1 年后
E．停药过程一般不少于 3 个月，需缓慢减量

18. 对脑震荡的治疗，错误的是

A．多数情况下无须特殊治疗
B．头痛剧烈者可用吗啡类药物
C．失眠患者可用地西泮等药物
D．消除患者的畏惧心理
E．需卧床休息数天

19. 脑出血最常见的病因是
A．血液病
B．夹层动脉瘤
C．脑血管淀粉样病变
D．脑血管畸形
E．高血压

20. 关于癫痫的药物治疗，下列不正确的是
A．口服药剂量自低限开始
B．定期复查，注意毒性反应及副作用
C．不能突然停药、换药
D．先用一种药物，不能控制可加用其他药物
E．完全控制和不产生严重毒性反应，不能兼顾时，应满足完全控制

21. 关于脑梗死的叙述，正确的是
A．是脑血栓形成最常见的类型
B．是缺血性脑卒中的总称
C．高血压是本病的基本病因
D．约占全部脑卒中的 30%
E．包括蛛网膜下腔出血

22. 癫痫持续状态判断的标准之一，是指一次发作的时间至少超过
A．30 分钟
B．25 分钟
C．20 分钟
D．15 分钟
E．10 分钟

23. 头颅加速性损伤引起的颅内血肿通常位于
A．着力点部位或受伤同侧
B．着力点对侧
C．着力点部位和受伤对侧
D．额叶或颞叶
E．颅内任何部位

24. 下列哪项是脑梗死与脑出血的鉴别要点
A．脑电图
B．起病状态，起病速度，CT 扫描
C．性别
D．心脏病史
E．电解质测定

25. 普通型和典型偏头痛两者的区别之一在于后者一定有
A．搏动性头痛
B．恶心、呕吐
C．畏光、畏声
D．神经系统检查无异常
E．先兆症状

26. 对区分高血压性脑出血和蛛网膜下腔出血意义不大的表现是
A．起病数分钟达到高峰
B．血压显著升高
C．一过性昏迷
D．头痛
E．血性脑脊液

27. 诊断癫痫通常主要依靠
A．脑电图检查
B．神经系统体检
C．脑 CT
D．临床表现

E．脑脊液检查

28. 脑出血的首选检查是 CT,以下错误的描述是

A．圆形或卵圆形
B．均匀高密度
C．边界模糊
D．可确定部位、大小、形态
E．血肿吸收后变为低密度

29. 帕金森病治疗最基本最有效的药物为

A．金刚烷胺
B．吡贝地尔
C．恩他卡朋
D．东莨菪碱
E．复方左旋多巴

30. 高血压动脉硬化性脑出血最常见的破裂血管是

A．脉络膜前动脉
B．豆纹动脉
C．小脑上动脉
D．大脑前动脉
E．大脑后动脉

31. 帕金森病的主要发病原因是

A．丘脑底核受损
B．纹状体受损
C．大脑皮层运动区受损
D．大脑皮层-纹状体通路受损
E．黑质-纹状体多巴胺通路受损

32. 癫痫患者做脑电图检查可以

A．发现病原
B．找出最佳治疗方案
C．支持临床诊断,但不能否定临床诊断
D．判断有无智力低下
E．估计下次发作何时到来

33. 关于 TIA 的病因和发病机制,错误的是

A．血液成分改变
B．微栓塞
C．血流动力学改变
D．脑血管痉挛
E．脑血管畸形

34. 高血压性脑出血最常发生部位是

A．皮质下白质
B．脑桥
C．小脑
D．脑室
E．壳核及其附近

35. 偏头痛发病的特点不包括

A．男性多见
B．发病多始于青春期
C．大多数有偏头痛的家族史
D．头痛呈搏动性
E．伴恶心、呕吐

36. 老年人最常见的脑栓塞原因为

A．二尖瓣狭窄合并心房颤动时的附壁血栓脱落
B．下肢深静脉血栓脱落
C．外伤性脂肪栓塞
D．心脏瓣膜上的炎性赘生物脱落
E．心梗时心内膜的附壁血栓脱落

37. 短暂性脑缺血发作持续时间不超过

A. 1 小时　B. 12 小时　C. 24 小时　D. 48 小时　E. 72 小时

38. 脑梗死最常见的原因是
A. 动脉硬化
B. 大动脉炎
C. 血液病
D. 高脂血症
E. 结缔组织病

39. 易合并出现药物过量使用性头痛的是
A. 有先兆偏头痛
B. 无先兆偏头痛
C. 偏瘫性偏头痛
D. 基底型偏头痛
E. 视网膜性偏头痛

40. 最常见的脑栓塞病因是
A. 心源性栓子
B. 颈内动脉易损斑块脱落
C. 骨折后的脂肪栓子
D. 肺静脉血栓
E. 癌栓

41. 关于脑出血的治疗,错误的是
A. 可用皮质醇减轻脑水肿
B. 甘露醇作用短暂
C. 抗纤溶药不常用
D. 急性脑出血时血压升高是病理表现,应当足量应用降压药
E. 发病早期通常不用抗生素

42. 患儿,10 岁。上课时突然见讲台上老师变成"数寸长短的小人",5~10 秒后此现象消失。伴随不自主发笑,事后不能回忆发笑之事。3 周内反复发作 9 次。查体和头颅 MRI 未见异常。可能的癫痫发作类型是
A. 单纯运动性发作
B. 单纯部分性发作
C. 复杂部分性发作
D. 单纯感觉性发作
E. 失神发作

43. 男,71 岁。清晨醒后发现左侧肢体活动不能,急送医院诊断为脑出血。下列处理不正确的是
A. 保持呼吸道通畅
B. 降颅压,减轻脑水肿
C. 控制血压
D. 维持水电解质平衡
E. 静脉滴注止血药物

44. 男,30 岁。1 年来反复发作瞪视不动,意识模糊,奔跑、游走等,持续约 30 分钟逐渐清醒,事后对行为毫无记忆。最可能的诊断是
A. 精神分裂症
B. Jackson 癫痫
C. 分离(转换)障碍
D. 感染性精神病
E. 精神运动性发作

45. 男,50 岁。半年内出现 3 次突然不能言语,每次持续 20 分钟左右。第 3 次伴右侧肢体麻木,既往有心房颤动病史,现神经系统检查均正常,最可能诊断为
A. 癫痫小发作
B. 偏头痛
C. 短暂性脑缺血发作(TIA)
D. 颈椎病
E. 顶叶肿瘤

46. 男,36岁。摔伤头部,左颞部着力,昏迷,左瞳孔散大,X线片示左颞骨折线跨过脑膜中动脉。最可能的诊断是
A. 弥漫性轴索损伤
B. 急性硬脑膜外血肿
C. 原发脑干损伤
D. 急性硬脑膜下血肿
E. 左颞脑挫裂伤

47. 男,40岁。颅脑外伤后6小时来诊。神清、语利。头颅X线摄片(-)。下列处理错误的是
A. 头颅CT检查
B. 对症治疗
C. 观察生命体征及神经系统体征
D. 回家
E. 告知病情有加重可能

48. 女,24岁,反复发作性一侧额颞部搏动样疼痛,伴有恶心、呕吐、畏光、畏声、出汗、头皮触痛等症状。月经期时头痛更明显,常因头痛发作不能正常工作。脑MRI检查正常。应诊断为
A. 有先兆偏头痛
B. 基底型偏头痛
C. 丛集性头痛
D. 紧张性偏头痛
E. 无先兆偏头痛

49. 男,49岁。近1年逐渐出现失眠、记忆力下降、话少、淡漠、反应迟钝,有时出现不由自主哭笑,行走时步态不稳,大小便失禁,生活不能自理。觉得家里总丢东西。脑脊液无异常。CT示轻度脑萎缩,脑室扩大,中线结构正常。首先要考虑的诊断是
A. 阿尔茨海默病
B. 癫痫
C. 血管性痴呆
D. 帕金森病
E. 急性焦虑发作

50. 男,70岁。服用氟桂利嗪3个月后出现动作徐缓,僵硬,手部震颤,跌倒一次。美多巴治疗无效。查体:智能正常,面具脸,四肢肌力正常,肌张力高。最可能的诊断是
A. 血管性帕金森综合征
B. 帕金森叠加综合征
C. 药物性帕金森综合征
D. 外伤性帕金森综合征
E. 原发性帕金森病

51. 男,56岁。头部摔伤1个月,头痛、呕吐3天,CT示右颞顶新月形等密度病灶,中线轻度移位。最可能的诊断是
A. 硬膜下积液
B. 慢性硬脑膜下血肿
C. 亚急性硬脑膜外血肿
D. 亚急性硬脑膜下血肿
E. 慢性硬脑膜外血肿

52. 女,36岁。突发右侧肢体无力,伴言语不能就诊,查头颅CT未见异常。有风湿性心脏病、心房颤动病史10年。最可能的诊断是
A. 蛛网膜下腔出血
B. 短暂性脑缺血发作
C. 脑出血
D. 脑栓塞
E. 脑肿瘤

53. 男,60岁。晨起时发现右侧肢体麻木乏力,次日下午又出现言语不清,头颅CT显示左侧内囊区低密度影,该患者最有可能的诊断是
A. 脑出血
B. 脑栓塞

C．脑血栓形成　　D．TIA

E．蛛网膜下腔出血

54. 男，72 岁。右手震颤伴动作缓慢 6 年，翻身困难 1 年，诊断为帕金森病。有青光眼和轻度肾功能不全病史，无消化性溃疡史。服用复方左旋多巴时症状改善明显，近 1 年来疗效减退，单剂疗效仅 3 小时。为改善症状，最适合增加的药物是

A．溴隐亭　　B．金刚烷胺

C．司来吉兰　　D．苯海索

E．苯甲托品

55. 男，20 岁。头痛、呕吐、视力下降 2 个月。6 个月前曾患开放性颅脑外伤、颅内感染，已治愈。腰穿测压 280 mm$H_2O$，脑脊液清亮透明。头颅 CT 提示双侧脑室及第三、四脑室扩大。最可能的诊断是

A．慢性小脑扁桃体下疝畸形　　B．梗阻性脑积水

C．交通性脑积水　　D．脑占位性病变

E．颅内感染

56. 男，40 岁。突然出现剧烈头痛、项枕部疼痛并呕吐 8 小时，不发热。无高血压病史。查体：神清，血压轻度增高。右瞳孔散大，对光反应消失，右上睑下垂，眼球向上、向下、向内运动不能。颈强直，Kernig 征（+）。脑 CT 示脑正中裂、外侧裂和基底池呈高密度影，首先考虑的诊断是

A．脑实质出血　　B．脑膜癌病

C．蛛网膜下腔出血　　D．脑膜炎

E．脑癌

57. 女，32 岁。购物时感头晕、恶心、乏力，随即意识消失，摔倒在地，约 1 分钟自行苏醒，无大小便失禁，无遗留意识或肢体功能障碍。其意识丧失最可能的病因为

A．分离（转换）障碍　　B．低血糖症

C．迷走神经张力异常增高　　D．短暂性脑缺血发作

E．心律失常

58. 男，20 岁，反复四肢抽搐、口吐白沫、意识丧失、大小便失禁 2 年。脑电图示有癫痫样波发放。下列说法不正确的是

A．应立即开始治疗

B．用药从小剂量开始

C．用药后定期检查肝、肾功能

D．开始先单独应用一种药物治疗

E．开始即足量给予苯巴比妥钠治疗

59. 女，65 岁。晨起出现讲话不清，右侧肢体麻木、无力，2 天后因病情逐渐加重就诊。血压 145/85 mmHg，心率 75 次/分，律齐，意识清楚，运动性失语，右侧肢体肌力 2 级，右侧偏身痛觉减退。最可能的诊断是

A．脑出血　　B．脑栓塞

C．短暂性脑缺血发作　　D．脑血栓形成

E．腔隙性脑梗死

60. 女，70 岁。走路时突发眩晕、频繁呕吐、枕部头痛和平衡障碍，无肢体瘫痪。查体见眼球

震颤、共济失调，头颅 CT 检查见出血灶。其出血部位最可能为

A．脑干　　B．额叶

C．枕叶　　D．基底节

E．小脑

61. 女，20 岁。吵架后突然倒在沙发上，全身抽搐。查体：面色苍白，呼吸急促，眼睑紧闭，眼球乱动，瞳孔对称，对光反射存在，双侧 Babinski 征未引出。常规脑电图未见异常。最可能的诊断是

A．晕厥发作　　B．复杂部分性癫痫发作

C．短暂性脑缺血发作　　D．假性癫痫发作

E．全身强直阵挛癫痫发作

62. 男，28 岁。车祸后昏迷 3 周。查体：昏迷，压眶反射消失，颈后仰伸，四肢强直性伸直，上肢内收、过度旋前和下肢内收、内旋、踝跖屈。该患者的损害水平在

A．脊髓　　B．脑干

C．大脑皮质　　D．小脑

E．基底节

63. 男，26 岁。因蛛网膜下腔出血经检查发现颅内动脉瘤。为了预防再出血，最根本措施包括

A．避免情绪激动及突然用力　　B．应用脱水剂

C．应用止血剂　　D．及时进行动脉瘤手术

E．控制血压在正常水平

64. 女，45 岁。高血压病史 10 余年，本次因诊断高血压脑病入院。关于高血压脑病的特征，下列哪项是错误的

A．可发生于急进型高血压　　B．可发生于妊娠中毒症

C．应伴有急性肺水肿的表现　　D．发病时常先有血压突然增高

E．临床表现为颅内压增高所致

65. 男，62 岁。在打麻将时突感剧烈头痛，视物成双，同时颈部明显僵硬，急诊头颅 CT 提示脑池内高密度影。该患者的临床诊断最有可能为

A．椎-基底动脉系统 TIA　　B．脑血栓形成

C．蛛网膜下腔出血　　D．脑栓塞

E．颈内动脉系统 TIA

66. 男，26 岁，突然出现剧烈头痛、恶心和呕吐，意识清，四肢无瘫痪，颈项有阻力。为鉴别其为蛛网膜下腔出血还是化脓性脑膜炎，宜采用的主要方法是

A．血白细胞总数和分类检查　　B．颅脑 CT 扫描

C．反复测量体温　　D．抽血作细菌培养

E．腰椎穿刺查脑脊液

67. 女，38 岁。突然右侧偏瘫 3 小时，查体：失语，双眼向左凝视，右鼻唇沟浅，伸舌偏右，右侧肌张力低，肌力 0 级。角膜反射右(-)，左(+)，腱反射右侧无反应，血压 120/75 mmHg，心率 100 次/分，心尖区闻及 3 级舒张期杂音，心房颤动。最可能的诊断是

A．左半球出血　　B．左半球脑栓塞

C．左半球脑血栓形成　　D．左脑桥出血

E. 右脑桥出血

68. 男,35 岁。突发剧烈头痛伴恶心、呕吐、烦躁不安 1 天。查体:双眼视力重度减退、双颞侧偏盲。急诊 CT 示鞍区椭圆形占位性病变,3 cm×2 cm×2 cm 大小,内呈高密度影,可见气液平面;幕上脑室扩大。应采取的有效治疗措施是

A. 立即给予神经营养药
B. 急诊手术视神经减压
C. 立即给予糖皮质激素治疗
D. 保守治疗,病情稳定后手术治疗
E. 迅速给予镇静处理

69. 男,61 岁。3 天前睡觉醒后发现视野范围缩小。神志清楚,血压正常,心脏正常,右侧同向性偏盲,言语正常,肢体肌力正常,感觉正常。首先考虑的诊断为

A. 脑栓塞
B. 脑血栓形成
C. 脑膜炎
D. 脑出血
E. 蛛网膜下腔出血

70. 女,40 岁。颞侧搏动样头痛,伴恶心、呕吐、怕光,持续 1~2 天。发作前有视物变形和亮点。有头痛发作史 20 年。查体无异常。头痛发作时口服药物治疗不宜选择

A. 吲哚美辛
B. 尼莫地平
C. 麦角胺咖啡因
D. 舒马曲坦
E. 甲灭酸

71. 男,63 岁。近 1 年来出现双上肢静止性抖动,活动不灵活,头颅 MRI 检查正常。可能的诊断是

A. Alzheimer 病
B. 帕金森病
C. 帕金森综合征
D. 特发性震颤
E. 多系统变性

72. 男,55 岁。教师。讲课时突然昏倒在讲台,呼之不应,急送医院。查体:昏迷,左侧瞳孔 5 mm,右侧瞳孔 3 mm,右侧肢体无力,呼吸深慢,血压 195/120 mmHg,下列哪项处理不妥

A. 20%甘露醇静脉滴注
B. 保持呼吸道通畅
C. 为明确诊断,立即行腰穿检查
D. 调整血压
E. 观察生命体征

73. 男,65 岁。既往有高血压病史,与家人吵架后突然出现一侧肢体偏瘫、该侧深浅感觉均有障碍,上视不能。最可能的诊断为

A. 丘脑梗死
B. 丘脑出血
C. 壳核梗死
D. 壳核出血
E. 尾状核出血

74. 男,30 岁。车祸伤及头部,伤后出现左侧鼻唇沟变浅,鼻出血,左耳听力下降,左外耳道流出淡色血性液体。诊断首先考虑

A. 颅前窝骨折
B. 颅中窝骨折
C. 颅后窝骨折
D. 左颞骨骨折
E. 脑震荡

75. 男,39 岁。运动中突发剧烈头痛,喷射性呕吐 1 天。查体:神清,颈强直,四肢肌力、肌张力正常,克氏征阳性。最可能的诊断是

A. 脑出血
B. TIA

C．脑栓塞　　D．脑血栓形成
E．蛛网膜下腔出血

76. 男,33 岁。半年前因发热、抽搐诊断为脑炎。近 2 个月来出现行动迟缓,有时双上肢静止性震颤,上肢肌张力为铅管样增高。可能的诊断为
A．Alzheimer 病　　B．帕金森病
C．继发性帕金森综合征　　D．特发性震颤
E．多系统变性

77. 女,33 岁。阵发性一侧头痛 20 年,左右不定,伴呕吐,每次疼痛持续 6~10 小时,常于月经期发作。头痛发作前,眼前有暗点,亮光,持续 10 分钟左右。神经系统检查未见异常。可能诊断为
A．蛛网膜下腔出血　　B．三叉神经痛
C．偏头痛　　D．脑出血
E．脑肿瘤

78. 男,65 岁。右利手。反复发作性左眼失明 1 个月余,每次持续 5 分钟左右。2 天来言语表达困难伴有左侧头痛,右侧肢体肌力减弱。最可能的诊断是
A．左侧大脑中动脉血栓形成　　B．左侧大脑后动脉血栓形成
C．左侧颈内动脉血栓形成　　D．左侧大脑前动脉血栓形成
E．偏瘫型偏头痛

79. 男,58 岁。突然头痛、呕吐,伴意识丧失 30 分钟。查体:神志清楚,颈部抵抗,克氏征阳性。右侧眼睑下垂,右侧瞳孔 4 mm,对光反应消失。最好的诊断措施是
A．腰椎穿刺　　B．脑电图
C．视力检查　　D．头颅 CT
E．视神经孔像

80. 男,62 岁。早晨起床时觉右上、下肢麻木,但可以自行上厕所,回至卧室,因下肢无力摔倒。检查:神志清楚,右侧偏瘫。其最可能的诊断为
A．短暂脑缺血发作　　B．脑挫伤
C．脑梗死　　D．脑出血
E．蛛网膜下腔出血

81. 男,55 岁。脑梗死患者,病后第 3 天,意识不清,血压 170/100 mmHg,左侧偏瘫。颅内压 280 mm$H_2O$。宜首先选用
A．肝素静脉滴注　　B．尿激酶静脉滴注
C．20%甘露醇静脉滴注　　D．降血压治疗
E．扩血管治疗

82. 女,20 岁。2 年来月经期间发作性双颞剧烈头痛,发作后,常有疲劳,倦怠,无力,食欲差,家族“头痛”史。为防再发,应选择的药物是
A．苯妥英钠　　B．卡马西平
C．丙戊酸钠　　D．苯巴比妥
E．托吡酯

83. 男,50 岁。半天前突感眩晕、呕吐,有言语不清。既往颅内血管动脉粥样硬化症病史 3 年。查体:声音嘶哑、吞咽困难、言语含糊,左眼裂小,水平眼震,左面部及右半身痛觉减

退，左侧指鼻试验不准。最可能的诊断是

A．左侧大脑前动脉血栓形成
B．右侧小脑上动脉血栓形成
C．左侧小脑上动脉血栓形成
D．左侧小脑后下动脉血栓形成
E．右侧小脑后下动脉血栓形成

84. 男，28 岁。近来自我感觉特别愉快，得意洋洋，自我评价高，自觉思维敏捷，于是言语增多，滔滔不绝，爱管闲事，做事有始无终，举止轻浮，好接近异性，情绪不稳，易激惹。可能的诊断是

A．精神分裂症
B．无病
C．躁狂发作初期
D．神经症
E．反应性精神障碍

85. 男，25 岁。发作性意识丧失伴四肢抽搐 8 年。2 天前自行调整治疗药物，次日出现频繁发作，意识不清。应立即采取的处理措施是

A．鼻饲苯妥英钠
B．口服丙戊酸钠
C．静脉注射地西泮
D．肌内注射苯巴比妥
E．气管切开

86. 男，49 岁。骑自行车于路口转弯处，扭头后视时突觉全身松软无力，犹如"骨架消失"，人和车倒地。神志清楚，四肢无法动弹，持续约 3 分钟后缓解。最可能的诊断是

A．脑梗死
B．偏头痛
C．TIA 跌倒发作
D．神经官能症
E．内耳眩晕症

87. 男，55 岁。既往有高血压病史，因突然右侧肢体活动不灵进而意识不清 2 小时送医院，头颅 CT 证实为左侧基底节区出血。现患者出现双侧瞳孔不等大，左侧大于右侧，左侧光反射迟钝，急需采取的治疗为

A．静脉滴注止血药物
B．20%甘露醇快速静脉滴注
C．保持安静，使用适量镇静药
D．调控血压
E．补钾

88. 男，70 岁。左侧偏身麻木 2 天就诊。查体：左侧偏身深浅感觉减退，其余体征(-)。头颅 MRI 示左侧内囊后肢有一直径约 4 mm 大小的 $T_1$ 低信号、$T_2$ 高信号卵圆形病灶。既往有高血压病史多年。最可能的诊断是

A．脑血栓形成
B．脑出血
C．蛛网膜下腔出血
D．腔隙性脑梗死
E．短暂性脑缺血发作

89. 女，35 岁。营业员，癫痫史 10 年。在工作时突然跌倒在地，口吐白沫，四肢强直、抽搐发作。旁观者给予下列处理措施，错误的是

A．用力按住其手足，阻止抽搐发作
B．用缠以纱布的压舌板塞入其一侧上下门齿之间
C．使患者头偏向一侧
D．解松患者的衣领及裤带，以利呼吸
E．在患者背后垫衣被等软物

90. 男，55 岁。走路不稳 3 年，检查发现表情淡漠，行走呈慌张步态，手指有细小节律性震

颤，睡眠时消失。下列哪项阳性症状最可能在检查中发现
A．齿轮样强直和写字过小症
B．齿轮样强直和写字过大症
C．肌张力和肌力下降
D．折刀样强直和写字过小症
E．折刀样强直和写字过大症

91. 男，70岁。右侧肢体动作迟缓伴震颤半年。查体：右侧肢体静止性震颤，肌张力齿轮样增高。病变可能的部位是
A．大脑皮质　B．黑质　C．小脑　D．内囊　E．脑桥

92. 男，60岁。活动中突感眩晕，头痛，呕吐，行走不稳，20分钟后昏迷，呼吸节律不整，诊断为脑出血，其部位为
A．脑颞叶　B．小脑　C．脑桥　D．基底节　E．脑室

93. 女，50岁。癫痫发作来诊。查体：一般情况好，上肢皮下可扪及数个黄豆大小结节，无压痛，BP 130/86 mmHg，心肺（-），腹软无压痛。为确诊，首先应做的检查是
A．脑电图
B．皮下结节活检
C．抗核抗体检查
D．包虫皮试
E．头颅CT

94. 女，56岁。劳动中突感头晕，随即左半身无力，右眼闭合不全，双眼向左侧凝视，10分钟后昏迷、高热、双瞳孔小，四肢软瘫。最应考虑的诊断是
A．脑桥出血
B．中脑出血
C．小脑出血
D．基底节区脑出血
E．脑叶出血

95. 女，23岁。发作性头痛、呕吐4年，每月发作1～2次，持续2～3个小时，均于月经前发作，头痛前没有明显的预感，发作间期如常人。该患者最可能的诊断是
A．典型偏头痛
B．紧张性偏头痛
C．丛集性头痛
D．普通型偏头痛
E．基底动脉型偏头痛

96. 男，58岁。突感头、颈项部剧烈疼痛，大汗伴恶心、呕吐、眩晕。查体：急性病容，四肢活动自如，脑膜刺激征阳性。最可能的诊断是
A．脑栓塞
B．椎基底动脉供血不足
C．高血压脑病
D．蛛网膜下腔出血
E．脑血栓形成

97. 男，46岁。癫痫大发作2年余。查体：无阳性体征。下列处理不正确的是
A．立即手术
B．行颅脑CT或MRI检查
C．脑电图加脑电地形图
D．口服抗癫痫药
E．防止意外伤害

98. 女，72岁。既往有高血压病史4年，最高血压185/110 mmHg，平时自行服用降压药，血压控制不详。昨日在行走时突发左侧肢体无力，跌倒。查体：左侧肢体肌力3级。急诊头颅CT示右侧基底节区高密度影。该患者的诊断为
A．多发性硬化
B．脑出血
C．蛛网膜下腔出血
D．脑梗死
E．脑血栓形成

99. 女,32 岁。发作性头痛 4 年,部位不定,每次持续数小时至 1 天,发作前视物有模糊暗影,神经系统体检无明显阳性体征发现。脑 CT 未见异常,其母有类似发作史,患者头痛发作早期首选的药物为

A. 麦角胺咖啡因　　B. 阿司匹林
C. 苯巴比妥　　D. 苯噻啶
E. 卡马西平

100. 男,68 岁。吸烟、饮酒 40 多年。有高血压病史。某年冬天晨起时发现左下肢不能动,入院后诊断为脑卒中。以下不合理的医生建议是

A. 不良生活方式是疾病原因之一,应戒烟限酒
B. 控制血压,预防再发
C. 告知患者定期来医院检查身体
D. 告知患者康复注意事项
E. 告知患者天气太冷是引发该病的直接因素

101. 患儿,10 岁。老师发现其上课时经常愣神,双眼瞪视前方,呼之不应,持续数秒缓解,其最佳的治疗药物选择

A. 苯妥英钠、卡马西平　　B. 卡马西平、苯妥英钠
C. 奥卡西平、苯巴比妥　　D. 乙琥胺、丙戊酸钠
E. ACTH、氯硝安定

102. 女,35 岁。洗衣时突发右侧肢体活动不利。查体:神志清楚,失语,二尖瓣区可闻及双期杂音,心律不齐,右侧上肢肌力 2 级,右下肢肌力 3 级,右侧偏身痛觉减退。首先考虑的诊断是

A. 蛛网膜下腔出血　　B. 脑血栓形成
C. 脑出血　　D. 脑栓塞
E. 短暂性脑缺血发作

103. 女,20 岁。发作性头痛 1 年,在头痛前有短暂而轻微的视力模糊和闪光,继之偏侧搏动性头痛,常伴恶心和呕吐,持续 3~6 小时后缓解。应当诊断为

A. 典型偏头痛　　B. 紧张性头痛
C. 普通型偏头痛　　D. 丛集性头痛
E. 基底动脉型偏头痛

104. 男,74 岁。间断感觉环境晃动伴恶心 2 天。共发作 5 次,每次持续 10~15 分钟。有高血压病史。发作时查体:水平眼震阳性,左侧指鼻试验阳性和跟膝胫试验阳性,闭目试验阳性。发作间歇期检查正常。双侧前庭功能试验正常。头颅 CT 无异常。可能的诊断是

A. 短暂性脑缺血发作　　B. 小脑梗死
C. 脑桥梗死　　D. 小脑出血
E. 中脑梗死

105. 男,28 岁。反复右侧眼眶后部疼痛 3 年,加重 2 周。患者近 2 周来每天固定于下午 3 点左右开始出现头痛,持续 2 小时即缓解。头痛剧烈,伴有右侧结膜充血,流泪和流涕。3 年前有类似发作,未经诊治自行缓解。本次发病应用泼尼松治疗效果显著。可能的诊断是

A. 紧张性头痛　　B. 典型偏头痛

C. 低颅压性头痛　　D. 枕神经痛
E. 丛集性头痛

**三、案例分析题:以下提供若干个案例,每个案例下设若干道考题。每道考题有多个备选答案,其中正确答案有1个或多个。选对一个答案给1个得分点,选错一个扣1个得分点,直至本题扣至0分。**

**(106~110题共用题干)**

女,40岁。活动中突然发病,剧烈头痛,呕吐,脑膜刺激征阳性,四肢无瘫痪,眼底可见玻璃体出血。

106. 最可能的诊断是
A. 脑出血　　B. 脑膜炎
C. 脑栓塞　　D. 蛛网膜下腔出血
E. 高血压脑病　　F. 脑血栓形成

107. 为明确诊断,首选的检查是
A. TCD　　B. 头部CT
C. 头部MRI　　D. 腰穿
E. DSA　　F. 脑电图
G. CTA

108. 下列属于诊断可靠依据的是
A. 一侧瞳孔散大
B. 双侧瞳孔散大,双眼外展不能
C. 腰穿见均匀一致的血性脑脊液
D. 剧烈头痛、呕吐并肢体抽搐
E. 脑膜刺激征阳性
F. CT显示大脑外侧裂、前后纵裂池高密度影像

109. 对该病的根治方法是
A. 卧床休息　　B. 止血剂治疗
C. 腰穿放脑脊液　　D. 动脉瘤切除术
E. 神经营养剂　　F. 降低颅内压

110. 该病主要的急性并发症为
A. 再出血　　B. 脑血管痉挛
C. 脑积水　　D. 癫痫发作
E. 低钠血症　　F. 脑疝

**(111~114题共用题干)**

男,42岁。间断头痛半年多,有时呕吐,伴双眼视力下降,查体发现双眼视神经乳头边缘模糊,隆起且有散在出血点,余未见异常。

111. 对此患者的初步印象是
A. 视神经炎　　B. 垂体瘤
C. 颅内压增高　　D. 重症高血压
E. 神经性头痛　　F. 硬脑膜外血肿

112. 为查找原因，首选的辅助检查是

A．MRI　　B．腰穿
C．头颅 CT 扫描　　D．头颅 X 线片
E．脑血管造影　　F．血生化

113. 若影像检查未发现异常，应采取的措施是

A．定期复查 MRI　　B．观察对症
C．定期复查 CT　　D．腰穿采取 CSF 检查并测压
E．去骨板减压　　F．开颅手术

114. 影像检查未发现异常，如腰穿 CSF 检查正常，而颅压为 400 $mmH_2O$，应诊断为

A．良性高颅压　　B．脑膜炎
C．脑血管痉挛　　D．梗阻性脑积水
E．脑水肿　　F．脑干损伤

**（115~117 题共用题干）**

男，43 岁。活动时突然出现神志不清，右侧肢体不能活动，伴有恶心、呕吐 2 小时入院。既往体健。查体：血压 140/85 mmHg，中度昏迷，左瞳孔：右瞳孔 = 4 mm：2 mm，对光反射消失，两眼球固定于正中位，疼痛刺激左侧肢体稍动，右侧肢体不动，双下肢病理征阳性。双肺呼吸音粗，可闻及湿啰音。心率 92 次/分，心律绝对不齐，心音强弱不等。头颅 CT 未见异常。

115. 此患者考虑的诊断是

A．脑出血　　B．蛛网膜下腔出血
C．脑栓塞　　D．肺性脑病
E．脑疝　　F．上消化道出血
G．心律失常，心房颤动

116. 此患者诊断为心源性脑栓塞，下述关于脑栓塞的叙述，正确的是

A．脑栓塞常见于颈内动脉系统
B．脑栓塞常见于椎-基底动脉系统
C．易伴脑血管痉挛
D．局灶性神经系统体征在数秒至数分钟达到高峰
E．局灶性神经系统体征多在发病后 10 余小时或 1~2 天达到高峰
F．起病时发生癫痫发作常见
G．易发生梗死后出血

117. 就诊时下列正确的措施是

A．溶栓治疗　　B．积极降低颅内压
C．大骨瓣切除减压术　　D．肝素抗凝治疗
E．阿司匹林等抗血小板治疗　　F．罂粟碱

**（118~120 题共用题干）**

女，75 岁。既往健康。发作性左侧肢体活动不灵，反复发作 3 次，每次持续 2~10 分钟不等。查体：神经系统未见异常。心脏听诊示心音强弱不等，节律绝对不齐。

118. 为明确诊断，急诊应完成的检查为

A．血生化　　B．脑电图

C．心电图　　D．血常规、凝血功能
E．头颅 CT　　F．TCD
G．头颅 MRI

119. 头颅 CT 回报:平扫未见异常;心电图回报:心律失常,心房颤动。考虑该患者的诊断为
A．脑出血　　B．TIA
C．脑肿瘤　　D．脑栓塞
E．脑血栓形成　　F．蛛网膜下腔出血

120. 为预防再次发作,应给予的治疗是
A．阿司匹林　　B．扩血管药
C．钙离子拮抗剂　　D．神经营养剂
E．介入治疗　　F．抗凝
G．自由基清除剂

**(121~126 题共用题干)**

男,60 岁。不慎跌倒枕部着地 1 小时,伴呕吐 2 次。受伤当时昏迷约数分钟。既往有糖尿病史 20 余年。查体:T 37.2 ℃, P 70 次/分,R 20 次/分,BP 150/95 mmHg。GCS 11 分,躁动,双瞳孔等大、等圆,直径 3 mm,对光反射迟钝。左枕部有一长 3 cm 头皮裂伤,右枕部有 3 cm×3 cm 头皮血肿。四肢可活动,左侧 Babinski 征(-)。

121. 急诊最好先行哪些检查
A．头颅正侧位片　　B．脑血管造影
C．头颅 CT　　D．血常规、血型
E．出凝血时间　　F．TCD
G．头颅 MR　　H．心电图

122. 提示:头颅 CT 示右颞叶前部斑片状高密度影,右侧裂池、鞍上池、环池高密度影,脑中线结构无明显移位。根据以上结果,结合病史,初步诊断主要考虑有
A．闭合性颅脑损伤　　B．开放性颅脑损伤
C．脑疝　　D．右颞脑挫裂伤
E．蛛网膜下腔出血　　F．2 型糖尿病
G．右枕头皮血肿　　H．左枕头皮裂伤

123. 入院后应作哪些处理
A．密切观察下保守治疗　　B．立即开颅手术,行去骨瓣减压
C．静脉滴注甘露醇　　D．静脉注射呋塞米
E．应用止血药物　　F．应用镇静剂
G．应用抗癫痫药物　　H．控制血糖

124. 提示:入院后 20 小时,患者意识障碍加重。检查:P 60 次/分,R 16 次/分,BP 170/100 mmHg, GCS 8 分,浅昏迷,双瞳孔等大,直径 2.5 mm,右瞳孔无明显对光反射,左瞳孔对光反射迟钝,左肢体活动差(肌力 3 级),左 Babinski 征(+)。患者出现上述情况应如何处理
A．继续观察　　B．复查头颅 CT
C．申请头颅 MR 检查　　D．加大脱水剂量
E．巴比妥疗法　　F．亚低温疗法

G．加大吸氧流量

125. 提示：复查 CT 示右颞叶挫伤灶周围大片低密度区，环池消失，脑中线结构左移>5 mm。下一步应立即做何种处理

A．继续观察，行保守治疗
B．立即手术行去骨瓣减压术
C．巴比妥疗法
D．过度通气
E．亚低温疗法
F．应用白蛋白
G．应用神经营养药物

126. 提示：术后 3 天，患者浅昏迷，解柏油样稀便约 300 mL，BP 110/70 mmHg，Hb 100 g/L，大便潜血(++++)。患者出现上述情况要考虑

A．消化性胃溃疡出血
B．消化性十二指肠球部溃疡出血
C．应激性溃疡出血
D．肝硬化出血
E．食管静脉曲张破裂出血
F．痔疮出血
G．直肠肿瘤出血

# 答案与解析

## 答案

| | | | | | | | | | |
|---|---|---|---|---|---|---|---|---|---|
| 1. A | 2. B | 3. E | 4. B | 5. D | 6. B | 7. E | 8. C | 9. B | 10. C |
| 11. D | 12. B | 13. C | 14. E | 15. C | 16. E | 17. D | 18. B | 19. E | 20. E |
| 21. B | 22. A | 23. A | 24. B | 25. E | 26. D | 27. D | 28. C | 29. E | 30. B |
| 31. E | 32. C | 33. E | 34. E | 35. A | 36. A | 37. C | 38. A | 39. B | 40. A |
| 41. D | 42. E | 43. E | 44. E | 45. C | 46. B | 47. D | 48. E | 49. A | 50. C |
| 51. B | 52. D | 53. C | 54. C | 55. C | 56. C | 57. C | 58. E | 59. D | 60. E |
| 61. D | 62. B | 63. D | 64. C | 65. C | 66. E | 67. B | 68. B | 69. B | 70. B |
| 71. B | 72. C | 73. B | 74. B | 75. E | 76. C | 77. C | 78. C | 79. D | 80. C |
| 81. C | 82. E | 83. D | 84. C | 85. C | 86. C | 87. B | 88. D | 89. A | 90. A |
| 91. B | 92. B | 93. E | 94. A | 95. D | 96. D | 97. A | 98. B | 99. A | 100. E |
| 101. D | 102. D | 103. A | 104. A | 105. E | | | | | |

| | | | | |
|---|---|---|---|---|
| 106. D | 107. B | 108. CF | 109. D | 110. A |
| 111. C | 112. C | 113. D | 114. A | 115. CEG |
| 116. ACDFG | 117. ABCEF | 118. CE | 119. B | 120. F |
| 121. CDE | 122. ADEFGH | 123. ACDEGH | 124. BD | 125. B |
| 126. C | | | | |

## 解析

1. 帕金森病的诊断标准：①中老年发病，缓慢进行性病程；②静止性震颤、肌强直、运动迟缓、姿势步态异常中至少具备两项，前两项至少具备其中之一，症状不对称；③左旋多巴治疗有效；④患者无眼外肌麻痹、小脑体征、直立性低血压、锥体系损害和肌萎缩等。故本题选 A。

2. 帕金森病采取综合治疗，包括药物治疗、手术治疗、运动疗法、心理疏导及照料护理。药物治疗作为首选，且是整个治疗过程中的主要治疗手段，手术治疗则是药物治疗的一种

有效补充手段。故本题选 B。

3. 帕金森病目前尚无根治方法,药物治疗是其最主要的治疗方法,目的是维持纹状体内乙酰胆碱和多巴胺两种递质的平衡。无论是药物治疗还是手术治疗,只能改善症状,不能阻止病情发展,更无法治愈。故本题选 E。

4. 多巴胺替代疗法是帕金森病最重要的治疗方法,首选复方左旋多巴制剂。苯海索为抗胆碱药,长期服用可影响记忆力,对老年患者慎用。溴隐亭为左旋多巴的加强剂或单独应用于轻症患者。司来吉兰联合维生素 E 可延缓帕金森病进展。故本题选 B。

6. 脑电图上的癫痫放电是人类癫痫的一个重要特征,也是诊断癫痫的主要佐证。理论上讲,任何一种癫痫发作都能用脑电图记录到发作或发作间期痫样放电。故本题选 B。

8. 患者骤然起病,出现失语等局灶性神经功能缺损,有心房颤动病史,诊断应首先考虑为脑栓塞。故本题选 C。

9. MRI 可清晰显示早期缺血改变,$T_1$ 呈低信号,$T_2$ 呈高信号。DWI 可早期显示缺血病变(发病 2 小时内)。故本题选 B。

10. 循证医学证据显示,应用华法林可有效地预防心房颤动患者脑梗死的复发。非心源性卒中的二级预防可单独应用阿司匹林或氯吡格雷。故本题选 C。

14. 脑膜刺激征包括颈强直、Kernig 征、Brudzinski 征等,见于脑膜炎、蛛网膜下腔出血、脑水肿及颅内压增高等,深昏迷时脑膜刺激征可消失。故本题选 E。

16. 没有震颤的帕金森病患者,在被动活动关节时可感到有均匀的阻力,犹如弯曲软铅管,称为“铅管样肌强直”;合并有震颤者,在均匀阻力的基础上有停顿的感觉,犹如转动齿轮,称为“齿轮样肌强直”。故本题选 E。

17. 癫痫治疗的停药指征:全面性强直-阵挛发作和单纯部分性发作,在完全控制 2~5 年后;失神发作在完全控制 6 个月后,复查 EEG 正常,可考虑终止治疗。停药过程一般不少于 3 个月,必须缓慢减量。病程越长,剂量越大,用药越多,停药越需缓慢。复杂部分性发作很少能完全控制,即使能控制,也需长期小剂量维持。故本题选 D。

18. 脑震荡无须特殊治疗,一般卧床休息 5~7 天,酌用镇静、镇痛药物,消除患者的畏惧心理,多数患者在 2 周内恢复正常,预后良好。吗啡属强镇痛药,若在头痛剧烈时给予强镇痛药物可掩盖病情的变化,应禁用。故本题选 B。

19. 脑出血是指原发性脑内血管非外伤性破裂,血液进入脑实质内或脑室内形成血肿。长期高血压导致脑小动脉硬化是最重要的病因,也称为高血压性脑出血。故本题选 E。

20. 所有抗癫痫药物(AEDs)均有不良反应,严重特异反应如卡马西平所致皮疹,丙戊酸、卡马西平导致肝损伤、血小板减少等,苯妥英钠引起神经系统损害等,须考虑减药、停药或换药。故本题选 E。

21. 脑血栓形成是脑梗死常见的类型。脑梗死又称缺血性卒中,是指各种原因所致脑部血液供应障碍,导致局部脑组织缺血、缺氧性坏死,而出现相应神经功能缺损的一类临床综合征。动脉粥样硬化是其基本病因之一。脑栓塞约占全部脑卒中的 1/3。脑梗死包括脑血栓形成、脑栓塞和腔隙性梗死。故本题选 B。

22. 癫痫持续状态是指癫痫连续发作之前意识尚未完全恢复又频繁再发,或癫痫发作持续 30 分钟以上未自行停止。故本题选 A。

23. 加速性损伤指相对静止的头部突然受到外力打击,头部沿外力的作用方向呈加速运动而造成的损伤,如钝器击伤。损伤部位主要发生在头部着力点,即着力伤。故本题选 A。

25. 有先兆偏头痛又称为典型偏头痛，指头痛之前有先兆症状，常见视觉先兆。故本题选 E。
26. SAH 和高血压性脑出血均常见剧烈头痛，两者区别意义不大。故本题选 D。
27. 癫痫的临床诊断主要根据患者的发作史，可靠目击者提供的详细发作过程和表现非常重要。脑电图是诊断癫痫最重要的辅助方法，但不是主要依据，当癫痫不发作时，脑电图检查特异性不高。故本题选 D。
29. 帕金森病患者的黑质多巴胺能神经元显著变性丢失，黑质-纹状体多巴胺能通路变性，纹状体多巴胺递质浓度显著降低。复方左旋多巴至今仍是治疗本病的最基本最有效的药物，对震颤强直、运动迟缓等均有较好疗效。故本题选 E。
30. 豆纹动脉自大脑中动脉近端呈直角分出，受高压血流的冲击易发生粟粒状动脉瘤，是脑出血的好发部位，其外侧支被称为出血动脉。故本题选 B。
31. 帕金森病患者由于黑质多巴胺能神经元变性丢失、黑质-纹状体多巴胺通路变性，纹状体多巴胺含量显著降低，使多巴胺生成减少。故本题选 E。
33. TIA 的病因和发病机制：①脑动脉粥样硬化；②微栓塞；③心脏疾病；④血流动力学改变；⑤血液成分的改变；⑥脑血管痉挛。故本题选 E。
35. 偏头痛多有家族史，女性多于男性，多在青春期发病，月经期容易发作，妊娠期或绝经后发作减少或停止。头痛多位于偏侧，逐渐加剧，扩展至半侧头部或整个头部。头痛常为搏动性，伴恶心、呕吐。患者面色苍白，精神萎靡，畏光、畏声。故本题选 A。
36. 脑栓塞根据栓子来源可分为心源性、非心源性和来源不明性三种。其中心源性占脑栓塞的 60%~75%。心房颤动是心源性脑栓塞最常见的病因，同时是老年人脑栓塞最常见原因。故本题选 A。
38. 脑血栓形成是脑梗死常见的类型，动脉粥样硬化是本病的根本原因。故本题选 A。
41. 脑出血时，可使用糖皮质激素减轻脑水肿；甘露醇脱水降颅压一般使用 5~7 天；抗纤溶药物不应常规使用；不必预防性使用抗生素。急性脑出血时，血压适当升高有助于维持脑灌注压，应适量使用降压药，使血压不低于平常血压为宜。故本题选 D。
42. 单纯部分性发作指发作起始于一侧脑部（局灶性或局限性），可扩展至两侧，发作时不伴意识障碍，包括单纯运动性发作和单纯感觉性发作。患儿事后不能回忆发笑之事，排除单纯运动性发作、单纯部分性发作、单纯感觉性发作。复杂部分性发作只有一时障碍时，应与失神发作鉴别，其意识障碍常在 1 分钟以上，而失神发作则不超过 1 分钟。患儿意识障碍持续 5~10 秒，考虑失神发作可能。故本题选 E。
44. 该患者反复发作瞪视不动，奔跑、游走，持续约 30 分钟逐渐清醒，事后对行为毫无记忆，为典型的自动症表现，且伴有意识障碍，考虑为癫痫精神运动性发作（复杂部分性发作）。精神分裂症常有感知、思维、情感、意志行为障碍和精神活动的不协调。一般没有意识障碍和智能障碍，常有妄想、幻觉等表现。Jackson 癫痫表现为抽搐，从拇指-腕部-前臂-肘-肩-口角-面部逐步发展，发作时手舞足蹈。分离（转换）障碍，分离症状主要表现为部分或全部丧失对自我身份的识别和对过去记忆部分或全部的丧失。而转换症状则主要表现为将遭遇到无法解决的问题或冲突时所产生的不快情绪无意识地转换为各种躯体症状。该患者没有前驱感染史，不考虑感染性精神病。故本题选 E。
45. 短暂性脑缺血发作（TIA）是由于局部脑或视网膜缺血引起的短暂性神经功能缺损，临床症状一般不超过 1 小时，最长不超过 24 小时，且无责任病灶的证据。结合患者症状体征，考虑 TIA 诊断可能性大。故本题选 C。

47. 外伤患者要排除颅内出血、脑挫裂伤、硬脑膜外血肿以及硬脑膜下血肿等情况。X 线仅能提供骨头是否有损伤,应行头 CT 检查排除明显出血和硬脑膜外血肿,嘱患者观察 24 小时,若有意识障碍或者头痛加剧等症状及时就医。若头皮有损伤,应进行消毒缝合,对症治疗;接诊患者首先应询问病史并做神经系统体格检查;有些患者外伤后可能出现硬脑膜下血肿,但是有中间清醒期,随后会出现突然加重;行 CT 排除主要出血并密切观察一段时间,不能随意告知患者回家。故本题选 D。

49. 阿尔茨海默病(AD)是一种起病隐匿的进行性发展的神经系统退行性疾病,临床上以记忆障碍、失语、失用、失认、视空间障碍、执行功能障碍以及人格和行为改变等全面性痴呆表现为特征。65 岁以前发病者,称早老性痴呆,65 岁以后发病者称老年性痴呆。故本题选 A。

50. 药物是引起帕金森综合征的常见原因之一,可阻断突触后多巴胺受体或导致多巴胺耗竭的药物均可诱发帕金森综合征。哌嗪类钙拮抗药氟桂利嗪可阻断 $Ca^{2+}$ 内流,降低细胞内 $Ca^{2+}$ 浓度;同时对内源性多巴胺具有阻滞作用,在用药数周或数月后出现帕金森综合征。本例服用氟桂利嗪 3 个月后出现动作徐缓、僵硬、手部震颤、面具脸、肌张力高、智能正常,应诊断为药物性帕金森综合征。故本题选 C。

51. 慢性硬脑膜下血肿进展缓慢,病程较长,多为 1 个月左右,可为数月。临床表现大致分为三种类型:①以颅压增高症状为主,如头痛、恶心、呕吐等,缺乏定位症状。②以病灶症状为主,如偏瘫、失语、局限性癫痫等。③以智力和精神症状为主,表现为头昏、耳鸣、记忆力减退、精神迟钝或失常。CT 显示脑表面新月形或半月形低密度或等密度影。故本题选 B。

53. 脑血栓形成是脑梗死的常见类型,动脉粥样硬化是本病的根本病因,多见于中老年,常在安静或睡眠中发病,十余小时或 1~2 天症状达到高峰,全脑症状轻或无,其 CT 检查提示脑实质内低密度病灶。依题意可得,患者为老年男性,晨起时发现主要相关临床表现,头颅 CT 显示左侧内囊区低密度影,可考虑脑血栓形成可能性大。故本题选 C。

54. 老年男性,右手震颤伴动作缓慢,诊断为帕金森病。有青光眼(禁用抗胆碱类药,抗胆碱类药会增加眼内压,加重青光眼症状)和轻度肾功能不全病史,服用复方左旋多巴时症状改善明显,近一年来疗效减退,单剂疗效仅 3 小时,为左旋多巴的剂末效应。司来吉兰能增加及延长左旋多巴的效果,可减少左旋多巴的剂量;与左旋多巴并用时,特别能减少帕金森病的波动。溴隐亭是帕金森病的治疗药物,但对左旋多巴治疗疗效不佳的患者价值有限。金刚烷胺可加强多巴胺功能,但作用持续时间短,亦有抗胆碱作用,不宜选用。苯海索、苯甲托品会增加眼内压,加重青光眼症状,不宜选用。故本题选 C。

55. 患者有颅内感染病史,CT 示全脑室系统扩张,考虑为交通性脑积水。故本题选 C。

56. 患者急性起病,出现头痛、脑膜刺激征,结合颅脑 CT 检查结果,提示蛛网膜下腔出血。故本题选 C。

58. 癫痫治疗用药原则是应先单药治疗,从小剂量开始,缓慢增量至能最大程度地控制发作而无不良反应或反应很轻的最低有效剂量。故本题选 E。

60. 小脑出血多表现为突然发生的头晕、眩晕、头痛、剧烈恶心呕吐,伴意识障碍。查体可见眼震、小脑性共济失调、颈项强直等。若病情加重,压迫脑干,导致昏迷加深、脑积水、枕骨大孔疝。故本题选 E。

61. 假性癫痫发作的临床特点:①发作场合为有精神诱因及有人在场时;②发作形式多样,

有强烈的自我表现，如闭眼哭叫、手足抽动和过度换气；③发作时眼睑紧闭、眼球乱动；④面色苍白或发红；⑤瞳孔正常，对光反射存在；⑥可以对抗被动运动；发作可长达数小时，需安慰剂暗示；⑦Babinski 征阴性。故本题选 D。

63. 动脉瘤夹闭或血管内治疗是预防蛛网膜下腔出血再出血最有效的治疗方法，应及时进行动脉瘤手术。故本题选 D。

65. 蛛网膜下腔出血起病急，数分钟症状达到高峰，头痛剧烈，常有颈强直等脑膜刺激征，头部 CT 可见脑池、脑室及蛛网膜下腔高密度出血征。结合患者症状及 CT 结果，考虑诊断蛛网膜下腔出血可能性大。故本题选 C。

67. 心房颤动时，由于心房内血流缓慢，易形成附壁血栓，血栓脱落后可随动脉血进入体循环造成栓塞。心房颤动血栓脱落造成的梗死最常见脑栓塞。患者出现右侧的偏瘫，提示病变位于左半球。故本题选 B。

68. 患者有头痛、呕吐、视神经乳头水肿症状，即颅内压增高“三主征”，且 CT 示鞍区椭圆形占位性病变，内呈高密度影，可见气液平面，提示为急性出血引起的颅内压增高，对视神经形成压迫并造成功能障碍，应急诊手术减压。故本题选 B。

69. 脑血栓形成是脑梗死的常见类型，动脉粥样硬化是本病的根本病因，多见于中老年，常在安静或睡眠中发病，十余小时或 1～2 天症状达到高峰，全脑症状轻或无，神经体征多为非均等性偏瘫。结合患者症状、体征，考虑脑血栓形成可能性大。故本题选 B。

70. 患者颞侧搏动样头痛，伴恶心、呕吐、怕光，持续 1～2 天，发作前有视物变形和亮点（视觉先兆），有头痛发作史 20 年，应诊断为有先兆偏头痛。偏头痛的药物治疗分为发作期治疗和预防性治疗。预防性治疗药物包括 β 受体阻滞剂、钙离子拮抗剂（如尼莫地平）、抗癫痫药、抗抑郁药和 5－HT 受体拮抗剂。发作期治疗药物包括非甾体抗炎药（如吲哚美辛、甲灭酸）等非特异性药物和麦角类（如麦角胺咖啡因）、曲普坦类（如舒马曲坦）等阿片类特异性药物。故本题选 B。

71. 帕金森病隐袭起病、逐渐进展，表现为静止性震颤和行动迟缓。常规血、脑脊液检查多无异常。头 CT、MRI 也无特征性改变。故本题选 B。

72. 根据患者症状、体征，考虑脑出血可能性大。治疗原则为安静卧床、脱水降颅压、调整血压、防治继续出血、加强护理防治并发症等。脑出血患者一般不需行腰穿检查，以免诱发脑疝形成。故本题选 C。

73. 老年患者，既往有高血压病史，情绪激动后起病，最可能为脑出血；查体见上视不能，出血部位考虑为丘脑的可能性大。故本题选 B。

74. 颅中窝骨折可累及蝶骨和颞骨。血液和脑脊液经蝶窦口流至鼻咽部。若骨折线累及颞骨岩部，血液和脑脊液可经中耳和破裂的鼓膜由外耳道流出，形成耳漏；如鼓膜未破，则可沿咽鼓管流至鼻咽部。颞骨岩部骨折常发生面神经和听神经损伤。颅前窝骨折常见“熊猫眼”和“眼镜征”。颅后窝骨折在乳突和枕下部可见皮下淤血，或在咽后壁发现黏膜下淤血。故本题选 B。

75. 蛛网膜下腔出血典型临床表现为突然发生的剧烈头痛、恶心、呕吐和脑膜刺激征，伴或不伴局灶体征。绝大多数病例发病后数小时内出现脑膜刺激征，以颈强直最明显，Kernig 征、Brudzinski 征可阳性。故本题选 E。

77. 偏头痛女性多于男性，多在青春期发病，月经期容易发作，妊娠期或绝经后发作减少或停止，在头痛之前或头痛发生时，常以可逆的局灶性神经系统症状为先兆。最常见视觉先兆。故本题选 C。

78. 患者为右利手，即优势半球为左半球，出现左眼失明，左侧头痛，伴右侧肢体肌力减退，提示对侧偏瘫和偏身感觉障碍，同向性偏盲；出现感觉性失语，提示优势半球受累，考虑诊断为左侧颈内动脉血栓形成。故本题选 C。

79. 患者突发头痛、呕吐，伴意识障碍，脑膜刺激征阳性，考虑蛛网膜下腔出血（SAH）可能。CT 对于颅内早期出血敏感性很高，对于疑诊 SAH 患者应首选头颅 CT。蛛网膜下腔出血患者颅内压常增高，不宜做腰椎穿刺，以免诱发脑疝。脑电图常用于癫痫的诊断，对蛛网膜下腔出血诊断意义不大。视力检查和视神经孔像仅检查眼部症状，对诊断仅有提示作用。故本题选 D。

81. 脑栓塞的治疗原则为改善循环、减轻脑水肿、防止出血、减小梗死范围。成人正常卧位颅内压为 80~180 $mmH_2O$，该患者颅内压明显升高，可导致脑疝的形成，影响预后及功能恢复，应积极降低颅内压，减轻脑水肿。故本题选 C。

82. 年轻女性患者，有头痛家族史，月经期间发作性双颞剧烈头痛，常伴疲劳、倦怠、无力、食欲差等偏头痛后期表现，首先考虑偏头痛可能。其疼痛呈发作性，已持续 2 年，应按慢性偏头痛诊疗。托吡酯及丙戊酸钠均可用于预防头痛发作，但丙戊酸钠用药量较大，每天使用次数较多，不作为首选药物。苯妥英钠、卡马西平、苯巴比妥均有镇静催眠作用，可用于治疗癫痫，由于反应强烈，较少作为预防用药。故本题选 E。

83. 小脑下后动脉起自椎动脉或基底动脉下 1/3 段，主要分支有蚓支、扁桃体半球支、脉络丛支和延髓支，供应延髓背外侧、小脑蚓部和小脑半球下部血液。延髓背外侧病变可出现延髓背外侧综合征，主要表现：①眩晕、恶心、呕吐及眼震（前庭神经核损害）；②病灶侧软腭、咽喉肌瘫痪，表现为吞咽困难、构音障碍、同侧软腭低垂及咽反射消失（疑核及舌咽、迷走神经损害）；③病灶侧共济失调（绳状体及脊髓小脑束、部分小脑半球损害）；④Horner 综合征（交感神经下行纤维损害）；⑤交叉性感觉障碍，即同侧面部痛、温觉缺失（三叉神经脊束核损害），对侧偏身痛、温觉减退或丧失（脊髓丘脑侧束损害）。故本题选 D。

85. 患者表现为发作性意识丧失伴四肢抽搐 8 年，考虑诊断为癫痫，后自行调整用药而导致癫痫发作，频繁发作伴意识不清，考虑为癫痫持续状态，其治疗首选地西泮 10~20 mg 静脉注射，以控制症状。患者无呼吸困难，不选气管切开。故本题选 C。

86. 患者扭头时突觉全身松软无力，人和车倒地，神志清楚，四肢无法动弹，持续时间短暂，可自行起立。最可能的诊断为 TIA 跌倒发作。跌倒发作是椎-基底动脉系统 TIA 特殊表现的临床综合征，系脑干下部网状结构缺血所致，可见于患者转头或仰头时表现为下肢突然失去张力而跌倒，无意识丧失，常可很快自行站起。故本题选 C。

87. 患者因脑出血送院急诊，CT 证实为左基底节出血，现患者出现瞳孔不等大，左大于右，左侧瞳孔对光反应迟钝，说明有脑疝形成可能，急需采取的治疗应该是降低颅内压、防止脑疝形成，以免进一步压迫脑干生命中枢，导致呼吸、心搏骤停，临床上常用的降颅内压药物为 20% 甘露醇液，也可选用人血白蛋白、呋塞米（速尿）等药物。故本题选 B。

88. 长期的高血压易引起脑深部白质及脑干穿通动脉病变和闭塞，导致缺血性微梗死。腔隙性脑梗死病变血管多为 100~200 μm 直径的深穿支，病灶直径多为 3~4 mm。纯感觉性卒中是腔隙性脑梗死经典的腔隙综合征之一。动脉粥样硬化是脑血栓形成的基本病因，主要发生于管径在 500 μm 以上的大动脉。故本题选 D。

89. 癫痫发作的急救目的是预防继发性损伤，用力按住患者手足可造成继发性损伤。故本题选 A。

91. 70 岁男性患者，右侧肢体动作迟缓、静止性震颤，肌张力齿轮样增高（肌强直），可诊断为帕金森病。帕金森病的主要病理改变是黑质-纹状体多巴胺能通路变性，该患者病变可能的部位是黑质。大脑皮质损害表现为皮质反应区相应部位的功能障碍。小脑病损主要表现为共济失调。内囊损害表现为偏瘫、偏身感觉障碍及偏盲等“三偏综合征”。脑桥病损可出现眼球不能外展、眩晕、呕吐、面肌麻痹、偏瘫等一系列症状。故本题选 B。

92. 患者活动中头痛、呕吐，眩晕和共济失调明显，符合小脑出血的表现。患者病情进展迅速，出现昏迷及脑干受累症状，20 分钟后即出现昏迷、呼吸中枢受累症状，考虑小脑出血的出血量较大导致脑干受压。脑颞叶、脑桥、基底节、脑室出血均无共济失调。故本题选 B。

93. 中年女性患者癫痫发作，皮下扪及数个无压痛黄豆大小结节，余无特殊，首先考虑可能为囊虫病，应做头颅 CT，皮下结节常规活检。由于脑囊虫病较皮下组织囊虫病更为严重，首先做头颅 CT。故本题选 E。

94. 脑桥大量出血时累及双侧被盖部和基底部，常破入第四脑室，患者迅速出现昏迷、双侧针尖样瞳孔、呕吐咖啡样胃内容物、中枢性高热、中枢性呼吸障碍、眼球浮动、四肢瘫痪和去大脑强直发作等。中脑出血常有头痛、呕吐和意识障碍，轻症表现为一侧或双侧动眼神经不全麻痹，眼球不同轴、同侧肢体共济失调；重症表现为深昏迷，四肢弛缓性瘫痪，可迅速死亡。小脑出血常有头痛、呕吐、眩晕和共济失调明显，起病突然，可伴有枕部疼痛。基底节区脑出血可有病灶对侧偏瘫、偏身感觉障碍、偏盲、偏身共济失调、一侧中枢性舌面瘫或运动性失语中的 1~2 个或更多症状。额叶出血可有偏瘫、尿便障碍、Broca 失语、摸索和强握反射等；颞叶出血可有 Wernicke 失语、精神症状、对侧上象限盲、癫痫；枕叶出血可有视野缺损；顶叶出血可有偏身感觉障碍、轻偏瘫、对侧下象限盲，非优势半球受累可有体象障碍。故本题选 A。

96. 蛛网膜下腔出血临床上以起病急骤，剧烈头痛，多为撕裂样或剧烈胀痛，频繁呕吐，脑膜刺激征阳性为主要临床特征。部分患者有烦躁不安、谵妄、幻觉等精神症状，或伴有抽搐及昏迷等，一般不引起肢体瘫痪。故本题选 D。

98. 脑出血是指非外伤性脑实质内出血，最常见的病因是高血压合并细小动脉硬化，发病年龄多为 60 岁以下，多为在活动中或情绪激动时起病，十分钟至数小时症状达到高峰，多有颅高压症状，意识障碍多见且较重，且多为均等性偏瘫，头部 CT 检查示脑实质内高密度病灶。故本题选 B。

99. 患者有家族史，长期发作性头痛，发作前有模糊暗影等先兆，检查无器质性病变，考虑有先兆偏头痛可能。发作早期可用麦角胺咖啡因等药物。苯巴比妥、苯噻啶、卡马西平为预防偏头痛发作用药。阿司匹林为非甾体抗炎药，不宜单独使用。故本题选 A。

100. 脑卒中主要由血管病变及栓塞引起，与环境原因无具体明显关系，天气太冷可为疾病诱因，但并非引发该病的直接因素。故本题选 E。

101. 典型失神发作表现为突然短暂的意识丧失，呈“愣神”状，停止当时的活动，呼之不应，双目瞪视不动，持续 3~15 秒，清醒后继续发作前的活动。其一线治疗药物有乙琥胺、丙戊酸钠。故本题选 D。

102. 脑栓塞是指各种栓子随血流进入颅内动脉使血管腔急性闭塞或严重狭窄,引起相应供血区脑组织发生缺血坏死及功能障碍的一组临床综合征,其中心源性栓子最为常见。患者神志清楚,突发右侧偏身痛觉减退,失语,伴有心律不齐,考虑脑栓塞可能性大。故本题选 D。

103. 有先兆偏头痛又称典型偏头痛。在头痛之前或头痛发生时,常以可逆的局灶性神经系统症状为先兆。最常见视觉先兆。头痛在先兆同时或先兆后 60 分钟内发生,表现为一侧或双侧额颞部或眶后搏动性头痛,常伴有恶心、呕吐、畏光或畏声、苍白或出汗、多尿、易激惹、气味恐怖及疲劳感等。故本题选 A。

104. 短暂性脑缺血发作好发于中老年人,男性多于女性,患者多有高血压、动脉粥样硬化、糖尿病、高血脂等脑血管疾病危险因素。发病突然,历时短暂,最长不超过 24 小时。局灶性脑或视网膜功能障碍,恢复完全,不留后遗症,反复发作,每次发作的临床表现基本相似。根据题干信息,考虑短暂性脑缺血发作可能性大。故本题选 A。

105. 患者反复右侧眼眶后部疼痛,为发作性,头痛时间每天固定,伴有自主神经功能障碍(右侧结膜充血,流泪和流涕),符合丛集性头痛的诊断。紧张性头痛是双侧枕部或全头部紧缩性或压迫性头痛。典型偏头痛发作之前存在先兆。低颅压性头痛是脑脊液压力降低导致的头痛,多为体位性。枕神经痛表现为一侧或两侧后枕部甚至包括项部的疼痛。故本题选 E。

106. 蛛网膜下腔出血(SAH)表现为突发剧烈头痛、呕吐、脑膜刺激征,伴或不伴意识障碍,检查无局灶性神经系统症状。SAH 可沿视神经鞘延伸,眼底检查可见玻璃体膜下片块状出血,是诊断蛛网膜下腔出血的有力证据。故本题选 D。

107. 头部 CT 为蛛网膜下腔出血的首选检查,准确率高,表现为脑池和蛛网膜下腔高密度征象。故本题选 B。

108. 当出血量少或距起病时间长,CT 检查无阳性发现时,须行腰椎穿刺检查脑脊液,其脑脊液呈均匀一致的血性液,压力增高。均匀血性脑脊液是蛛网膜下腔出血的特征性表现。头颅 CT 见基底池弥散性高密度影像,严重时血液可延伸到外侧裂,前、后纵裂池,脑室系统或大脑凸面,是诊断 SAH 的首选方法。故本题选 CF。

109. 颅内动脉瘤为 SAH 最常见的病因。动脉瘤夹闭、切除或血管内治疗是预防 SAH 再出血最有效的治疗方法。故本题选 D。

110. 再出血为 SAH 的主要并发症,发病后 24 小时内再出血的风险最大。故本题选 A。

115. 患者突然出现意识障碍和神经功能缺损,而心房颤动为脑血栓栓塞的常见病因,考虑诊断为脑血栓栓塞。患者出现了明显的颅高压症状,并有瞳孔不等大和对光反射消失,考虑诊断为脑疝。患者心律绝对不齐,心音强弱不等,考虑诊断为心房颤动。故本题选 CEG。

116. 约 75%的心源性栓子栓塞于颈内动脉系统;心源性脑栓塞起病急,栓子随血流迅速流动,导致栓塞。故本题选 ACDFG。

117. 患者神经功能缺损症状出现 2 小时,在溶栓时间窗范围内,且无明显禁忌证,可给予静脉溶栓治疗。患者出现明显的颅高压症状,应积极降低颅内压或行大骨瓣切除减压术。心源性脑栓塞急性期一般不推荐抗凝治疗,急性期的抗凝不比抗血小板更有效,却显著增加脑出血和全身出血的风险。罂粟碱为抗血管痉挛药,用于治疗脑、心及外周血管痉挛所致的缺血痉挛。故本题选 ABCEF。

118. 患者心音强弱不等，节律绝对不齐，提示心房颤动，应完善心电图检查确定诊断。该患者发作形式符合短暂性脑缺血发作形式，同时有心房颤动，考虑由心源性微栓子栓塞所致 TIA。但由于颅内出血患者可表现为与 TIA 相似的快速症状缓解，有必要对可疑 TIA 的患者进行严格评估，应完善头颅 CT 检查明确颅内有无出血。故本题选 CE。

119. 微栓塞为 TIA 的常见病因。心房颤动可导致心脏的微栓子脱落，随血流进入脑中，引起颅内相应动脉闭塞，产生临床症状。而当栓子崩解或向血管远端移动后，局部血流恢复，症状便消失。患者有心房颤动、一过性脑缺血症状，考虑诊断为 TIA。故本题选 B。

120. 心房颤动所致的微栓塞为患者 TIA 的病因。预防心源性血栓应首选抗凝，如口服肝素、华法林等。阿司匹林用于非心源性栓塞性 TIA。故本题选 F。

## 第九节　精神科疾病

**一、共用题干单选题：每道考题以一个小案例的形式出现，其下面都有 A、B、C、D、E 五个备选答案。请从中选择一个最佳答案。**

**（1~3 题共用题干）**

男，68 岁。2 个月前因妻子生病住院出现焦虑不安、情绪低落、兴趣减退、失眠早醒，日渐变得反应迟钝，行动迟缓，料理家务能力也下降。妻子病愈出院已 1 个月，但患者病情不见好转，怀疑自己患了不治之症，且听见“医院”二字就感到紧张、恐惧、害怕。既往史阴性。入院查体：神清合作，生命体征正常，心肺未见异常，神经系统检查未见异常。ECG 正常，EEG 轻度异常，头颅 MRI 显示左侧基底核有一点状腔隙梗死灶。精神检查：未引出任何精神病性症状，有上述情绪障碍，计算力、记忆减退，但常识、抽象思维、理解判断力正常。

1. 该患者精神状态最可能的诊断是
   A. 抑郁症　B. 焦虑症
   C. 疑病症　D. 脑器质性精神障碍
   E. 应激相关障碍
2. 该患者首先要考虑的鉴别诊断是
   A. 抑郁症　B. 焦虑症
   C. 疑病症　D. 脑器质性精神障碍
   E. 应激相关障碍
3. 下列首选的治疗策略是
   A. 阿米替林+阿普唑仑　B. 盐酸舍曲林+阿普唑仑
   C. 利培酮+阿普唑仑　D. 促智药+阿普唑仑
   E. 心理治疗+阿普唑仑

**（4~6 题共用题干）**

女，26 岁。职员。自诉近 1 年出现在楼上抱孩子往下看，就想把孩子扔下去；别人说不让小孩接触刀、针，以免受伤，就出现想用刀、针扎孩子的想法。自己明知不该这样想，但控制不住，心里害怕，不敢抱孩子，以免出现以上想法，真做出伤害孩子的事情。

4. 该患者的症状属于

A. 强迫性对立思维
B. 惊恐发作
C. 强迫意向
D. 单纯性恐惧
E. 广泛性焦虑

5. 该患者最可能的诊断是
A. 恐惧症
B. 惊恐障碍
C. 癔症
D. 广泛性焦虑症
E. 强迫症

6. 如果采用药物治疗，最好的选择是
A. 氟西汀
B. 氯硝西泮
C. 多塞平
D. 碳酸锂
E. 利培酮

**二、单选题：每道考题下面有 A、B、C、D、E 五个备选答案，请从中选择一个最佳答案。**

7. 神经衰弱的记忆力减退是由于
A. 睡眠障碍
B. 思维迟钝
C. 情绪不稳
D. 注意力难以集中
E. 焦虑不安

8. 抑郁发作最基本的症状包括
A. 行动迟缓
B. 自责自罪
C. 精力减退
D. 抑郁心境
E. 自我感觉差

9. 在心理治疗工作中，最重要的治疗原则是
A. 必须详细地收集病史，包括个人成长史
B. 与药物配合治疗
C. 建立良好、信任的医患关系
D. 注意调动患者的主观能动性
E. 治疗者必须掌握各种心理治疗的理论

10. 不协调性精神运动性兴奋属于
A. 思维障碍
B. 情感障碍
C. 意志障碍
D. 意识障碍
E. 行为障碍

11. 下列不属于精神科评定量表局限性的是
A. 项目设置的不合理性
B. 不能代替临床检查和观察
C. 横断性
D. 客观性
E. 机械性

12. 可出现幻觉妄想症状的精神障碍是
A. 抑郁症　B. 恐惧症　C. 强迫症　D. 焦虑症　E. 疑病症

13. 对于精神科患者，详细了解患者个人史的目的不包括
A. 有利于家庭治疗的开展
B. 有利于发现某些影响预后的因素或致病的原因
C. 有利于预测预后和确立治疗的目标
D. 有利于发现患者的某些隐私

E．有利于纵向比较患者病前与病后的情况

14. 在全球精神疾病谱中，负担最重的疾病是

A．抑郁症　　B．阿尔茨海默病

C．焦虑症　　D．精神分裂症

E．强迫症

15. 经常出现意识障碍的疾病是

A．精神分裂症　　B．躯体疾病所致精神障碍

C．神经衰弱　　D．心身疾病

E．急性焦虑症

16. 对诊断精神分裂症最有意义的一组症状是

A．思维迟缓，情绪低落，企图自杀　　B．情感高涨，思维活动加速

C．思维松弛，情感淡漠，孤僻懒散　　D．意识朦胧，伴有幻觉妄想

E．反复出现强迫观念及动作

17. 下列关于精神疾病诊断标准的描述，错误的是

A．内涵标准中以病因学指标为最基本

B．是将不同疾病的症状表现按照不同的组合形式，以条理化形式列出的一种标准化的条目

C．内涵标准包括症状学指标、病情严重程度指标、功能损害指标、病期指标、特定亚型指征、病因学指标等

D．诊断标准的制定是近期精神医学的一个重大进展

E．诊断标准包括内涵标准和排除标准两个主要部分

18. 焦虑症的核心症状为

A．注意力集中困难　　B．精神焦虑

C．躯体焦虑　　D．记忆力减退

E．睡眠障碍

19. 关于评定量表的价值，不正确的是

A．规范化　　B．趣味性

C．数量化　　D．内容细致

E．客观性

20. 反应性精神病的情绪障碍主要表现为

A．情绪高涨　　B．抑郁和焦虑

C．情感倒错　　D．易激惹

E．情感淡漠

21. 神经症的症状不包括

A．精神易兴奋　　B．多种躯体不适感

C．强迫症状　　D．焦虑、惊恐

E．幻觉、妄想等症状

22. 以下哪种疾病较少出现焦虑症状

A．药源性焦虑　　B．精神疾病所致焦虑

C．甲状腺疾病　　D．慢性精神分裂症

E. 心脏疾病

23. 男,17 岁。少语、少动半个月,病前有感冒史,体温达 39 ℃,在当地医院住院治疗,4 天后恢复正常,之后患者渐出现少语、少动,进食少,神经系统检查未见异常,脑电图和头颅 MRI 检查正常,无大小便失禁。精神状况检查:患者静卧于床,百问不答,皱眉头。据家属反映,患者病前期中考试成绩不理想,曾说自己脑子不好使。最可能的诊断是

A. 抑郁发作　　B. 双相情感障碍

C. 反应性精神病　　D. 分裂样精神病

E. 病毒性脑炎所致精神障碍

24. 女,26 岁。半年前离婚后,常自觉身体不舒服,睡眠不好。一次下班回家后突然感到恐惧、紧张,有要死亡的感觉,又感觉似乎失去自我控制感。同时伴有全身大汗、心悸气憋,想喊叫又喊不出。大约五六分钟后逐渐平静下来。最可能的诊断是

A. 恐怖症　　B. 急性焦虑症(惊恐发作)

C. 慢性焦虑症　　D. 精神分裂症

E. 心理生理障碍

25. 女,23 岁。她认为自己所想的事别人都能知道。如在饭厅吃饭时觉得菜不够咸,想去拿酱油时,竟有人先把酱油瓶拿走了;自己想喝水时即见有人去倒水;上课时正想去厕所,老师就说下课吧,患者认为别人都知道她想的事。患者的症状是

A. 关系妄想　　B. 被控制妄想

C. 物理影响妄想　　D. 思维被洞悉妄想

E. 被害妄想

26. 男,40 岁。近 3 个月来工作不顺利,失眠、头痛、疲乏,情绪低落,思维困难,责怪自己能力低、内疚、自罪,曾有自杀行为。体检及神经系统检查未见异常。该患者可考虑诊断为

A. 精神分裂症　　B. 神经衰弱

C. 抑郁症　　D. 焦虑症

E. 脑动脉硬化性精神障碍

27. 某患者因身体不适所引起的焦虑来到心理门诊。心理医生的态度很好,在患者的心目中有很高的威望。在详细了解病史和周密的检查后,心理医生很肯定地回答了患者的疑惑,认为患者的躯体症状是功能性的而并非严重的器质性疾病。这使患者减轻了焦虑,唤起了信心和希望。心理医生给予患者的心理支持叫作

A. 教育　　B. 保证

C. 鼓励　　D. 暗示

E. 解释

28. 男,30 岁。近 1 年来,总是怀疑别人在说他的坏话,因而表现出闷闷不乐;不出门,近来,觉得有人跟踪自己,常听见有人在其耳边说话,因而与其对话。最可能的诊断是

A. 青春型精神分裂症　　B. 单纯型精神分裂症

C. 偏执型精神分裂症　　D. 偏执性精神病

E. 偏执状态

29. 女,30 岁。因风湿性心脏病住院,经治疗效果不好。近 1 周来失眠,认为医生和护士以及同室病友都在背地里议论她,说她的病治不好了,不用治了。服了主管刘医生给的药以后感到难受,怀疑有毒,为此紧张、拒食、拒药,要求立即出院。根据此临床症状。考

虑其诊断可能是

A. 反应性精神病　　B. 分裂症样精神障碍

C. 分离(转换)障碍　　D. 心脏病所致精神障碍

E. 偏执性精神病

30. 男,23 岁。近两年来,生活懒散,孤僻,远离人群,亲情冷淡,少言语,此患者最可能的诊断是

A. 青春型精神分裂症　　B. 偏执型精神分裂症

C. 单纯型精神分裂症　　D. 偏执性精神病

E. 人格障碍

31. 男,66 岁。1 年前退休,有失落感,不能适应生活。近半年常失眠、头痛,有时血压偏高。曾到各大医院检查,CT 检查有脑梗死,但神经系统未见异常体征。患者常为之着急、忧愁、焦虑不安,怕自己瘫痪,成了废物,连累家人。故不如一死了之,曾服大量安眠药自杀未遂。体检血压偏高。此患者可考虑诊断为

A. 抑郁性神经症　　B. 生理心理障碍

C. 焦虑症　　D. 更年期抑郁症

E. 老年期抑郁症

32. 患者的临床表现为无任何客观原因刺激的情况下容易有精神紧张、坐立不安,在排除器质性疾病之后,最可能的诊断是

A. 焦虑　　B. 强制性哭笑

C. 易激惹　　D. 情绪高涨

E. 情感幼稚

33. 男,35 岁。近 3 个月来经常感到不明原因的紧张、害怕,对生活中的琐事思虑多,自己不能控制,为此感到苦恼,坐立不安,主动就诊。患者存在的主要症状是

A. 恐惧症状　　B. 惊恐发作

C. 强迫症状　　D. 焦虑症状

E. 强制性思维

34. 男,26 岁。在受到精神刺激后,表现为类似一般儿童稚气的样子,称自己才 3 岁。逢人就叫叔叔、阿姨。这种表现属于

A. 双重定向　　B. 精神发育迟滞

C. 完全性痴呆　　D. 甘瑟综合征

E. 童样痴呆

35. 女,55 岁,患高血压 2 年多,常头痛、头晕,睡眠困难,记忆力下降,情绪不稳,烦躁。其诊断首先应考虑是

A. 神经衰弱　　B. 神经衰弱综合征

C. 焦虑症　　D. 睡眠障碍

E. 抑郁症

36. 女孩,7 岁。在家或者和她的玩伴玩耍时表现很正常,直到 1 个月前她开始上学。只要患儿父母送她去学校后要离开,她就会哭,说害怕再也不能见到他们,并且抱怨做噩梦、严重胃痛,因此拒绝回学校。最可能的诊断是

A. 广泛性焦虑症　　B. 分离焦虑障碍

C．社交恐惧症　　D．单一恐惧症
E．强迫症

37. 女，24岁。近半年来因紧张复习准备考研究生，渐出现脑力迟钝，头痛，失眠，注意力不集中，心情紧张，常无故发脾气。近1个月上述症状加重，伴有疲乏无力，不想活动，对事情不感兴趣，对将来没有信心，准备放弃考试。还有明显早醒，醒后不能再次入睡，此时心情尤其烦躁不安，思想悲观。食欲下降，体重减轻。最可能的诊断是
A．神经衰弱　　B．抑郁症
C．焦虑症　　D．强迫症
E．精神分裂症

38. 男，35岁。近半年来觉得有人跟踪自己，有人在自己的屋里放了窃听器，并且听见有人议论如何对付自己，曾写信到公安局要求保护。最可能的诊断是
A．青春型精神分裂症　　B．偏执型精神分裂症
C．单纯型精神分裂症　　D．偏执性精神病
E．紧张型精神分裂症

39. 男，21岁。因抑郁症入院。患者喜欢独处，当医生与她交谈时，她总说“我太失败了，我真是一无是处”等话语，以表达自己的无价值感。正确的处理是
A．避免患者与他人交往而增加自卑感　　B．告诉患者生活中比她差的人比比皆是
C．调动患者积极情绪阻断负向思考　　D．应少打扰患者给她足够的个人空间
E．指导患者情绪不好时多卧床休息

40. 男，70岁。入院行全髋关节置换术后，夜间出现情绪兴奋和行为紊乱。说房间的地板上有老鼠、有蛇，天花板上有鸟在飞；表情恐惧、紧张，言语令人费解；患者不认得陪护的家属，也不相信自己在医院里；白天则较安静、喜卧床，对夜间行为难以回忆。最可能的诊断是
A．短暂精神病发作　　B．谵妄
C．痴呆　　D．正常老化
E．假性痴呆

41. 男，40岁。1年前被提拔到单位领导岗位，近半年感到工作效率下降，工作时脑力特别容易疲乏，休息时又不能松弛下来。晚上睡觉时脑子里过电影似的想着白天的事情，每天2~3个小时才能入睡，梦多，醒后不解乏。每天中午和同事打球时感到心情很放松，回到工作岗位又陷入烦恼中。最可能的诊断是
A．失眠症　　B．抑郁症
C．焦虑症　　D．精神分裂症
E．神经衰弱

42. 女，45岁。自好友因脑出血死亡后，出现头皮发麻，伴有头晕。患者怀疑自己脑血管也出现了问题，数月内在多家医院检查，无阳性发现，但患者不相信检查结果，认定医院可能检查不仔细或医生隐瞒病情，对症状非常关注，恐惧自己会脑出血猝死。最可能的诊断是
A．做作性精神障碍　　B．严重抑郁
C．反应性精神病　　D．疑病症
E．疼痛障碍

43. 女,30 岁。已婚,近 3 周来无诱因下出现情绪低落,晨重夜轻,兴趣缺乏,精力明显减弱,易疲劳,言语少,动作迟缓,自觉“脑子笨”,没有以前聪明,好像一块木头。世界看上去犹如灰色一片。早醒,食欲、性欲减退,便秘。总觉自己患了不治之症,给家庭带来许多麻烦,悲观失望,多次欲自杀而未遂。该患者的诊断是

A. 抑郁性神经症　　B. 反应性抑郁症

C. 抑郁症　　D. 隐匿性抑郁症

E. 神经衰弱

44. 女,28 岁。3 个月前失恋,几天后出现明显的睡眠障碍,心情烦躁,常大发脾气,近 1 个多月来明显情绪低落,不出门,不愿活动,也不愿吃饭,几次割腕自杀。性格变得孤僻多疑,怀疑周围人都在议论她失恋的事,甚至怀疑父母亲不是生身父母,有时夜间听到楼下有人在议论她的声音。经常反复洗手刷牙,认为失恋原因是自己身体不洁的缘故。近 2 年来因失眠而间断服用安定类药物。以下诊断可能性最小的是

A. 延迟性心因性反应　　B. 强迫症

C. 抑郁症(抑郁发作)　　D. 物质依赖

E. 精神分裂症

45. 男,38 岁。患者向来小心谨慎,只要一拿钱,就重复数个不停,买东西前,要先列清单,并反复检查清单,生怕会有遗漏。出门后,门与灯虽已关了,但她仍不放心,一而再,再而三地重复检查。此患者为

A. 强迫联想　　B. 强迫思想

C. 强迫意向　　D. 强迫回忆

E. 强迫行为

46. 男,27 岁。抑郁症病史,复发情绪抑郁、悲观厌世,认为自己是历史罪人,只有死路一条,反复自杀未遂。首选的治疗方法为

A. 心理治疗　　B. 电抽搐治疗

C. 丙咪嗪　　D. 氟西汀

E. 舒必利

47. 男,32 岁。患者言语缓慢、语量减少,语声甚低,反应迟缓,但思维内容并不荒谬,能够正确反映现实。患者自觉“脑子不灵了”“脑子迟钝了”“度日如年”。诊断为抑郁症,其核心症状是

A. 思维迟缓、情感淡漠　　B. 思维贫乏、情感淡漠

C. 思维贫乏、情感低落　　D. 思维中断、情感高涨

E. 思维迟缓、情感低落

**三、案例分析题:以下提供若干个案例,每个案例下设若干道考题。每道考题有多个备选答案,其中正确答案有 1 个或多个。选对一个答案给 1 个得分点,选错一个扣 1 个得分点,直至本题扣至 0 分。**

**(48~53 题共用题干)**

女,22 岁。因用砖头砸伤自己头面部 3 天,怀疑有人要害她半个月急诊入院。据家属反映患者在半个月前因觉得自己做错了事,进而出现怀疑别人要害她,要抓她去坐牢,因而非常害怕,甚至觉得自己的亲人也在害自己,3 天前因担心被人抓去坐牢,觉得还不如自己死

了算了，自己在厕所里用砖头砸伤自己头部，导致头面部受伤很严重，左眼眶青紫，头前部隆起。

48. 该患者入院后，首先需考虑做的检查是
A. 头部 CT 检查或 MRI 检查
B. 头颅 X 线片检查
C. 眼部检查
D. 腹部 B 超检查
E. MMPI
F. 脑电图检查
G. 经颅多普勒检查

49. 患者头部 CT 检查未发现颅内有出血，有头皮下血肿，未发现头骨有骨折，左眼部有瘀血，眼睛无法睁开，视力无法检查，患者拒食，也不愿意说话，内心体验无法查及。针对上述情况可作的处理是
A. 请相关科室协助处理
B. 静脉输液维持水电解质平衡
C. 可以给予舒必利静脉滴注
D. 氯氮平治疗
E. 电抽搐治疗
F. 帕罗西汀治疗
G. 碳酸锂治疗
H. 奥氮平治疗

50. 因患者不愿开口说话，内心体验无法查及，根据目前所掌握到的信息，患者可能的诊断包括
A. 精神分裂症
B. 抑郁症
C. 分裂样精神病
D. 反应性精神病
E. 妄想阵发
F. 偏执性精神病
G. 神经症
H. 急性应激障碍

51. 经过相关科室的协助处理，患者的头皮血肿和左眼部青紫有明显好转。住院第 7 天时，患者开始开口说话，觉得自己心情不好，自己做错了事，犯了很大的错误，拖累了家人，还不如死了算了，但害怕会被公安机关抓起来，宁愿自己死也不愿被抓，所以用砖头砸自己的头部，因为曾听到有个男的声音告诉她自己做错了事，就应该承担责任，自行了断，不然就会有人要害死她，公安机关会来抓她，叫她不要吃饭，饿死算了。此患者应有的症状包括
A. 情绪低落
B. 感知综合障碍
C. 被控制感
D. 自责自罪妄想
E. 命令性幻听
F. 牵连观念
G. 内心被洞悉感
H. 妄想知觉

52. 经过一段时间的治疗，患者的幻听和被害妄想消失，情绪有所好转，患者最可能的诊断是
A. 精神分裂症
B. 分裂样精神病
C. 抑郁症
D. 神经症
E. 急性应激障碍
F. 偏执性精神病
G. 分裂情感性精神病

53. 患者目前仍有抑郁情绪，能自行进食，愿意服药，此时可作的处理是
A. 将舒必利停用
B. 口服抗抑郁药
C. 继续舒必利静脉治疗
D. 电抽搐治疗
E. 口服奥氮平
F. 改成口服舒必利

# 答案与解析

## 答案

| | | | | | | | | | |
|---|---|---|---|---|---|---|---|---|---|
| 1. A | 2. D | 3. E | 4. C | 5. E | 6. A | 7. D | 8. D | 9. C | 10. E |
| 11. D | 12. A | 13. D | 14. A | 15. B | 16. C | 17. A | 18. B | 19. B | 20. B |
| 21. E | 22. D | 23. A | 24. B | 25. D | 26. C | 27. E | 28. C | 29. D | 30. C |
| 31. E | 32. A | 33. D | 34. E | 35. B | 36. B | 37. B | 38. B | 39. C | 40. B |
| 41. E | 42. D | 43. C | 44. B | 45. E | 46. B | 47. E | | | |

48. ABC　49. ABC　50. BC　51. ADEH　52. C

53. BF

## 解析

1. 抑郁症首要症状为对日常活动兴趣显著减退，感到生活无意义，对前途悲观失望，常沉思过去不愉快的事，遇事常往坏处想，精神不振，脑力迟钝、反应缓慢，对工作、学习缺乏信心，自我评价下降，对赞扬、奖赏无相应情绪反应，不愿主动与别人交往。故本题选 A。
2. 脑器质性精神障碍的主要表现为精神症状，一般多发生于躯体疾病高峰期，亦偶有精神症状为首发者，精神症状多与躯体疾病的严重度相平行，即躯体疾病严重时精神症状明显，待躯体疾病好转后，精神疾病亦减轻；病程和预后主要取决于原发躯体疾病的状况及处理是否恰当；躯体疾病所致精神障碍患者除表现明显的精神症状外，多伴有躯体和（或）神经系统的病理体征及实验室的阳性发现。故本题选 D。
3. 抑郁症的治疗：①药物治疗，阿普唑仑具有同地西泮相似的药理作用，有抗焦虑、抗惊厥、抗抑郁、镇静、催眠及肌肉松弛等作用；②心理治疗，对有明显心理社会因素作用的抑郁症患者在药物治疗的同时常需合并心理治疗。故本题选 E。
8. 抑郁发作时最基本的症状是情绪低落（抑郁心境），还可出现兴趣缺乏以及乐趣丧失，精力减退等。故本题选 D。
11. 精神科评定量表是一类很有用的工具，评定的结果是临床判断的重要参考。但它有一定的局限性，如机械性、横断性、项目设置的不合理性等，因此不能代替临床检查和观察。客观性是精神科评定量表的优点，并非反映量表的局限性。故本题选 D。
12. 严重的抑郁障碍患者可出现幻觉或妄想等精神病性症状，这些症状涉及的内容多数与抑郁心境相协调，如罪恶妄想（认为自己应该受到惩罚）、无价值妄想（认为自己一无所有，是个没有用的人）、躯体疾病或灾难妄想（坚信自己患有某种难以治愈的疾病或者将有重大的灾难降临在自己身上）、嘲弄性或谴责性的听幻觉等。故本题选 A。
13. 对于精神科患者，详细了解患者个人史的目的不一定要涉及隐私，反而要保护患者的隐私。故本题选 D。
14. 根据近年的世界卫生报告，主要精神障碍所致全球疾病负担的排位中，抑郁症是负担最重的疾病。故本题选 A。
17. 内涵标准中以症状学指标为最基本。症状学标准规定了诊断某种精神障碍所必须具备的精神症状的要求，有些具体到症状数目和比例。故本题选 A。
18. 精神性焦虑、精神上的过度担心是焦虑症状的核心，表现为对未来可能发生的、难以预料的某种危险或不幸事件经常担心。有的患者不能明确意识到担心的对象或内容，而只是一种提心吊胆、惶恐不安的强烈内心体验，称为自由浮动性焦虑。有的患者担心的也许是现实生活中可能将会发生的事情，但其担心焦虑和烦恼的程度与现实很不相称，称为预期焦虑。警觉性增高可表现为对外界刺激敏感，易于出现惊跳反应；注意力难以集中，易受干扰；难以入睡、睡中易惊醒；易激惹等。故本题选 B。

19. 评定量表的价值：①数量化，能以数量形式表示精神病症状或相关情况，可以进行统计学分析。②规范化，规定了症状的可操作化定义，又有统一的评分标准。③细致化，比多数临床医生一般的临床观察或描述要丰富，特别是诊断量表。④客观性，限制了检查和评分的主观成分。故本题选 B。

22. 慢性精神分裂症是指在以"阳性症状为主的活动期"后迅速转入以"阴性症状为主的非特征性表现"的人格缺陷阶段的精神分裂症。主要表现为幻觉、妄想、思维联想障碍等，较少出现焦虑症状。故本题选 D。

23. 该患者病前有感冒史，恢复后出现少语、少动、少食等木僵的表现，神经系统检查及脑电图和头颅 MRI 检查正常，无大小便失禁等情况，精神状况检查时发现患者百问不答，曾经说过自己脑子不好使，可能已经出现了抑郁情绪、思维迟缓和记忆力下降，最可能的诊断是抑郁发作。故本题选 A。

27. 该患者在医生向其详细解答疑惑后，焦虑情绪消失，这种心理支持叫作解释，即治疗者对已获得的各方面资料进行分析和理解，探索无意识内容，分析它与症状的关系，并将结果告知患者。故本题选 E。

32. 该患者表现为无诱因的精神紧张、坐立不安，且不存在器质性疾病，考虑为焦虑障碍。焦虑症是以持续的显著紧张不安，伴有自主神经功能兴奋和过分警觉为特征的一种精神障碍。故本题选 A。

33. 恐惧症状指患者对某些客体或处境有强烈恐惧。惊恐发作，患者突然发生强烈不适，可有胸闷、气透不过来的感觉、心悸、出汗、胃不适、颤抖、手足发麻、濒死感、要发疯感或失去控制感。强迫症是以反复出现强迫观念和强迫动作为基本特征的一类神经症性障碍。焦虑症状表现为没有事实根据也无明确客观对象和具体观念内容的提心吊胆和恐惧不安的心情，还有自主神经症状和肌肉紧张，以及运动性不安。强制性思维指患者莫名其妙地体验到强制性地脑内涌现出大量无现实意义、异己的联想。故本题选 D。

34. 童样痴呆指继精神创伤之后突然表现为儿童的幼稚语言、表情和动作，患者以幼儿自居，把周围人称呼为"叔叔""阿姨"。故本题选 E。

36. 分离焦虑障碍指孩子在与父母分离或离家时，表现出过度焦虑。广泛性焦虑症指患者的焦虑无明确对象和固定内容；社交恐惧症指患者对社交场合和人际接触的过分担心、紧张和害怕。单一恐惧症指患者对某特定事物（如狗）恐惧，且恐惧的程度与实际危险不相称。强迫症指患者被强迫思维所困扰，导致花很多时间做仪式性动作，如洗手。故本题选 B。

37. 该患者近来紧张备考，出现思维迟缓、失眠、注意力不集中和情绪不稳等症状。近来加重，出现兴趣丧失、情绪低落、自信心丧失、睡眠障碍等，最可能诊断为抑郁症。心境低落，兴趣和乐趣降低，精力下降是抑郁症的核心症状，其他伴随症状如早醒是其典型的睡眠障碍，食欲和性欲下降是典型的生物学症状，还有自信心下降，自责和自杀观念等。故本题选 B。

38. 偏执型精神分裂症是精神分裂症最常见的一个类型，其临床表现以相对稳定的妄想为主,往往伴有幻觉,情感、意志、言语、行为障碍不突出,多中年起病,发展缓慢。故本题选 B。

39. 患者认为自己没有价值,对未来感到无望,应及时治疗,调动患者积极情绪阻断负向思考,恢复心理健康。故本题选 C。

40. 谵妄的典型临床特征包括起病急、意识水平波动和混浊、定向力障碍、思维混乱、只有近期记忆受损,以及这种状态的可逆性。短暂精神病发作持续不到 1 个月,患者必须有错觉、幻觉或言语紊乱的症状才能诊断。一些谵妄患者也可出现幻觉(尤其是视觉);但往往可以查出有药物使用史。痴呆起病隐匿,进展缓慢,患者的意识水平一般不受影响,定向力最初完好,近期和远期记忆都受损,且绝大部分病例不可逆。正常老化往往表现为学习新信息的能力的减退,一般无意识混浊、精神状态的改变或者定向力障碍。假性痴呆往往指患者因抑郁导致的智能障碍,但不会表现抑郁的症状。故本题选 B。

41. 该患者近来工作效率降低,易疲劳,入睡困难,和同事打球时心情放松,工作时症状反复,考虑为神经衰弱。神经衰弱主要特征是精神易兴奋和脑力易疲劳,常伴有情绪烦恼,易激惹,睡眠障碍,头痛及多种躯体不适症状,病程迁延,症状时轻时重,症状波动常与心理社会因素有关,多数患者发病于 16~40 岁之间,两性发病无明显差异,以脑力劳动者占多数。故本题选 E。

42. 疑病症是一种躯体形式障碍,主要临床表现是担心或相信自己患有某种严重的躯体疾病。患者对自身健康的状况或身体的某一部分过分关注,其关注程度与实际健康状况很不相称,经常诉述不适,并四处求医,但各种客观检查的阴性结果和医师的解释均不能打消患者的疑虑。对身体畸形(虽然根据不足甚至毫无根据)的疑虑或先占观念也属于疑病症。故本题选 D。

43. 该患者近来情绪低落,兴趣缺乏,精力减弱,呈现晨重夜轻的节律性变化,自觉无助,无用,无望,考虑抑郁症可能。抑郁症以显著而持久的心境低落为主要临床特征,是心境障碍的主要类型。故本题选 C。

44. 患者 3 个月前失恋,有心因性原因,后出现睡眠障碍,脾气暴躁等表现,考虑为延迟性心因性反应。患者反复洗手刷牙,但并未说明患者对此感到苦恼,不考虑强迫症的诊断。患者情绪低落,少语少动少食,有自杀的念头,可能为抑郁症。患者 2 年来因失眠而间断服用安定类药物,后来出现情绪异常,性格改变,幻听和妄想等精神病性症状,考虑物质依赖可能。患者性格改变,有议论性幻听,可能为精神分裂症。故本题选 B。

45. 该患者一拿钱就不停数,反复检查清单和门、灯,考虑为强迫行为。强迫行为是指反复出现的、刻板的仪式动作,患者明知不合理,但又不得不做。往往是作为减轻强迫观念引起的焦虑不安而采取的顺应行为,以强迫检查和强迫清洗最常见,常继发于强迫怀疑。故本题选 E。

46. 有严重消极自杀企图的抑郁症患者及抗抑郁药治疗无效的患者可采用电抽搐治疗。故本题选 B。

47. 思维迟缓患者表现言语缓慢、语量减少,语声甚低,反应迟缓。患者自觉脑子变笨,反应慢,思考问题困难,感到“脑子不灵了”“脑子迟钝了”,多见于抑郁发作。情感低落表现情绪低落、忧心忡忡、愁眉不展、唉声叹气。重者抑郁沮丧、悲观绝望,感到自己一无是处,毫无生趣,有度日如年之感。故本题选 E。

48. 患者有被害妄想,将自己的头面部砸伤,应立即做头部 CT 或 MRI 检查以发现头部是否有血肿或是否有骨折出现;头颅 X 线片检查可发现头颅是否有骨折;患者左眼青紫,左眼部应做视力检查和眼底检查等。MMPI 是个性测查,脑电图主要检查脑电的活动情况,经颅多普勒是检查脑部血流情况,暂时没有针对性,不必要紧急实施。故本题选 ABC。

49. 患者目前有头皮的血肿,左眼部的严重淤血导致左眼无法睁开,要请脑外科和眼科来协助诊治。患者拒食,需要静脉输液维持水电解质平衡;患者不愿开口说话,不愿进食,口服药物无法进入,可给患者静脉滴注舒必利,对分裂样精神病和抑郁症均有效。电抽搐治疗因躯体疾病和诊断不明确,不宜进行。故本题选 ABC。

50. 患者觉得自己做错了事,有自杀倾向,考虑抑郁症可能。患者觉得有人要害她,有人要抓她去坐牢,说明存在被害妄想,因时间只有半个月,提示分裂样精神病的可能,而不考虑精神分裂症。其余诊断暂时没有依据。故本题选 BC。

51. 患者有情绪低落、自责自罪妄想(自己做错了事,犯了大错,拖累家人)、命令性幻听(声音叫她不要吃饭,饿死算了),被害妄想,其他症状暂未发现。故本题选 ADEH。

52. 患者先出现了情感症状,后出现了幻听和被害妄想,但幻听内容与心境相一致,被害妄想内容并不荒谬,且继发于幻听,经过治疗后,患者的精神病性症状消失在情感障碍之前,仍然还存在情绪低落,考虑为抑郁症。故本题选 C。

53. 患者精神病性症状消失,提示舒必利有效,不必停用。患者能进食,愿意吃药,可改口服舒必利治疗。奥氮平主要用于精神分裂症患者的治疗。患者有情绪低落,但较刚入院时已有好转,可不考虑使用电抽搐治疗,但需加用口服的抗抑郁药物。故本题选 BF。

## 第十节　康复科疾病

**一、共用题干单选题:每道考题以一个小案例的形式出现,其下面都有 A、B、C、D、E 五个备选答案。请从中选择一个最佳答案。**

**(1~3 题共用题干)**

男,65 岁。急性心肌梗死 14 天,目前患者生命体征稳定,无明显心绞痛,安静心率 80 次/分,律齐,无心力衰竭症状,血压 110/75 mmHg,体温 36.4 ℃。

1. 近期康复目标是
   A. Ⅲ期康复方案　　B. 运动能力达到 4~6 METs
   C. 运动能力达到 2~3 METs　　D. Ⅰ期康复方案
   E. 恢复发病前工作
2. 冠心病的Ⅱ期康复方案运动能力达到
   A. 1~2 METs　　B. 3~4 METS
   C. 4~6 METs　　D. 6~8 METS
   E. 8~10 METs
3. 关于冠心病Ⅱ期康复方案的叙述,错误的是
   A. 活动强度为 40%~50% HRmax　　B. 活动时主观用力计分不超过 13~15
   C. 上肢超过心脏水平的活动应避免或减少　　D. 一般活动仍需医务人员监测
   E. 每周需要门诊随访一次

**二、单选题：每道考题下面有 A、B、C、D、E 五个备选答案，请从中选择一个最佳答案。**

4. 对老年性痴呆的康复治疗措施不包括
A．认知功能训练　B．日常生活活动训练
C．健身锻炼　D．语言训练
E．到复杂的环境中接触人和各种事物

5. 康复评估的特点是
A．重点是与生活自理、学习、劳动有关的综合功能评估
B．重点是运动能力的评估
C．主要是医学心理学的检查
D．职业能力的评估
E．针对病因的评估

6. 给相当于儿童大小的人体模型穿衣服，属于何种失用症的训练
A．观念性失用的训练　B．运动性失用的训练
C．结构性失用的训练　D．穿衣失用的训练
E．左右失用的训练

7. 对于哮喘的患者，下列哪项不适用于发作期的康复治疗
A．放松训练　B．电疗法
C．超声雾化吸入　D．光疗法
E．运动疗法

8. 下列治疗措施不属于康复范畴的有
A．生物反馈　B．言语训练
C．推拿　D．假肢处方
E．电击除颤

9. 关于骨关节炎运动疗法的目的，错误的是
A．对抗肌萎缩　B．增加关节活动度
C．减少关节肿胀　D．促进骨刺脱落
E．减轻骨质疏松

10. 冠心病患者 CABG 术后第一天不宜进行的康复治疗是
A．缩唇呼吸训练　B．坐位
C．间断自主性咳嗽　D．下肢主动运动
E．扩胸运动

11. 脑外伤患者康复治疗的最佳方案为
A．认知障碍康复训练
B．神经肌肉促进技术
C．物理因子对症治疗、轮椅训练、辅助器具应用
D．言语、吞咽功能训练康复治疗
E．综合康复训练

12. 关于脑卒中患者后遗症期的康复治疗，下列说法不正确的是
A．适时使用必要的辅助器具，以补偿患肢功能
B．此期继续训练和利用残余功能，防止功能退化

C．对有工作潜力的未退休患者，酌情进行职业康复训练，使患者尽可能回归社会
D．尽可能改善患者的周围环境条件以适应残疾，争取最大限度的日常生活自理
E．对患肢功能恢复很差者，应加强训练以保证尽快完全康复

13. 骨折固定期康复治疗的目的不包括
A．消除肿胀
B．缓解疼痛
C．预防并发症的发生
D．促进骨折愈合
E．防止感染

14. 急性软组织损伤不可选用的物理治疗方法是
A．紫外线照射
B．蜡疗
C．磁疗法
D．低频电疗
E．毫米波

15. 骨折后肢体制动或固定后早期防止肌肉萎缩和恢复肌肉功能的锻炼方法是
A．等速运动练习
B．等长练习
C．抗阻练习
D．等张练习
E．牵伸或伸展练习

16. 男，78 岁。外伤致肩关节前脱位行闭合复位后 2 天，疼痛剧烈，肩关节活动受限。下列康复措施不当的是
A．应用物理治疗镇痛
B．肩部悬吊带固定
C．避免导致脱位的姿势
D．主要进行肩关节活动度训练
E．固定期间需活动腕关节和手指

17. 男，74 岁。右偏瘫 10 天，神志清楚，血压 140/90 mmHg。现开始进行平衡功能训练，应选择
A．静态平衡
B．自动动态平衡
C．他动动态平衡
D．保护性伸展反应
E．跨步及跳跃反应

18. 男，23 岁。严重车祸后在肩峰下 24 cm 处行截肢术 1 个月，需要安装
A．肩离断假肢
B．上臂假肢
C．前臂假肢
D．肘离断假肢
E．腕离断假肢

19. 男，65 岁。脑卒中，病程 10 天，病情稳定，无并发症，此时需对患者进行运动功能评估，与单项运动功能评估无关的是
A．Brunnstrom 法
B．Fugl-Meyer 法
C．Barthel 法
D．Bobath 法
E．上田敏法

20. 男，63 岁。脑卒中，意识清，精神可，经康复治疗后可辅助步行，出院前进行基础性日常生活活动评定，下列不适用的量表是
A．Barthel 指数量表
B．Katz 指数量表
C．PULSES 量表
D．修订的 Kenny 自理量表
E．功能活动问卷(FAQ)

21. 女，30 岁。右肱骨外科颈骨折内固定术后 6 周。查体：右肩关节前屈、外展、后伸活动度

均受限，右侧三角肌、大、小圆肌可见肌萎缩，感觉未见异常。临床诊断考虑右侧臂丛神经损伤，正确的康复治疗是

A．加强左侧上肢功能训练，替代右侧的废用肩
B．应用红光、激光、超短波治疗，促进神经再生
C．在肩关节全关节活动范围内被动活动，用力牵拉右侧三角肌、大、小圆肌
D．温水浸浴、旋涡浴中进行被动运动和主动运动
E．再次进行手术，进行神经缝合术

22．女，23岁。左侧胫骨骨折术后1个月，左小腿仍肿胀明显。为消除肿胀，可选的治疗方案是

A．降低患肢　　B．离心性按摩
C．石膏固定　　D．左踝关节主动运动
E．冷敷

23．女，55岁。左侧肢体无力7天，生命体征平稳，颅脑CT示右侧基底节区梗死。患者床上卧位，未坐起。开始转移训练时，不适宜进行的训练是

A．床旁坐起与躺下　　B．仰卧位-侧卧位转移训练
C．侧方移动转移训练　　D．卧位-坐位转移训练
E．坐位-站立位转移训练

24．患儿，8岁。肱骨外侧髁骨折手法复位石膏托外固定后8周，骨折已愈合，肘关节屈曲50°挛缩，此时最不适宜的治疗是

A．无痛范围牵引练习　　B．蜡疗
C．关节松动　　D．扣球运动
E．抓握单杠悬吊

25．男，67岁。1周前突发急性心肌梗死，现生命体征稳定，无明显心绞痛，安静心率<110次/分，无心衰、严重心律失常和心源性休克，血压基本正常，体温正常。属于冠心病康复治疗的

A．Ⅰ期　　B．Ⅱ期
C．Ⅲ期　　D．Ⅳ期
E．Ⅴ期

26．男，68岁。因受伤进行膝上截肢，来到假肢门诊。其假肢包括一个四边形接受腔、恒定摩擦的膝结构部件、外骨骼小腿和单轴足。最近不能像5年前做假肢时那样用假肢行走。若其假肢膝摩擦部件已磨擦损坏，其异常步态是

A．支撑期时假肢膝过伸　　B．完全支撑期时躯干过弯、侧移
C．摆动期时足跟过度提高，产生终末冲击　　D．摆动期时假肢划圈增加
E．足跟着地时假肢过度拍击地面

27．患儿，6岁。跛行步态，右下肢肌肉萎缩，且比左下肢缩短3 cm，2岁时患脊髓灰质炎，现全身状况良好。目前最佳治疗方案为

A．肌力训练　　B．矫形手术后功能训练
C．电刺激疗法　　D．药物治疗
E．使用助行器

28．男，61岁。左侧偏瘫1年，对疾病认识不清。临床诊断：脑梗死。通过谈话的方法帮助

患者正确理解疾病的特点，树立康复信心，在心理治疗中应属于

A．认知治疗
B．精神分析治疗
C．行为治疗
D．森田疗法
E．催眠治疗

29. 男，20 岁。右手腕部被刀割伤 2 小时。查体：右手垂腕，垂指畸形，腕关节不能背伸，掌指关节不能伸直，手背桡侧感觉减退。临床考虑右手桡神经损伤，其康复治疗不正确的是

A．配合超短波治疗消除局部炎症、水肿
B．右手腕关节固定于功能位
C．对右手功能进行评定，包括畸形、关节活动范围测量、日常生活活动能力的评定等
D．轻运动量开始的被动运动为主，患者出现主动运动时，应积极进行主动活动
E．开始即应进行主动活动的训练，以便早日康复

30. 女，60 岁。反复咳嗽、咳痰 1 年余。双肺听诊呼吸音粗，可闻及少量湿啰音。对该患者行有氧训练，其处方基本内容不包括

A．运动环境
B．运动方式
C．运动强度
D．运动时间
E．运动频率

31. 女，53 岁。右侧肢体活动不灵 2 月余。既往高血压病史 10 余年。查体：右上肢肌力 3 级，右下肢肌力 $3^+$级，右 Babinski 征（+），Berg 平衡量表评分为 30 分。其平衡功能训练的影响因素不包括

A．站、坐的支撑面积
B．移动方式
C．干扰的力量
D．体位
E．病变的部位

32. 女，67 岁。双膝关节痛、畸形 5 年，现只能忍痛行走 100 m。检查：O 形腿，膝关节活动范围 30°~60°。X 线平片示双膝内侧关节间隙消失，股胫角 190°。治疗首选

A．卧床休息，保护患肢
B．关节内注射局麻药及类固醇激素
C．关节镜下膝关节清理
D．人工全膝关节置换
E．膝关节融合术

33. 男，69 岁。患有严重的慢性阻塞性肺疾病进行气管切开造口，术前进食没有困难，术后发生吞咽困难症状并有右下叶肺炎。气管切开引起吞咽困难，通常原因是

A．影响口腔的发动与通过
B．声带不能关闭
C．限制咽向上向前运动
D．食管反流
E．慢性感染致气管食管瘘

34. 男，72 岁。右侧肢体活动不灵、言语不清 1 月余。查体可见患者言语含混不清，鼻音重。该患者可选择的训练方法不包括

A．松弛训练
B．呼吸训练
C．口语理解训练
D．发音训练
E．语音训练

35. 女，68 岁。诊断“急性冠脉综合征”住院治疗，好转后出院。现出院 2 周，此时康复运动方案不宜选择

A. 跑步　　B. 室内外散步
C. 园艺活动　　D. 家庭卫生
E. 作业治疗

**三、案例分析题:以下提供若干个案例,每个案例下设若干道考题。每道考题有多个备选答案,其中正确答案有1个或多个。选对一个答案给1个得分点,选错一个扣1个得分点,直至本题扣至0分。**

**(36~40题共用题干)**

男,56岁。高血压5年,3个月前突然剧烈头痛、呕吐送至医院。查体:嗜睡,血压160/105 mmHg,水平性眼球震颤,构音不良,四肢肌力正常,右手指鼻试验不准,双侧下肢腱反射正常,双侧Babinski征阳性。

36. 该患者的诊断是
A. 小脑出血　　B. 脑桥出血
C. 中脑出血　　D. 基底节出血
E. 蛛网膜下腔出血　　F. 缺血性卒中
G. 大脑中动脉脑血栓形成

37. 提示脑出血未止的表现是
A. 双侧瞳孔极度缩小,伴深昏迷　　B. 昏迷加深,伴血压升高
C. 瞳孔反应良好,视野缩小　　D. 双侧瞳孔不等大,伴潮式呼吸
E. 双侧瞳孔散大固定,伴潮式呼吸　　F. 双侧瞳孔忽大忽小,伴潮式呼吸

38. 该患者需要进行协调功能评定,下列不属于协调功能评定的是
A. 轮替试验　　B. 指-指试验
C. 踏车试验　　D. 跟-膝-胫试验
E. 手摇车试验　　F. 指鼻试验

39. 对该患者进行平衡功能评估,常选用的评估方法有
A. Berg平衡量表　　B. 平衡反应评定
C. 拍手试验　　D. 画圆试验
E. 旋转试验　　F. 平衡仪测试
G. 指鼻试验

40. 该患者经康复训练后,表现出典型的偏瘫步态,偏瘫侧下肢表现为
A. 髋关节伸展、内收、内旋　　B. 髋关节伸展、外展、外旋
C. 髋关节屈曲、外展、内旋　　D. 踝关节跖屈、内翻
E. 踝关节背屈、内翻　　F. 踝关节背屈、外翻
G. 膝关节屈曲　　H. 膝关节伸展

**(41~45题共用题干)**

男,62岁。因右侧肢体乏力2个月入院,既往高血压、糖尿病病史。查体:神清,没有自发语言,嘱患者“抬手”等指令也不能配合,饮水呛咳,右侧肢体肌力2~3级,肌张力正常,可独坐,右侧病理征(+),头颅MRI提示左侧大脑中动脉供血区梗死灶。

41. 以下哪些评定较难进行
A. Brunnstrom评定　　B. Barthel指数评定

C. 吞咽障碍临床评定
D. 汉语失语成套测验
E. 简明精神状况量表(MMSE)
F. Berg 平衡量表

42. 吞咽障碍的评定不包括
A. 面部表情肌运动
B. 咀嚼肌、舌肌运动
C. 腭咽闭合能力
D. 环咽肌开放情况
E. 食管的情况
F. 斜方肌情况

43. 该患者洼田饮水试验Ⅳ级,此时应进一步进行何种检查
A. 洼田饮水试验
B. X 线造影录像
C. 临床吞咽障碍检查
D. 咽下内压检查
E. 声门电图检查
F. 颈部 MR 检查

44. 录像吞咽造影不能观察到患者哪些方面的情况
A. 舌骨、舌根的活动
B. 喉头的上举和闭锁
C. 咽壁的蠕动
D. 梨状隐窝、会厌谷的残留
E. 环咽肌的开放情况
F. 面部肌肉的活动情况

45. 该患者作录像吞咽造影时,注意事项不包括
A. 不必备吸痰器,因该患者一般情况较好
B. 向患者家属说明评定的目的
C. 检查前准备好流质、半流质、固体食物
D. 向患者家属交代检查可能出现的特殊情况:如呛咳、吸入性肺炎、窒息等
E. 向患者家属说明评定的主要内容
F. 向患者家属说明评定的必要性

## 答案与解析

### 答案

| | | | | | | | | | |
|---|---|---|---|---|---|---|---|---|---|
| 1. D | 2. C | 3. D | 4. E | 5. A | 6. C | 7. E | 8. E | 9. D | 10. E |
| 11. E | 12. E | 13. E | 14. B | 15. B | 16. D | 17. A | 18. B | 19. C | 20. E |
| 21. D | 22. D | 23. E | 24. E | 25. A | 26. C | 27. B | 28. A | 29. E | 30. A |
| 31. E | 32. D | 33. C | 34. C | 35. A | | | | | |

| | | | | |
|---|---|---|---|---|
| 36. A | 37. B | 38. CE | 39. ABF | 40. ADH |
| 41. ABCD | 42. F | 43. BC | 44. F | 45. A |

### 解析

2. Ⅱ期康复方案,患者逐步恢复一般日常生活活动能力,可进行包括轻度家务劳动、娱乐劳动等活动,运动能力达到 4~6 METs。故本题选 C。

3. 冠心病Ⅱ期康复方案包括室内外散步,医疗体操,家庭卫生,厨房活动,园艺活动或在邻近区域购物,作业治疗等。患者康复治疗的活动强度为 40%~50% HRmax,活动时主观用力计分(RPE)一般不超过 13~15。患者进行冠心病Ⅱ期康复时一般活动无需医务监测。故本题选 D。

4. 老年性痴呆的康复治疗应主要针对认知康复和运动康复开展,不宜在复杂的环境中接触人和各种事物。故本题选 E。

6. 结构性失用是指空间分析和对某一活动进行概念化的能力障碍，导致患者不能将各个不同的部件按正常空间关系组合成为一体化的结构。结构性失用的训练指给相当于儿童大小的人体模型穿衣服：①穿右袖；②穿左袖；③穿右裤腿；④穿左裤腿；⑤戴帽子。故本题选 C。
7. 哮喘的康复分期为发作期和缓解期。发作期的康复方案是放松训练、光疗法、电疗法、超声雾化吸入等。故本题选 E。
9. 运动疗法是指利用器械、徒手或患者自身力量，使患者获得全身或局部运动功能、感觉功能恢复的训练方法。应用运动疗法可以增强肌力，可减少肌肉萎缩，增强关节的稳定性。通过关节活动训练，可改善关节的活动范围，提高患者的日常生活活动能力。规律的运动疗法训练可降低骨量丢失的速度，减轻骨质疏松。运动疗法不能促进骨刺脱落。故本题选 D。
10. CABG 或 PTCA 术后早期康复属于急性心肌梗死或急性冠脉综合征住院期康复。此期可进行的康复治疗有床上活动、呼吸训练（主要指腹式呼吸）、坐位训练（要特别注意避免上肢高于心脏水平的活动，此类活动的心脏负荷增加很大，常是诱发意外的原因）、步行训练、大便、上楼、心理康复与常识宣教、康复方案调整与监护。故本题选 E。
11. 脑外伤是指暴力作用于头部时立即发生的脑损伤，包括脑震荡、脑挫裂伤、弥漫性轴索损伤、原发性脑干损伤和下丘脑损伤。脑外伤后，患者的神经肌肉系统、认知功能、言语功能、吞咽功能等均可能受到不同程度的损伤，患者康复治疗最佳方案为综合康复训练。故本题选 E。
12. 恢复后期康复治疗指发病 3 个月以后，此期继续训练和利用残余功能，防止功能退化，并尽可能改善患者的周围环境条件以适应残疾，争取最大限度的日常生活自理。对有工作潜力的未退休的患者，酌情进行职业康复训练，使患者尽可能回归社会。①继续训练和利用残余功能，防止功能退化；②适时使用必要的辅助器具（如手杖、步行器、轮椅、支具、功能性电刺激），以补偿患肢功能；③对患肢功能不可恢复或恢复很差者，充分发挥健侧的代偿功能。故本题选 E。
13. 骨折固定期（早期）康复治疗的目的：①消除肿胀。②缓解疼痛。③预防并发症的发生。④促进骨折愈合。在骨折复位时，必须保证骨折端固定牢靠，使软组织在复位固定后立即进行最大限度的活动。故本题选 E。
14. 急性软组织损伤的治疗方式：①短波或超短波，无热量。②毫米波，1~5 mW/cm$^2$。③磁疗法，静磁、脉冲磁或旋磁。④紫外线照射，弱红斑量照射。⑤低频或中频电疗。蜡疗属于传导热疗，急性期应用会增加血管通透性，引起炎症渗出加重，急性软组织损伤时不可选用。故本题选 B。
15. 等长收缩是肌力与阻力相等时的一种收缩形式，收缩时肌肉长度基本不变，不产生关节活动，也称为静力收缩。以等长收缩为肌肉收缩形式的训练即为等长训练，适用于需要增强肌力，而关节不能或不宜运动时（如关节石膏或夹板固定，关节创伤、炎症和肿胀等情况），预防和减轻肌肉失用性萎缩。故本题选 B。
16. 患者肩关节前脱位闭合复位后 2 天，疼痛剧烈，肩关节活动受限，表示患者目前处于急性期，康复治疗应控制疼痛、减少炎症和刺激、保护损伤组织的愈合。可采用物理治疗止痛和控制炎症；手法治疗；Codman 运动或钟摆运动。注意：①保护修复的软组织，肩部悬吊带固定 3~4 周，训练时取下吊带，训练结束后，立即佩戴；②在训练或日常生活活动时要避免导致脱位的姿势。固定期间需活动腕部与手指。在解除固定后，鼓励患者主动锻炼肩关节各个方向活动。急性期不应进行肩关节活动度训练，以免加重病情。故本题选 D。

17. 平衡功能训练从静态平衡（Ⅰ级平衡）训练开始，过渡到自动动态平衡（Ⅱ级平衡），再过渡到他动动态平衡（Ⅲ级平衡）。患者应首先从静态平衡开始训练。故本题选 A。

18. 上臂假肢适用于上臂截肢，上臂残肢长度保留 30%～80%（通常为肩峰下 9～24 cm）的截肢者。上臂残肢长度为肩峰下 9～16 cm 者，需安装上臂短残肢假肢。故本题选 B。

19. Brunnstrom 法、Fugl-Meyer 法、Bobath 法、上田敏法等都是国际上对偏瘫运动功能评定的主要方法，Barthel 指数法是日常生活活动能力的评定方法。故本题选 C。

20. 基础性日常生活活动（BADL）评定常用量表有 Barthel 指数、Katz 指数、PULSES、修订的 Kenny 自理评定等。工具性日常生活活动（IADL）常用量表有功能活动问卷（FAQ）、快速残疾评定量表（RDRS）等。故本题选 E。

21. 该患者局部有内固定，禁止应用超短波治疗。周围神经损伤要求在无痛范围内进行被动活动，不能过度牵拉瘫痪的肌肉。故本题选 D。

22. 骨折康复治疗可消除肿胀、缓解疼痛、预防并发症的发生、促进骨折愈合。具体方案有主动运动、患肢抬高、物理治疗（非金属内固定者采用短波或超短波、紫外线神经反射区或健侧相应部位照射、直流电疗、低频脉冲磁疗、沿与骨折线垂直方向按摩器振动治疗等促进骨折愈合）。故本题选 D。

23. 在进行坐位、站立位转移之前，患者要达到相应的平衡条件。如坐位转移之前，患者坐位可保持双足、双膝并拢，体重平均分布，屈髋，躯干伸直，肩部与髋部保持在同一垂直面，头居于两肩中间，保持平衡。从坐位转移到站立位的训练，患者应具备 1～2 级站立平衡能力。根据题意，可知 E 项的训练目前不适合该患者。故本题选 E。

24. 患儿 8 周石膏固定后已出现肘关节挛缩，可以在无痛范围内牵引肘关节，适当拉开关节间隙，促进关节液的流动；蜡疗有可滑润敷蜡部位的皮肤，软化瘢痕的作用；长时间的制动后所出现的挛缩通过关节松动技术，可以缓解疼痛，改善关节活动度，增加本体感觉；扣球运动一定程度上增加肘关节的活动范围，其强调肘关节灵活性和稳定性相配合，不需要过大的力量，不会引起关节痉挛，更不会引起挛缩。抓握单杠悬吊相当于肘关节的负重训练，危险性大。故本题选 E。

25. 冠心病康复治疗的适应证：Ⅰ期，患者生命体征稳定，无明显心绞痛，安静心率<110 次/分，无心衰、严重心律失常和心源性休克，血压基本正常，体温正常。Ⅱ期，与Ⅰ期相似，患者病情稳定，运动能力达到 3 代谢当量（METs）以上，家庭活动时无显著症状和体征。Ⅲ期，临床病情稳定者，包括陈旧性心肌梗死，稳定型劳力性心绞痛，心脏移植术后等。故本题选 A。

28. 认知疗法主要通过语言开导，让患者认识所患疾病的病因、性质、特点、治疗方法、治疗目标等，改变消极观点，增强战胜疾病的信心。故本题选 A。

29. 桡神经损伤后感觉障碍不明显，但运动障碍很严重。康复的重点为恢复运动功能。但首先应以轻运动量的被动运动为主，患者出现主动运动时，再进行主动活动。故本题选 E。

30. 有氧训练运动处方主要包括运动方式、运动强度、持续时间、运动频率以及运动中注意事项。故本题选 A。

31. 影响平衡训练的因素：①站、坐的支撑面积。②体位。③状态，选择静态或动态训练。④移动方式。⑤附加的运动模式或动作。⑥对平衡干扰的预知性。⑦干扰的力量，应考虑干扰力量的大小、速度、方向及作用位置。⑧感官刺激的传入途径，有视觉、前庭、本体感受器、触觉等。不同的传入途径可改变平衡训练的难度。⑨感觉刺激传入，可以是一致的、削弱的或矛盾的。⑩运动对策，有踝对策、髋对策、跨步对策、保护性抓握等。故本题选 E。
32. 患者考虑膝关节骨关节炎可能，O 形腿，膝关节活动范围 30°~60°，双膝内侧关节间隙消失，股胫角 190°提示为晚期，应采用人工关节置换术。故本题选 D。
34. 患者言语含混不清、鼻音重，说明患者可能出现构音障碍、运动性失语等方面的问题。口语理解训练是针对感觉性失语患者的训练，患者在理解他人说话这方面没有障碍，不需要口语理解训练。故本题选 C。
35. 该患者出院 2 周，应进行冠心病Ⅱ期康复，治疗方案包括室内外散步，医疗体操（如降压舒心操、太极拳等），家庭卫生，厨房活动，园艺活动或在邻近区域购物，作业治疗等。故本题选 A。
36. 患者为中老年人，有高血压病史，3 个月前突然剧烈头痛、呕吐，出现眼球震颤，右手指鼻试验不准，提示小脑出血。故本题选 A。
37. 小脑出血与高血压相关，是小脑齿状核动脉破裂所致。昏迷加深，伴血压升高提示脑出血未止。故本题选 B。
38. 协调功能评定方法包括指鼻试验、指-指试验、肢体放置、轮替试验、还原试验、示指对指试验、拇指对指试验、握拳试验、跟-膝-胫试验、拍手试验、画圆试验等。踏车试验和手摇车试验属于心电运动试验的常用方案。故本题选 CE。
39. Berg 平衡量表、平衡反应评定、平衡仪测试为常用的评估平衡功能的方法。拍手试验、画圆试验、旋转试验及指鼻试验均属于协调功能评定。故本题选 ABF。
40. 典型的偏瘫步态表现为偏瘫侧上肢摆动时肩、肘、腕及手指关节屈曲、内收，偏瘫下肢伸肌协同（联带）运动，即髋关节伸展、内收并内旋，膝关节伸展，踝关节跖屈、内翻。故本题选 ADH。

## 第十一节　眼、耳鼻喉科疾病

**一、共用题干单选题：每道考题以一个小案例的形式出现，其下面都有 A、B、C、D、E 五个备选答案。请从中选择一个最佳答案。**

**（1~3 题共用题干）**

男，51 岁。发现右上睑硬结 2 周。检查：Vod 1.0，右眼上睑皮下可扪及一黄豆大小圆形包块，边界清，与皮肤无粘连，无压痛，相应的睑结膜面局部呈紫红色，余无异常发现。

1. 最可能的诊断是

A．睑板腺囊肿　　B．睑腺炎

C．皮肤粉瘤　　D．皮样囊肿

E．睑缘炎

2. 本病最需要鉴别的疾病是

A．皮样囊肿　　B．睑板腺腺癌

C．基底细胞癌
D．鳞状上皮细胞癌
E．粉瘤

3．最佳的治疗方案是
A．冷敷
B．滴抗生素滴眼液
C．手术切除
D．激光
E．口服抗生素

**（4~6 题共用题干）**

男，56 岁。右侧鼻塞，鼻涕带血 1 年，检查见右侧中鼻道后部坏死样物。鼻窦 CT 示右侧上颌窦及右侧后鼻孔软组织影，右上颌窦骨壁吸收变薄，内壁部分缺如。

4．该患者可能的诊断为
A．单纯鼻窦炎
B．上颌窦囊肿
C．上颌窦出血坏死性息肉
D．牙源性上颌窦炎
E．上颌窦癌

5．该患者还需要做哪项主要检查
A．鼻窦 A 超检查
B．鼻内镜检查并新生物病理检查
C．右侧上颌窦穿刺冲洗
D．鼻分泌物涂片检查
E．鼻咽部 CT 检查

6．首选的治疗方法是
A．右侧上颌窦穿刺冲洗
B．上颌窦根治术
C．鼻侧切开术
D．鼻内镜手术后并再次将新生物送病理检查
E．鼻内新生物摘除术

**二、单选题：每道考题下面有 A、B、C、D、E 五个备选答案，请从中选择一个最佳答案。**

7．内睑腺炎切开排脓时，应从
A．睑结膜面切开，切口与睑缘平行
B．睑皮肤面切开，切口与睑缘垂直
C．睑结膜面切开，切口与睑缘垂直
D．睑皮肤面切开，切口与睑缘平行
E．睑结膜面切开，切口与睑缘垂直或平行均可

8．早期分泌性中耳炎的鼓膜表现为
A．弥漫性充血
B．紧张部穿孔
C．松弛部穿孔
D．鼓膜内陷
E．鼓膜钙化

9．下列不能治疗萎缩性鼻炎的药物是
A．维生素 A
B．维生素 $B_{12}$
C．烟酸
D．硫酸亚铁
E．异烟肼

10．屈光不正包括
A．近视、远视、散光、屈光参差
B．近视、远视、斜视、屈光参差
C．近视、远视、散光、老视
D．近视、远视、屈光参差

E．近视、远视、散光

11. 下述关于睑腺炎的治疗，错误的描述是

A．外睑腺炎的切口须与睑缘垂直，内睑腺炎切口与睑缘平行

B．脓肿形成时，应及时切开排脓

C．眼睑局部和结膜囊涂抗生素眼膏

D．未化脓前可热敷和其他物理治疗

E．反复发作及伴有全身反应时可口服抗生素类药物

12. 不符合急性鼻炎的症状是

A．发热、头痛　　B．鼻塞

C．流水样或脓性鼻涕　　D．鼻腔内有黄绿色脓性痂皮

E．嗅觉障碍

13. 眼科用于表示屈光力的单位是

A．焦距　　B．Diopter

C．视角　　D．棱镜度

E．米角

14. 神经性聋时，听觉疲劳和听觉适应现象在程度及速度上均超过正常范围称为

A．病理性适应　　B．音衰变

C．重振现象　　D．听觉过敏

E．复响现象

15. 治疗慢性喉炎的首要治疗措施是

A．服用中药　　B．寻找、去除病因

C．二氧化碳激光手术　　D．雾化吸入抗生素和糖皮质激素

E．手术治疗

16. 关于咽后脓肿的叙述，错误的是

A．急性型常由咽后淋巴结化脓所致

B．慢性型多由颈椎结核引起

C．脓肿切开应取仰卧头低位

D．咽喉部脓肿切开，应做气管切开的准备

E．结核性咽后脓肿应常规做气管切开

17. 下列有关急性鼻窦炎的说法，错误的是

A．常为多组感染　　B．全身症状突出

C．头痛较重有时间规律　　D．治疗以全身用抗生素为主

E．及时做上颌窦穿刺最有意义

18. 青光眼最典型的临床表现是

A．眼压升高　　B．反复发作的眼部胀痛伴同侧头痛

C．视神经乳头损伤和视野缺损、缩小　　D．反复发作的雾视、虹视

E．管状视野、颞侧视岛

19. 下列关于鼻出血的说法，不妥的是

A．儿童和青年人易发生于鼻中隔的 Little 区

B．血液病是鼻出血的原因之一

C．老年人涕中带血丝者应考虑恶性肿瘤的可能
D．与鼻中隔偏曲无关
E．严重出血者可考虑行血管栓塞

20. 不属于急性化脓性中耳炎常见症状的是
A．耳痛
B．面瘫
C．听力减退及耳鸣
D．流脓
E．全身症状，如发热、食欲减退等

21. 下列不符合结膜充血特征的有
A．呈鲜红色
B．起源于结膜血管
C．滴入0.1%肾上腺素充血可消失
D．靠近角膜缘充血明显
E．血管可推动

22. 关于恶性青光眼的药物治疗，不正确的是
A．1%阿托品滴眼液3次/天，夜间加用阿托品眼膏
B．1%毛果芸香碱滴眼液降眼压
C．溴莫尼定滴眼液降眼压
D．20%甘露醇注射剂脱水、浓缩玻璃体
E．局部及全身应用糖皮质激素抗炎治疗

23. 急性扁桃体炎最常见的局部并发症为
A．咽旁脓肿
B．扁桃体周脓肿
C．咽后脓肿
D．颌间脓肿
E．口底蜂窝织炎

24. 下列最容易引起鼻出血的疾病是
A．慢性单纯性鼻炎
B．慢性肥厚性鼻炎
C．慢性鼻前庭炎
D．过敏性鼻炎
E．萎缩性鼻炎

25. 下列除哪项外，都是影响喉头可能造成死亡的原因
A．水肿
B．神经麻痹
C．血肿
D．碎骨片移位
E．喉痉挛

26. 先天性白内障晶状体混浊位于瞳孔区应采取的措施是
A．尽早手术
B．3岁以后手术
C．尽早点眼药治疗
D．1岁以后手术
E．成年以后手术

27. 关于慢性肥厚性咽炎的叙述，正确的是
A．咽黏膜充血，咽后壁少数散在淋巴滤泡
B．咽黏膜充血增厚，咽后壁淋巴滤泡显著增生
C．咽黏膜苍白发亮
D．咽黏膜红肿
E．咽黏膜水肿

28. 下述哪项为慢性扁桃体炎诊断的主要依据

A．急性扁桃体炎反复发作
B．扁桃体表面不光滑
C．扁桃体及舌腭弓慢性充血
D．压迫隐窝有脓栓排出
E．下颌角淋巴结肿大

29．治疗鼻出血的最佳方法是
A．全身应用止血药物
B．局部用肾上腺素棉片填塞
C．用油纱行前鼻孔填塞
D．在鼻内镜下寻找出血部位行电凝、微波、激光止血术
E．结扎血管

30．有关耳聋分类的表述，错误的是
A．按病变性质，耳聋可分为器质性聋与功能性聋
B．器质性聋依照病变位置可分为传导性聋，感音神经性聋，混合性聋
C．感音神经性聋又可分为感音性聋与神经性聋
D．感音性聋又称耳蜗性聋，神经性聋又称蜗后性聋
E．功能性聋又称伪聋

31．关于分泌性中耳炎手术治疗的叙述，错误的是
A．切口多在鼓膜前下方
B．切口可靠近鼓膜脐部
C．切口不应靠近鼓环
D．手术后通气管堵塞可用 0.3%氧氟沙星滴耳剂软化
E．并发症可包括鼓室硬化

32．关于白内障的说法，不恰当的是
A．白内障是一种可复明的疾病
B．患白内障后均需手术治疗
C．大多数成年人的晶状体会有不同程度的轻微混浊
D．老年性白内障随年龄增加患病率明显增加
E．老年性白内障常双眼患病，但严重程度可不一致

33．不符合急性喉炎临床表现的选项是
A．声音嘶哑
B．咳嗽、咳痰
C．喉痛
D．常有鼻塞、流涕、咽痛等
E．吞咽困难

34．为早期发现原发性闭角型青光眼，关键措施是
A．眼压的测量
B．敏感的视野检查
C．图形视觉诱发电位检查
D．视神经乳头及视神经纤维层照相
E．周边前房深度检查

35．关于单纯型慢性化脓性中耳炎的描述，错误的是
A．可有鼓膜紧张部穿孔
B．中耳骨质的吸收破坏
C．有耳道流脓病史
D．可并发眩晕
E．听力渐进性下降

36．以下化脓性中耳炎及乳突炎的并发症中，不属于颅内并发症的是

A. 迷路炎　　B. 脑脓肿
C. 化脓性脑膜炎　　D. 乙状窦血栓性静脉炎
E. 脑疝

37. 治疗急性结膜炎不应采取的措施是
A. 抗生素眼膏涂眼　　B. 包扎患眼
C. 抗生素滴眼液滴眼　　D. 注意消毒隔离
E. 冲洗结膜囊

38. 慢性喉炎的主要症状是
A. 喉部有不适、干燥感　　B. 说话时有喉痛感
C. 声音嘶哑　　D. 喉部分泌物增加
E. 讲话时感费力

39. 对慢性扁桃体炎病因的描述，不正确的是
A. 多由急性扁桃体炎反复发作所致
B. 因扁桃体隐窝引流不畅，窝内细菌、病毒滋生感染演变
C. 扁桃体增生肥大或萎缩纤维化失去正常功能
D. 葡萄球菌为本病的主要致病菌
E. 链球菌为本病的主要致病菌

40. 男，56 岁。4 年来左下睑中央隆起性病变，1 年来形成溃疡，表面时有结痂，剔除结痂基底易出血，表面有色素沉着。组织病理：细胞巢周围瘤细胞呈栅栏排列，核深染，胞质少。最可能的诊断为
A. 脂溢性角化病　　B. 恶性黑色素瘤
C. 鳞状上皮癌　　D. 基底细胞癌
E. 眼睑淀粉样变

41. 男，42 岁。会计，因双眼不适 2 年就诊。双眼矫正视力 1.0，Goldmann 压平眼压：左眼 30 mmHg，右眼 25 mmHg；前房角镜：宽角。正确的诊断是
A. 慢性闭角型青光眼　　B. 急性闭角型青光眼
C. 青睫综合征　　D. 新生血管性青光眼
E. 原发性开角型青光眼

42. 女，26 岁。咽部异物感 10 余年，反复发作咽痛，偶伴发热，每年发作 2~3 次，最符合的诊断是
A. 咽异感症　　B. 茎突过长
C. 慢性咽炎　　D. 慢性扁桃体炎
E. 慢性鼻咽炎

43. 男，22 岁。感冒后发热、咽痛，吞咽时咽痛加剧 4 天。检查：双侧扁桃体充血、肿大，腺窝口有黄白色脓性分泌物，易拭去。颌下淋巴结肿大、压痛。最可能的诊断为
A. 急性会厌炎　　B. 急性喉炎
C. 急性扁桃体炎　　D. 急性咽炎
E. 扁桃体周围脓肿

44. 患儿，6 岁。其家长诉患儿喜眯眼视远，视力：右 0.4，左 0.1。眼前、后节检查未发现明显异常。其睫状肌麻痹下验光结果为右：+5.00DS+1.00DC×90°→0.6；左：+5.00DS+

1.00DC×85°→0.6。应诊断为

A．屈光不正　　B．斜视性弱视

C．屈光不正性弱视　　D．形觉剥夺性弱视

E．屈光参差性弱视

45. 男,35 岁。咽喉痛明显、呼吸费力 3 小时,检查:咽部轻充血。首先考虑为

A．急性咽炎　　B．急性扁桃体炎

C．急性会厌炎　　D．急性喉炎

E．急性喉气管炎

46. 男,17 岁。春夏季反复发作双眼奇痒,睑结膜可见大小不等的乳头,结膜分泌物中较多嗜酸性粒细胞。最可能的诊断为

A．沙眼　　B．流行性角结膜炎

C．慢性结膜炎　　D．急性卡他性结膜炎

E．春季角膜、结膜炎

47. 男,20 岁。被钝器击中头部后出现耳痛,听力下降,外耳道有鲜血流出,意识清醒。以下处理不正确的是

A．首先治疗全身症状,再处理耳科情况

B．严重颅内出血者请脑外科会诊共同抢救患者

C．外耳道内填塞止血

D．行 CT 检查颞骨

E．有脑脊液漏者,严格按颅脑外伤处理

48. 女,54 岁。自幼右耳流脓,反复发作,近 1 周流脓减少,头痛、发热、恶心、呕吐,右耳外耳道后上壁塌陷,鼓膜松弛部穿孔,分泌物不多,有臭味。为明确诊断,最重要的检查是

A．瘘管试验　　B．电测听检查及阻抗测听检查

C．乳突 X 线片或 CT　　D．血常规

E．前庭功能检查

49. 男,17 岁。因慢性扁桃体炎行扁桃体切除术,术后半小时见唾液中混有少量血丝。正确的处理是

A．不需做特殊处理　　B．用纱布球压迫扁桃体窝以止血

C．用双极电凝止血　　D．行补液,应用止血药物止血

E．输血

50. 女,27 岁。进食海鲜后突然发生喉喘鸣,声音嘶哑,呼吸困难,优先考虑的是

A．喉异物　　B．喉水肿

C．急性喉炎　　D．癫痫发作

E．喉痉挛

51. 患儿,5 岁。3 天前游泳呛水后出现发热,最高达 38 ℃,伴呕吐、腹泻,耳深部疼痛明显,呈波动性,半天前自述耳痛减轻,出现耳漏,体温下降,全身症状明显减轻。对该患儿最正确的诊断是

A．分泌性中耳炎　　B．急性化脓性中耳炎

C．急性乳突炎　　D．慢性化脓性中耳炎

E．隐性乳突炎

52. 男孩，13 岁。双眼痒，畏光，流泪 10 天，既往每年 3 月份发作。检查：双眼上睑结膜多个铺路石样乳头，角膜清。诊断为

A．包涵体性结膜炎
B．流行性角结膜炎
C．春季结膜炎
D．泡性角结膜炎
E．枯草热性结膜炎

53. 男，40 岁。1 周前出现耳痛，逐渐加重，近 2 天出现耳流脓，CT 检查可见外耳道骨部和颅底有骨质破坏。耳周软组织肿胀，糖尿病病史 10 年，抗感染治疗效果不佳。应首先考虑

A．化脓性中耳炎
B．坏死性外耳道炎
C．外耳道湿疹
D．分泌性中耳炎
E．外耳道疖

54. 男，32 岁。双侧鼻塞，呈持续性，渐加重，鼻镜检查见双下鼻甲肥厚，呈桑葚样改变，触之不凹陷。最可能的诊断是

A．慢性肥厚性鼻炎
B．慢性单纯性鼻炎
C．萎缩性鼻炎
D．变应性鼻炎
E．血管运动性鼻炎

55. 男，52 岁，左眼睑皮肤红肿、疱疹一周，视物模糊，伴有发热、头痛。查体：左侧眼睑、前额皮肤潮红、肿胀，有成簇透明小疱，疱群之间的皮肤正常。部分疱疹内液体浑浊化脓，形成小溃疡。结膜混合性充血，KP(+)。最可能的诊断是

A．虹膜睫状体炎
B．病毒性角膜炎
C．带状疱疹性睑皮炎
D．眼睑蜂窝织炎
E．急性结膜炎

56. 患儿，6 岁。3 天前受凉后出现发热、寒战、食欲减退，自述咽痛，双耳痛，有黄色耳漏，未予特殊处理。体检可见外耳道无红肿，耳道脓液甚多，拭净后又迅速出现。乳突部皮肤轻度肿胀、潮红，乳突尖压痛明显。该患儿最可能的诊断是

A．急性化脓性中耳炎，急性乳突炎
B．慢性化脓性中耳炎，急性乳突炎
C．急性化脓性中耳炎
D．慢性化脓性中耳炎
E．外耳道疖

57. 男，52 岁。进行性声嘶 1 个月，咽部异物感，CT 发现喉旁间隙及会厌前间隙消失，首先应考虑

A．结核
B．淀粉样瘤
C．乳头状瘤
D．喉癌
E．血管瘤

58. 男，48 岁。因视力模糊、头痛伴恶心、腹痛和呕吐前来就诊。患者告知看见电灯泡周围有彩色光圈。体检发现右眼明显充血，瞳孔放大。最可能的诊断是

A．闭角型青光眼
B．甲亢
C．地高辛中毒
D．前房出血
E．阿托品中毒

59. 男，28 岁。交替性鼻塞 4 个月。查体：双侧下鼻甲肿胀，表面光滑，黏膜柔软有弹性，鼻

黏膜对血管收缩剂敏感。最可能的诊断是

A．急性鼻炎　B．血管运动性鼻炎

C．慢性单纯性鼻炎　D．变应性鼻炎

E．慢性肥厚性鼻炎

60. 男,右眼红肿,分泌物增多 3 天,检查:右眼睑红肿。结膜囊内大量黄白色分泌物,结膜充血、水肿,耳前侧淋巴结肿大有压痛,角膜透明,伴有尿急、尿频、尿痛症状。最可能诊断为

A．淋球菌性结膜炎　B．慢性结膜炎

C．沙眼　D．流行性角结膜炎

E．病毒性结膜炎

61. 患儿,7 岁。参加运动会回家,晚 9 点家长发现患儿“呼吸变粗”。检查:患儿呼吸声粗,无发绀,呼吸 28 次/分,哭闹时可闻及喉鸣,未见三凹征,偶咳嗽,犬吠样,听诊双肺呼吸音清晰。最可能的诊断是

A．喉白喉　B．急性喉炎

C．急性支气管炎　D．哮喘

E．气管、支气管异物

62. 男,72 岁。右眼视力逐渐下降 6 年,眼部检查:视力右指数/40 cm,左 0.3,右眼角膜透明,前房深,房水浊(+),虹膜震颤,晶状体核呈棕黄色沉于囊袋下方。正确诊断应当是

A．老年性白内障过熟期　B．代谢性白内障

C．老年性白内障肿胀期　D．外伤性白内障

E．并发性白内障

63. 患儿,8 岁。3 天前诊断为急性化脓性中耳炎,自行口服抗生素后发热症状稍缓解,耳痛症状仍严重,1 天前突发左侧外耳道脓性耳漏,耳痛症状减轻。以下检查项目不必要的是

A．耳镜检查　B．乳突部触诊

C．血液学分析　D．鼓膜穿刺

E．颞骨 CT

64. 女,32 岁。咽部剧痛 2 小时,吞咽加重,伴憋气,检查见软腭悬雍垂、杓会厌壁高度水肿呈半透明状,无明显三凹征,临床诊断为“急性会厌炎”。应立即进行的处理是

A．激素+抗过敏药雾化吸入　B．复方硼砂液漱口

C．大剂量糖皮质激素静脉滴注　D．大剂量抗生素静脉滴注

E．气管切开术

65. 男,45 岁。视力下降 1 年,矫正视力:右 0.5,左 1.0;眼压:右 22 mmHg,左 18 mmHg;角膜透明、前房正常、晶状体透明;眼底:视盘 C/D 右 0.8,左 0.6;视野:右眼鼻侧阶梯、左正常;双眼房角在静态下均可见睫状体带。本患者应诊断为

A．左视神经萎缩　B．右原发性开角型青光眼

C．双原发性开角型青光眼　D．双视神经乳头大凹陷

E．双原发性闭角型青光眼,慢性期

66. 男,30 岁。鼻塞、流脓涕、嗅觉减退 3 年。曾 3 次手术。鼻内镜检查发现双侧鼻腔充满表面光滑、荔枝肉样肿物。正确的治疗方案不包括

A．术前1周使用抗生素和糖皮质激素
B．经鼻内镜手术治疗
C．出院后糖皮质激素气雾剂喷鼻4~12周
D．术后继续使用抗生素和糖皮质激素一段时间
E．为避免全身副作用,术前、术后不能使用糖皮质激素

67. 男,24岁。右眼红5天后就医。检查:右眼下方球结膜充血,相应部位见一疱疹样结节,角膜透明。最可能的诊断是
A．急性卡他性结膜炎　　B．泡性结膜炎
C．滤泡性结膜炎　　D．慢性结膜炎
E．过敏性结膜炎

68. 患儿,5个月。右眼睑肿块5个月。出生时右眼睑红色斑块样隆起,逐渐增大。查体:右眼上睑见鲜红色肿块。最可能的诊断是
A．眼睑静脉畸形　　B．眼睑色素痣
C．眼睑葡萄酒色斑　　D．眼睑黄色瘤
E．眼睑血管瘤

69. 男,25岁。3天前左耳掌击伤后出现血性耳漏,伴耳鸣及听力下降,以纸巾自行填塞左外耳道后未作其他特殊处理,1天前突发高热,最高39.2℃,伴畏寒、倦怠、寒战。检查:外耳道可见黄色脓性分泌物,鼓膜边缘型穿孔,充血严重。影像学检查未见颅脑损伤,临床诊断为急性化脓性中耳炎。此时对该患者的处理应为
A．全身应用足量的抗菌药物控制感染　　B．40 Hz相关电位测试
C．电子耳镜检查　　D．ABR
E．仅局部应用抗生素滴耳剂

70. 男,28岁。咽痛1天,伴低热。检查:咽黏膜弥漫性充血,咽后壁淋巴滤泡、咽侧索红肿,下颌下淋巴结肿大、压痛,扁桃体Ⅰ度肿大,T 37.3℃。该患者应诊断为
A．急性扁桃体炎　　B．慢性扁桃体炎
C．急性咽炎　　D．慢性咽炎
E．急性下颌下淋巴结炎

71. 男,60岁。农民,因"双眼视力逐渐下降5年"来眼科门诊求医。患者于5年前出现双眼视力逐渐下降,不伴眼红、眼痛、眼胀等不适。近半年右眼几乎看不见物体,曾经在某医院诊断为右眼老年性白内障已成熟,现要求行右眼复明手术。既往史:近数年常有多尿、口渴、多饮、多食、体重渐减病史。左眼常年流泪,常伴有很多眼屎。体检发现患者血压正常。关于皮质性白内障初发期可有的临床表现,错误的是
A．空泡形成　　B．囊膜皱缩
C．轮辐状混浊　　D．羽毛状混浊
E．水隙形成

72. 男,70岁。右上睑下垂4 mm,且左上睑退缩1 mm。右上睑重睑线较高,双眼提上睑肌功能正常。选择的治疗方法是
A．右上睑行中度的经内路睑板结膜切除
B．左上睑行中度的提上睑肌后退术
C．右上睑提上睑肌腱膜前徙术

D．右上睑经后路行标准的 Müller 肌切除术
E．右上睑行额肌悬吊术，用硅胶条便于术后调整

73．男，15 岁。常有鼻腔出血，多次来诊，鼻中隔前下部可见一明显出血点。适合选用的止血方法是
A．血管结扎法　　B．可吸收性材料填塞
C．不可吸收性材料填塞　　D．烧灼法
E．血管栓塞法

74．男，20 岁。右眼视力轻度下降 1 个月。检查：右眼晶状体前囊及前囊下环状混浊。既往无先天性白内障。最可能的诊断是
A．钝伤性白内障　　B．并发性白内障
C．中毒性白内障　　D．电击性白内障
E．微波性白内障

75．女，18 岁。2 天前因游泳呛水后出现高热，食欲减退，伴左耳搏动性耳痛，体检发现左侧外耳道内分泌物呈黄色脓性，量少，彻底清除外耳道分泌物后可见鼓膜紧张部针尖样穿孔。处理原则错误的是
A．全身及局部尽早应用足量的抗菌药物控制感染
B．注意休息，调节饮食
C．可视情况酌情给予少量糖皮质激素治疗
D．鼓膜切开
E．2%石炭酸甘油滴耳

76．男，17 岁，因左眼睑肿痛，左上睑肿胀呈“S”形，局部疼痛，诊断为急性泪腺炎，正确的治疗方法是
A．局部冷敷　　B．尽快挤出局部脓液
C．全身应用抗生素或抗病毒药物　　D．睑部泪腺炎可通过皮肤切开排脓
E．眶部泪腺脓肿则可通过结膜切开排脓

77．男，45 岁。咽部不适，异物梗阻感 10 余年，干咳，晨起刷牙恶心。检查：咽部黏膜慢性充血，咽后壁淋巴滤泡增生，下咽喉部未见新生物，颈部无包块及压痛。在诊断为“慢性咽炎”时，不需与下列哪种疾病鉴别
A．慢性胃炎　　B．早期食管癌
C．慢性中耳炎　　D．咽异感症
E．茎突过长综合征

78．患儿，3 岁。咽痛、发热 2 天，检查见双侧扁桃体Ⅱ度肿大，表面充血，既往无扁桃体炎反复发作病史。宜采取的治疗为
A．扁桃体剥离术　　B．扁桃体挤切术
C．全身应用抗生素　　D．隐窝灌洗
E．激光疗法

79．患儿，13 岁。受凉后鼻塞、打喷嚏及流清涕，5 天后左耳耳闭，微痛伴听力下降。检查见鼻黏膜急性充血、水肿，下鼻道有较多黏涕，左耳鼓膜充血，无穿孔。为减轻耳闭，下述措施恰当的是
A．仰卧垂头位，用 0.05%羟甲唑啉滴鼻　　B．按住一侧鼻孔，另一侧用力擤鼻

C. 作导管法咽鼓管吹张
D. 用力捏鼻鼓气
E. 下鼻甲后端射频消融

80. 女,24 岁。鼻痒、多次阵发性喷嚏、大量清涕反复发作 3 年,既往有哮喘病史 5 年。查体:鼻黏膜水肿、苍白,鼻腔大量水样分泌物。变应原皮肤点刺试验尘螨呈强阳性。最可能的诊断是
A. 急性鼻炎
B. 血管运动性鼻炎
C. 非变应性鼻炎伴嗜酸性粒细胞增多症
D. 变应性鼻炎
E. 慢性肥厚性鼻炎

81. 男,40 岁。右眼反复发作虹膜睫状体炎 3 年。检查:眼压右 40 mmHg,左 18 mmHg,右角膜透明 KP(-),房水闪光(-),瞳孔完全后粘连、虹膜膨隆,左眼前房正常,双眼底正常,双眼房角开放。本患者应诊断为
A. 双原发性闭角型青光眼,右陈旧性虹膜睫状体炎
B. 右继发性青光眼,右陈旧性虹膜睫状体炎
C. 双继发性青光眼,右陈旧性虹膜睫状体炎
D. 双原发性开角型青光眼,右陈旧性虹膜睫状体炎
E. 右继发性青光眼,右急性虹膜睫状体炎

82. 患儿,1 岁。高热,声嘶,阵发性咳嗽,渐进性吸入性呼吸困难 2 天,肺部听诊呼吸音降低,可闻及干啰音。最可能的诊断是
A. 小儿急性喉气管支气管炎
B. 小儿急性喉炎
C. 小儿呼吸道异物
D. 支气管哮喘
E. 急性细支气管炎

83. 男,54 岁。鼻塞、喷嚏 2 个月。常于晨起时出现,对冷空气刺激敏感。查体:鼻黏膜充血状,变应原皮肤试验阴性。血清中常见变应原特异性 IgE 阴性,鼻分泌物涂片检查未见嗜酸性及中性粒细胞。最可能的诊断是
A. 急性鼻炎
B. 血管运动性鼻炎
C. 药物性鼻炎
D. 变应性鼻炎
E. 慢性肥厚性鼻炎

84. 女,50 岁。有双眼干涩病史 2 年,伴眼部不适,视物模糊,易疲劳,有关节炎的病史,检查见角膜表面有点状荧光素染色,泪液分泌试验异常。最可能的诊断是
A. 病毒性角膜炎
B. 干燥综合征
C. 角膜上皮营养不良
D. 慢性结膜炎
E. Stevens-Johnson 综合征

85. 患儿,5 岁。2 岁时家长发现其眼斜,眼科检查双眼呈交替性内斜,角膜映光法检查内斜为 25°,双眼视力均为 0.8,检查时首先应考虑有无
A. 外展神经麻痹
B. 内眦赘皮
C. 远视
D. 近视
E. 弱视

86. 女,58 岁。咽干、咽痒,异物感 20 余年,伴恶心、干呕,经常反复发作咽痛。检查:咽黏膜慢性充血、扁桃体 I 度肿大,表面可见瘢痕,挤压腭舌弓,隐窝口可见黄色物溢出。最可能的诊断为

A．慢性咽炎　　B．慢性扁桃体炎
C．咽异感症　　D．食管炎
E．胃炎

87. 男,30 岁。右泪阜及下穹隆球结膜多发性肉红色带蒂之肿物,曾切除过又复发。组织病理:鳞状上皮呈乳头状增生,表面无角化,纤维组织内有新生血管。最可能诊断为
A．结膜鳞状细胞乳头状瘤　　B．结膜鳞状上皮癌
C．结膜 Bowen 病　　D．结膜炎性肉芽组织
E．春季卡他性结膜炎的巨乳头

88. 患儿,5 岁。2 岁时发现内斜视。检查:右眼视力 0.3,左眼视力 0.1;眼位,左眼 15°;眼球运动,各方向均不受限;眼底像清晰未发现明显异常;同视机检查不合作;睫状肌麻痹下验光结果为中度远视。下一步如何处理
A．门诊观察　　B．佩戴全屈光矫正眼镜
C．戴低矫眼镜　　D．戴减去总屈光量 1/3 的眼镜
E．手术矫正眼位

89. 男,42 岁。左侧鼻出血 20 分钟来诊。检查见左侧鼻腔出血,较剧烈,血压 160/95 mmHg。下面治疗不适当的是
A．以麻黄碱棉片收缩鼻腔,寻找出血点　　B．安慰患者,使其消除紧张情绪
C．降压治疗　　D．行血管栓塞治疗
E．行前鼻孔填塞

90. 女,55 岁。主诉双眼干涩、烧灼感伴视力轻度下降 1 年。眼部检查:双眼结膜无明显充血,角膜上皮完整,荧光素染色(-),泪膜破裂时间(BUT)<5 秒,Schirmer Ⅰ试验(无表面麻醉)<5 mm/5 min。该患者可诊断为
A．慢性结膜炎　　B．沙眼
C．干眼　　D．过敏性结膜炎
E．角膜炎

91. 男,35 岁。以“右侧鼻出血 2 小时”为主诉就诊,检查时发现鼻中隔中段近鼻底处出血,多次填塞效果不佳,拟行血管结扎术,应考虑结扎
A．上颌动脉或颈外动脉　　B．筛后动脉
C．筛前动脉　　D．上唇动脉
E．面动脉

**三、案例分析题:以下提供若干个案例,每个案例下设若干道考题。每道考题有多个备选答案,其中正确答案有 1 个或多个。选对一个答案给 1 个得分点,选错一个扣 1 个得分点,直至本题扣至 0 分。**

**(92~97 题共用题干)**

男,55 岁。主诉声嘶 1 个月,起病时为感冒,咳嗽后,出现声嘶,持续性,不能发高音,声音变粗而弱,无加重或减轻,伴咽喉异物感,常有无痰干咳,无吞咽困难,无呼吸困难。既往无声嘶史。

92. 根据病史,怀疑哪些疾病
A．声带沟　　B．慢性喉炎

C．环杓关节炎
D．喉息肉
E．声带小结
F．喉结核
G．喉恶性肿瘤
H．喉外伤

93．提示：间接喉镜见左声带活动差，平静呼吸时声门裂 11 mm，初步诊断为“左声带麻痹”。下列间接喉镜的声带描述，错误的是
A．无声带长度
B．无声带形态
C．无声带色泽
D．无声门面积
E．无发声时的描述
F．无深呼吸时的描述
G．无耳语时的描述
H．无环杓关节的描述

94．此患者为了进一步查找病因，需何种检查
A．纤维鼻咽喉镜
B．直接喉镜
C．喉动态镜
D．声图仪
E．食道钡餐
F．胸片
G．颈部 CT
H．头颈部 MRI

95．提示：胸片正常，头颈部 MRI 示正常。病变影响哪些部分
A．左喉返神经分出前的迷走神经
B．左喉返神经和喉上神经
C．单纯左喉返神经
D．单纯喉上神经
E．仅有内收肌，外展肌
F．内收肌，外展肌，环甲肌等喉内肌
G．结状神经节

96．提示：各种其他检查未见异常，考虑混合性左喉神经麻痹，以感冒时病毒感染可能性大。混合性左喉神经麻痹的特点是
A．不能发高音
B．发声时声带前联合向患侧偏移
C．发声时杓状软骨间切迹向患侧偏移
D．吸气时患侧声带被吸向健侧平面之下
E．易引起呛咳
F．左声带位于旁正中位
G．左声带位于中间位
H．左声带边缘松弛

97．此患者目前的治疗包括
A．大量维生素 $B_1$
B．大量维生素 $B_{12}$
C．迷走结状神经节封闭
D．喉上神经封闭
E．嗓音训练
F．喉放松训练
G．针灸
H．抗病毒药物

**（98～100 题共用题干）**

男孩，4 岁。因“新生儿听力筛查时耳声发射（OAE）未通过”来诊。患儿 3 个月时听力检查：听性脑干反应（ABR）左耳 100 dBnHL，右耳 100 dBnHL 无反应，40 赫兹听觉相关电位（40 Hz－AERP）双侧均为 60 dBnHL，畸变产物耳声发射（DPOAE）双侧未引出，声导抗双侧 B 型，双侧未引出声发射；6 个月时颞骨 CT：双侧中耳乳突炎；行为测听：对 80～100 dBHL 啭音有反应，按中耳炎治疗。8 个月时复查听力同前，耳蜗微音电位（CM）双侧可引出。1 岁时行为测听检查双耳平均听阈 60～80 dBHL。3 岁时 CM 正常，OAE 部分引出，声导抗双侧 C 型，内耳 MRI 示蜗神经显示不清，中耳乳突腔信号增强。患者言语发育较差，吐字不清晰。

98．可能的诊断有
A．分泌性中耳炎
B．中耳畸形

C．听神经病　　D．传导性聋

E．耳蜗性聋　　F．中枢性聋

99．可选干预方案不包括

A．鼓膜置管　　B．佩戴助听器

C．给予糖皮质激素治疗　　D．人工耳蜗植入

E．听觉言语训练　　F．口服盐酸氨溴索

G．鼻腔喷麻黄素

100．该患儿言语发育差的可能原因是

A．分泌性中耳炎影响听觉言语发育　　B．未佩戴助听器

C．助听器效果欠佳　　D．未接受听觉言语康复训练

E．听觉言语康复训练方法不正确　　F．听神经病导致听力言语学习障碍

# 答案与解析

**答案**

| | | | | | | | | | |
|---|---|---|---|---|---|---|---|---|---|
| 1. A | 2. B | 3. C | 4. C | 5. B | 6. D | 7. C | 8. D | 9. E | 10. A |
| 11. A | 12. D | 13. B | 14. A | 15. B | 16. E | 17. E | 18. C | 19. D | 20. B |
| 21. D | 22. B | 23. B | 24. E | 25. D | 26. A | 27. B | 28. A | 29. D | 30. E |
| 31. B | 32. B | 33. E | 34. E | 35. B | 36. A | 37. B | 38. C | 39. C | 40. D |
| 41. E | 42. D | 43. C | 44. C | 45. C | 46. E | 47. C | 48. C | 49. A | 50. B |
| 51. B | 52. C | 53. B | 54. A | 55. C | 56. A | 57. D | 58. A | 59. C | 60. A |
| 61. B | 62. A | 63. D | 64. C | 65. C | 66. E | 67. B | 68. E | 69. A | 70. C |
| 71. B | 72. C | 73. D | 74. A | 75. E | 76. C | 77. C | 78. C | 79. A | 80. D |
| 81. B | 82. A | 83. B | 84. B | 85. C | 86. B | 87. A | 88. B | 89. D | 90. C |
| 91. A | | | | | | | | | |

92. BCDEFG　93. BCDEF　94. FH　95. ABFG　96. ACDGH

97. ACEG　98. AC　99. C　100. ABCDEF

**解析**

1. 睑板腺囊肿表现为眼睑皮下圆形肿块，一般无疼痛。小的囊肿经仔细触摸才能发现，较大者可使皮肤隆起，但与皮肤无粘连。与肿块对应的睑结膜面局限性充血，呈紫红色或灰红色的病灶。故本题选A。

2. 患者年龄较大，应取样做病理检查以排除睑板腺腺癌。故本题选B。

3. 治疗睑板腺囊肿的方法包括热敷、囊肿内注射糖皮质激素，以及手术切除。故本题选C。

7. 外睑腺炎切开排脓时，切口位于睑皮肤面，与睑缘平行，使其与眼睑皮肤纹理一致，以减少瘢痕。内睑腺炎切开排脓时，切口位于睑结膜面，与睑缘垂直，以避免伤及睑板腺管。故本题选C。

13. Diopter即屈光度，可作为屈光力的单位。焦距用来表示屈光力的大小。视力是指眼睛能够分辨二点间最小距离的能力，以视角来衡量。集合角为两眼视轴由无限远处转向眼前目标集中注视时所形成的角，可用米角、棱镜度和圆周度来衡量。故本题选B。

14. 听觉器官在高强声持续刺激后出现的听敏度下降现象称为听觉疲劳；在声刺激的持续

过程中产生的短暂而轻微的听力减退，即响度感随声刺激时间的延长而下降的现象，称为听觉适应。听觉疲劳和听觉适应通称音衰变。神经性聋时，听觉疲劳和听觉适应现象在程度及速度上均超过正常范围，称病理性适应。故本题选 A。

18. 眼底视神经乳头的损伤和视野的改变是青光眼最典型的临床表现。正常眼压性青光眼具有眼底视神经乳头的损伤和视野的改变，但眼压正常。原发性开角型青光眼往往不具有眼部胀痛、虹视、头痛等表现。管状视野和颞侧视岛仅见于晚期青光眼。故本题选 C。

21. 结膜充血的特点是表层血管充血，呈鲜红色，以穹隆部明显，向角膜缘方向充血减轻，这些表层血管可随结膜机械性移动而移动，并于局部点用肾上腺素后充血消失。靠近角膜缘充血愈明显是睫状充血的特点。故本题选 D。

22. 恶性青光眼的治疗原则为抗炎、降眼压、散瞳和使用浓缩玻璃体的脱水药物。1%毛果芸香碱缩瞳可引起睫状体痉挛收缩，前房更浅，加重恶性青光眼的病情，不能用于恶性青光眼。故本题选 B。

30. 器质性聋分为传导性聋、感音神经性聋和混合性聋；感音神经性聋分为感音性聋（耳蜗性）、神经性聋（蜗后性）。功能性聋又称非器质性聋，即精神性聋或癔症性聋。故本题选 E。

31. 分泌性中耳炎手术治疗时，切口不应靠近鼓膜脐部或者鼓环，否则会造成通气管安放困难或易于脱落。故本题选 B。

33. 急性喉炎常发生于感冒之后，有鼻塞、流涕、咽痛等症状；声嘶是急性喉炎的主要症状，开始时声音粗糙低沉，以后沙哑，严重者完全失声。因喉黏膜发生卡他性炎症，可有咳嗽、咳痰，但一般不严重；急性喉炎可有喉部不适或喉痛，一般不严重，也不影响吞咽。故本题选 E。

34. 闭角型青光眼早期可无自觉症状，具有前房浅，虹膜膨隆，房角狭窄等表现，可通过检查周边前房深度早期确诊。故本题选 E。

35. 慢性化脓性中耳炎是中耳黏膜、鼓膜或深达骨质的慢性化脓性炎症，常与慢性乳突炎合并存在。本病极为常见，临床上以耳内长期或间歇流脓、鼓膜穿孔及听力下降为特点，可引起严重的颅内、外并发症而危及生命。单纯型慢性化脓性中耳炎不伴有骨质破坏。故本题选 B。

36. 化脓性中耳炎及乳突炎的并发症：①颅外并发症，如耳后骨膜下脓肿、颈部贝佐尔德脓肿、迷路炎、周围性面瘫、岩锥炎等；②颅内并发症，如硬脑膜外脓肿、乙状窦血栓性静脉炎、化脓性脑膜炎、脑炎、脑脓肿、耳源性脑积水、脑疝等。故本题选 A。

38. 声嘶是慢性喉炎的主要症状，声嘶程度可轻重不等。有些患者晨起时发声尚正常，但讲话多了就出现声嘶；有的患者晨起时声嘶较重，但讲了一段时间的话后或喉部分泌物咳出后声嘶反而减轻。大多数患者禁声一段时间后声嘶缓解，但讲话多了声嘶又加重。慢性喉炎患者可有喉部不适、干燥感，说话时有喉痛感，喉分泌物增加，形成黏痰，讲话时感费力，须咳出后讲话才感轻松。故本题选 C。

40. 患者下睑隆起硬结，继之形成溃疡，表面有色素沉着，符合基底细胞癌的临床特点。故本题选 D。

42. 慢性扁桃体炎可有咽部异物感，易反复发作咽痛及发热，可伴有口臭，吞咽困难等。故本题选 D。

44. 患儿双眼有中度远视性屈光不正，且矫正视力不到 0.8，即有弱视，眼内又无其他器质性病变,最可能为屈光不正性弱视。故本题选 C。

47. 应明确出血来源后再根据损伤情况选择合适的治疗方法。故本题选 C。
52. 患者眼痒,睑结膜有铺路石样乳头,为睑结膜型春季结膜炎的特征。故本题选 C。
53. 坏死性外耳道炎是一种弥漫性外耳道炎,引起外耳道骨髓炎和广泛性进行性坏死,导致颞骨和颅骨骨髓炎,并发多颅神经麻痹,其中以面神经麻痹最常见。患者多数为老年人和糖尿病患者,严重者可侵犯颞下窝引起脑膜炎、脑脓肿、脑软化。致病菌为铜绿假单胞菌,对常规抗生素治疗不佳。故本题选 B。
57. 喉癌症状以声嘶、呼吸困难、咳嗽、吞咽困难及颈淋巴结转移为主,有时尚可发生咽异物感、口臭及少量咳血。CT 可发现喉部软组织肿物被强化,声门旁间隙和会厌前间隙密度增高,喉软骨破坏、病变向周围组织侵犯,颈部转移淋巴结阳性体征。故本题选 D。
58. 闭角型青光眼常起病较急,由前房狭窄和瞳孔扩大导致房水正常流动受阻引起。大部分患者自觉疼痛、视力模糊、看见灯光周围的光圈,可能出现腹痛和呕吐。体检发现眼睛充血、瞳孔放大、对光没有反应。若不处理,很快发展为失明。治疗包括药物(缩瞳药和碳酸酐酶抑制剂)和激光虹膜周边切除术。故本题选 A。
63. 急性化脓性中耳炎在儿童可伴发急性乳突炎,该患儿鼓膜已穿孔,不适宜作鼓膜穿刺检查。其他选项均为必要的检查。故本题选 D。
64. 急性会厌炎是由于变态反应引起的一种发病迅速可引起呼吸困难的咽炎,严重者可窒息。临床上应立即给予大剂量糖皮质激素静脉滴注或静脉注射。该患者无明显三凹征,不需要立即行气管切开术,但要做好气管切开准备。故本题选 C。
66. 为减少术中出血和防止鼻息肉复发,术前、术后均要使用一段时间的抗生素和糖皮质激素,短时间使用糖皮质激素,特别是鼻腔局部使用糖皮质激素喷剂对全身没有明显影响。故本题选 E。
69. 急性化脓性中耳炎的治疗原则为抗感染、通畅引流、去除病因。全身治疗中应尽早使用足量的抗菌药物控制感染,务求彻底治愈,以防发生并发症或转为慢性化脓性中耳炎。鼓膜穿孔后应取脓液作细菌培养及药敏试验,参照其结果选用适宜的抗菌药,直至症状完全消失,并在症状消失后继续治疗数天方可停药。故本题选 A。
71. 皮质性白内障初发期晶状体皮质中可见空泡和水隙形成,水隙从周边向中央扩大,在晶状体周边前、后皮质形成楔形混浊,呈羽毛状,前、后皮质的楔形混浊可在赤道部汇合,最后形成轮辐状混浊。囊膜皱缩属于皮质性白内障过熟期的临床表现。故本题选 B。
72. 患者右上睑下垂 4 mm,为中度上睑下垂,双眼提上睑肌功能正常。中度上睑下垂且提上睑肌肌力中等以上者,选择提上睑肌腱膜前徙术最为有效。故本题选 C。
73. 烧灼法适用于反复小量出血且能找到固定出血点者。故本题选 D。
74. 钝性挫伤时瞳孔缘色素上皮细胞脱落,晶状体前囊出现环形混浊,其下可有浅层皮质混浊。故本题选 A。
77. 临床上诊断慢性咽炎时常与慢性胃炎、早期食管癌、食管炎、咽异感症和茎突过长综合征相鉴别,但慢性中耳炎不会引起题干中的症状和体征。故本题选 C。
79. 应用减充血剂改善鼻黏膜充血减轻耳闭;急性期不适当的擤鼻可使感染向中耳扩散,引起中耳炎;下鼻甲后端射频消融为慢性肥厚性鼻炎的治疗方法之一。故本题选 A。
83. 血管运动性鼻炎:①对气候,环境温度和湿度的变化异常敏感的患者以鼻塞为主。②以喷嚏为主者发作多在晨起,继之清涕流出,多对异味、冷空气敏感。③以鼻漏为主的患者有大量水样分泌物,多以白天为重,伴有鼻塞,多与精神紧张有关,症状持续10余天,可自行减轻或消失。④还可伴嗅觉减退或头痛。鼻腔检查见鼻黏膜慢性充血暗红,也可色淡或苍白。可有黏液性分泌物流至鼻咽经口咳出,下鼻甲后端水肿增大,鼻中隔明显偏曲或一侧鼻腔宽大。鼻部症状每天持续1小时以上,病程达2周以上,变应原皮肤试验阴性,鼻分泌物涂片检查未见嗜酸性粒细胞和中性粒细胞,并排除药物性鼻炎,即可诊断本病。故本题选B。

85. 患儿2岁时发现斜视且为内斜,考虑为屈光性调节性内斜视,多有中度或高度远视性屈光不正,单眼内斜视可合并弱视,但由于患儿双眼呈交替性内斜,不考虑弱视。故本题选C。

86. 患者咽部不适,反复发作咽痛,挤压腭舌弓,扁桃体隐窝口有黄色物溢出,扁桃体表面有瘢痕,是典型慢性扁桃体炎表现。故本题选B。

87. 患者右泪阜及下穹隆结膜带蒂肿物,色肉红,有新生血管,符合结膜鳞状细胞乳头状瘤的临床特点。故本题选A。

88. 患儿2岁时发现内斜视,且伴中度远视,符合屈光性调节性内斜视,治疗首选佩戴全屈光矫正眼镜。故本题选B。

89. 血管栓塞治疗适用于前后鼻孔填塞不能止血的患者。故本题选D。

91. 对以常规填塞未能奏效的严重出血者可采用血管结扎。中鼻甲下缘平面以下出血者可选择结扎上颌动脉或颈外动脉。故本题选A。

## 第十二节　皮肤科疾病

**一、共用题干单选题:每道考题以一个小案例的形式出现,其下面都有A、B、C、D、E五个备选答案。请从中选择一个最佳答案。**

**(1~3题共用题干)**

女,40岁。躯干、上肢皮疹伴瘙痒2天就诊。患者2天前于颈前、上胸部、双前臂伸侧出现红色皮疹,有明显瘙痒,皮疹渐加重、扩大,出现局部渗出,该患者发病前有去海边旅游日晒史。查体:颈前、上胸部、双前臂伸侧密集成簇分布的小丘疱疹、水疱,局部轻度肿胀、渗液。

1. 该患者首先考虑诊断为
   A. 日晒伤　　B. 夏季皮炎
   C. 多形性日光疹　　D. 卟啉病
   E. 烟酸缺乏症
2. 该患者临床表现属于
   A. 红斑水肿型　　B. 痒疹型
   C. 丘疹型　　D. 混合型
   E. 丘疱疹型
3. 下列哪种治疗方案不适合
   A. 羟氯喹　　B. 甲氨蝶呤
   C. 烟酰胺　　D. 硼酸湿敷
   E. 小剂量糖皮质激素

**（4~7 题共用题干）**

男,68 岁。右侧胸背部疼痛 1 周,皮疹 3 天,查体可见右侧胸背部数片红斑基础上成簇水疱,排列成带状。

4. 可能的诊断是
　A．丹毒　　B．脓疱疮
　C．传染性软疣　　D．带状疱疹
　E．类天疱疮
5. 以下治疗不正确的是
　A．局部治疗以干燥、消炎为主
　B．对于一般患者,以止痛、缩短病程和防止继发感染为原则
　C．早期可使用糖皮质激素
　D．干扰素、丙种球蛋白、胸腺肽等对本病都有效
　E．本病的治疗以口服抗生素为主
6. 有关本病的叙述,正确的是
　A．患者一定曾患水痘　　B．患者须经常清洗皮疹处以防继发感染
　C．患者须绝对消毒隔离　　D．局部理疗可缓解疼痛,提高疗效
　E．如病情加重,皮疹可明显累及左侧胸背部
7. 1 个月后,患者皮疹完全消退,但仍觉右侧胸背部疼痛难忍,最可能的原因是
　A．肩周炎　　B．心绞痛
　C．带状疱疹后神经痛　　D．痈病
　E．椎间盘突出

**（8~10 题共用题干）**

男,16 岁。5 个月前无明显诱因于面部、上胸背部出现丘疹、脓疱、结节、囊肿,有触痛,时轻时重,逐渐增多,部分皮疹有破溃、结痂,形成散在瘢痕。发病以来一般情况可,睡眠、饮食及大小便无特殊。既往无药物过敏史、无服用糖皮质激素等药物史,也无焦油、沥青、卤代烃类化合物接触史,否认家族中有类似患者。

8. 根据面部皮疹特征,患者最可能的诊断是
　A．寻常性痤疮　　B．疱疹性痤疮
　C．聚合性痤疮　　D．药物性痤疮
　E．职业性痤疮
9. 按照 Pillsbury 分类法,该患者最可能属于
　A．Ⅰ度损害　　B．Ⅱ度损害
　C．Ⅲ度损害　　D．Ⅳ度损害
　E．无法分类
10. 此患者目前最佳的治疗方案为
　A．外用 1%氯霉素酊+口服米诺环素
　B．外用 1%氯霉素酊+口服米诺环素+静脉滴注 0.5%甲硝唑
　C．外用 1%氯霉素酊+口服阿奇霉素+静脉滴注 0.5%甲硝唑
　D．外用 1%氯霉素酊+口服米诺环素+静脉滴注 0.5%甲硝唑+口服异维 A 酸
　E．外用 1%氯霉素酊+口服米诺环素+静脉滴注 0.5%甲硝唑+口服异维 A 酸+口服小剂

量泼尼松

**(11~12 题共用题干)**

某患者,因肺炎住院输液治疗 2 天后,全身泛发鲜红斑风团、瘙痒。

11. 最可能的诊断是
A. 急性荨麻疹
B. 病毒疹
C. 细菌疹
D. 药疹
E. 皮炎

12. 最常见引起荨麻疹的药物是
A. 吗啡
B. 青霉素
C. 磺胺制剂
D. 链霉素
E. 口服利尿药

**二、单选题:每道考题下面有 A、B、C、D、E 五个备选答案,请从中选择一个最佳答案。**

13. 以下不属于真菌性皮肤病的是
A. 红癣
B. 癣菌疹
C. 汗斑
D. 马尔尼菲青霉病
E. 股癣

14. 关于原发刺激性接触性皮炎的特点,不正确的是
A. 刺激物本身有强烈的刺激性
B. 皮炎的轻重与刺激物的性质有关
C. 弱刺激物只引起慢性皮炎
D. 与年龄无关
E. 累积性原发刺激性皮炎见于家庭妇女

15. 淋病的主要传播途径是
A. 通过被污染的衣物、器械传染
B. 性交传染
C. 游泳池游泳传染
D. 通过输血传染
E. 通过患淋病孕妇产道传染

16. 关于淋病的临床表现,叙述正确的是
A. 急性淋病在淋菌侵入 14 天后发病
B. 急性淋病包括上生殖道和下生殖道感染
C. 上生殖道感染半数通过血行传播
D. 妇女感染淋病后多无症状
E. 急性淋菌性盆腔炎多在月经期

17. 一般认为,参与剥脱性皮炎型药疹的发病机制主要是
A. Ⅱ型变态反应
B. 非变态反应
C. Ⅰ型变态反应
D. Ⅳ型变态反应
E. Ⅲ型变态反应

18. 下列哪项与银屑病发病无关
A. 感染　B. 应激事件　C. 肥胖　D. 外伤　E. 妊娠

19. 扁平疣的病原体为
A. 核病毒
B. 副黏病毒
C. 单链 DNA 病毒
D. RNA 病毒

E．双链 DNA 病毒

20. 下列有关寻常疣的治疗,错误的是

A．数目较少时可用冷冻疗法

B．数目多的可外用抗病毒霜剂或维 A 酸软膏

C．对于数目多,经久不愈者可使用干扰素皮下注射

D．治疗以口服抗病毒药为主

E．对于手足部位的多发性寻常疣可用药煎水后浸泡

21. 关于湿疹,下列叙述错误的是

A．按皮损分急性、亚急性和慢性

B．皮疹常不对称分布

C．慢性湿疹可转变为急性

D．常发生于头面、耳后、四肢、手足等部位

E．全身用药有抗组胺类药、维生素 C 及激素等

22. 寻常痤疮的主要临床特点不包括

A．皮疹可表现为粉刺、炎性丘疹、脓丘疹、结节及囊肿等

B．鼻部红斑,浅表毛细血管持久性扩张

C．损害好发于面部,尤其前额、颊部等

D．皮疹对称分布

E．多发于 15~30 岁的青年男女

23. 易引起荨麻疹型药疹的药物不包括

A．青霉素　　B．狂犬疫苗

C．破伤风抗毒素　　D．呋喃唑酮

E．磺胺

24. 下列哪项是固定性药疹的特征

A．斑贴试验可证实致敏药物　　B．由光敏感所致

C．常对称发生　　D．在同一部位可反复发生

E．剧烈瘙痒

25. 下列关于单纯疱疹的叙述,正确的是

A．病原体为 RNA 病毒　　B．病毒通过消化道传播

C．人为单纯疱疹病毒的唯一宿主　　D．病毒潜伏于脊髓后根神经节

E．病愈后可获得永久性的免疫,一般不会再发

26. 慢性光化性皮炎的诊断依据不包括

A．光激发试验或光斑贴试验可呈阳性

B．皮肤划痕试验阳性

C．可伴有浸润性丘疹或斑块,主要累及曝光区

D．组织病理为慢性湿疹或假性淋巴瘤改变

E．持久性皮炎或湿疹性皮损

27. 痤疮的最主要好发部位为

A．面部　　B．颈部

C．胸部　　D．背部

E. 肩部

28. 下列哪项不是接触性皮炎的临床特点
A. 接触致敏物后发病
B. 皮疹单一形态，境界清楚
C. 好发于暴露部位，尤其接触部位
D. 起病迅速，无潜伏期
E. 可有系统症状发生

29. 带状疱疹最具特征性的临床表现是
A. 沿单侧周围神经分布的簇集性小水疱
B. 神经痛
C. 好发于皮肤黏膜交界处
D. 红斑基础上簇集性的小水疱
E. 躯体单侧分布的小脓疱

30. 日光性荨麻疹患者最为敏感的紫外线波长为
A. 240 nm　B. 80 nm　C. 300 nm　D. 360 nm　E. 250 nm

31. 关于急性荨麻疹的叙述，错误的是
A. 单个风团持续时间一般很少超过 24 小时
B. 不出现全身中毒症状
C. 可有呼吸困难
D. 可出现腹痛、腹泻
E. 可发生过敏性休克

32. 软下疳的特征包括
A. 只发生在生殖器的溃疡
B. 生殖器溃疡，不痛
C. 生殖器溃疡，常伴有疼痛性腹股沟淋巴结炎
D. 生殖器溃疡，常伴有无痛性腹股沟淋巴结肿大
E. 软下疳不发生在生殖器外

33. 关于梅毒的说法，不正确的是
A. 硬下疳常为单发
B. 皮疹常无自觉症状
C. 三期梅毒破坏性强
D. 足量驱梅治疗 1 年内转阴即治愈，可终止随访
E. 通过产道感染的梅毒婴儿属后天梅毒

34. 接触性皮炎与急性湿疹的鉴别点不包括
A. 皮疹是否境界清楚
B. 皮疹是对称发生
C. 皮疹是否单一形态
D. 皮疹是否瘙痒
E. 病因是否明确

35. 痤疮形成与哪种微生物有关
A. 铜绿假单胞菌
B. 葡萄球菌
C. 痤疮丙酸杆菌
D. 链球菌
E. 大肠埃希菌

36. 手部湿疹与手癣的鉴别，叙述错误的是
A. 手部湿疹常对称发生
B. 手癣皮损常境界清楚
C. 手部湿疹常瘙痒
D. 手癣常可查到真菌
E. 手部湿疹常与接触物过敏物质相关

37. 关于单纯疱疹，叙述错误的是

A. 群集性小水疱　　B. 好发皮肤、黏膜交界处
C. 有自限性　　D. 疱液涂片细胞学检查可见多核巨细胞
E. 瘙痒明显,一般无疼痛

38. 男,27 岁。尿痛、排尿困难,龟头红肿流脓 4 天,7 天前有不洁性交接触史,检查:包皮龟头红肿,尿道口肿胀外翻,有大量黄色脓液自尿道口溢出。确诊的首选检查是
A. 分泌物涂片镜检　　B. 尿常规
C. 血常规　　D. 二杯尿试验
E. 真菌镜检+培养

39. 男,42 岁。外阴瘙痒,分泌物豆渣状,分泌物涂片染色后可见假菌丝,血糖 10.2 mmol/L,最恰当的处理原则是
A. 广谱抗生素　　B. 广谱抗生素+糖皮质激素
C. 控制血糖+抗真菌治疗　　D. 抗真菌治疗
E. 抗滴虫治疗

40. 女,32 岁。小阴唇内侧密集小丘疹,表面光滑,不融合,呈“鱼子状”,自觉症状缺如,醋酸白试验(-),应诊断为
A. 生殖器疱疹　　B. 女性假性湿疣
C. 扁平湿疣　　D. 鳞癌
E. 尖锐湿疣

41. 男,21 岁。口周及唇黏膜起紫红斑 3 天,自觉瘙痒。发病前 4 天曾因头痛服止痛药。既往无类似病史,未服用过同类药物。查体:上下唇黏液及口周可见呈水肿性暗紫红色斑,边界清楚,绕以红晕。应诊断为
A. 固定性药疹　　B. 多形红斑型药疹
C. 接触性皮炎　　D. 单纯疱疹
E. 口周皮炎

42. 婴儿,4 个月。两侧耳后出现密集分布的粟粒大小丘疹,伴有小水疱,并逐渐出现渗出和糜烂,边界不清,最可能的诊断是
A. 淤积性湿疹　　B. 急性湿疹
C. 耳部湿疹　　D. 亚急性湿疹
E. 慢性湿疹

43. 女,57 岁。近 2 年发现颈部出现多发细长状突起疣体,如米粒大小,数目渐多,与皮肤颜色一致,最可能的诊断为
A. 皮角　　B. 老年疣
C. 丝状疣　　D. 扁平疣
E. 瘢痕疙瘩

44. 男,25 岁。右足底行走时轻度疼痛,右足跖前部可见数个黄豆大小淡黄色角质栓,除去表面角质层可见白色软刺状疣体,表面可见小黑点,最可能的诊断是
A. 鸡眼　　B. 胼胝
C. 跖疣　　D. 皲裂
E. 肢端疼痛症

45. 女,31 岁。因躯体、四肢出现红色丘疹、斑丘疹及银白色鳞屑,伴瘙痒。口服泼尼松治疗

后2周停药后,全身皮肤突然出现急性炎性红斑,表面为针头大小密集的脓疱,以四肢屈侧及腹股沟较重,伴全身不适、发热及关节疼痛,血常规示白细胞升高。诊断为

A. 脓疱型银屑病
B. 寻常型银屑病
C. 荨麻疹
D. 关节型银屑病
E. 天疱疮

46. 患儿,13岁。母亲在过去3天发现患儿左口周皮损,带他前来就诊。皮损为红斑基底、蜜色痂皮,周围有不少水疱。最好的治疗方法是

A. 口服青霉素
B. 口服阿莫西林克拉维酸钾
C. 萘夫西林
D. 局部用莫匹罗星
E. 局部用杆菌肽

47. 女,30岁。阴道分泌物增加,白带呈豆腐渣样,伴有外阴瘙痒,应考虑为

A. 阴道念珠菌病
B. 衣原体性宫颈炎
C. 阴道毛滴虫病
D. 细菌性阴道病
E. 淋菌性宫颈炎

48. 男,28岁。3年前自穿牛仔裤后,脐下在金属纽扣、金属皮带扣接触部位起红斑、丘疹,瘙痒,夏季发病。有戴金属手表过敏史。查体:脐下可见小片肥厚性淡红斑,表面有丘疹、丘疱疹、抓痕,边界较清。应首先考虑

A. 体癣
B. 原发性刺激性接触性皮炎
C. 脐周湿疹
D. 变应性接触性皮炎
E. 慢性单纯性苔藓

49. 男,30岁。近半个月双腹股沟起红斑,痒。自涂"皮炎平霜"后瘙痒减轻,但皮损向外扩大。查体:局部可见片状淡红斑、中央退行性变,表面有少许丘疹,边缘隆起呈堤状。考虑为

A. 股癣
B. 湿疹
C. 疥疮
D. 神经性皮炎
E. 脓疱

50. 患儿,8岁。咽部疼痛5天,自服头孢拉定3天后咽痛有好转,之后全身皮肤出现散在的红色斑丘疹,部分融合成斑片,自觉微痒。查体:可见绿豆大小红色斑丘疹,表面可见银白色鳞屑,鳞屑易刮除,刮除鳞屑后可见半透明薄膜,点状出血。应考虑为

A. 药疹
B. 急性点滴状银屑病
C. 湿疹
D. 玫瑰糠疹
E. 扁平苔藓

51. 患者,35岁。头皮及四肢伸侧覆有银白色鳞屑的丘疹,手、腕、足等小关节红肿疼痛,呈梭形肿胀,X线片示受累关节边缘被侵蚀,血沉增快,类风湿因子阴性,考虑为

A. 泛发性银屑病
B. 局限性银屑病
C. 关节病型银屑病
D. 斑块型副银屑病
E. 寻常型银屑病

52. 女,26岁。皮肤瘙痒难忍,起病急、发展快,局部出现大小不等的红色风团,呈椭圆形、圆形或不规则形状,用钝器以适当压力划过,可出现皮肤划痕试验阳性,数小时内水肿减轻,应考虑为

A. 急性荨麻疹
B. 急性湿疹

C．急性接触性皮炎　　D．带状疱疹

E．银屑病

53. 男，25 岁。上呼吸道感染发热 1 周后，躯体四肢出现广泛散在红色丘疹、斑丘疹，表面有银白色鳞屑，刮去鳞屑呈半透明薄膜，再刮去薄膜出现小血点，自觉瘙痒，其母亲有同类病史。此患者首先应考虑诊断为

A．湿疹　　B．玫瑰糠疹

C．寻常型银屑病　　D．毛发红糠疹

E．白色糠疹

54. 女，48 岁。保育员，双手指间皱襞处发生略带椭圆形的红斑，边界清楚，其上表皮浸渍发白，部分为红色糜烂面。可能诊断为

A．湿疹　　B．皮肤念珠菌病

C．多形性红斑　　D．接触性皮炎

E．药疹

55. 某妇女染发几小时后，面部出现红斑，肿胀明显，应考虑

A．原发刺激性接触性皮炎　　B．急性湿疹

C．变态反应性接触性皮炎　　D．特应性皮炎

E．过敏

56. 男孩，2 岁。近 1 周于口周、鼻孔处出现红色小丘疹，渐成脓疱。疱破后结黄色厚痂，波及耳郭处，伴瘙痒。查体：下颌可触及肿大淋巴结，体温正常。血常规示白细胞计数正常。应考虑为

A．湿疹伴感染　　B．寻常型脓疱疮

C．单纯疱疹　　D．疖肿

E．毛囊炎

57. 男，17 岁。四肢伸侧、肩背等处苔藓样变，肘窝、腘窝处同样皮损，瘙痒剧烈，自幼湿疹史。应诊断为

A．特应性皮炎　　B．泛发性神经性皮炎

C．泛发性湿疹　　D．皮肤淀粉样变

E．体癣

58. 患儿，4 岁。在躯干出现多个绿豆大小、略呈纺锤形的红色风团样丘疹，有的皮损为伪足，顶端有水疱，内容清，周围无红晕，幼儿自诉剧痒。最可能的诊断为

A．荨麻疹　　B．水痘

C．Hebra 痒疹　　D．丘疹性荨麻疹

E．传染性软疣

59. 某患者，饮食热汤后数分钟即出风团，直径为 2～3 mm，周围有红晕，1～2 cm，散发于躯干上部和上肢，不互相融合，半小时至 1 小时内消退。考虑为

A．寒冷性荨麻疹　　B．胆碱能性荨麻疹

C．日光性荨麻疹　　D．压迫性荨麻疹

E．接触性荨麻疹

60. 男，30 岁。阴茎冠状沟溃疡，无痛 1 周。发病前 3 周曾有冶游史，查体：阴茎冠状沟可见一个直径约 1 cm 大小的类圆形浅溃疡，表面清洁，基底触之为软骨样硬度，余下皮肤黏

膜正常。初步考虑为

A. 软下疳
B. 硬下疳
C. 生殖器疱疹
D. 固定性药疹
E. 白塞病

61. 男,25 岁。因左额部及左上眼睑出现疼痛即自涂“驱风油”治疗 2 天没减轻,之后局部起皮损,疼痛加剧 3 天而就诊。查体:上述部位可见 5 小片群集性小水疱,基底淡红,皮损间皮肤正常,排列呈带状,不过中线,局部淋巴结肿大压痛。主要考虑的疾病是

A. 湿疹
B. 带状疱疹
C. 接触性皮炎
D. 脓疱疮
E. 单纯疱疹

62. 男,35 岁。四肢对称性发生片状红斑、丘疹,部分皮疹有丘疱疹和小水疱渗液,剧痒 1 周。拟诊断为

A. 慢性湿疹
B. 急性接触性皮炎
C. 多形性红斑
D. 急性湿疹
E. 神经性皮炎

**三、案例分析题:以下提供若干个案例,每个案例下设若干道考题。每道考题有多个备选答案,其中正确答案有 1 个或多个。选对一个答案给 1 个得分点,选错一个扣 1 个得分点,直至本题扣至 0 分。**

**(63~65 题共用题干)**

女,45 岁。因“全身反复瘙痒、渗出,久治不愈 5 年”来诊。查体:全身皮肤干燥,躯干和四肢伸侧可见红斑、丘疹、成片苔藓样变。

63. 可能的诊断包括

A. 特应性皮炎
B. 泛发性湿疹
C. 接触性皮炎
D. Wiskott-Aldrich 综合征
E. Netherton 综合征
F. 高 IgE 复发感染综合征
G. 脂溢性皮炎
H. 乏脂性湿疹

64. 为明确诊断,应追问的病史和检查包括

A. 特应性病史
B. 血常规
C. 尿常规
D. 血免疫球蛋白亚类
E. 屈侧皮肤受累史
F. 毛发检查
G. 食物过敏原筛查
H. 斑贴试验

65. 患者检查均无异常,可以选择的治疗包括

A. 皮肤保湿
B. 系统使用糖皮质激素
C. 局部应用糖皮质激素
D. 环孢素
E. PUVA
F. 窄谱 UVB
G. 湿包治疗

**(66~68 题共用题干)**

女,26 岁。因外阴破溃,疼痛 2 周来诊。于妇婴医院诊断为急性女阴溃疡,给予抗炎治疗,不见好转。

66. 该患者可能的诊断是
A．急性女阴溃疡　　B．梅毒
C．软下疳　　D．贝赫切特综合征(白塞综合征)
E．生殖器疱疹　　F．恶性萎缩性丘疹病
G．Sweet 综合征

67. 提示:追问病史,患者既往口腔经常出现溃疡,平均每年发作 5~6 次。最可能的诊断是
A．急性女阴溃疡　　B．梅毒
C．软下疳　　D．贝赫切特综合征(白塞综合征)
E．生殖器疱疹　　F．恶性萎缩性丘疹病
G．Sweet 综合征

68. 提示:经过仔细查体,发现患者背部有散在的毛囊一致的红色丘疹。针对本病,最有诊断价值的损害是
A．生殖器溃疡　　B．结节性红斑
C．毛囊炎　　D．虹膜睫状体炎
E．痤疮样损害　　F．脉络膜炎
G．视神经萎缩

**(69~71 题共用题干)**

男婴,2 周。因"躯干出现散在小水疱渐增大并转为脓疱 2 天"来诊。由小水疱变为粟粒、豌豆或更大的水疱,疱液初起黄色澄清,后逐渐变浑浊,抓破后暴露红色、潮湿基底,有黄色渗液,干燥后结黄痂。患儿一般情况好,无发热,心、肺、腹无明显异常。皮肤科查体:躯干、四肢散在大小不等的脓疱,疱液黄色、浑浊,沉积于疱底部,呈半月形积脓现象。

69. 最可能的诊断是
A．手足口病　　B．水痘
C．脓疱疮　　D．丘疹性荨麻疹
E．药疹　　F．单纯疱疹

70. 要明确诊断,最重要的检查是
A．抗链球菌溶血素 O 试验(ASO 试验)　　B．血沉
C．皮损部位分离培养细菌　　D．咽拭子分离培养细菌
E．血分离培养细菌　　F．血常规

71. 首选的处理方法是
A．口服抗生素　　B．创面湿敷
C．静脉滴注抗生素　　D．外用莫匹罗星
E．口服泼尼松　　F．全身用糖皮质激素

# 答案与解析

**答案**

| | | | | | | | | | |
|---|---|---|---|---|---|---|---|---|---|
| 1. C | 2. E | 3. B | 4. D | 5. E | 6. D | 7. C | 8. C | 9. D | 10. E |
| 11. D | 12. B | 13. A | 14. C | 15. B | 16. E | 17. D | 18. C | 19. E | 20. D |
| 21. B | 22. B | 23. E | 24. D | 25. C | 26. B | 27. A | 28. D | 29. A | 30. C |

31. B 32. C 33. D 34. D 35. C 36. C 37. E 38. A 39. C 40. B
41. A 42. C 43. C 44. C 45. A 46. D 47. A 48. D 49. A 50. B
51. C 52. A 53. C 54. B 55. C 56. B 57. A 58. D 59. B 60. B
61. B 62. D
63. ABCH 64. ABDEGH 65. ACDEFG 66. CD 67. D
68. A 69. C 70. C 71. D

解析

1. 患者发病前有海边旅游日晒史,皮损形态多样,可见丘疱疹、红色皮疹,瘙痒明显,最可能为多形性日光疹。故本题选 C。
2. 多形性日光疹可分为丘疱疹型、丘疹型、红斑水肿型、痒疹型、混合型五型,皮疹常以某一型为主。该患者颈前、上胸部、双前臂伸侧密集成簇分布的小丘疱疹、水疱,局部轻度肿胀、渗液,属于丘疱疹型。故本题选 E。
3. 多形性日光疹的治疗以口服抗组胺药为主,症状明显、反复发作者可口服烟酰胺、氯喹或羟氯喹,β-胡萝卜素对部分患者有效,严重者可口服小剂量糖皮质激素或硫唑嘌呤。外用 3%硼酸湿敷。故本题选 B。
4. 患者胸背部发病,有神经痛症状,在红斑上出现群集分布的小水疱的皮肤损害,可诊断为带状疱疹。故本题选 D。
5. 带状疱疹是由水痘-带状疱疹病毒感染所致,治疗以抗病毒为主。故本题选 E。
6. 带状疱疹治疗以抗病毒为主,局部理疗可缓解疼痛,提高疗效。故本题选 D。
7. 带状疱疹皮损痊愈后神经痛持续存在者,称为带状疱疹后神经痛。故本题选 C。
8. 痤疮为一种累及毛囊皮脂腺的慢性炎症性皮肤病,好发于青春期男女的皮脂溢出部位。该患者皮疹表现为丘疹、脓疱、结节、囊肿,有触痛,部分皮疹有破溃、结痂,可见散在瘢痕增生,应诊断为聚合性痤疮。故本题选 C。
9. 临床常依据 Pillsbury 分类法,将痤疮的严重程度分成 4 度,即Ⅰ度损害,表现为粉刺;Ⅱ度损害,以炎性丘疹为主、散在小脓疱;Ⅲ度损害,表现为较多的脓疱及少数结节;Ⅳ度损害,出现丘疹、脓疱、结节及囊肿等多种损害。故本题选 D。
10. 聚合性痤疮的治疗常需要采用多种措施,除了外用、口服及静脉滴注抗菌药物来消炎及杀灭痤疮丙酸杆菌外,还应联合应用异维 A 酸和小剂量泼尼松治疗,以抑制毛囊上皮的过度角化及促进局部炎症的消散,减少瘢痕形成,且疗程需足够。待皮疹改善后,泼尼松应逐渐减量直至停药。治疗期间应注意监测患者肝、肾功能及血脂变化。故本题选 E。
11. 患者发病前有用药史,突然发生皮疹、对称分布,病情进展快、颜色鲜红、自觉瘙痒等,最可能诊断为药疹。故本题选 D。
12. 荨麻疹型药疹临床表现为荨麻疹,多由青霉素、呋喃唑酮、血清制品、疫苗、非甾体抗炎药等引起。故本题选 B。
16. 淋病以性接触直接传播为主要传播途径,最常见的发病部位是宫颈,沿生殖道黏膜上行蔓延,可引起子宫内膜炎、输卵管黏膜炎、盆腔腹膜炎。月经期盆腔血液循环丰富,以经期或经后七天内发病,易发生急性盆腔炎。故本题选 E。
18. 银屑病(俗称牛皮癣)是一种常见的红斑鳞屑性慢性、复发性皮肤病。研究发现与遗传、细菌或病毒感染、精神紧张、内分泌失调、外伤、代谢障碍、免疫、受潮等因素有关。故本题选 C。

22. 鼻部红斑、持久性浅表毛细血管扩张属于酒渣鼻的典型改变。故本题选 B。

26. 慢性光化性皮炎诊断标准:①持久性皮炎或湿疹性皮损,可伴有浸润性丘疹或斑块,主要累及曝光区,也可扩展到非曝光区,偶呈红皮病;②覆盖区皮肤进行最小红斑量测定,患者对 UVB 异常敏感,也常对 UVA 甚或可见光敏感;光激发试验和光斑贴试验可阳性;③组织病理无特异性,类似于慢性湿疹或假性淋巴瘤改变。故本题选 B。

27. 痤疮皮损好发于面颊、额部,其次是胸部、背部及肩部,多为对称性分布,常伴有毛孔粗大和皮脂溢出。故本题选 A。

30. 日光性荨麻疹可由中波、长波紫外线或可见光及人造光引起,以波长 300 nm 左右的紫外线最敏感。故本题选 C。

32. 软下疳是发生在生殖器的溃疡,溃疡基底触之柔软,有触痛,易出血,约半数患者伴有急性腹股沟淋巴结炎,淋巴结肿大。故本题选 C。

33. 梅毒患者足量驱梅治疗后,无论是否阴转,均要定期随访 2 年以上。故本题选 D。

40. 女性假性湿疣表现为小阴唇内侧密集小丘疹,呈鱼子状,无自觉症状,醋酸白试验阴性。故本题选 B。

41. 固定性药疹常由解热镇痛类、磺胺类、巴比妥类和四环素类等引起。皮损以口腔和生殖器皮肤-黏膜交界处好发。典型皮损为局限性圆形或类圆形边界清楚的水肿性暗紫红色或鲜红色斑疹、斑片。皮损痒或痛,一般无全身症状。故本题选 A。

44. 跖疣为发生在足底的寻常疣,以掌跖前部多见。皮损初起为细小发亮的丘疹,渐增至黄豆大小或更大,因受压而形成淡黄或褐黄色胼胝样斑块或扁平丘疹,表面粗糙,界限清楚,边缘绕以稍高的角质环,去除角质层后,其下方有疏松的角质软芯,可见毛细血管破裂出血而形成的小黑点。故本题选 C。

45. 患者原来为寻常型银屑病,因突然停用糖皮质激素而转变为脓疱型银屑病,一般发病急骤,皮损可迅速发展至全身,常伴全身症状,出现寒战、高热。故本题选 A。

46. 对于局限性脓疱疮,局部用莫匹罗星最为有效。金黄色葡萄球菌和化脓性链球菌是最常见的病因,青霉素很可能因其耐药而无效;阿莫西林克拉维酸钾和萘夫西林应用于严重感染;杆菌肽软膏的效果欠佳。故本题选 D。

47. 白带呈豆腐渣样是阴道念珠菌病特征性表现,其余均无。故本题选 A。

48. 患者有金属过敏史,脐下皮损发生与牛仔裤中金属纽扣、金属皮带扣接触部位基本一致,人在夏季易出汗,皮肤与金属接触更密切,故多在夏季发病,应考虑变应性接触性皮炎。脐周湿疹尽管临床表现相似,但多伴有其他部位同样损害,且病因复杂不明,不作为诊断首选。其他选项与临床表现不符,可排除。故本题选 D。

50. 根据特征性皮损(银白色鳞屑、蜡滴现象、薄膜现象、点状出血)及诱因(上呼吸道感染),诊断为急性点滴状银屑病。故本题选 B。

51. 关节病型银屑病可出现关节病变,与皮损可同时或先后出现,任何关节均可受累,包括肘、膝的大关节,指、趾小关节,脊椎及骶髂关节。可表现为关节肿胀和疼痛,活动受限,严重时出现关节畸形,呈进行性发展,但类风湿因子常呈阴性。X 线片示软骨消失、骨质疏松、关节腔狭窄伴不同程度的关节侵蚀和软组织肿胀。故本题选 C。

52. 皮肤划痕试验阳性为荨麻疹特征性表现,结合起病急、瘙痒难忍等表现,考虑急性荨麻疹可能。故本题选 A。

53. 上呼吸道感染后躯体四肢出现广泛散在红色丘疹、斑丘疹，表面有银白色鳞屑，刮去鳞屑呈半透明薄膜，再刮去薄膜出现小血点，自觉瘙痒，并有家族史，最可能是寻常型银屑病中的急性点滴状银屑病。故本题选C。
54. 念珠菌性间擦疹发生于间擦部位，包括指(趾)间浸渍、红斑、糜烂性损害。故本题选B。
56. 寻常型脓疱疮传染性强，常在托儿所、幼儿园发生流行，以面部等暴露部位多见。皮损初起为红色斑点或小丘疹，迅速转变成脓疱，周围有明显红晕，疱壁薄，易破溃、糜烂，脓液干燥后形成蜜黄色厚痂，常因搔抓使相邻脓疱向周围扩散或融合。病情严重者可有全身中毒症状伴淋巴结炎，甚至引起败血症或急性肾小球肾炎。故本题选B。
57. 青年及成人特应性皮炎好发于肘窝、腘窝、四肢、躯干，某些患者掌跖部位明显。皮损常表现为局限性苔藓样变，有时可呈急性、亚急性湿疹样改变，部分患者皮损表现为泛发性干燥丘疹。瘙痒剧烈，搔抓出现血痂、鳞屑及色素沉着等继发皮损。故本题选A。
58. 丘疹性荨麻疹又称荨麻疹性苔藓、婴儿苔藓或小儿荨麻疹性苔藓、急性单纯性痒疹，是婴幼儿常见的过敏性皮肤病。临床特点为散在性、性质稍坚硬、顶端有小疱的丘疹，周缘有纺锤形红晕，自觉瘙痒。故本题选D。
60. 根据不洁性交史、潜伏期3周、无痛性溃疡，基底触之为软骨样硬度，符合硬下疳。软下疳为多发性痛性溃疡，基底软；生殖器疱疹为先有小水疱，破溃后可呈点状糜烂；白塞病为眼、口腔、生殖器、皮肤受累；患者发病前无服药史。故本题选B。
61. 带状疱疹的皮损沿某一周围神经呈带状排列，多发生在身体的一侧，一般不超过正中线。神经痛为本病特征之一，可在发病前或伴随皮损出现。故本题选B。
63. 患者中年女性，慢性病程，临床表现为全身反复瘙痒、渗出、苔藓样变，应考虑皮炎湿疹类疾病，包括特应性皮炎、泛发性湿疹、接触性皮炎、乏脂性湿疹。故本题选ABCH。
64. 应询问患者是否有鼻炎、哮喘等特应性病史、食物过敏原筛查、屈侧皮肤受累史，同时行血常规、免疫球蛋白亚类来鉴别特应性皮炎，是否有接触化学物品和进行斑贴试验鉴别接触性皮炎。故本题选ABDEGH。
65. 患者各项检查均无异常，考虑湿疹的可能性大，皮肤保湿为基础，湿包治疗可增强疗效。治疗外用可选择局部应用糖皮质激素，口服环孢素，物理治疗可选用PUVA和窄谱UVB。故本题选ACDEFG。
66. 患者青年女性，外阴破溃伴疼痛2周，抗炎治疗无效，应考虑软下疳和白塞综合征。急性女阴溃疡使用抗生素治疗有效；梅毒的硬下疳临床无疼痛；生殖器疱疹表现为单个或簇集分布的小水疱；恶性萎缩性丘疹病临床为躯干四肢散在中央凹陷性丘疹、丘疱疹；Sweet综合征表现为面颈部、躯干的浸润性斑块。故本题选CD。
67. 白塞综合征为一种反复发作的，累及口、眼、生殖器和皮肤为特征的慢性炎性疾病，口腔溃疡为复发性口腔溃疡，发生率高，常为首发症状。患者有反复发作的口腔溃疡、外阴溃疡，最可能为贝赫切特综合征。故本题选D。
68. 白塞综合征生殖器溃疡发生率高，多出现在口腔黏膜或皮肤病变之后，常见于女性外阴、阴道，是具有确诊价值的指征。故本题选A。

# 第三篇

# 基本技能

## 第一章　基本急救技能

**一、共用题干单选题：每道考题以一个小案例的形式出现，其下面都有 A、B、C、D、E 五个备选答案。请从中选择一个最佳答案。**

（1～3题共用题干）

男，18岁。骑单车时被汽车撞倒，神志清，GCS评分15分，右侧大腿痛，畸形，不能站立及行走，右下肢纵向叩击痛（+），踝关节活动好，双下肢皮肤感觉无特殊。

1. 此患者最可能的诊断是
   A．腰椎骨折　　B．右股骨骨折
   C．偏瘫　　D．右胫骨骨折
   E．右坐骨神经损伤
2. "120"救护人员到达现场检查头颅、胸、腹、脊柱、双上肢、左下肢皆为阴性。转运前处理正确的是
   A．为了节省时间，右下肢不需要外固定
   B．右大腿应做外固定
   C．搬运前必须开放静脉通道
   D．"120"车到达现场，到将伤者抬起整个操作过程，应4分钟内完成
   E．如果患者出血较多，有休克表现，则应开放静脉通道，挂上葡萄糖液补液
3. 右大腿行外固定，不正确的操作是
   A．上端应起于腰部，下端应起于踝关节上方
   B．为防止患肢旋转，将患肢捆到健侧肢体上，双侧踝关节"8"字固定
   C．骨折近端和远端起码缚扎两道
   D．骨突部位应加垫保护
   E．夹板外固定应松紧适中

**二、单选题：每道考题下面有 A、B、C、D、E 五个备选答案，请从中选择一个最佳答案。**

4. 心搏骤停最简便最可靠的诊断指标是
   A．意识丧失　　B．呼吸停止
   C．全身抽搐　　D．心音听不到
   E．大动脉搏动消失

5. 对癫痫发作患者的首要急救处理是
A. 从速给药、控制发作
B. 按压人中
C. CT 检查,发现病因
D. 保持呼吸道通畅,防止窒息
E. 详细询问病史

6. 最常用的止血方法为
A. 填塞止血
B. 加压包扎止血
C. 指压肱动脉止血
D. 止血带止血
E. 止血钳止血

7. 关于急性中毒的洗胃治疗,下列叙述不正确的是
A. 每次注入 200~300 mL 洗胃液
B. 每次灌液后尽量排出
C. 洗胃液总量至少 6~8L
D. 直至回收液清亮为止
E. 应注意预防吸入性肺炎,窒息

8. 一名溺水游客被救出水后,神志不清,呼吸停止,口唇发绀,需口对口人工呼吸的先决条件是
A. 清除口咽分泌物,保持呼吸道通畅
B. 患者置于仰卧位
C. 每次吹入 800 mL 气体
D. 确定呼吸停止
E. 每分钟吹气几次

9. 创伤救护中,现场发现伤员肠管脱出体外,转运前现场处理最恰当的是
A. 用急救包直接包扎固定
B. 用缝线将肠管固定在腹壁上再包扎
C. 将肠管直接送回腹腔包扎伤口
D. 敷料覆盖,再以消毒碗盖住,再包扎
E. 用生理盐水冲洗肠管后送回腹腔再包扎

10. 下列狗咬伤后伤口急救处理措施,错误的是
A. 伤口应立即处理
B. 20%肥皂水彻底冲洗伤口
C. 0.1%新洁尔灭彻底冲洗伤口
D. 冲洗后用烧酒或 70%酒精涂擦
E. 处理后将伤口包扎或缝合

11. 关于院前创伤止血法,不正确的说法是
A. 止血方法包括指压止血法、止血带止血法、加压包扎止血法、填塞止血法等
B. 指压止血法时间不可能持久,效果有限,属于临时性应急措施
C. 动脉出血压迫出血伤口的远心端,静脉出血则压迫伤口的近心端
D. 加压包扎的压力要均匀,包扎的范围应较大,同时抬高患肢
E. 屈曲肢体加垫止血法多用于肘或膝关节以下部位的出血,但要在无骨关节损伤时才可以使用

12. 女,64 岁。诊断为急性心肌梗死入院。住院第 3 天患者突然呼吸困难,口唇青紫,神志不清,四肢抽搐,听诊心音消失,颈动脉搏动消失。此时首选
A. 静脉注射利多卡因
B. 立即作心电图,了解是否停搏或心室颤动
C. 安置心脏起搏器
D. 胸外心脏按压及人工呼吸
E. 心内注射肾上腺素

13. 男,60 岁。突然觉头痛、头晕伴恶心、呕吐,测血压 240/140 mmHg,该病例的急救措施为

不应包扎、缝合伤口。故本题选 E。

11. 动脉走向是从近心端向远心端,故动脉出血止血时应压迫近心端,而静脉出血时则正好相反。有关节损伤时,肘和膝不宜强行屈曲,否则会加重关节损伤。包扎范围较大,则止血效果更好,抬高患肢则有利于静脉回流,有利于消肿、止血。故本题选 C。
12. 患者心音消失,颈动脉搏动消失,可诊断为心搏骤停。应立即予以胸外心脏按压及人工呼吸。一旦确立心搏骤停的诊断成立,应即进行基础生命活动的支持,主要措施包括人工胸外按压、开通气道、人工呼吸。故本题选 D。
15. 基础生命支持时,应争取马上气管内插管,以人工气囊挤压或人工呼吸机进行辅助呼吸与输氧,纠正低氧血症,但同时应避免过度通气。故本题选 E。
17. 胸外心脏按压频率为 100~120 次/分。尽可能减少胸外按压中断,若必须中断,也应将中断控制在 10 秒内。故本题选 E。
20. 导致心搏骤停的病理生理机制最常见为室性快速性心律失常(心室颤动和室性心动过速),其次为缓慢性心律失常或心室停顿,较少见的为无脉性电活动。故本题选 C。
21. 心搏骤停发生后,大部分患者将在 4~6 分钟内开始发生的不可逆脑损害,随后经数分钟过渡到生物学死亡。所以及早复苏是提高复苏成功率的关键。故本题选 AF。
22. 肾上腺素为心搏骤停的首选药物。心肺脑复苏程序为 C→A→B,即胸外按压、开放气道、人工呼吸。故本题选 CFGH。
23. 胸外按压的正确部位是胸部中央。按压时肘关节伸直,依靠肩部和背部的力量垂直向下按压,使胸骨按下幅度为 5~6 cm,放松时双手不要离开胸壁,按压和放松的时间大致相等,保证每次按压后胸廓回弹。按压频率为 100~120 次/分。按压和通气的比例为 30 : 2,交替进行。应用复苏药物应在不中断 CPR 的基础上进行,尽快建立静脉通道,及时应用药物抢救,心内注射不是首选复苏途径。故本题选 AGH。
24. 心搏骤停患者在进行心肺复苏时应尽早开通静脉通道。周围静脉通常选用肘前静脉或颈外静脉,中心静脉可选用颈内静脉、锁骨下静脉和股静脉。如果静脉穿刺无法完成,某些复苏药物可经气管给予。故本题选 ABDF。

# 第二章　专业基本技能

**一、共用题干单选题:每道考题以一个小案例的形式出现,其下面都有 A、B、C、D、E 五个备选答案。请从中选择一个最佳答案。**

**(1~3 题共用题干)**

男,23 岁。高热,咳嗽,右侧胸痛 1 天就诊。血常规:白细胞计数 $22\times10^9$/L,中性粒细胞 90%。胸部 X 线片见右下肺片状阴影。

1. 为了解患者的感染程度,应注意观察
   A. 中性粒细胞的核象变化
   B. 外周血单核细胞比例
   C. 外周血淋巴细胞比例
   D. 有无异常淋巴细胞
   E. 嗜酸性粒细胞计数
2. 以下表述不符合严重感染的指标是
   A. 白细胞总数增加
   B. 嗜酸性粒细胞明显增多
   C. 中性粒细胞出现中毒颗粒
   D. 淋巴细胞相对减少

E．中性粒细胞出现核左移及退行性变

3. 下列可致中性粒细胞增多的疾病是

A．水痘　　B．伤寒
C．副伤寒　　D．再生障碍性贫血
E．急性溶血性链球菌感染

**(4~6 题共用题干)**

男，51 岁。胸骨后剧烈疼痛 4 小时，伴大汗淋漓，血压 80/60 mmHg，心率 134 次/分，面色苍白，四肢冰冷。心电图示急性广泛前壁心肌梗死。

4. 该患者血压低的原因是

A．血容量不足　　B．合并右室心肌梗死
C．舒张期充盈不足　　D．心源性休克
E．疼痛性休克

5. 对指导治疗最有帮助的辅助检查是

A．心电图和血压监测　　B．心肌酶谱监测
C．漂浮导管血流动力学监测　　D．超声心动图
E．胸部 X 线片

6. 对该患者最理想有效的治疗措施是

A．毛花苷丙强心　　B．多巴胺升压
C．尿激酶溶栓　　D．主动脉内球囊反搏泵
E．直接 PTCA

**(7~8 题共用题干)**

女，67 岁。心悸、胸痛 8 年，近期运动时出现眩晕。查体：主动脉瓣区可听到喷射性收缩期杂音。X 线片示左心室增大。

7. 患者应选做下列哪种核素检查

A．心肌灌注平面显像　　B．心肌灌注断层显像
C．心肌受体显像　　D．心肌梗死灶显像
E．PET 心肌显像

8. 如在心肌显像图像上见到室间壁心肌不对称性增厚，可考虑为

A．扩张型心肌病　　B．肥厚型心肌病
C．缺血性心肌病　　D．心肌炎
E．心肌梗死

**(9~11 题共用题干)**

男，80 岁。因反复咳脓臭痰 10 余年，咯血 1 次就诊。该次咯血量约 200 mL，鲜红色，无发热、胸痛。查体：BP 180/80 mmHg，R 12 次/分，精神紧张，口鼻有血渍，左下肺可闻及湿啰音，HR 90 次/分，律齐。

9. 患者的初步诊断最可能是

A．慢性支气管炎合并大量咯血　　B．慢性支气管炎合并中量咯血
C．支气管扩张合并大量咯血　　D．支气管扩张合并中量咯血
E．左下肺炎合并中量咯血

10. 为明确诊断，首选的检查是

A．血常规　　B．痰检查
C．胸部 X 线检查　　D．肺动脉造影
E．支气管动脉造影

11．以下不恰当的止血措施是
A．止血芳酸　　B．安络血
C．立止血　　D．垂体后叶素
E．硝酸甘油

**二、单选题：每道考题下面有 A、B、C、D、E 五个备选答案，请从中选择一个最佳答案。**

12．通常用于诊断急性心肌梗死的酶为
A．胰淀粉酶　　B．AST
C．ALT　　D．ALP
E．CK－MB

13．水、电解质和酸碱平衡失调临床处理的基本原则，错误的是
A．充分掌握病史，详细检查患者体征
B．即刻实验室检查
C．确定水、电解质和酸碱平衡失调的类型及程度
D．积极治疗原发病的同时，制订纠正水、电解质和酸碱平衡失调的治疗方案
E．严格按照体液代谢失调相关计算公式计算出的需要量来进行治疗

14．诊断腹腔内脏损伤最有价值的方法是
A．超声检查　　B．腹腔穿刺腹腔灌洗术
C．腹部触诊　　D．X 线检查
E．同位素检查

15．hCG 在临床上的主要用途不包括
A．早期妊娠诊断　　B．流产诊断和监察
C．异位妊娠的诊断　　D．胎儿发育情况监测
E．妊娠滋养细胞疾病的诊断

16．诊断室间隔缺损的首选方法是
A．X 线平片　　B．心血管造影
C．MRI　　D．超声心动图
E．CT

17．下列哪项指标为诊断 ARDS 的必要条件
A．血氧饱和度　　B．pH
C．动脉血氧分压　　D．氧合指数
E．肺泡-动脉氧分压差

18．急性心肌梗死的早期标志物是
A．AST　　B．LD
C．肌红蛋白　　D．CK－MB
E．肌钙蛋白

19．下列对左上叶肺不张的 X 线表现的描述，错误的是

A. 无气肺叶向前胸壁向上移位
B. 后前位胸片上左上中野大片阴影,上部密度较下部密度高
C. 下叶背段无变化
D. 侧位胸片上无气肺叶向后移动
E. 下叶出现代偿性肺气肿

20. 下列不属于骨折专有体征的是
A. 畸形
B. 异常活动
C. 骨擦音
D. 功能障碍
E. 骨擦感

21. 下列不属于血红蛋白尿特点的是
A. 暗红色、棕红色甚至酱油色
B. 显微镜检查有大量红细胞
C. 离心后上清液为红色
D. 隐血试验阳性
E. 尿蛋白质定性阳性

22. 全科医疗服务为
A. 一种强调个体化服务的医学专业
B. 对个人和家庭提供连续性、综合性卫生保健的医学专业
C. 提供医疗预防保健服务的医学专业
D. 强调群体健康照顾的医学专业
E. 强调以预防为主的社区卫生服务

23. 以患者为中心的全科医疗服务,其指导原则不包括
A. 尊重患者的权利
B. 重视疾病的同时,更重视患者的患病感受和患者的健康观和价值观
C. 满足患者提出的各种要求
D. 建立以全科医生为核心的工作团队,发挥团队的合作精神
E. 注重提供机会性的预防服务

24. 某休克患者经治疗后,CVP 测定为 5 $cmH_2O$, BP 75/60 mmHg,下列最恰当的措施是
A. 应用强心药如毛花苷丙
B. 静脉滴注低分子右旋糖酐
C. 静脉滴注多巴胺
D. 静脉滴注间羟胺
E. 静脉滴注多巴酚丁胺

25. 某塌方工地,有一股骨骨折并失血性休克患者,现场首先的处理是
A. 使用止血药
B. 立即转送医院
C. 使用血管收缩剂
D. 立即输血
E. 包扎止血

26. 某患者,最近一次检查空腹血糖为 11.6 mmol/L, HbA1c 6.5%,该患者最可能是
A. 无糖尿病
B. 糖耐量受损的患者
C. 新发现的糖尿病患者
D. 未控制的糖尿病患者
E. 糖尿病已控制的患者

27. 某患者,慢性咳嗽 8 年,有肺气肿征,1 周来黄痰不易咳出,气促加重,发绀。血气分析:pH 7.31, $PaO_2$ 52 mmHg, $PaCO_2$ 66 mmHg。改善该患者缺氧的措施是
A. 立即吸入高浓度的氧
B. 间歇吸入纯氧

C．立即呼气末正压人工呼吸　　D．低浓度持续给氧
E．用双氧水静脉内给氧

28. 男，44 岁。肝脏进行性肿大 1 个月，肝区疼痛明显，腹腔积液征(+)，肝肋下 6.0 cm，质地硬，表面凹凸不平，脾肋下 1.0 cm，检查：AFP 1 000 μg/L，AST 80 U/L。最可能的诊断是
A．急性活动性肝炎　　B．脂肪肝
C．原发性肝癌　　D．肝硬化腹水
E．肝囊肿

29. 患者王某，在参加聚餐 3 天后，突然出现发热、腹痛和腹泻，开始为水样便，1 天后转为黏液脓血便，里急后重感明显。应考虑的诊断和检查方法是
A．霍乱；取脓血便直接镜检
B．沙门菌食物中毒；取剩余食物分离致病菌
C．细菌性痢疾；取脓血便分离肠道致病菌
D．伤寒；取脓血便进行免疫荧光检测
E．葡萄球菌食物中毒；取剩余食物分离致病菌

30. 某患者，上腹部被汽车撞伤 4 小时，面色苍白，四肢厥冷，脉搏 140 次/分，血压 60/40 mmHg，肌紧张及反跳痛。首先应考虑为
A．胃破裂　　B．十二指肠破裂
C．肝脾破裂　　D．严重的腹壁软组织损伤
E．腹膜后血肿

31. 男，50 岁。有糖尿病史 8 年，近 1 年常有活动时胸部闷痛，反复常规心电图检查未见异常。为明确诊断，应做的检查是
A．胸部 X 线片　　B．超声心动图
C．血清心肌酶测定　　D．运动负荷试验
E．冠状动脉造影

32. 男，44 岁。2 年前因胆囊结石行胆囊切除术。腹胀，停止排气排便 3 天。查体：腹部叩鼓音，肠鸣音 15 次/分，有气过水音。为明确诊断，首选的检查方法为
A．腹部 X 线平片　　B．纤维胃镜检查
C．腹部 CT　　D．诊断性腹部穿刺
E．腹部 B 超

33. 男，18 岁。鼻塞，流涕伴咳嗽近 10 天，乏力 1 天，晨起时突然跌倒，神志不清，面色苍白，大动脉搏动消失，瞳孔散大，拟诊心搏骤停、心肌炎可能。在心肺复苏期间，肾上腺素的首次常用剂量是
A．0.01 mg　　B．1 mg　　C．0.1 mg　　D．0.05 mg　　E．0.5 mg

34. 男，22 岁。因剧烈运动后，突然出现左胸痛，深吸气时胸痛明显加重，伴有气促。体格检查：气管向右偏移，左胸廓稍膨隆，呼吸音减弱。下列正确的诊断是
A．哮喘　　B．心源性呼吸困难
C．心绞痛　　D．左侧自发性气胸
E．左侧肋骨骨折

# 答案与解析

**答案**

| | | | | | | | | | |
|---|---|---|---|---|---|---|---|---|---|
| 1. A | 2. B | 3. E | 4. D | 5. B | 6. C | 7. B | 8. B | 9. C | 10. C |
| 11. D | 12. E | 13. E | 14. B | 15. D | 16. D | 17. D | 18. C | 19. C | 20. D |
| 21. B | 22. B | 23. C | 24. B | 25. E | 26. C | 27. D | 28. C | 29. C | 30. C |
| 31. D | 32. A | 33. B | 34. D | | | | | | |

**解析**

1. 中性粒细胞的核象变化对于诊断感染的严重程度有重要意义。急性化脓性感染时可出现轻度核左移,类白血病时可见重度核左移。故本题选 A。
2. 嗜酸性粒细胞不含溶菌酶、吞噬细胞素,杀菌能力远不如中性粒细胞。嗜酸性粒细胞增多主要见于过敏性疾病、某些传染病及慢性髓系白血病。故本题选 B。
3. 急性溶血性链球菌可引起化脓性感染,使中性粒细胞增高。水痘、伤寒、副伤寒、再生障碍性贫血,可使中性粒细胞减少。故本题选 E。
9. 患者反复咳脓臭痰,有咯血史,无发热、胸痛表现,考虑支气管扩张可能;咯血量一次超过 100 mL,考虑支气管扩张合并大咯血。故本题选 C。
11. 垂体后叶素收缩小动脉,使肺循环血量减少而达到较好止血效果。高血压、冠状动脉粥样硬化性心脏病、心力衰竭患者和孕妇禁用。该患者属于单纯收缩期高血压,禁用垂体后叶素。故本题选 D。
12. CK - MB 主要存在于心肌组织中,特异性较好,心肌梗死时可释放大量入血,为急性心肌梗死诊断酶学的金指标。故本题选 E。
13. 绝对依靠任何公式决定补充水、电解质和酸碱需要量的做法不可取,公式仅作为补充安全剂量的估计,一般只输入计算量的 1/2,然后再根据临床表现和实验室复查结果酌情进行调整。如果将计算的水、电解质和酸碱需要量全部输入,可能导致不良后果。故本题选 E。
14. 腹腔穿刺腹腔灌洗术对判断腹腔内脏损伤阳性率高,对判断腹腔内有无脏器损伤和哪类脏器损伤有很大帮助。如抽到不凝血,提示实质脏器损伤;如为胃肠内容物、胆汁、尿液、浑浊腹水等可以作出相应判断。故本题选 B。
16. 超声心动图是诊断先天性心脏病的首选方法。典型室间隔缺损根据临床表现及超声心动图即可确诊。故本题选 D。
17. ARDS 动脉血气分析显示明显的低氧血症和氧合功能异常,但无低通气量的表现,一般以氧合指数作为氧合功能异常评价的主要指标。氧合指数≤300 mmHg 是诊断 ARDS 的需要条件。故本题选 D。
18. 肌红蛋白在 AMI 发作后 2 小时内即升高,出现最早,是 AMI 的早期标志物。故本题选 C。
26. 空腹血糖 11.6 mmol/L,提示糖尿病诊断,排除 A、B、E;HbA1c 略高于参考值,排除 D;该患者最可能是新发现的糖尿病患者。故本题选 C。
29. 细菌性痢疾常急性起病,表现为畏寒发热、腹痛、腹泻、里急后重,腹泻初为稀便或水样便,以后转为黏液脓血便。确诊需依靠粪便细菌培养痢疾杆菌阳性。故本题选 C。

30. 患者上腹部损伤,面色苍白,四肢厥冷,脉搏加快,血压降低,肌紧张及反跳痛,提示出血性休克症状,考虑有实质脏器破裂出血可能,上腹部实质脏器主要为肝脏和脾脏。故本题选 C。

33. 成人心肺复苏时的首选药物是肾上腺素。CPR 时推荐静脉注射肾上腺素 1 mg,每 3~5 分钟重复给予一次。故本题选 B。

34. 患者在运动后突然出现左侧胸痛,胸廓隆起,呼吸音减弱,气管偏向健侧,最可能为左侧自发性气胸。故本题选 D。